M. E. Müller · M. Allgöwer
R. Schneider · H. Willenegger

Manual der OSTEOSYNTHESE

AO-Technik

Zweite, neubearbeitete und erweiterte Auflage

In Zusammenarbeit mit
W. Bandi · A. Boitzy · R. Ganz · U. Heim · S. M. Perren,
W. W. Rittmann · Th. Rüedi · B. G. Weber · S. Weller

Mit 345, teilweise farbigen Abbildungen
und 2 Schablonen für präoperative Planung

Springer-Verlag
Berlin Heidelberg New York 1977

Fremdsprachige Ausgaben

Englisch:	Manual of Internal Fixation Springer-Verlag, Berlin · Heidelberg · New York 1970
Französisch:	Manuel d'Ostéosynthèse Masson et Cie., Éditeurs, Paris 1974
Italienisch:	Manuale della Osteosintesi Aulo Gaggi, Editore, Bologna 1970
Japanisch:	図説 骨折の手術 AO法 Igaku Shoin, Tokyo 1969
Spanisch:	Manual de Osteosíntesis Editorial Científico-Médica, Barcelona 1977

ISBN 3-540-08016-3 2. Auflage Springer-Verlag Berlin · Heidelberg · New York
ISBN 0-387-08016-3 2nd edition Springer-Verlag New York · Heidelberg · Berlin

ISBN 3-540-04663-1 1. Auflage Springer-Verlag Berlin · Heidelberg · New York
ISBN 0-387-04663-1 1th edition Springer-Verlag New York · Heidelberg · Berlin

Library of Congress Cataloging in Publication Data. Main entry under title: Manual der Osteosynthese. First ed. (1969) by M.E. Müller, M. Allgöwer, and H. Willenegger. 1. Internal fixation in fractures. I. Müller, Maurice Edmond. RD103.15M78 Second ed. (1977) 617'.15 76-50922

Einbandgestaltung: W. Eisenschink, Heddesheim

Reproduktion der Abbildungen: G. Dreher, Württbg. Graph. Kunstanstalt GmbH., Stuttgart

Satz, Druck und Bindearbeiten: Universitätsdruckerei H. Stürtz AG, Würzburg.

2124/3130-543210

Vorwort zur zweiten Auflage

Zielsetzung der Arbeitsgemeinschaft für Osteosynthesefragen (AO) ist nicht die Propagierung der Osteosynthese schlechthin. Die Bezeichnung der Arbeitsgruppe sagt es deutlich — es sind die offenen Fragen, die sie beschäftigen. Dabei steht zweierlei im Vordergrund: einerseits sind es die Fragen der Indikation zur Osteosynthese im Gesamtrahmen der Frakturbehandlung und andererseits Fragen biomechanischer Optimierung der Stabilisierung des frakturierten, pseudarthrotischen oder osteotomierten Knochens.

Wenn die Osteosynthese während Jahrzehnten mit Schwierigkeiten und Fehlleistungen belastet war, so lag dies — abgesehen von der Wundinfektion — hauptsächlich an dem ungenügenden wissenschaftlichen Hintergrund. Man wußte wenig darüber, wie sich die Knochenheilung unter Osteosynthesebedingungen vollzieht. An diesem Punkt haben die Bestrebungen der AO ihren Anfang genommen. Sie führten zur Schaffung des Laboratoriums für Experimentelle Chirurgie in Davos und zur Verfolgung von Forschungsprogrammen biologischer, biomechanischer und metallurgischer Richtung dort und in den damit verbundenen Kliniken und Instituten. Es wurde ein knochenchirurgisches Instrumentarium geschaffen und fortlaufend an die biomechanischen Kenntnisse aus Klinik und Laboratorium angepaßt. Bei der Bewertung des methodischen Vorgehens war die sorgfältige klinische Dokumentation mit Zwischenkontrollen und Endergebnissen richtungsweisend. Eine wichtige Quelle für Anregungen und Hinweise bedeuteten auch die regelmäßig durchgeführten Basis- und Fortgeschrittenenkurse in der Schweiz und im Ausland. Auf dieser internationalen Ebene sind bis Ende 1976 allein 55 Basiskurse durchgeführt worden, an denen nahezu 20000 Allgemein- und orthopädische Chirurgen teilgenommen haben.

Das Manual — getreu seiner Bezeichnung — sieht die Vermittlung technischer Anleitungen als seine Hauptaufgabe an. Das forschungsmäßige und das klinische Erfahrungsgut von über 50000 operierten Frakturen, Pseudarthrosen und Osteotomien waren aber bestimmend für die wiedergegebenen Empfehlungen. Wenn das Manual Mittel und Wege zur operativen Stabilisierung der meisten Skelettanteile demonstriert, so ist damit die schwierige Frage der einzelnen Indikationen in keiner Weise präjudiziert. Sie bleibt — obwohl in der zweiten Auflage eingehender besprochen als in der ersten — in der Verantwortung des einzelnen Chirurgen. Immer wieder muß betont werden, daß die operative Knochenbruchbehandlung eine wertvolle aber schwierige und verantwortungsvolle Behandlungsmethode darstellt. Wir können — wie schon 1963 in dem Buch über operative Frakturbehandlung und wie in der ersten Auflage des Manuals 1969 — nur davor warnen, Osteosynthesen ohne entsprechende Schulung des Chirurgen und ohne notwendige technische Voraussetzungen bezüglich Instrumentarium und Asepsis im Operationsbetrieb durchzuführen. „Befürworter" der Osteosynthese ohne genügende Selbstkritik sind für die Methode viel gefährlicher als Skeptiker oder klare Gegner. Wir hoffen auf eine Leserschaft, die unsere Bestrebungen in diesem Sinne versteht und uns ihre konstruktive Kritik zukommen läßt.

Allen AO-Mitgliedern, die an der Überarbeitung des Manuals mitgewirkt haben, sowie unserem hervorragenden Grafiker Herrn K. OBERLI und unserer liebenswürdigen und zuverlässigen Mitarbeiterin Frau E. MOOSBERGER unseren besonderen Dank.

Bern, August 1977

M.E. MÜLLER
M. ALLGÖWER
R. SCHNEIDER
H. WILLENEGGER

Inhaltsverzeichnis

SPEZIELLER TEIL

ANHANG

Mitarbeiterverzeichnis

Autoren

MÜLLER, MAURICE E., Prof. Dr. med., Direktor der Klinik für Orthopädie und Chirurgie des Bewegungsapparates, Inselspital, CH-3010 Bern

ALLGÖWER, MARTIN, Prof. Dr. med., Vorsteher der Chirurgischen Universitätsklinik, Kantonsspital, Departement für Chirurgie, CH-4004 Basel

SCHNEIDER, ROBERT, Prof. Dr. med., Alpenstraße 15, CH-2500 Biel

WILLENEGGER, HANS, Prof. Dr. med., Präsident der AO International, Murtenstraße 35, CH-3008 Bern

Mitarbeiter

BANDI, WALTER, Prof. Dr. med., Chefarzt, Bezirksspital, CH-3800 Interlaken

BOITZY, ALEXANDRE, PD Dr. med., Ch. de Craivavers 6, CH-1012 Lausanne

GANZ, REINHOLD, Dr. med., Klinik für Orthopädie und Chirurgie des Bewegungsapparates, Inselspital, CH-3010 Bern

HEIM, URS, PD Dr. med., Chefarzt, Kreuzspital, CH-7000 Chur

PERREN, STEPHAN M., PD Dr., Leiter des Laboratoriums für Experimentelle Chirurgie, Forschungsinstitut, CH-7270 Davos-Platz

RITTMANN, WILLI WERNER, PD DR., Chirurgische Universitätsklinik, Departement für Chirurgie, Kantonsspital, CH-4004 Basel

RÜEDI, THOMAS, PD Dr. med., Chirurgische Universitätsklinik, Departement für Chirurgie, Kantonsspital, CH-4004 Basel

WEBER, BERNHARD G., Prof. Dr. med., Chefarzt der Klinik für Orthopädie und Chirurgie des Bewegungsapparates, Kantonsspital, CH-9006 St. Gallen

WELLER, SIEGFRIED, Prof. Dr. med., Direktor des BG Unfallkrankenhauses, D-7400 Tübingen

Einleitung

Im *allgemeinen Teil* dieses Manuals sollen experimentelle und wissenschaftliche Grundlagen und Prinzipien der stabilen Osteosynthese nach der AO-Methode, Funktion und Hauptindikation der verschiedenen AO-Implantate, Handhabung des Standardinstrumentariums der AO sowie einige wesentliche Gesichtspunkte der Operationstechnik und der Nachbehandlung dargestellt werden. Auch die Behandlung der wichtigsten postoperativen Komplikationen wird besprochen.

Im *speziellen Teil* werden die von der AO befolgten Richtlinien für die operative Behandlung der häufigsten geschlossenen Frakturen beim Erwachsenen nach anatomischen Regionen eingehend erörtert. Es folgen dann die Behandlung der offenen Frakturen beim Erwachsenen, der Frakturen bei Kindern und beim alten Menschen sowie der pathologischen Frakturen.

In einem *dritten Teil* wird die Anwendung der stabilen Osteosynthese bei Wiederherstellungseingriffen am Knochen zusammenfassend dargestellt.

ALLGEMEINER TEIL

1 Ziele, Grundlagen und Prinzipien der AO-Technik

Hauptziel jeglicher Knochenbruchbehandlung ist die Wiederherstellung der vollen Funktion der verletzten Extremität.

Jede Fraktur stellt eine Kombination von Weichteil- und Knochenschaden dar. Sofort nach der Fraktur und im Laufe der Reparationsvorgänge treten lokale Zirkulationsstörungen, entzündliche Erscheinungen und Schmerz mit reflektorischer Immobilisierung auf. Diese drei Faktoren führen in Verbindung mit dem Ausfall funktioneller Beanspruchung von Knochen, Gelenken und Muskeln zur sog. *Frakturkrankheit,* d.h. chronischer Ödembildung, Atrophie der Weichteile, Knochenabbau (Osteoporose) und Gelenksteifen. Jede Behandlung einer Fraktur muß deshalb sowohl den Bruch an sich als auch die damit in Verbindung stehenden lokalen Reaktionen des Organismus berücksichtigen.

Leben ist Bewegung, Bewegung ist Leben

Dies darf als Leitsatz der Frakturbehandlung bezeichnet werden! Ausgiebige aktive, schmerzfreie Bewegungen führen zur raschen Normalisierung der Zirkulation in Knochen und Weichteilen, ernähren durch „Einwalken" der Synovialflüssigkeit den Gelenkknorpel und verhindern – vor allem in Verbindung mit Teilbelastung – die Osteoporose des verletzten Knochens, indem Auf- und Abbau einigermaßen im Gleichgewicht bleiben. *Eine Osteosynthese wird deshalb nur dann voll befriedigen, wenn sie eine äußere Fixation erübrigt und eine aktive, schmerzfreie Bewegungstherapie aller Muskeln und Gelenke ermöglicht.* Dieses Postulat ist ein Hauptanliegen der AO. Es kann am besten durch eine dauerhaft stabile Osteosynthese verwirklicht werden, d.h. durch Ruhigstellung der Knochenfragmente während der ganzen Dauer der Knochenheilung.

Stabilität bedeutet nicht nur dauernde Adaptation der Fragmente, sondern auch Vermeidung mikroskopischer Relativbewegungen zwischen den Knochenfragmenten! Zur Ausschaltung jeglicher mechanischer Unruhe im Fraktur- resp. Osteotomiespalt hat sich im Laufe der letzten 20 Jahre die *interfragmentäre Kompression* nach dem Vorspannungsprinzip durchgesetzt. Zudem gibt es Frakturen, die mit einer adäquaten *Schienung,* z.B. mittels Marknagelung nach dem Prinzip von KÜNTSCHER, zuverlässig fixiert werden können (S. 104).

Neben dem *Vorteil einer schmerzfreien funktionellen Nachbehandlung* erlauben diese Verfahren zusätzlich, den kostspieligen Spitalaufenthalt und die Zeit bis zur Wiedererlangung der Arbeitsfähigkeit erheblich abzukürzen. Spätkomplikationen wie dystrophiebedingte Schäden, Fehlstellungen und Pseudarthrosenbildungen sind danach selten geworden.

Seit LAMBOTTE, LANE und EGGERS wurden zahlreiche Osteosyntheseverfahren beschrieben, die ebenfalls Gewicht auf die Ruhigstellung der Fragmentenden legten. Diesen Verfahren fehlte die stabilisierende Wirkung der interfragmentären Kompression, deren Bedeutung erst von DANIS erkannt und systematisch angewendet wurde. Mit seinen „coapteurs" hat er 1949 besonders am Vorderarm gezeigt, daß die axiale Kompression die sofortige Bewegungstherapie der Frakturen erlaubt und ohne röntgenologisch sichtbare Kallusbildung („soudure autogène") zur Bruchheilung führt.

Zu einem wirklichen Durchbruch des Kompressionsverfahrens fehlten die kritischen tierexperimentellen Grundlagen und die systematische histologische Erforschung der Kallusbildung mit und ohne stabile Osteosynthese. Diese Lücke ist heute durch die im Rahmen der AO durchgeführten experimentellen Arbeiten weitgehend geschlossen. Besonders zu erwähnen sind die Arbeiten von WAGNER, WILLENEGGER, SCHENK, PERREN, RAHN, GALLINARO, HUTZSCHENREUTER, J. MÜLLER, PUDDU und SCHWEIBERER. Diese Forscher konnten den Beweis erbringen, daß eine Osteosynthesetechnik, welche auf dem mechanischen Prinzip der Stabilität und dem biologischen Postulat der Vaskularität beruht, zu einer einwandfreien Knochenheilung führt.

Diese experimentellen Grundlagen, zusammen mit dem sorgfältig ausgearbeiteten Standardinstrumentarium, überprüft an den Erfolgen und Mißerfolgen von über 30000 mittels Osteosynthese versorgter Frakturen, bilden die Eckpfeiler, auf denen die AO-Technik aufgebaut ist.

1.1 Ziele der AO-Technik

Rasche Wiederherstellung der Funktion der verletzten Extremität

verwirklicht durch

Anatomische Reposition der Fragmente, insbesondere bei Gelenkfrakturen.

Erhaltung der Blutzirkulation in den Knochenfragmenten und in den Weichteilen durch gewebeschonende Operationstechnik.

Stabile Osteosynthese unter Berücksichtigung der lokalen mechanischen Situation.

Frühzeitige aktive, schmerzfreie Mobilisierung der frakturnahen Muskeln und Gelenke zur Vermeidung der „Frakturkrankheit".

Die Verwirklichung dieser vier Bedingungen, aufgebaut auf dem mechanischen Prinzip der Stabilität und dem biologischen Postulat der Vaskularität, gilt als Voraussetzung für eine einwandfreie Osteosynthese und führt zu einer optimalen Ausheilung nicht nur des Knochens, sondern der Verletzung schlechthin.

Prinzip der AO

Aktive schmerzfreie Frühmobilisierung der Muskeln und Gelenke der verletzten Extremität, auch bei Mehrfachverletzten.

Abb. 1 Bei *Mehrfachverletzten* ist die rasch einsetzende aktive, schmerzfreie Mobilisierung aller Gelenke besonders wertvoll.

a Patient mit Splitterfraktur des linken Femur (a′), suprakondylärer Fraktur rechts (a′′) und offener Tibiafraktur links (a′′′)

b Funktioneller Zustand 4 Wochen nach der Operation: Hüft-, Knie- und Fußfunktionen haben sich normalisiert. Beine achsengerecht und teilbelastungsfähig

c Zustand 4 Monate nach der Osteosynthese mit Kondylenplatten (am Tibiakopf hätte die Fixation ebensogut und einfacher mittels T-Abstützplatte erfolgen können)

1

a′ a″ a‴

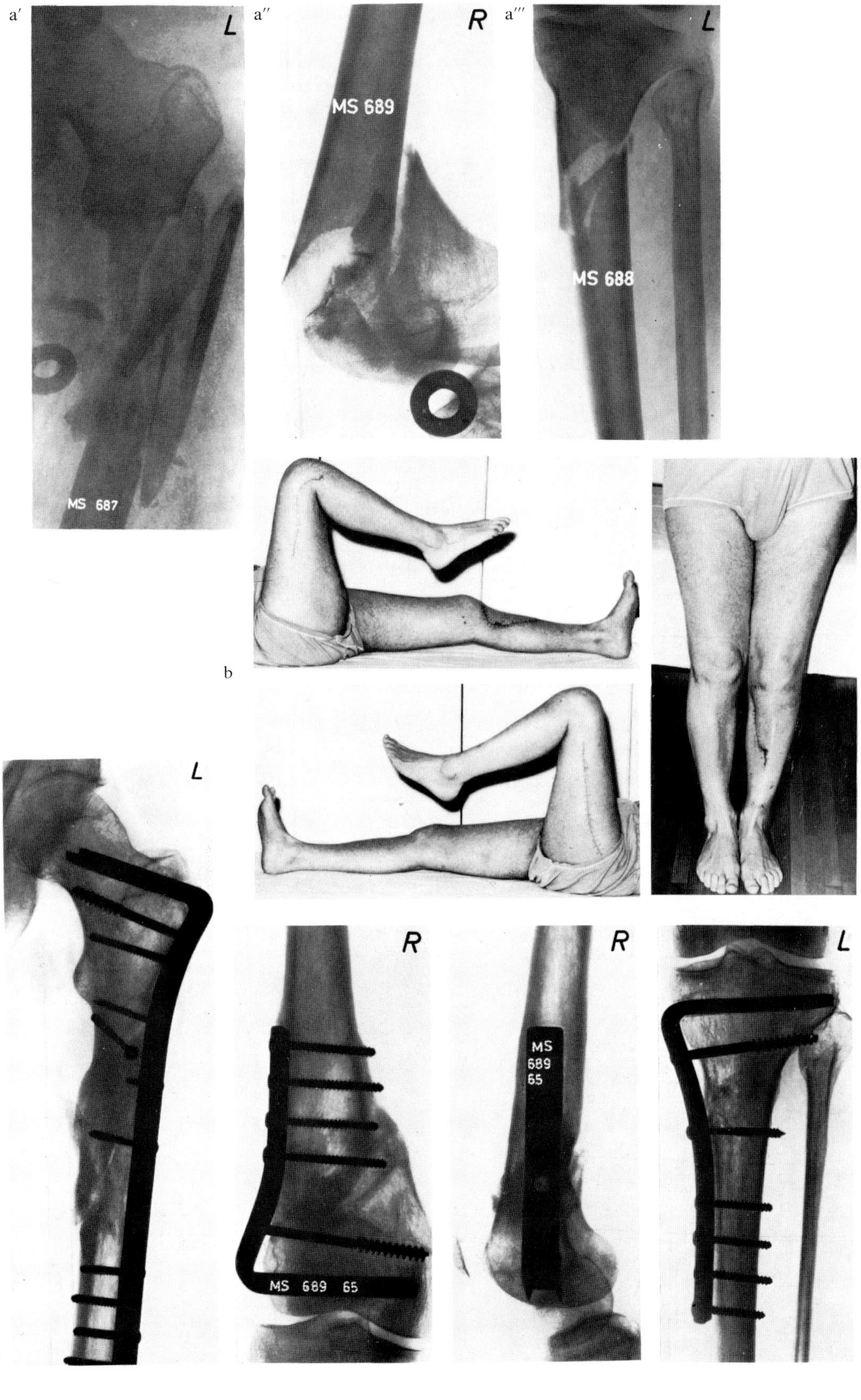

b

c

Während viele Schaftfrakturen — insbesondere am Humerus oder an der Tibia — mit konservativen Mitteln befriedigend behandelt werden können, ist *für die volle Wiederherstellung eines frakturierten Gelenkes die anatomische Reposition der Gelenkflächen Voraussetzung.*

Kenntnisse der Anatomie und Gelenkmechanik, räumliches Vorstellungsvermögen und technische Gewandtheit sowie sorgfältige Planung der Operation sind zur Erzielung einwandfreier Ergebnisse unerläßlich. Der Verlauf der Frakturlinien kann bei Gelenkfrakturen auf einem a.-p.- und seitlichen Röntgenbild nur ungenügend beurteilt werden. Deshalb sind stets halbschräge Aufnahmen und oft auch Röntgenbilder der gesunden Gegenseite zu fordern. Gelegentlich sind Tomogramme zur Erkennung von Impressionen der Gelenkoberfläche notwendig. Prinzipiell hat sich bei Gelenkfrakturen folgendes Vorgehen bewährt: Vorerst Wiederherstellung der Gelenkkongruenz durch anatomische Reposition und zuverlässige Fixation der oft zahlreichen Knochen-Knorpelfragmente, dann erst Verbindung des Knochen-Gelenkanteiles mit dem Schaft. Zerrissene Ligamente, Gelenkkapsel und Sehnen sind ebenfalls zu rekonstruieren.

Bei Gelenkfrakturen wird die frühe aktive Mobilisierung Rücksicht auf die Weichteilverhältnisse nehmen müssen. Nach Osteosynthese des Oberschenkelschaftes und des distalen Oberschenkels können zu proximales Anwachsen der abgelösten Muskulatur sowie Verklebungen im Bereich des oberen Recessus und der periartikulären Gleitebenen mittels Rechtwinkellagerung von Hüfte und Kniegelenk während 4–5 Tagen (Abb. 103b) vermieden werden. Auch bei Schnittführungen über das obere Sprunggelenk empfehlen wir zur Förderung der Heilung der Weichteile in Funktionsstellung die Fixation des Fußes in Rechtwinkelstellung während 4–5 Tagen. Aktive Streckübungen aus der Rechtwinkelstellung im Knie- und oberen Sprunggelenk sind auch hier in den 4–5 ersten Tagen zu fordern.

Abb. 2 Bei *Gelenkzertrümmerungen* ist meist eine stabile Osteosynthese möglich. Zur Wiederherstellung der vollen Funktion ist beim Erwachsenen an der oberen Extremität manchmal die Opferung eines Skelettanteiles notwendig.

a Zertrümmerung des proximalen Endes beider linker Vorderarmknochen

b Kontrolle nach 9 Monaten. Das zerstörte Radiusköpfchen wurde entfernt

c, d Funktionelle Restitutio nach 1 Monat: Volle Extension, Flexion 150° beidseits, Pronation 90°, Supination 100°

2

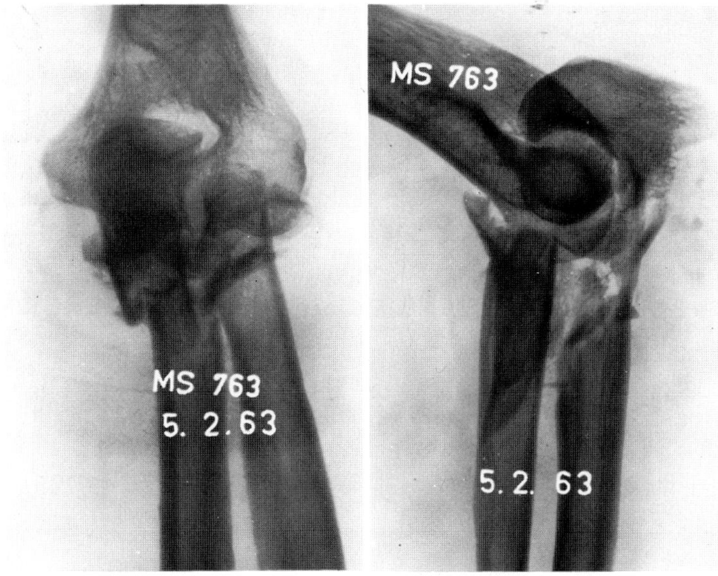

a

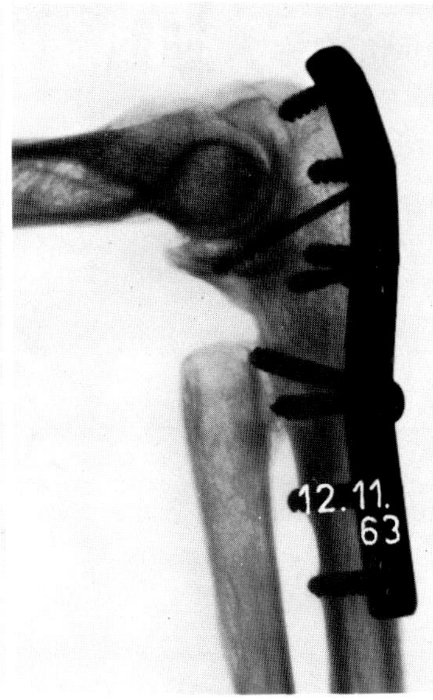

b

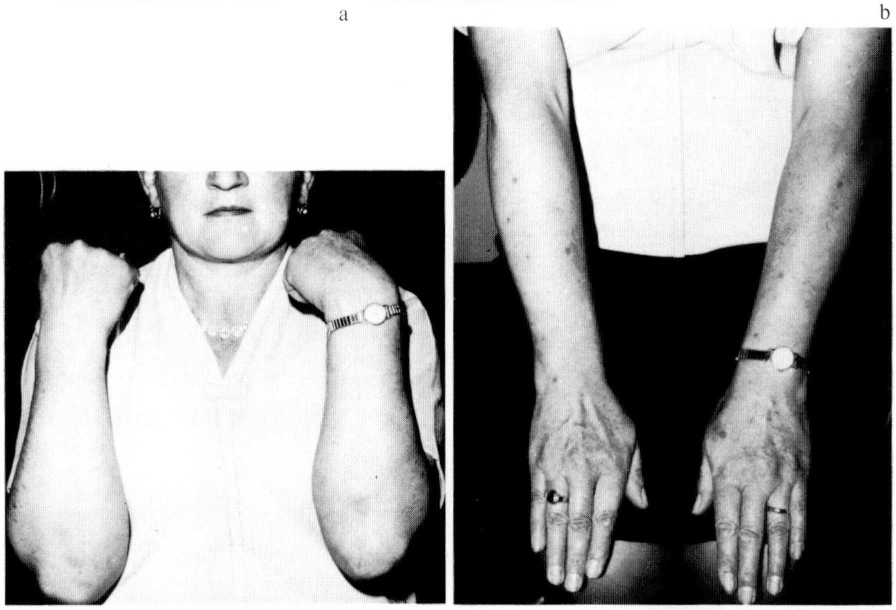

c

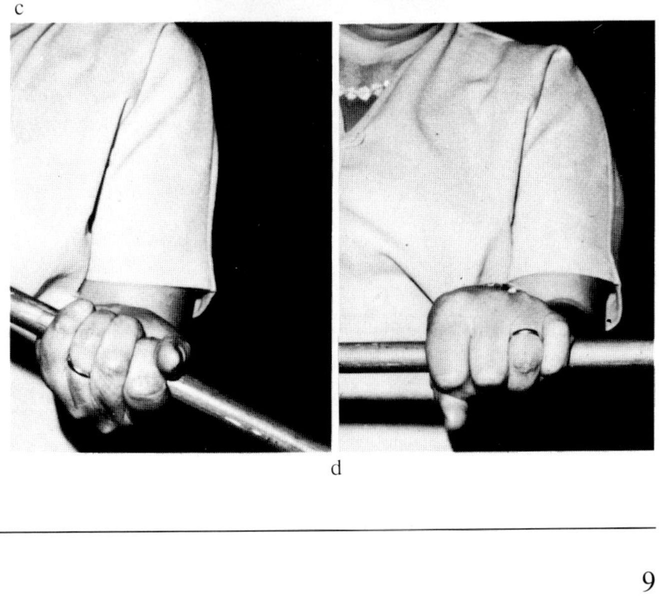

d

1.2 Grundlagen der AO-Technik

1.2.1 Histologie der Knochenheilung nach stabiler Osteosynthese

Die Heilung einer Fraktur unter konservativer Behandlung ist durch die Bildung eines periostalen und endostalen Kallus charakterisiert. Im Frakturspalt entsteht intermediär Bindegewebe und Knorpel. Diese werden sekundär durch Knochen ersetzt.

KROMPECHER bewies 1935, daß es im mechanisch neutralen Gebiet des embryonalen Schädeldaches einer Ratte eine primär angiogene Knochenbildung gibt. Er vermutete, daß diese *direkte angiogene Knochenbildung* auch bei völlig ruhiggestellten Frakturen möglich sei.

SCHENK und WILLENEGGER (1963) konnten histologisch vorerst am Hund, später auch am Menschen zeigen, daß die *primär angiogene Knochenheilung* auch als Regenerationsvorgang vorkommt und bei Stabilität und Vaskularität die Regel ist. RAHN et al. demonstrierten Primärheilungen an einer Vielzahl von Tierarten, selbst nach uneingeschränkter Belastung. Es handelt sich also bei der primär angiogenen Knochenheilung um ein allgemein gültiges Prinzip.

Im Modellversuch von SCHENK erfolgte die Stabilisierung einer Querosteotomie am Hunderadius mittels Kompressionsplatte, in den histologisch nachuntersuchten klinischen Fällen mit Zugschrauben und Neutralisationsplatte. Es zeigten sich die *Kontakt- und Spaltheilung* (Abb. 3c).

Abb. 3 *Schematische Darstellung der Heilung einer unter Druck gesetzten Osteotomie am Radius eines Hundes.* (Gezeichnet nach histologischen Präparaten von SCHENK)

a In der plattennahen Kortikalis ist der Osteotomiespalt auch im mikroskopischen Bereich eng adaptiert. Es wachsen weder vom Periost noch vom Endost mesenchymale Elemente ein. Demgegenüber klafft der plattenferne Osteotomiespalt etwas

b In den ersten 3–4 Wochen zeigen die plattennahen, in unmittelbarem Kontakt stehenden Knochenenden keine Veränderungen

c Ab 4. Woche erfolgt der Havers'sche Umbau mit Durchwachsen der Kontaktzone unter Ersatz der Nekrosezone an den Fragmentenden: *Kontaktheilung*

d In den plattenfernen Osteotomiespalt dringen in den ersten 8 Tagen Gefäße ein. Diese sind von Osteoblasten begleitet, welche quer zur Längsachse verlaufenden lamellären Knochen bilden

e Der interfragmentäre, querorientierte Lamellenknochen wird ab 4. Woche durch axial orientierte Osteone ersetzt: *Spaltheilung*

f Die stärkere Vergrößerung eines in Erneuerung begriffenen Osteons zeigt nebeneinander Resorptions- und Ossifikationsprozesse. Die zu einem „Bohrkopf" vereinigten Osteoklasten (a) bilden einen Resorptionskanal, in welchem Gefäßsprossen (b) nachfolgen. Randständige Osteoblasten (c) bilden ein neues Osteon (d)

3

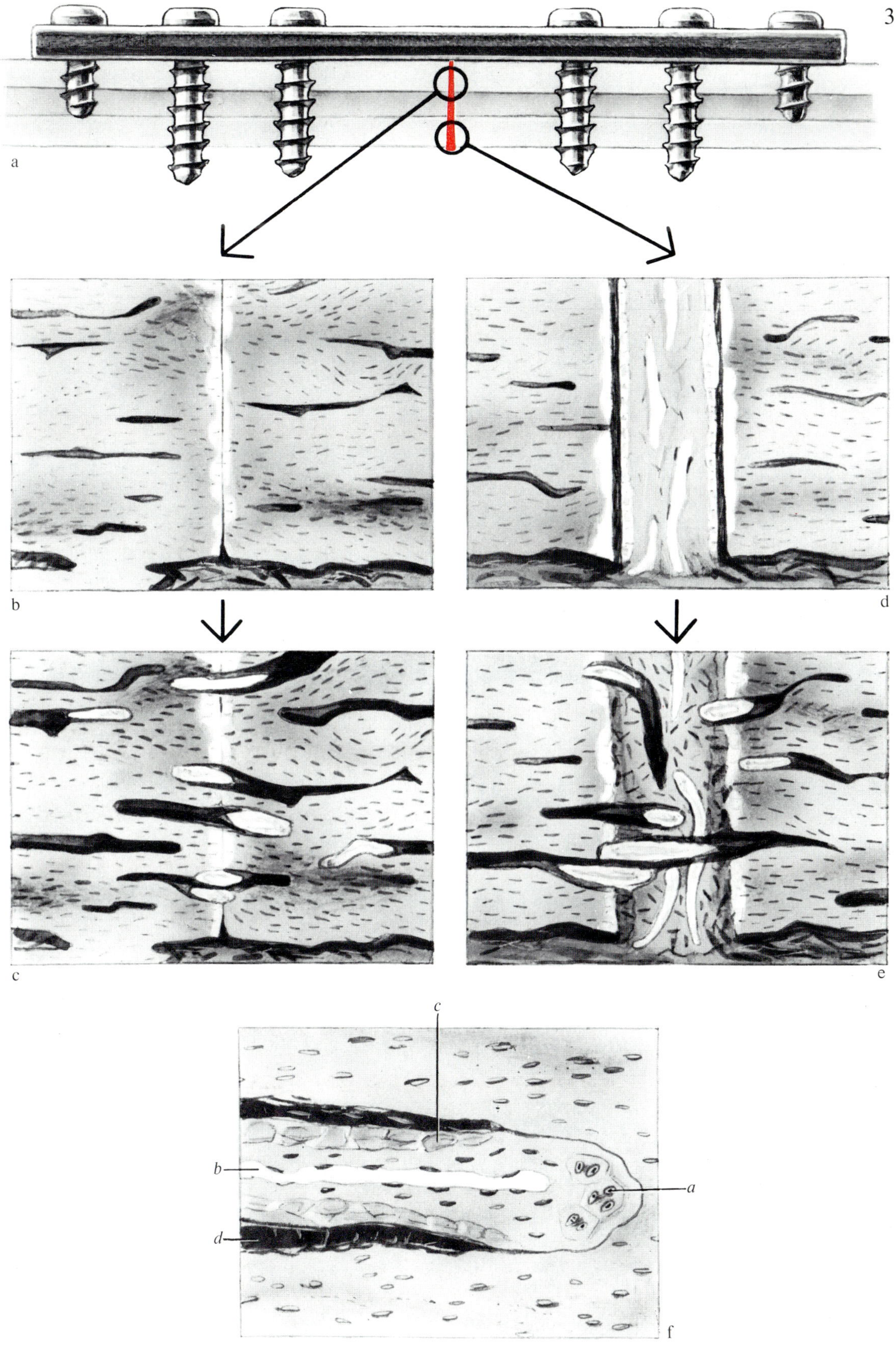

1.2.2 Reaktion des Knochens auf Druck

Perren et al. setzten beim Schaf Osteotomien der Tibia unter interfragmentäre Kompression. Die verwendeten Kompressionsplatten waren mit Dehnungsmeßstreifen versehen. Man prüfte vorerst täglich den Druck und stellte fest, daß bei der stabilen Kompressionsosteosynthese der Druck am kortikalen Knochen erst *im Laufe von zwei Monaten langsam auf die Hälfte zurückgeht.*

Nach Anlegen der Platte am intakten Knochen fand sich ein ähnlicher Druckabfall wie am osteotomierten. Mit seinen Messungen bewies damit Perren, daß der *langsame Druckabfall durch den Havers'schen Umbau und nicht mit Verkürzung der Fragmentenden durch Resorption zu erklären ist.*

Der initial etwas stärkere Druckabfall findet sich auch am Leichenknochen. Er ist daher als rein mechanisches Phänomen (Viskoelastizität des Knochens) zu erklären.

Es konnte von Perren et al. gezeigt werden, *daß der Knochen sehr hohen statischen Druck (über 300 kp/cm²) ohne Nekrose toleriert.*

Die Stabilität einer Osteosynthese wird durch Kompression um ein Vielfaches erhöht. Nachdem nun feststeht, daß bei stabiler Osteosynthese der interfragmentäre Druck während der Dauer der Bruchheilung nur langsam abnimmt, können die *mechanischen Vorteile des Druckes ohne biologische Nachteile voll ausgenützt werden.*

Abb. 4 *Experimente von* Perren

a Platte mit Dehnungsmeßstreifen (sog. „strain-gauges") versehen, welche bei 300 kp eine Meßgenauigkeit von ±1,5 kp aufweist

b Eine solche Platte kann mit Hilfe des Spannapparates (s. Abb. 32) unter Zug gebracht werden. Die an der Platte gemessene Zugkraft entspricht dem Druck auf Höhe der Fraktur

c Applikation an der Tibia des Schafes. Die Ableitungsdrähte werden subkutan bis in die Trochantergegend gezogen. Sie verbinden die implantierte Meßplatte mit den Meßinstrumenten außerhalb des Tieres

d Die drei Standardmeßkurven von Perren:
A Applikation der Platte am Leichenknochen: Unter Zug von etwa 100 kp während 3 Monaten vorerst rascher Druckabfall, dann gleichbleibender Druck
B Dieselbe Platte am intakten Knochen beim Schaf: vorerst steiler, dann langsamer Druckabfall
C Gleiches Experiment an einer osteotomierten Schaftibia. Kurve identisch mit *B:* vorerst steiler, dann langsamer Druckabfall

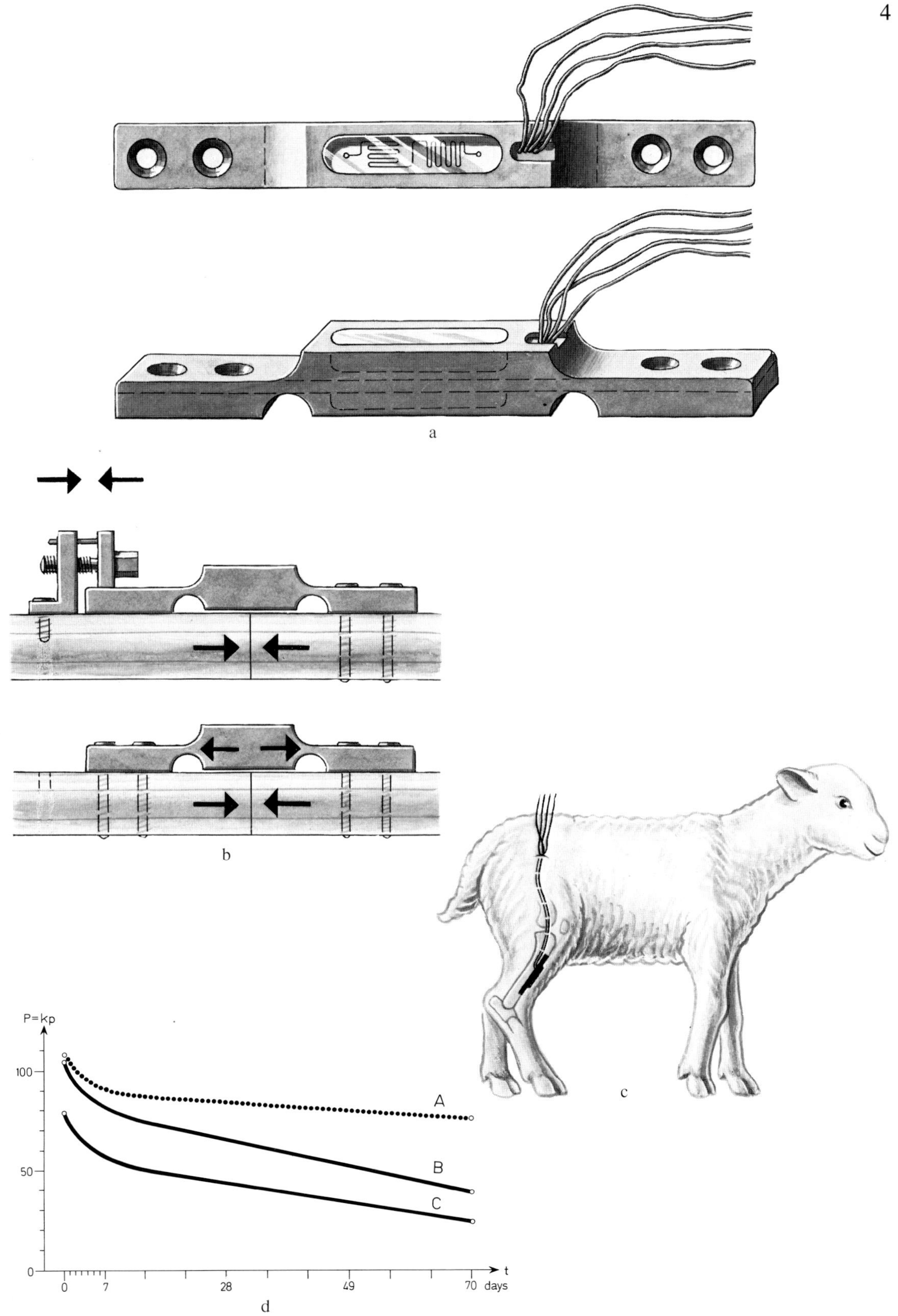
a
b
c
P=kp
100
50
0
A
B
C
t
0
7
28
49
70
days
d

1.2.3 Reaktion des Knochens auf Bewegung

Eine durch interfragmentäre Kompression stabilisierte Frakturfläche (z.B. durch Zugschraube) weist auch mikroskopisch keine Relativbewegungen auf. Demgegenüber weist eine durch innere (Marknagel) oder äußere („fixateurs externes") Schienung behandelte Fraktur immer kleine interfragmentäre Bewegungen auf (s.S. 27).

1. HUTZSCHENREUTER et al. (1969) demonstrierten, daß bei sonst identischer Versuchsanordnung die Kallusbildung vom Ausmaß der interfragmentären Bewegung abhängt.

2. PERREN et al. zeigten, daß sich der Knochen an der Kontaktfläche zu einem Implantat dann resorbiert, wenn wegen ungenügender Vorspannung des Implantates Druck zeitweilig mit Zug wechselt (Nulldurchgang), d.h. wenn unter funktioneller Last Mikrobewegungen zwischen Implantat und Knochen auftreten. Das gleiche gilt für den Frakturspalt: hier fehlen bei stabiler Osteosynthese Mikrobewegungen und damit Resorption der Fragmentenden, während diese Resorptionserscheinungen bei konservativer Behandlung nach L. BÖHLER geradezu charakteristisch sind.

Bedeutung des Verhältnisses zwischen statischen und dynamischen Kräften in der Osteosynthese (PERREN): *Sind die statischen Kräfte (Vorspannung) größer als die dynamischen (funktionelle Beanspruchung), so tritt in der Kontaktfläche zum Implantat keine Relativbewegung auf. Ist jedoch die statische Kraft gering (fehlende oder ungenügende Vorspannung), so tritt unter funktioneller Beanspruchung Mikrobewegung in der Kontaktfläche auf. Mechanische Mikroinstabilität bewirkt Resorption und damit sekundäre Lokkerung des Implantates* (Abb. 6).

Abb. 5 *Kallusbildung hängt von mechanischen Bedingungen ab* (HUTZSCHENREUTER). Geschwächte, leicht deformierbare Platten (a) lassen eine gewisse Fragmentbeweglichkeit zu, was zu einer ausgeprägten Kallusbildung (Reizkallus) mit unscharfen Konturen und unruhigen Strukturen führt.
Unter der gleichen Versuchsanordnung führen aber genügend rigide Implantate (b) zu einem minimalen Fixationskallus mit scharfen Rändern und dichten Strukturen

Abb. 6 *Bewegung und Knochenresorption* (PERREN). Mit Hilfe einer Meßplatte (a), die auf der linken Seite zwei gegeneinander statisch vorgespannte Schrauben, auf der rechten Seite aber nur eine Schraube unter Wechsellast aufweist, konnte gezeigt werden, daß Knochenresorption in der Kontaktfläche bei statischer Vorspannung und Stabilität nicht auftritt (b), während sie unter Wechsellast mit Aufhebung der Vorspannung („*Nulldurchgang*") zur sekundären Implantatlockerung führt (c)

5

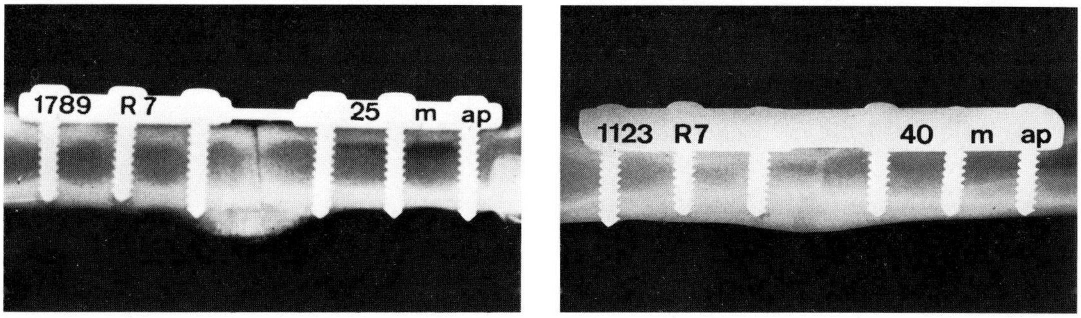
1789 R7 25 m ap
1123 R7 40 m ap

a b

6

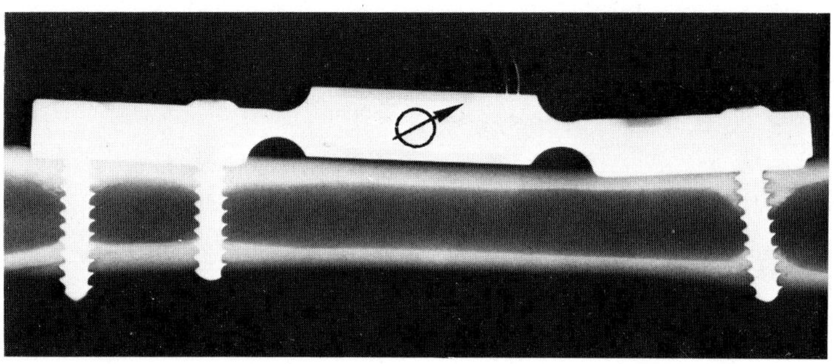

a

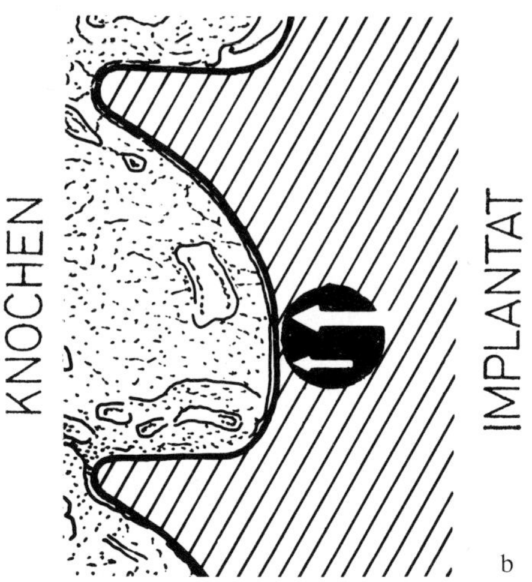
KNOCHEN
IMPLANTAT

b

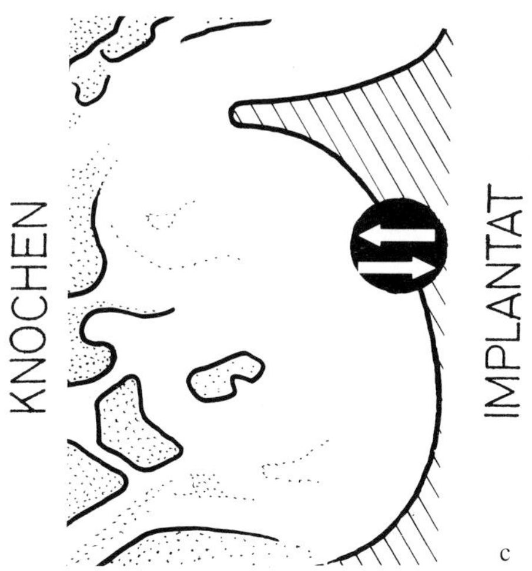
KNOCHEN
IMPLANTAT

c

1.2.4 Reaktion des Knochens auf metallische Implantate

Voraussetzung einer stabilen Osteosynthese ist Festigkeit und dauerhafter Sitz eines gewebsverträglichen Implantates.

Durch *Korrosion* entstehen im Gewebe Metallsalze, die zu Problemen der Gewebsverträglichkeit führen können. Für normgerechte Metalle gilt jedoch: *die Korrosion beeinflußt die Knochenheilung nicht.* Es sind allgemein 3 Arten der Korrosion zu unterscheiden: der Lochfraß, die galvanische Korrosion und die Reibkorrosion.

Für Stahl ist der *Lochfraß* (punktförmige Korrosion) typisch. Dieser wird durch sogenannte Einschlüsse begünstigt. Hieraus erklären sich die hohen Anforderungen der AO an die Reinheit des Stahls*, bei welchem der Lochfraß nur noch in Verbindung mit der Reibkorrosion vorkommt.

Die *galvanische Korrosion* entsteht beim Kontakt unterschiedlicher Metalle. *Es sind daher grundsätzlich identische Metalle miteinander zu verwenden.*

Die galvanische Korrosion entsteht auch bei Übertragung von Metall zwischen Instrument und Implantat (Metalltransfer). Jedes rostfreie, gewebefreundliche, verformbare Metall ist verhältnismäßig weich. Die AO-Instrumente und -Implantate sind derart abgestimmt, daß der Transfer im wesentlichen nur vom Implantat auf das Instrument stattfindet, was harmlos ist.

Reibkorrosion: Das metallische Implantat ist gegen Korrosion durch die Passivschicht geschützt. Diese regeneriert sich in vivo sehr schnell. Kratzer während der Operation sind daher harmlos. *Unruhe aber, z.B. Instabilität zwischen Schrauben und Platten, führt zu lokal erhöhter Reibkorrosion.*

Gewebsverträglichkeit: WAGNER hat am Beispiel des AO-Stahls gezeigt, daß in direkt anliegenden Knochen auch nach sehr langer Zeit keine histologisch nachweisbaren Veränderungen hervorgerufen werden. Allergische Reaktionen sind sehr selten.

Knochenumbau: MATTER beobachtete nach Verplatten intakten Knochens, daß die statische Kompression keinen Knochenumbau induziert. Der bei Verplattung des Knochens beobachtete temporäre Umbau ist auf andere Faktoren (z.B. Vaskularität, Steifigkeit des Implantats, etc.) zurückzuführen. Der temporäre Umbau bedingt, daß die Plattenentfernung nicht zu früh stattfindet. Bei der seltenen Doppelverplattung sollen die Platten einzeln im Abstand von 6 Monaten entfernt werden. (Refrakturen s. 3.7.4.)

---

* Der AO-Stahl entspricht den wichtigsten Normen für Implantatstahl: SNV 056506; ASTM F55 u. F138/139; ISO: TC 150 DIS 5832; DIN 58800; BS 3531: Part 1

Abb. 7 *Lager einer AO-Kortikalisschraube* (WAGNER)

a Das Knochengewebe hat sich den Gewindezügen angelegt. Blutbildendes Knochenmark ist vom Metall nur durch eine zarte Knochenlamelle getrennt. Kein Knochenabbau, keine Markfibrose. Verweildauer der Schraube: zwei Monate

b Lebende Osteozyten finden sich im Knochengewebe noch in unmittelbarer Nähe des Metalls. Ihre feinen Zellfortsätze reichen bis zur Schraubenoberfläche. Keine osteolytischen Veränderungen. Verweildauer der Schraube: neun Monate

c *Knochenumbau unter der Osteosyntheseplatte* (MATTER). Die plattennahe Kortikalis der intakten Schafttibia zeigt unter der Osteosyntheseplatte einen intensiven Knochenumbau. Nach 1–2 Monaten findet sich eine ausgeprägte Porose, die nach längerer Implantationsdauer verschwindet. Die Osteosyntheseplatte darf daher auch bei gesicherter Frakturheilung nicht zu früh entfernt werden

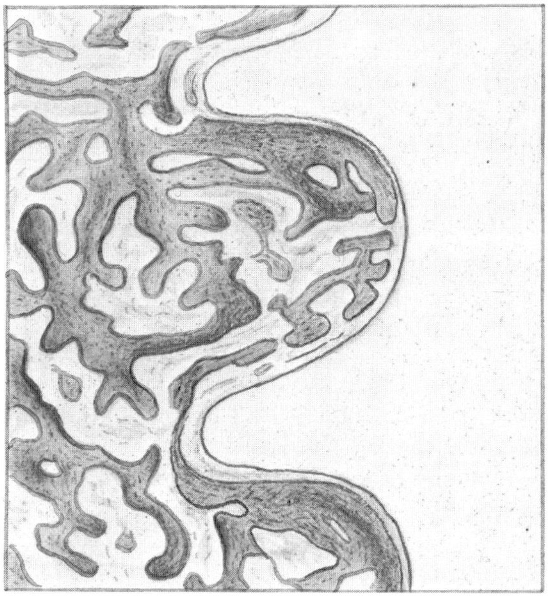

a

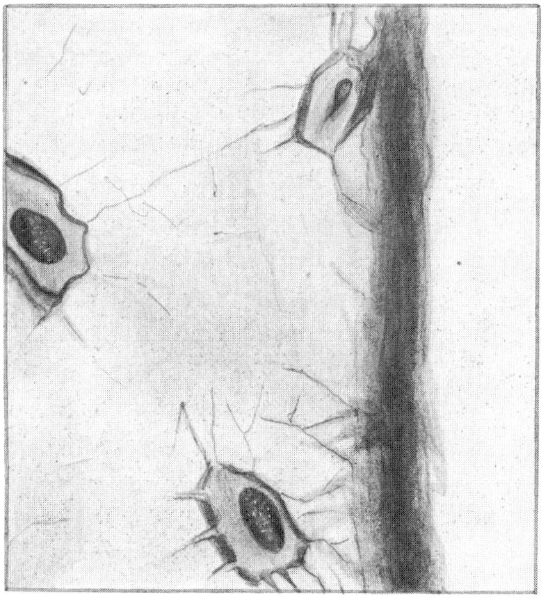

b

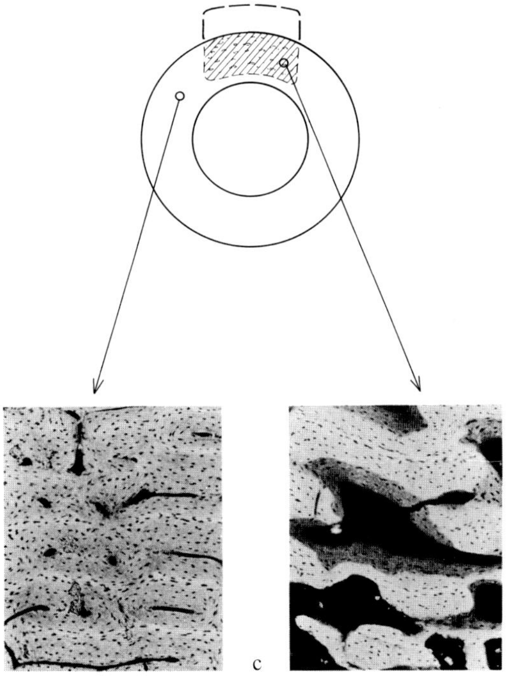

c

1.2.5 Dokumentation

Das Rückgrat der AO-Methode bildet die Dokumentation von über 30000 operierten und größtenteils kontrollierten Patienten. Tausende von Codeblättern wurden ausgefüllt und elektronisch ausgewertet: über 250000 Röntgenbilder vor und nach der Operation und 4–12 Monate später wurden verkleinert, kopiert und auf Lochkarten gesammelt. Erst durch diese Dokumentation lernten die Mitglieder der AO, die Möglichkeiten und Ergebnisse der angewandten Methoden richtig zu bewerten und Fehler auszumerzen. Wohl erforderten diese Nachkontrollen viel Geduld und eine besondere Organisation. Diese Mehrarbeit hat sich jedoch gelohnt, denn heute können Behauptungen bewiesen oder widerlegt werden. Besonders aufschlußreich war das Studium der Fehlergebnisse. Es galt als Grundsatz der AO, daß ein Fehlergebnis, das auf die Methode an sich und nicht auf ihre fehlerhafte Anwendung zurückzuführen ist, die Änderung der Methode zur Folge haben müßte. Im Laufe der Jahre wurden deshalb die verschiedenen Verfahren verbessert, ausgebaut und neu standardisiert. Ergebnisse und Erfahrungen werden jährlich anläßlich der internationalen Davoser Kurse über operative Frakturbehandlung weitergegeben.

Die systematische Analyse der Mißerfolge zeigt uns, daß Fehlschläge meist als biomechanische Fehldisposition voraussehbar sind und in der Mehrzahl der Fälle vermeidbar gewesen wären. *Ist ein chirurgisches Verfahren einmal so weit entwickelt, daß Erfolg oder Mißerfolg voraussehbar sind, d.h. der Erfolg mit der notwendigen Sorgfalt fast immer erreichbar ist, so darf das Verfahren als zuverlässig bezeichnet werden.* Dies besagt aber noch nicht, daß es ohne Schwierigkeiten für jedermann anwendbar ist. Im Gegenteil, zum Erlernen der Technik und der Möglichkeiten des AO-Instrumentariums ist jahrelange Schulung und Erfahrung erforderlich.

Wer immer die AO-Methoden gebraucht, sollte eine viermonatige sowie mindestens eine Jahreskontrolle aller seiner operierten Patienten durchführen. Nur so kann er Möglichkeiten und Gefahren der Methode in seinen Händen selbst prüfen, sowie Komplikationen frühzeitig erkennen und behandeln.

Bemerkung: Die Beobachtungen an dokumentierten Frakturen und die Beurteilung der Knochenheilung im Röntgenbild sind unter 3.5.6 (S. 146) zu finden.

Abb. 8 *AO-Dokumentation*

a Randlochkarte mit den wichtigsten Daten auf der Vorderseite, den Röntgenbildkopien auf der Rückseite

b Die drei Codeblätter der AO, für den ersten Spitalaufenthalt, für die viermonatige Kontrolle und die Jahreskontrolle

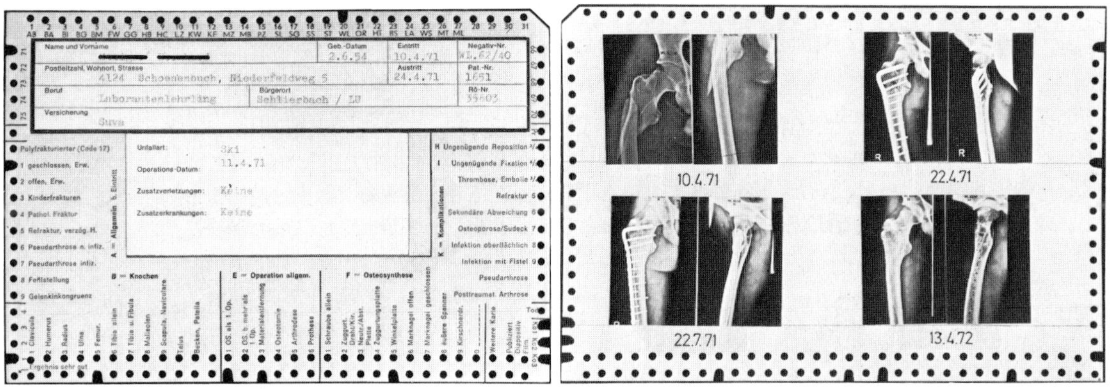
10.4.71
22.4.71
22.7.71
13.4.72

a

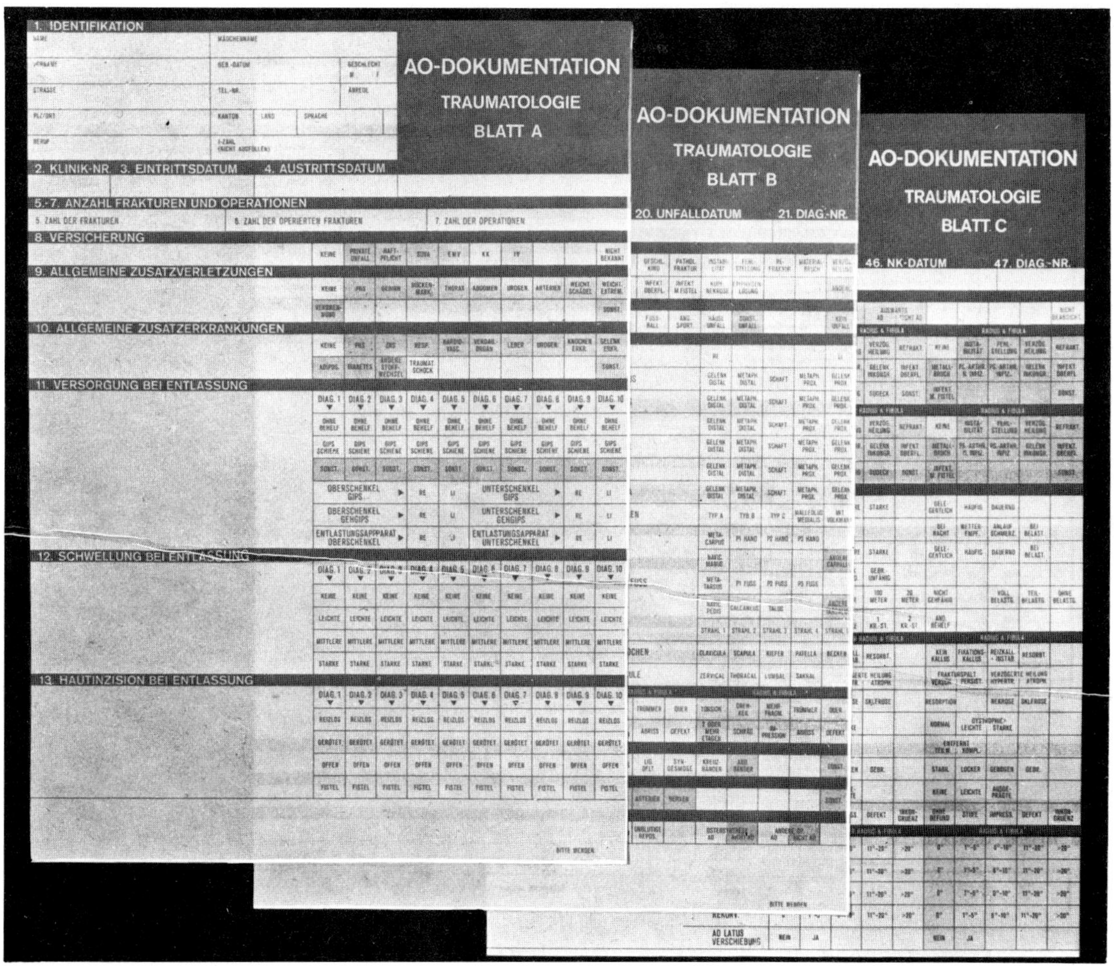
1. IDENTIFIKATION
AO-DOKUMENTATION
TRAUMATOLOGIE
BLATT A
2. KLINIK-NR. 3. EINTRITTSDATUM 4. AUSTRITTSDATUM
5.-7. ANZAHL FRAKTUREN UND OPERATIONEN
8. VERSICHERUNG
9. ALLGEMEINE ZUSATZVERLETZUNGEN
10. ALLGEMEINE ZUSATZERKRANKUNGEN
11. VERSORGUNG BEI ENTLASSUNG
12. SCHWELLUNG BEI ENTLASSUNG
13. HAUTINZISION BEI ENTLASSUNG
AO-DOKUMENTATION
TRAUMATOLOGIE
BLATT B
20. UNFALLDATUM
21. DIAG.-NR.
AO-DOKUMENTATION
TRAUMATOLOGIE
BLATT C
46. NK-DATUM
47. DIAG.-NR.

b

1.2.6 Knochenchirurgisches Instrumentarium

Das von der AO entwickelte einheitliche knochenchirurgische Instrumentarium ermöglicht die Lösung aller sich stellenden Fixationsprobleme bei frischen Frakturen, Pseudarthrosen, Osteotomien und Arthrodesen.

Die technischen Kommissionen der AO haben Implantate und Instrumente im wesentlichen auf den Grundgedanken des *Vorspannungsprinzips und der Unterdrucksetzung der Knochenfragmente* aufgebaut und jahrelang systematisch ausprobiert. Zudem wurden bestehende Instrumentarien wie die äußere Spannvorrichtung von CHARNLEY und die Marknägel von KÜNTSCHER und HERZOG so modifiziert, daß die entsprechenden Verfahren an Zuverlässigkeit, Stabilität und Einfachheit gewonnen haben. Die Entwicklung von Zusatzinstrumenten wie Faßzangen, Spreizzangen, Knochenhebeln und Preßluftmotoren ermöglichen es, eine Osteosynthese nach modernen mechanischen Gesichtspunkten durchzuführen.

Seit 1958 haben AO-Orthopäden und -Chirurgen, die täglich Osteosynthesen ausführen, an diesen Instrumenten gearbeitet. Ohne die Hilfe von R. MATHYS mit seinem persönlichen Einsatz und seinem Ideenreichtum sowie von F. STRAUMANN mit seinen metallurgischen Kenntnissen wäre die Realisierung unmöglich gewesen.

Das Instrumentarium der AO wurde von fast allen größeren Produzenten chirurgischer Instrumente nachgeahmt. Diese Nachahmungen trugen wesentlich zur Verbreitung der AO-Methoden bei. Die technischen Kommissionen der AO haben die Qualität und Form der von der SYNTHES vertriebenen AO-Instrumente und -Implantate eingehend geprüft. Das Mischen von Implantaten verschiedener Herkunft führt zu erhöhter Korrosionsgefahr und wird abgelehnt.

Das AO-Instrumentarium ist eingeteilt in *Standardimplantate und Standardinstrumente,* die für die Versorgung der allermeisten Frakturen ausreichen, und die *auf speziellen Wunsch erhältlichen Implantate und Instrumente,* die entweder für spezielle Frakturen in Frage kommen oder von einigen AO-Chirurgen bevorzugt werden. Im ersten Teil des AO-Manuals soll nur das Standardinstrumentarium zur Diskussion stehen.

Bemerkung: Die Kassetten sind mit Löchern versehen und sterilisierbar. In praxi werden die Kassetten in für die Sterilisation geeignetes Papier und in ein Tuch eingepackt und im Dampf bei 135° (=2 atü) sterilisiert. Von der Heißluftsterilisation bei 180° raten wir ab, weil alle scharfgeschliffenen Instrumente unter der hohen Hitze rasch stumpf werden und die Preßluftmaschinen und Schläuche vermehrt leiden.

Abb. 9 *Das Standard-Instrumentarium der AO*

I *Kassetten für die Kompressionsosteosynthese:*

a Instrumente für Verschraubung und Verplattung (Grundinstrumentarium)

b Schraubenkassette

c Plattenkassette: Platten entweder mit Rund- oder Spann-Gleitlöchern [Spann-Gleitloch-Platte (DCP)]

d Spezielle hüftchirurgische Instrumente, darunter die AO-Winkelplatten zur Versorgung der gelenknahen Femurfrakturen

II *Instrumentarium für die Marknagelung:*

a Kassette für Markraumbohrung mit Ein- und Ausschlaginstrumenten

b Femur- und Tibiamarknägel, Bohrdorn und Führungsstab

9/I

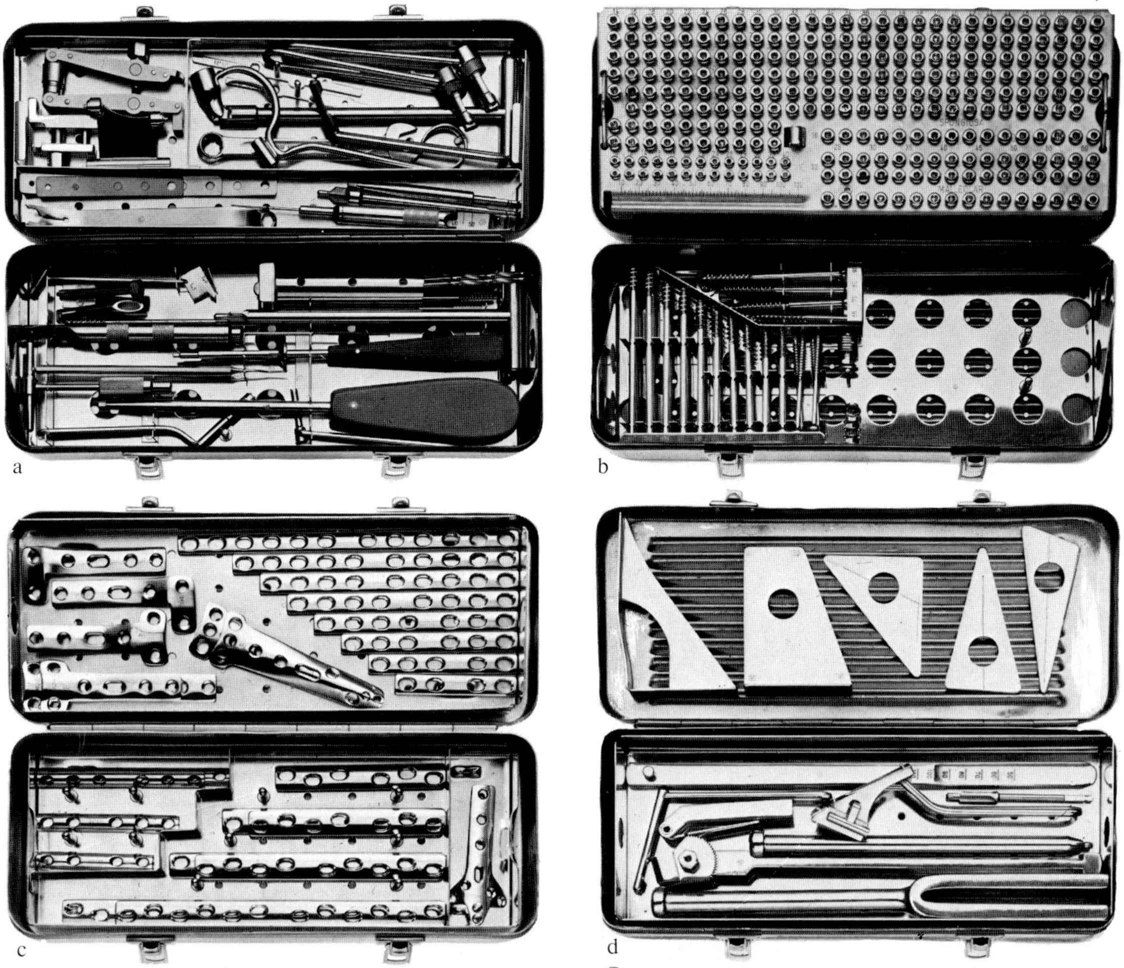

9/II

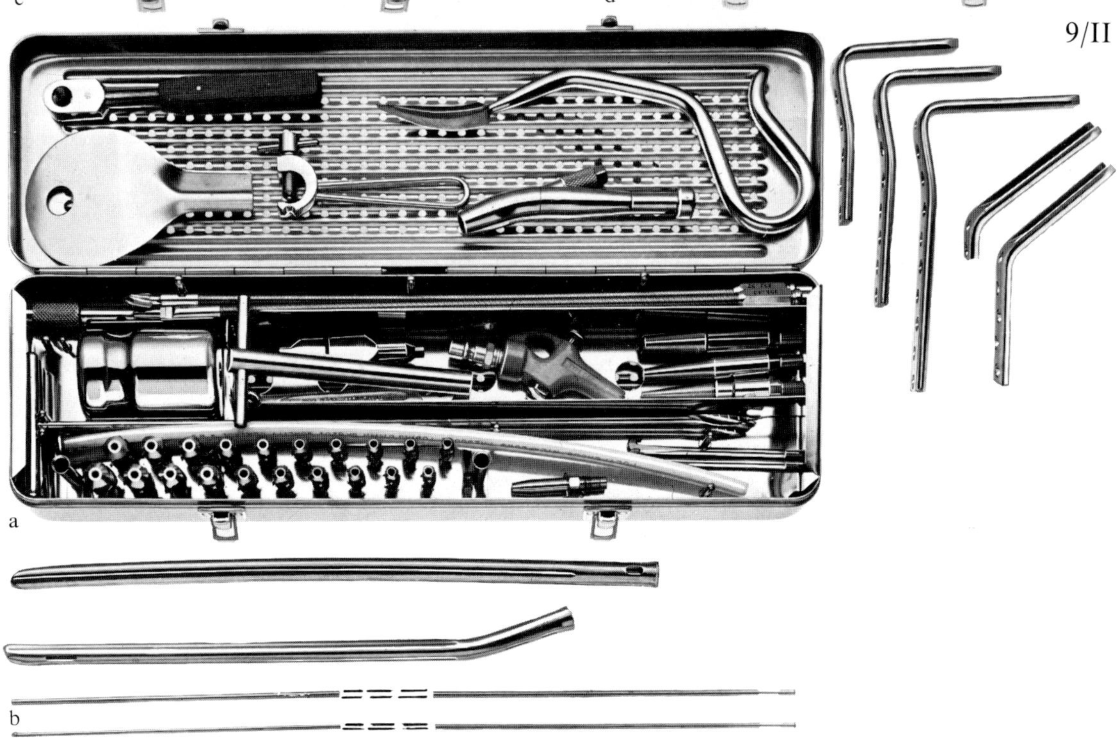

Kleinfragment-Instrumentarium und „fixateurs externes"

Am Anfang wurden nur Standard-Implantate und -Instrumente für die Versorgung der Frakturen der langen Röhrenknochen entwickelt. Später entstanden das sog. *Kleinfragment-Instrumentarium* für Knochen an Hand und Fuß und die stabilen *„fixateurs externes"* der AO. Auch die für Drahtumschlingungen notwendigen Implantate und Instrumente sowie die allgemeinen Instrumente wurden standardisiert und in speziellen Kassetten zusammengefaßt.

Bemerkung: Das Metall der AO-Implantate wird von den Spezialisten des metallurgischen Forschungsinstitutes STRAUMANN in Waldenburg laufend geprüft und das von den Schmelzwerken gelieferte Material kontrolliert. Trotz Werkspezifikation sind davon schon bis zu 30% zurückgewiesen worden!

Abb. 9 (Fortsetzung)

III *Kassetten für Kleinfragmente:*

a Instrumentarium

b Implantatkassette. Die freien Plätze im Schraubenraster sind für die auf speziellen Wunsch erhältlichen Minischrauben ∅2,0 und ∅1,5 mm, die für gewisse handchirurgische Eingriffe nötig sind, reserviert

IV *„Fixateurs externes":* Rohre, Steinmann-Nägel, Schanzsche Schrauben, verschiedene Backen, die für 4–6 äußere Fixationen ausreichen. Auf Wunsch auch Aufhängerollen und Distanzhalter

V *Draht-Instrumentarium:* Diverse Zangen und Drahtumschlingungs-Instrumente

9/III

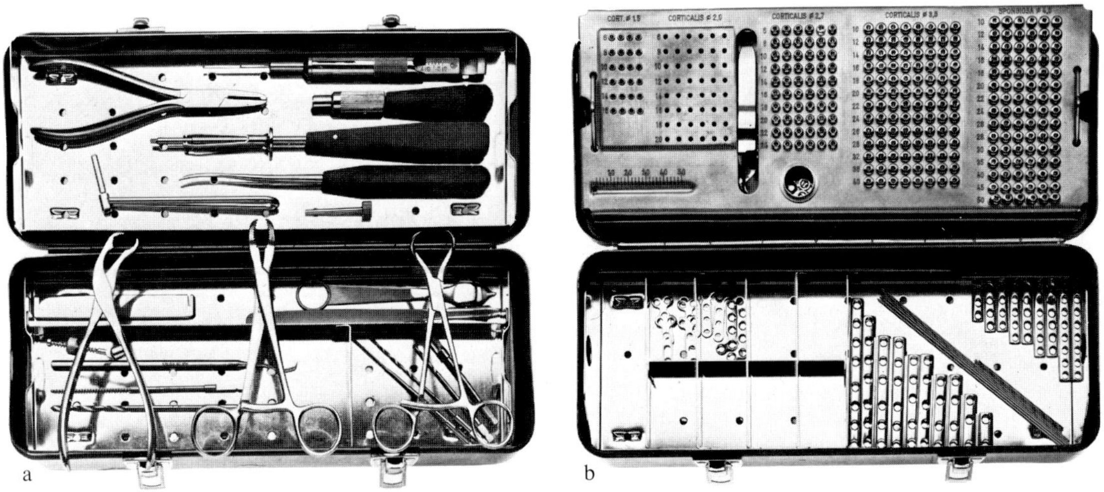

a b

9/IV

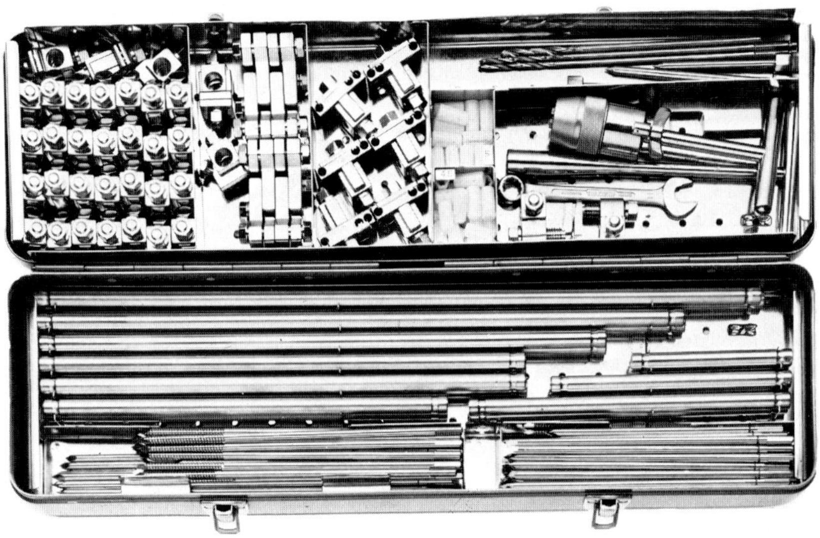

9/V

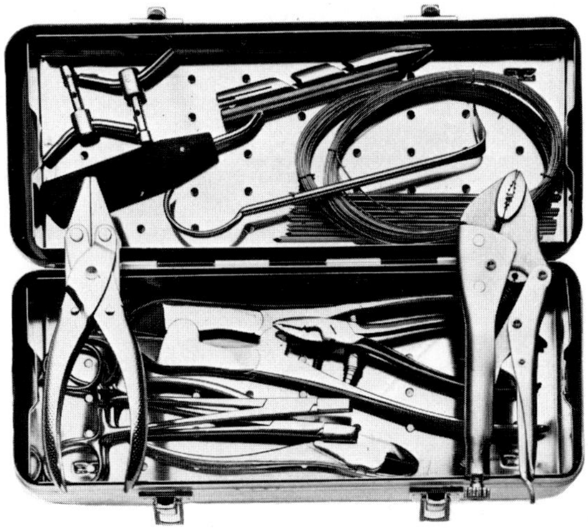

Allgemeine Standardinstrumente und Motoren der AO

Oft kann sich der Chirurg bei der Vielzahl der angebotenen allgemeinen knochenchirurgischen Instrumente nur schwer entscheiden. Deshalb wurden die empfohlenen und im AO-Manual beschriebenen allgemeinen Instrumente in einer sterilisierbaren Kassette eingeordnet.

Ohne Biegepresse bzw. -zange und Schränkeisen ist die AO-Methode der Verplattung nicht denkbar, denn über die Hälfte der geraden Platten müssen vorgebogen und zum Teil auch verwunden werden. Diese Instrumente bilden somit einen wesentlichen Bestandteil des AO-Instrumentariums.

Bemerkung:

1. Neben den Standard-Implantaten und -Instrumenten gibt es außer den schon erwähnten „auf speziellen Wunsch erhältlichen" Implantaten und Instrumenten auch ein AO-Instrumentarium für die Veterinärmedizin (Groß- und Kleintiere) und ein kieferchirurgisches Instrumentarium.
2. Auf speziellen Wunsch sind Mini-Instrumente und Mini-Implantate erhältlich. Sie können in den Kassetten für Kleinfragmentinstrumentarien und für kleine Implantate versorgt werden (Reserveplatz vorhanden).

Abb. 10 *Allgemeine Standard-Instrumente und Motoren der AO*

I *Allgemeine Instrumente (in 2 Kassetten):*

a Selbstzentrierende Knochenhaltezangen (3 Größen)

b Repositionszange (160 und 220 mm)

c Repositionszange mit Spitzen 130 mm

d Repositionszange mit Spitzen 200 mm

e Knochenhebel mit kurzer Spitze (8 und 18 mm breit), mit langer Spitze (18 mm breit)

f Knochenhebel mit breitem Ende (24 mm)

g Raspatorium: gebogen, 12 mm breit; gerade, 6 mm breit

h Meißel mit auswechselbarer Klinge, 16 mm breit

i Spanmeißel, 10 mm breit

k Hammer, 500 g

II *Biegeinstrumente (separat):*

a Biegepresse

b Biegezange

c Schränkeisen

III *AO-Preßluftmotoren (separat):*

a Kleine Bohrmaschine mit Vor- und Rückwärtsgang

b Markraum-Bohrmaschine

c Oszillationssäge

10/I

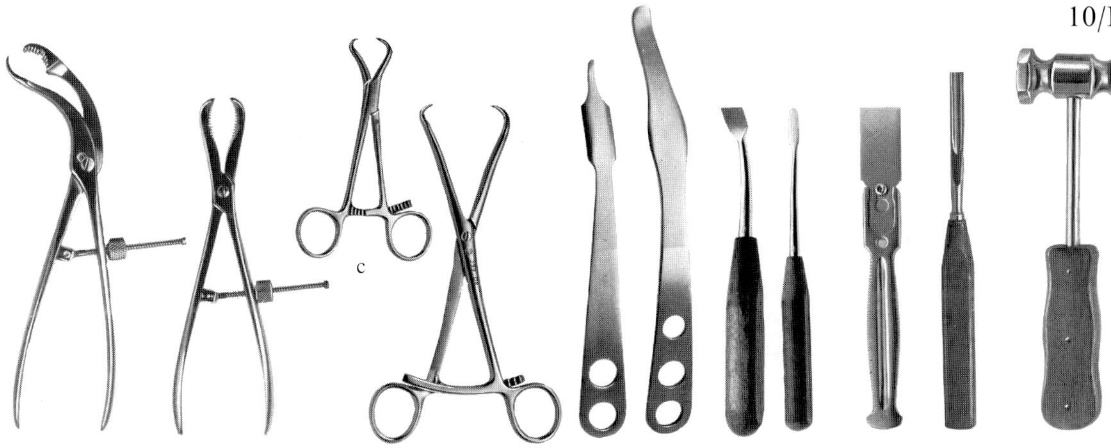

a b c d e f g h i k

10/II

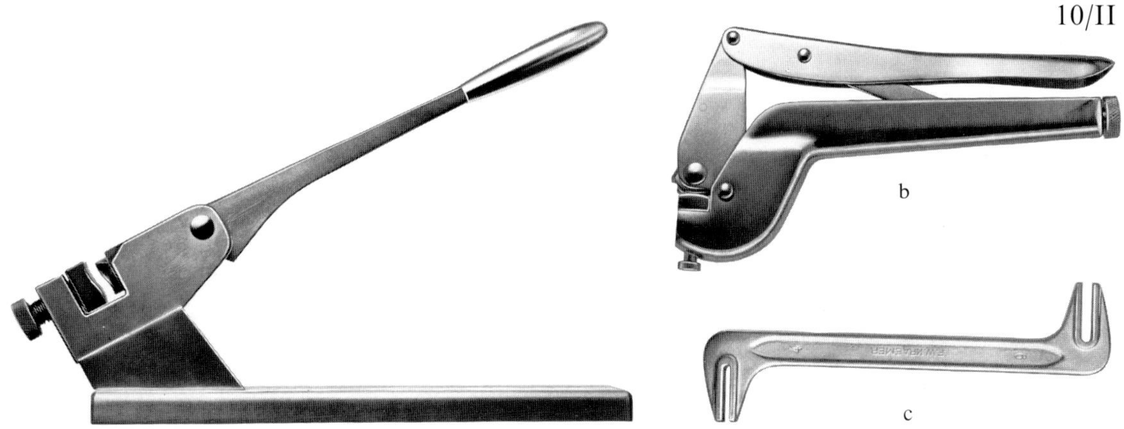

a b c

10/III

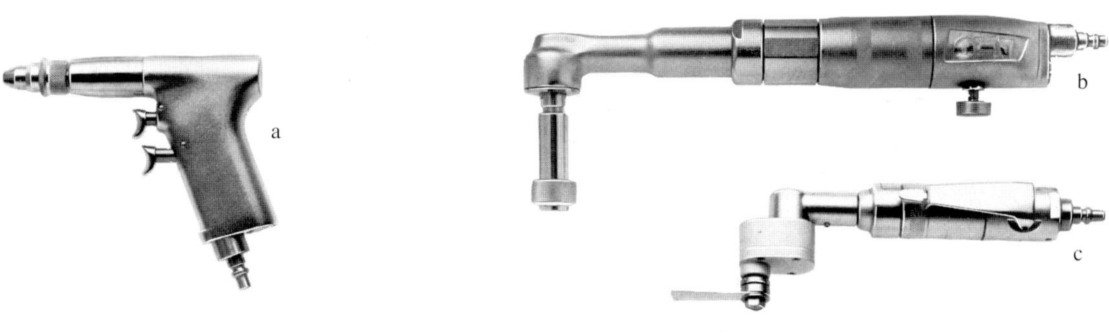

a b c

1.3 Prinzipien der AO-Technik

Zwei Prinzipien haben sich im Rahmen der AO zur Erzielung einer zweckmäßigen Osteosynthese bewährt:

Die interfragmentäre Kompression und die Schienung

Beide Prinzipien haben ihre eigene Indikation und Gegenindikation sowie ihre eigene Methodik. Jede Methode hat eine optimale Operationstechnik, die durch das Instrumentarium vorgezeichnet ist. Beide Verfahren lassen sich in bestimmten Fällen miteinander kombinieren.

Beide Prinzipien — interfragmentäre Kompression und Frakturschienung — verfolgen die gleichen Ziele:

1. Heilung der Fraktur unter Wiederherstellung der normalen Anatomie.
2. Funktionelle Nachbehandlung.

1.3.1 Interfragmentäre Kompression

Die interfragmentäre Kompression *erhöht die Reibung* zwischen den Fragmenten und somit die Stabilität der Fixation. Die schädlichen Torsions-, Scher- und Biegungskräfte werden neutralisiert, und die Beanspruchbarkeit der Osteosynthese wird entsprechend erhöht. Bei günstigen Vaskularitätsverhältnissen heilen die komprimierten Fragmente primär, trotz funktioneller Nachbehandlung.

Zur Erzielung einer *dauerhaften interfragmentären Kompression* müssen die Implantate vorgespannt, d.h. unter Zug gesetzt werden, und *die unter Druck gesetzten Knochenflächen sollten möglichst groß sein.* Stehen die Implantate unter Wechselbiegelast, so treten Bewegungen zwischen den Knochenfragmenten auf, und das Metall wird zyklisch beansprucht. Folge davon sind lokale Knochenresorption, Bildung von Reizkallus, verzögerte Frakturheilung bis zur Pseudarthrosebildung und Implantatbruch (S. 154).

Interfragmentäre Kompression läßt sich *statisch* oder *dynamisch* verwirklichen:

1. *Bei der statischen Kompression* werden die Implantate unter Zug gesetzt, und der dadurch ausgeübte Druck verteilt sich auf einen mehr oder weniger großen Teil der Bruchflächen. Die Zugschraube gilt als Grundelement der statischen Kompressionsosteosynthese. Andere Mittel sind die einfachen und die doppelten vorgespannten Platten und der Druck erzeugende „fixateur externe“.

2. *Bei der dynamischen Kompression* werden die Bruchflächen nicht nur durch die vorgespannten Implantate (Zugschraube, Druckplatte) komprimiert. Es werden außerdem diejenigen Kräfte zur Fragmentstabilisierung ausgenützt, die beim normalen Gebrauch des Skeletabschnittes auf Höhe der Fraktur zusätzlich freiwerden. Am Beispiel der queren Patellafraktur ist das dabei zur Auswirkung kommende *dynamische Kompressionsprinzip* gut erklärbar. Ein Draht wird über die Patella durch Patellar- und Quadricepssehnenansätze geführt und angezogen. Dadurch wird Druck nur auf die drahtnahe Kortikalis ausgeübt. Anfänglich klafft der intraartikuläre Anteil der Fraktur mehr oder weniger breit. Erst bei Beugung des Kniegelenkes und Anspannen des Quadricepsmuskels kommt es zur interfragmentären Kompression. Eine auf der

Zugseite eines Knochens liegende Platte verwirklicht ebenfalls das Prinzip der „dynamischen Kompression". Bei aktiver Mobilisierung und Belastung nimmt der interfragmentäre Druck zu. Diese Art der zusätzlichen Stabilisierung durch dynamische Kompression nennt man *Zuggurtung*.

1.3.2 Schienung

Die Schienung einer Fraktur ergibt im Gegensatz zur interfragmentären Kompression meist keine absolute Stabilität der Fragmente. Die Knochenheilung erfolgt im Schaftbereich meist sekundär über ein intermediäres chondrales oder desmales Stützgewebe, was die Bildung eines mehr oder weniger großen röntgenologisch sichtbaren Kallus zur Folge hat.

Zu unterscheiden sind innere und äußere Schienung.

1. Zur *inneren Schienung* einer Fraktur dient der Marknagel bei Frakturen im Schaftbereich, die 130°-Platte bei Frakturen des Schenkelhalses oder der pertrochanteren Region und der Spickdraht bei gewissen Spongiosabrüchen im Kindesalter.
2. Die *äußere Schienung* einer Fraktur wird mit Hilfe der „fixateurs externes" in Form des Rahmenfixateurs oder des Verlängerungsapparates erreicht.

Einfache, gerade Platten sind für eine zuverlässige Schienung ungeeignet.

1.3.3 Kombination von interfragmentärer Kompression und Schienung

Ist eine Fraktur mittels interfragmentärer Kompression fixiert, ist es zum Schutz der Osteosynthese öfters angezeigt, die Bruchstelle mit einer Platte oder einem Nagel zu überbrücken. So lassen sich Zugschrauben im Schaftbereich mit sog. *„Neutralisationsplatten"* und im gelenknahen Bereich mit *Abstützplatten* kombinieren.

Spickdrähte, die eine Drahtzuggurtung gegenüber Scher- und Torsionskräften schützen, wirken gleichermaßen „neutralisierend".

2 Mittel zur Erzielung einer stabilen Osteosynthese

Schrauben, Drähte, Platten, Marknägel, „fixateurs externes", Verbundosteosynthese sind die uns zur Verfügung stehenden Mittel zur Erzielung einer stabilen Osteosynthese.

Die von der AO erarbeiteten Implantatnormen, die Handhabung des zugehörigen Instrumentariums und die Hauptindikationen der verschiedenen Implantate sollen nun besprochen werden.

2.1 Zugschrauben

Die Zugschraube ist das wichtigste Element zur Erzielung eines statischen interfragmentären Druckes. Eine Schraube wirkt nur dann als Zugschraube, wenn sie im schraubenkopfnahen Fragment gleiten kann und im gegenüberliegenden Fragment einen einwandfreien Halt findet.

Im epi- und metaphysären Bereich werden Schrauben mit relativ dünnem Kern und tiefem Gewinde, sog. *Spongiosaschrauben,* verwendet. Werden solche Schrauben im Kortikalisbereich gebraucht, bildet sich durch Osteogenese eine dichte Kortikalis um den gewindelosen Schaft, und beim Versuch, diese Schraube nach wenigen Monaten zu entfernen, besteht die Gefahr eines Schraubenbruches. *Kortikalisschrauben* besitzen ein durchgehendes Gewinde. Sie wirken erst dann als Zugschraube, wenn das Schraubenloch in der ersten Kortikalis mindestens gleich groß ist wie der Außendurchmesser des Gewindes und somit das notwendige Gleiten ermöglicht, um eine Zugschraubenwirkung zu erzielen.

Abb. 11 *Die drei Standard-AO-Spongiosaschrauben*

I *6,5-Spongiosaschraube mit Kugelkopf:*

a Mit 32 mm langem Gewinde, Schaft ∅ 4,5 mm

b Mit 16 mm langem Gewinde, sonst gleich wie a

c Schraubenkopf mit Innensechskant Schlüsselweite (SW) 3,5 mm, sphärische Kopfunterseite

d Schraubengewinde ∅ 6,5 mm, Kern ∅ 3,0 mm, Höhe der Steigung 2,75 mm

e Bohrer dazu ∅ 3,2 mm. Bohrerspitze mit Winkel 80°, Hohlschliff. Verwendung im Spongiosaknochen. Durchquert der Schraubenschaft eine dicke Kortikalis, muß diese auf 4,5 mm aufgebohrt werden

II *4,0-Spongiosaschraube mit Kugelkopf:*

a Schaft ∅ 2,3 mm

b Schraubenkopfunterseite sphärisch, Innensechskant SW 2,5 mm

c Schraubengewinde ∅ 4,0 mm, Kern 1,9 mm, Höhe der Steigung 1,75 mm

d Bohrer dazu ∅ 2,0 mm

III *Malleolarschraube*

a Schaft ∅ 3,0 mm

b Schraubenkopf gleich wie bei 6,5-Spongiosaschraube

c Schraubengewinde ∅ 4,5 mm, gleich gestaltet wie bei 4,5-Kortikalisschraube, Kern ∅ 3,0 mm

d Bohrer dazu ∅ 3,2 mm

IV *Unterlagsscheiben für Spongiosaschrauben:*

a ∅ 13 mm für 6,5-Spongiosaschrauben und Malleolarschrauben

b ∅ 7 mm für 4,0-Spongiosaschrauben

c ∅ 11 mm und 8 mm Unterlagsscheiben mit Spitzen für Bandabrisse

11/I

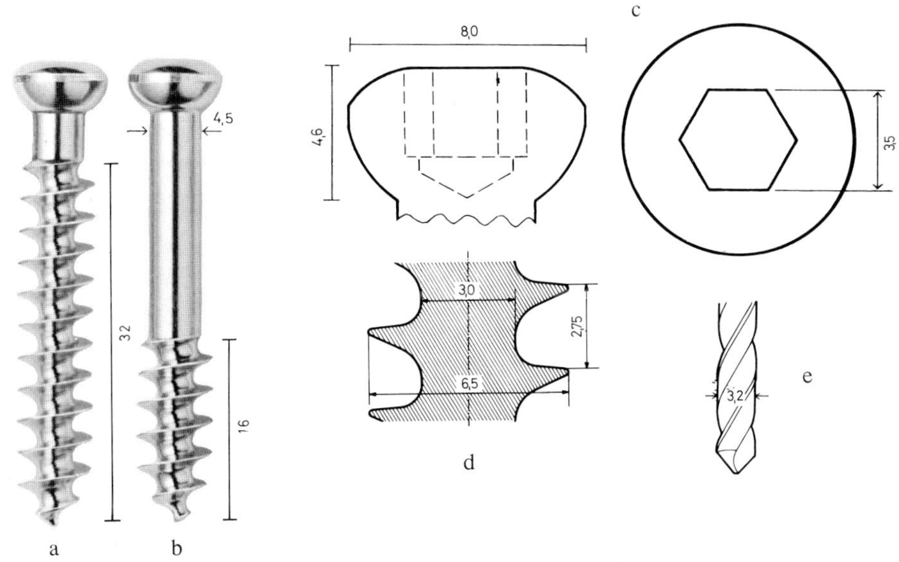

11/II

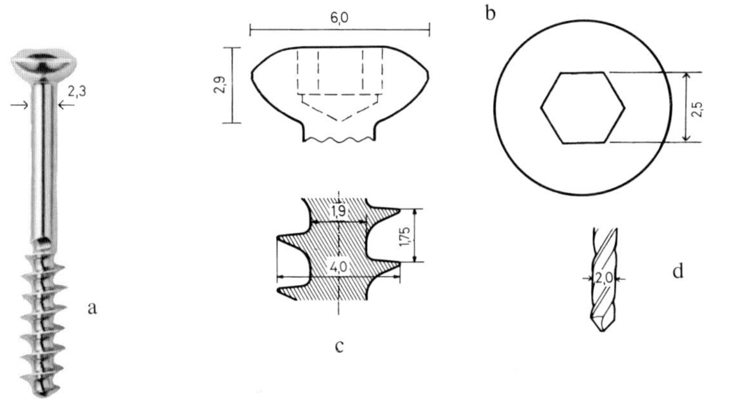

11/III

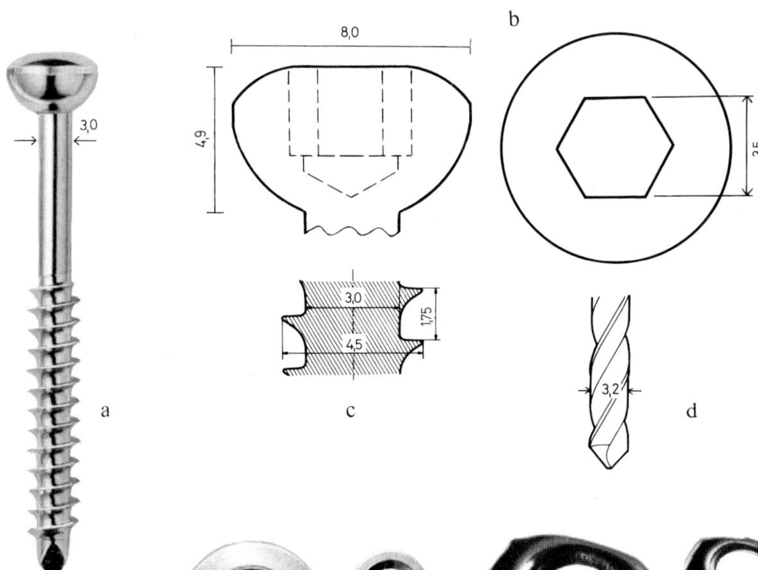

11/IV

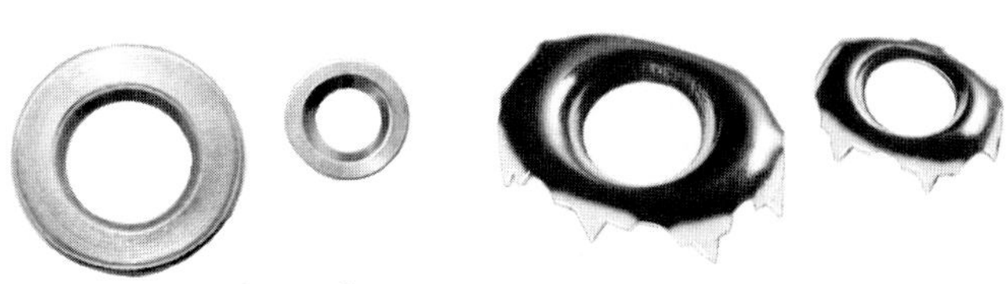

2.1.1 Spongiosa-Zugschrauben

Damit man zwei epi- oder metaphysäre Knochenfragmente unter Druck fixieren kann, muß das ganze Gewinde der Spongiosaschraube jenseits der Frakturlinie liegen. Meistens wird nach Anlegen des Bohrloches das Gewinde mit einem Gewindeschneider auf eine Tiefe von 1 cm angeschnitten. Dann folgt die Spongiosaschraube. Das Schneiden eines Gewindes auf der ganzen Schraubenlänge ist bei der Spongiosa, im Gegensatz zur Kortikalis, nicht notwendig, denn die durch die Schraube zusammengepreßte Spongiosa gewährleistet einen besseren Halt, als wenn sie vorerst der Gewindeschneider durchquert hat.

Am Malleolus medialis können ohne Vorbohren und ohne Schneiden des Gewindes sog. Malleolarschrauben verwendet werden. Sie sind so beschaffen, daß sie ihr Gewinde im rein spongiösen Knochen selbst schneiden.

> *Prinzip der Zugschraube:*
> *Gewindeanteil faßt ausschließlich jenseits der Frakturlinie.*

Bemerkung: Die Verschraubung der Spongiosa ist nur dann von Nutzen, wenn beide spongiösen Flächen sich berühren, oder noch besser, ineinandergepreßt werden. Besteht eine nichtverschließbare Lücke, wird sie sich mit Bindegewebe füllen. Deshalb ist bei Vorliegen eines Defektes stets eine autologe Spongiosaplastik (Abb. 98) erforderlich.

Abb. 12 *Die klassischen Indikationen der verschiedenen Spongiosa-Zugschrauben*

a 6,5-Spongiosaschraube mit 32 mm Gewindelänge: Fixation einer Fraktur des äußeren Femurcondylus bei einem jungen Erwachsenen. Unterlagsscheiben meist notwendig

b 6,5-Spongiosaschraube mit 16 mm Gewindelänge: Fixation eines Volkmannschen Dreiecks von ventral nach dorsal, knapp über dem oberen Sprunggelenk

c 4,0-Spongiosaschrauben im Malleolus internus

d 4,0-Spongiosaschraube zur Fixation eines Tuberculum tibiae anterius („tubercule de Chaput")

e 4,0-Spongiosaschraube zur Stabilisierung einer Epiphysenfraktur (Typ Bz, s. Abb. 273) an der distalen Tibia

f Malleolarschrauben für Längsbruch des Malleolus internus

g Malleolarschraube, in zwei Ebenen schräg im Malleolus externus eingeführt zur Fixation eines kurzen Torsionsbruches. Spitze ragt aus dem Knochen (Abb. 246b)

h Malleolarschraube durch Humerusgelenkrolle als 1. Schritt der Stabilisierung einer distalen Y-förmigen Humerusfraktur (s. ebenfalls Abb. 137)

12

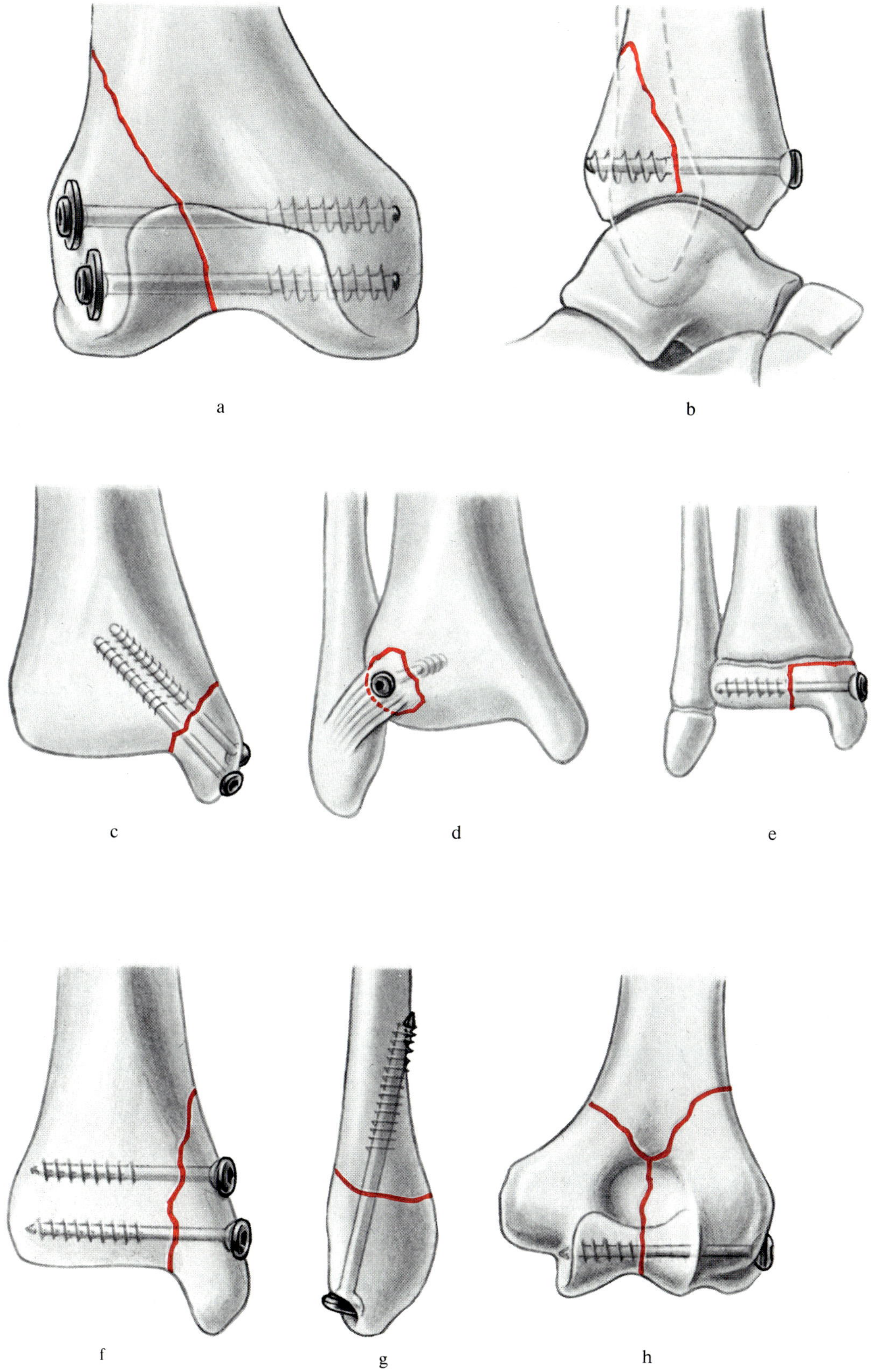

2.1.2 Kortikalisschrauben

Da ein gewindeloser Schaft fehlt, wirken sie erst dann als Zug- bzw. Kompressionsschrauben, wenn die kopfnahe Kortikalis so weit eröffnet wird, daß die Schraube darin mühelos gleiten kann (=*Gleitloch*) und ihr Gewinde nur die zweite Kortikalis faßt (=*Gewindeloch*) (Abb. 17a).

Kortikalisschrauben dienen ebenfalls zur Plattenverschraubung. Alle Plattenschrauben, die einen Frakturspalt überqueren, sollen im Prinzip als Zugschrauben eingesetzt werden. Die übrigen Schrauben fassen in beiden Kortikales.

Abb. 13 *Standard-Kortikalisschrauben*

I *4,5-Kortikalisschraube:*

a Durchgehendes Gewinde ∅ 4,5 mm

b Schraubenkopf ∅ 8 mm, Höhe 4,6 mm, Innensechskant SW 3,5 mm, Schraubenkopfunterseite sphärisch

c Gewinde mit Kern ∅ 3,0 mm, Höhe der Steigung 1,75 mm

d Bohrer für Gewindeloch ∅ 3,2 mm, für Gleitloch ∅ 4,5 mm

II *3,5-Kortikalisschraube:*

a Durchgehendes Gewinde ∅ 3,5 mm

b Schraubenkopf ∅ 6 mm, Höhe 2,6 mm, Innensechskant SW 2,5 mm

c Gewinde mit Kern ∅ 1,9 mm, Höhe der Steigung 1,75 mm

d Bohrer für Gewindeloch ∅ 2,0 mm, für Gleitloch ∅ 3,5 mm

III *2,7-Kortikalisschraube:*

a Durchgehendes Gewinde ∅ 2,7 mm

b Schraubenkopf ∅ 5 mm, Höhe 2,3 mm, Innensechskant SW 2,5 mm

c Gewinde mit Kern ∅ 1,9 mm, Höhe der Steigung 1,0 mm

d Bohrer für Gewindeloch ∅ 2,0 mm, für Gleitloch ∅ 2,7 mm

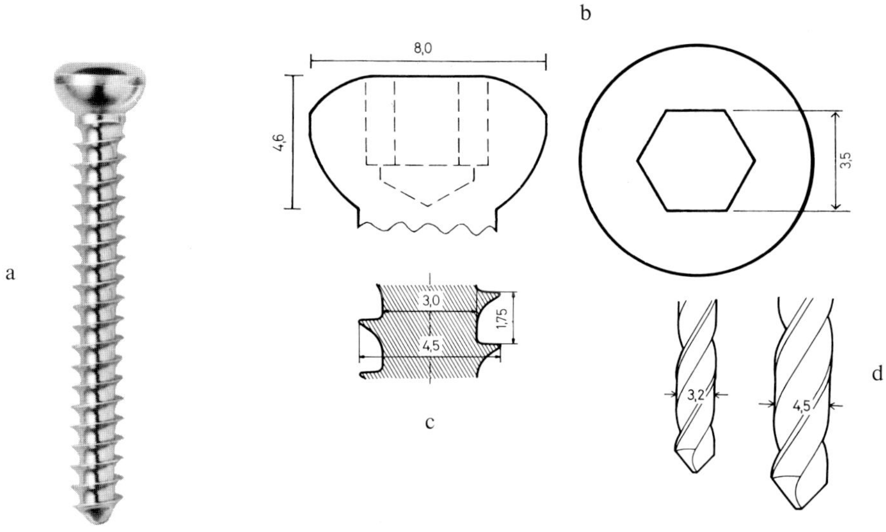

13/I

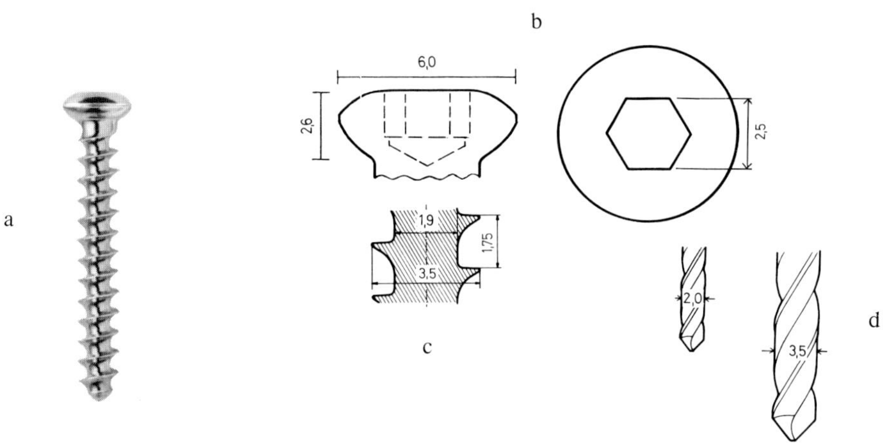

13/II

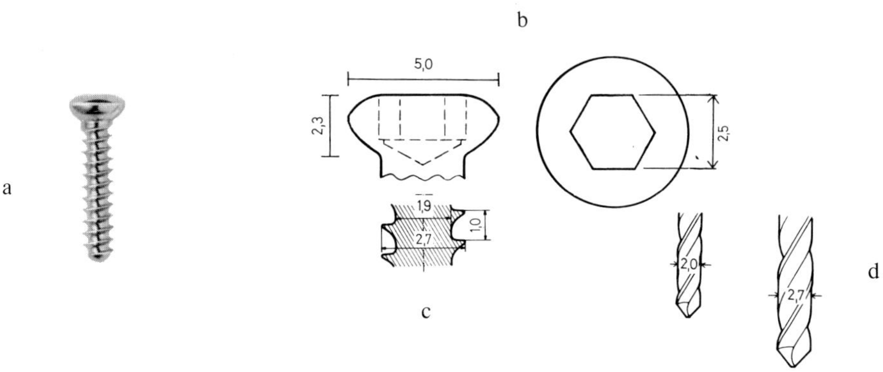

13/III

Charakteristika von Gewindeprofil, Gewindeschneider, Schraubenzieher

Eine Schraube kann ihr Gewinde in der Kortikalis nur dann selbst schneiden, wenn das Bohrloch fast so groß ist wie der Außendurchmesser des Gewindes. Dagegen sind die mit dem Gewindeschneider geschnittenen Gewindezüge der AO-Kortikalisschraube tiefer und weiter: Sie haben große, rechtwinklige druckaufnehmende Flächen (Abb. 14.1).

Für jeden Gewindedurchmesser gibt es zu den AO-Schrauben einen eigenen *Gewindeschneider*. Für das Einsetzen der Kortikalisschraube ist der Gewindeschneider unumgänglich. Bei spongiösem Knochen braucht man das Gewinde nicht vorzuschneiden, denn die ineinandergepreßten Spongiosabälkchen gewährleisten der Schraube einen besseren Halt, als wenn das Gewinde in der verhältnismäßig lockeren Spongiosa geschnitten worden ist. Der Gewindeschneider ∅ 6,5 mm ist deshalb nur zum Anschneiden einer verhältnismäßig harten Kortikalis gedacht.

Die 4,5-Kortikalis- und 6,5-Spongiosaschrauben besaßen von Anfang an (1958) einen 6-Kant-Imbuskopf. Seit 1976 sind auch die 4,0-, 3,5- und 2,7-Schrauben mit einem 6-Kant-Imbuskopf (2,5 mm) versehen. Mit lediglich zwei entsprechenden Schraubenziehern lassen sich alle Standardschrauben der AO eindrehen. Ein kurzer Schraubenzieher mit Schnellkupplung (nur für die großen Schrauben) läßt sich in die kleine Bohrmaschine mit Vorwärts- und Rückwärtslauf einsetzen und kann damit bedient werden.

Bemerkung: Die auf speziellen Wunsch erhältlichen Mini-Schrauben ∅ 2,0 und ∅ 1,5 mm sind mit einem Kreuzschlitz versehen.

Abb. 14 *Gewindeprofil einer AO-Schraube und einer handelsüblichen Knochenschraube*

1 Gewindedurchmesser gleichbleibend von Schraubenkopf bis -spitze, damit auch der letzte Gewindegang einen einwandfreien Halt bietet.
Abgerundetes, sägeartiges Profil des Gewindes mit rechtwinkligen Druckflächen. Schraubenspitze rund, ohne eingeschliffene Nute, so daß in einer harten Kortikalis das Gewinde mit einem scharfschneidenden, besonders harten Gewindeschneider vorgeschnitten werden muß. Das Bohrloch (a) ist nur $^2/_{10}$ mm größer als der Kern der Schraube, weil das Gewinde auf der ganzen Länge sauber vorgeschnitten wird und die Späne in den Nuten des Gewindeschneiders Platz finden

2 Bei einer Schraube, die ihr Gewinde selbst schneidet, füllt sich die Nute um so rascher mit Knochenmaterial aus, desto enger das Bohrloch ist. Das Bohrloch (b) ist deshalb verhältnismäßig groß anzulegen, und nur die Spitzen (c) des runden, engen Gewindes finden im Knochen einen Halt

Abb. 15

a Gewindeschneider für 6,5-Spongiosaschrauben zum Anschneiden des Gewindes

b Gewindeschneider ∅ 4,5 mm kurz und lang mit Schnellkupplung

c Griffstück zu Gewindeschneider ∅ 4,5 und ∅ 3,5 mm

d Gewindeschneider ∅ 3,5 mm mit Schnellkupplung

e Handstück zu Gewindeschneider ∅ 3,5 und ∅ 2,7 mm

f Gewindeschneider ∅ 2,7 mm mit Schnellkupplung

Abb. 16

a Imbus-Schraubenzieher SW 3,5 mm für 6,5-Spongiosa- und 4,5-Kortikalisschrauben sowie Malleolarschrauben

b Imbus-Schraubenzieher SW 2,5 mm für 4,0-Spongiosaschrauben sowie 3,5- und 2,7-Kortikalisschrauben

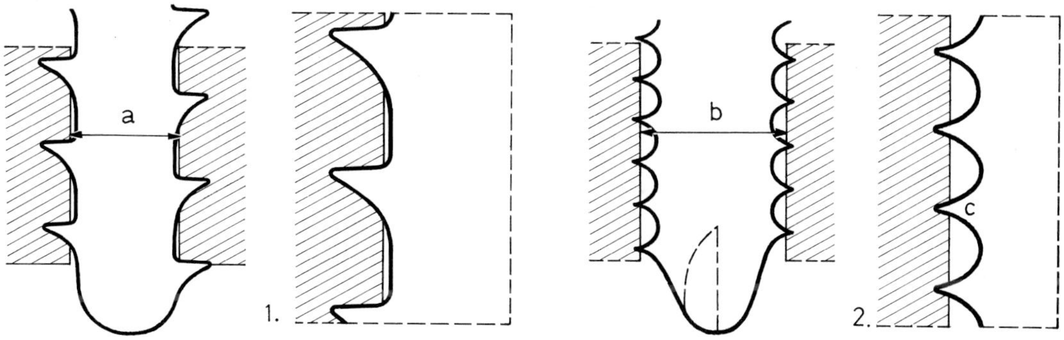

14

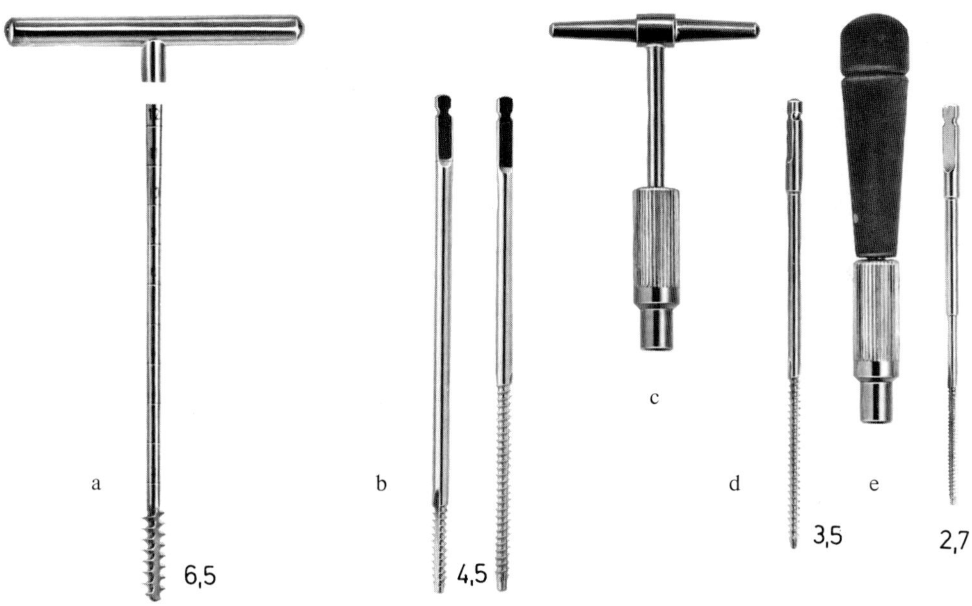

15

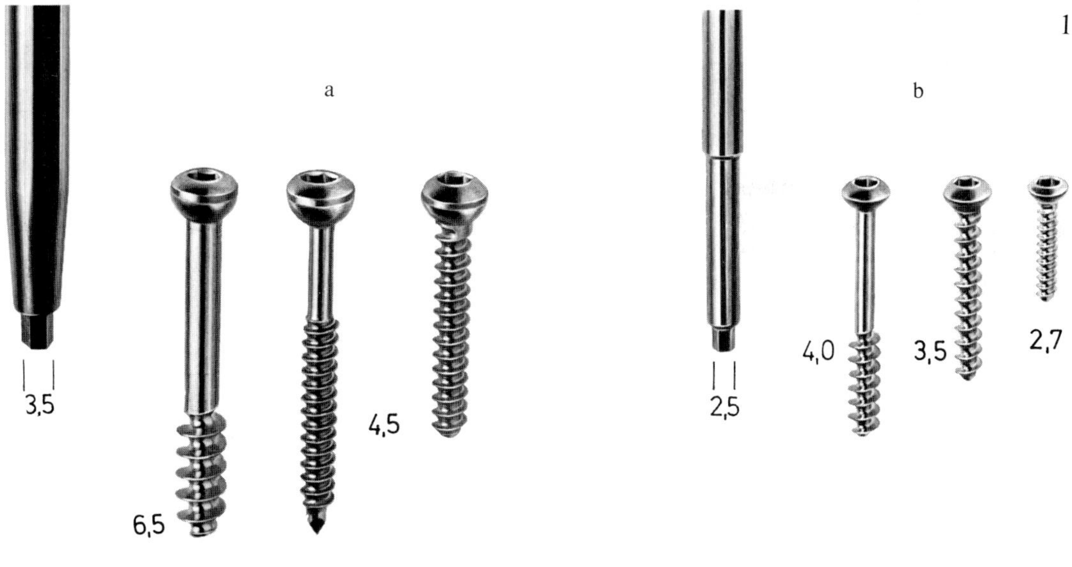

16

2.1.3 Technik der Verschraubung

Bei der Fixation zweier Knochenfragmente unter Druck mittels Zugschrauben gibt es zwei Möglichkeiten des Vorgehens:

a) Entweder wird vorerst die Reposition möglichst exakt durchgeführt, temporär mit Repositionszangen fixiert und das Gleitloch in die zugewandte Kortikalis gebohrt (Abb. 18), oder

b) das Gleitloch bzw. das Gewindeloch wild vor der Reposition gebohrt (Abb. 19 und 20).

Abb. 17 *Prinzip zur Erzielung des interfragmentären Druckes mittels Kortikalisschraube*

a Mit einer Schraube fixierte Knochenfragmente können sich einander nur dann nähern, wenn das Loch in der schraubenkopfnahen Kortikalis so groß ist wie der Durchmesser des Gewindes (*Gleitloch*), so daß die Schraube in diesem Loch frei gleiten kann und das Gewinde nur die Gegenkortikalis faßt (*Gewindeloch*). Sobald der Schraubenkopf an der Kortikalis anstößt, entsteht der interfragmentäre Druck

b Wenn das Bohrloch durchgehend angelegt und das Gewinde in beiden Kortikales geschnitten wird, können die Fragmente nicht zusammenrücken. Knochen oder Schraube brechen, bevor die geringste Annäherung möglich ist

Abb. 18 *Technik der Verschraubung nach Reposition der Fragmente*

a Bohren des Gleitloches mit dem Spiralbohrer ∅ 4,5 mm unter Anwendung der Gewebeschutzhülse ∅ 4,5 mm, die gleichzeitig als Zielgerät dient

b Einsetzen der Steckbohrbüchse, 58 mm lang, mit ∅ 4,5 mm außen und ∅ 3,2 mm innen, bis sie mit ihrem gezahnten Ende auf die Gegenkortikalis stößt. Diese Bohrbüchse erlaubt eine einwandfreie Führung und Zentrierung des Bohrers auch bei schräger Lage des Bohrkanals

c Bohren des Gewindeloches mit dem Spiralbohrer ∅ 3,2 mm

d Anfräsen der Vertiefung für den Schraubenkopf mit Kopfraumfräser

e Exakte Messung der Schraubenlänge mit dem großen Schraubenmeßgerät

f Schneiden des Gewindes im Gewindeloch mit dem kurzen Gewindeschneider ∅ 4,5 mm

g Einschrauben der gewählten 4,5-Kortikalisschraube mit dem Schraubenzieher oder mit der kleinen Bohrmaschine. Vorerst zieht man die Schraube nur leicht an. Erst nach Einsetzen aller Schrauben werden sie nacheinander möglichst fest angezogen

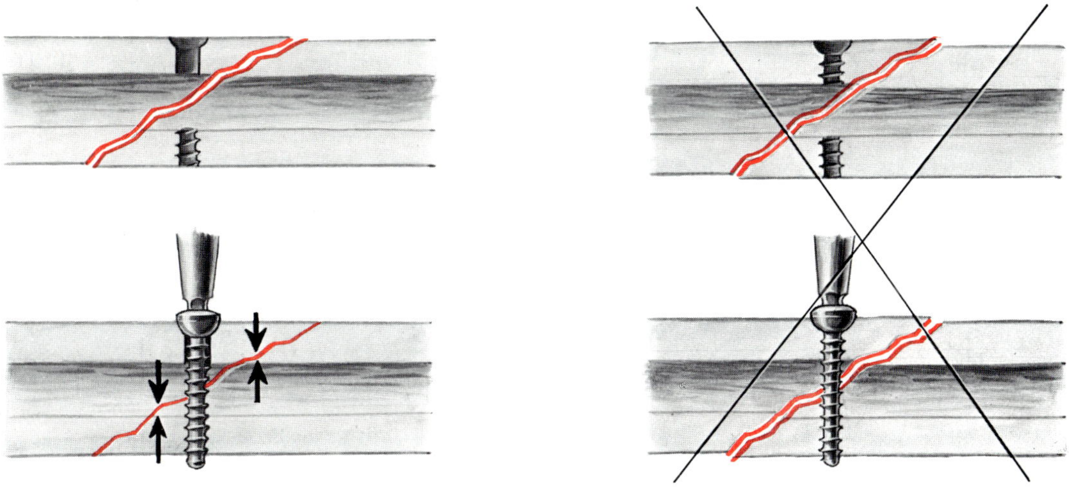

a

b

17

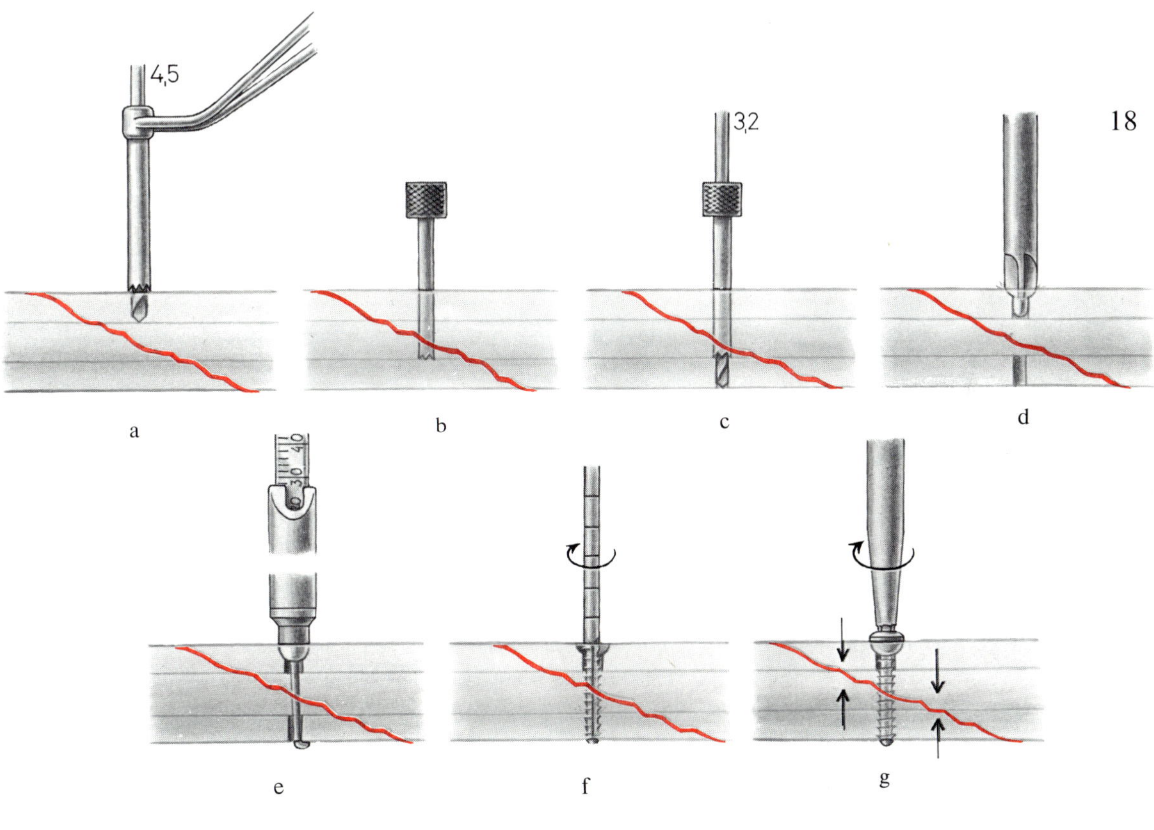

18

a

b

c

d

e

f

g

Beginn der Verschraubung ohne vorgängige Reposition der Knochenfragmente

Eine Schraube bietet den bestmöglichen Halt, wenn sie das meist nicht sichtbare Gegenfragment genau in der Mitte faßt (Abb. 21). Bei vorausgehender Reposition ist es meist schwierig, die Gegenkortikalis genau in der Mitte des Knochenfragmentes zu durchbohren. Deshalb hat sich in praxi die *Anlegung entweder des Gleitloches oder des Gewindeloches vor der Reposition* bewährt. Im allgemeinen wird mit dieser Technik die Knochenfreilegung auf ein Minimum beschränkt.

Zum Bohren des Gleitloches mit dem Spiralbohrer ∅ 4,5 mm kann die Kortikalis entweder von außen in Richtung Markhöhle oder von der Mitte der Markhöhle aus nach außen gebohrt werden. Vor der Reposition kann auch das Gewindeloch mit dem Spiralbohrer ∅ 3,2 mm von der Markhöhle aus gebohrt werden.

Abb. 19 *Vorgängiges Bohren des Gleitloches*

a Zielen mit der Gewebeschutzhülse ∅ 4,5 mm in Richtung Mitte Markraum und Mitte des gegenüberliegenden Knochendefektes. Bohren der ersten Kortikalis mit dem Spiralbohrer ∅ 4,5 mm, oder:

b Einsetzen der Gewebeschutzhülse ∅ 4,5 mm in der Markhöhle und Durchbohren der ersten Kortikalis von innen nach außen mit dem Spiralbohrer ∅ 4,5 mm

c Nach Reposition und temporärer Fixation der Knochenfragmente mit der Repositionszange wird die 58 mm lange Steckbohrbüchse in das vorbereitete Gleitloch eingesetzt und die Gegenkortikalis mit dem Spiralbohrer ∅ 3,2 mm durchbohrt
Beendigung der Verschraubung wie Abb. 18d–g

Abb. 20 *Vorgängiges Bohren des Gewindeloches*

a Mit dem Spiralbohrer ∅ 3,2 mm wird in der Mitte der zu fassenden Knochenspitze das Gewindeloch gebohrt

b Einhaken des Zielgerätes mit Spitze in das Gewindeloch und Reposition der Fraktur

c Nach temporärer Fixation der Knochenfragmente mit einer Repositionszange wird das Gleitloch mit dem Spiralbohrer ∅ 4,5 mm durch die im Zielgerät mit Spitze eingeschobene Gewebeschutzhülse ∅ 4,5 mm gebohrt. Beendigung der Verschraubung wie Abb. 18d–g

19

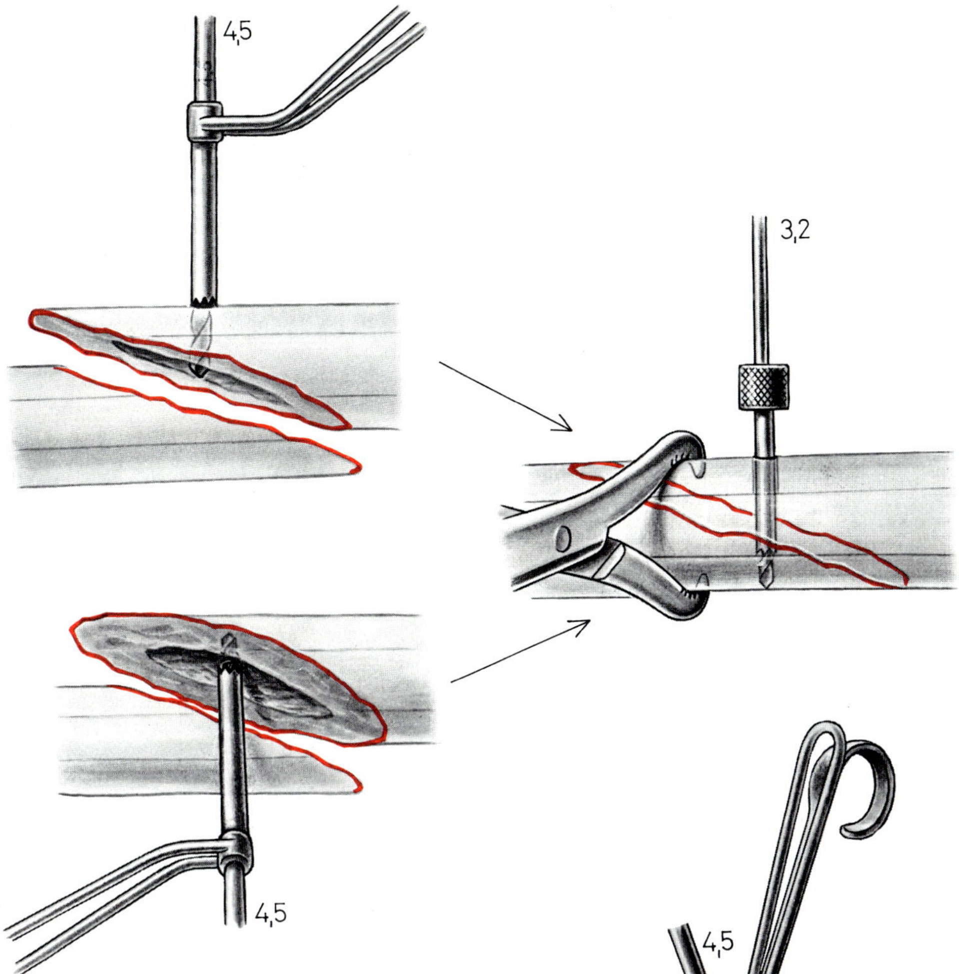

a

b

c

20

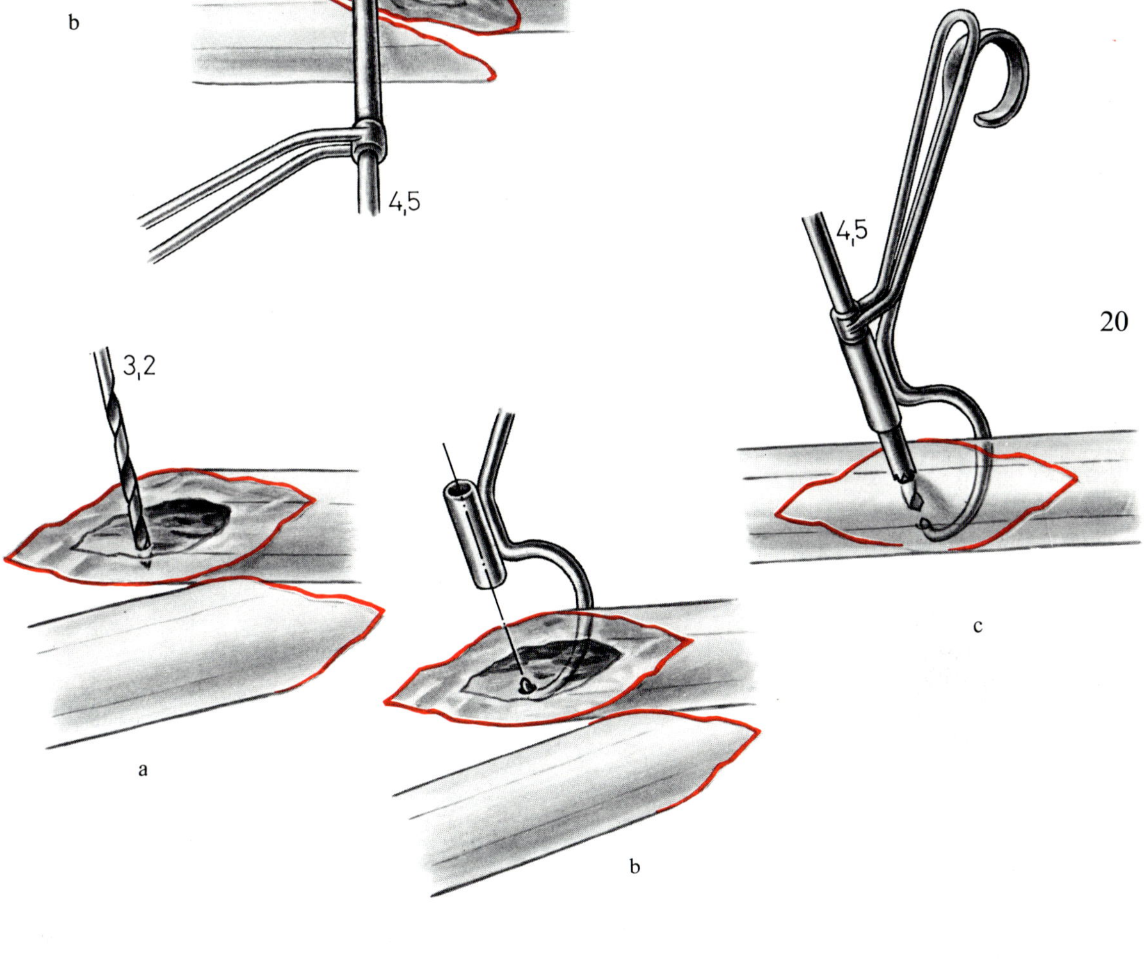

a

b

c

2.1.4 Lage der Kortikalisschrauben

Zur Erzielung eines gleichmäßigen interfragmentären Druckes ist es notwendig, das Gegenfragment mit der Schraube in der Mitte zu fixieren. Den bestmöglichen Halt ergibt jene Schraube, die entweder senkrecht zur Knochenachse oder bei einem dritten Fragment in der Winkelhalbierenden zwischen den Senkrechten zum Schaft und zum Frakturspalt eingebracht wird.

Indikation der Zugschraubenosteosynthese am Tibiaschaft: Wenn die Bruchlinie länger als der doppelte Knochendurchmesser ist, kann die Schraubenosteosynthese allein genügen. In allen anderen Fällen ist die Verschraubung mit einer Neutralisationsplatte zu kombinieren.

Abb. 21 *Schraubenlage bei einem einfachen Spiralbruch.* Damit das kopfferne Knochenfragment stets in der Mitte gefaßt werden kann, müssen die Schrauben versetzt werden. Alle Schrauben liegen mehr oder weniger senkrecht zur Schaftachse

a Versetzte Schraubenlage in der Längsrichtung

b Querschnitt: Im Idealfall fixieren die Schrauben das dorsale Fragment stets in der Mitte

c Wenn die Schraube das Gegenfragment nicht in der Mitte faßt, gleiten beim Anziehen der Schraube die Fragmente aneinander vorbei

d Wird eine schräge Fraktur mit senkrecht zum Frakturspalt liegenden Kortikalisschrauben fixiert, so gleiten bei axialer Belastung die glattflächigen Fragmente ebenfalls leicht aneinander vorbei

e Wird eine Schraube senkrecht zur Schaftachse eingesetzt, so ist ein Abrutschen nur möglich, wenn der Schraubenkopf in die Kortikalis eindringt, was praktisch unmöglich ist

Abb. 22 *Einfacher Drehkeil.* Eine Schraube (a) fixiert beide Hauptfragmente, die übrigen Schrauben (b) liegen in der Winkelhalbierenden zwischen der Senkrechten zur Schaftachse und der Senkrechten zum Frakturspalt. Alle Schrauben werden erst am Schluß fest angezogen

21

a

b

c

d

e

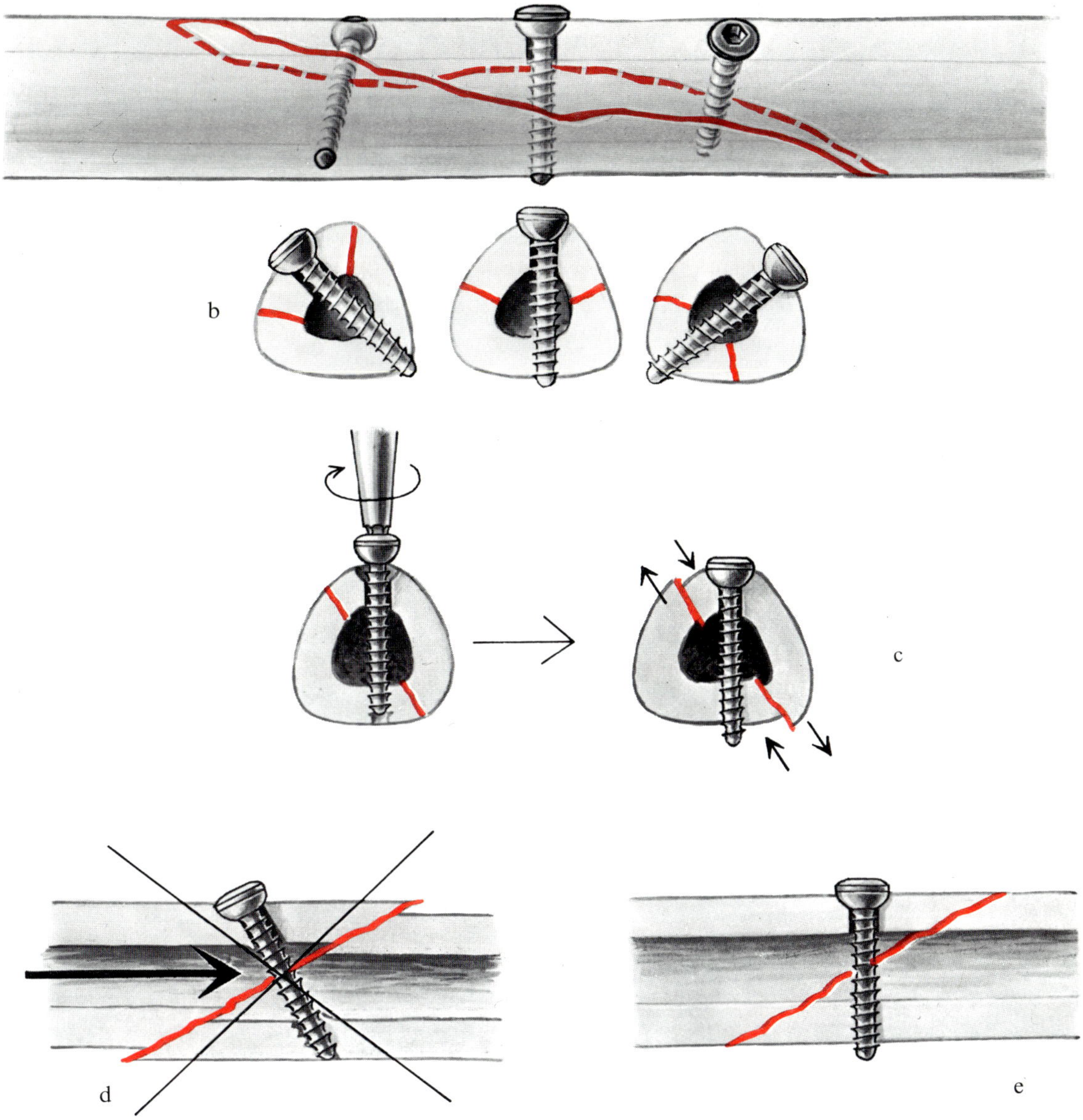

22

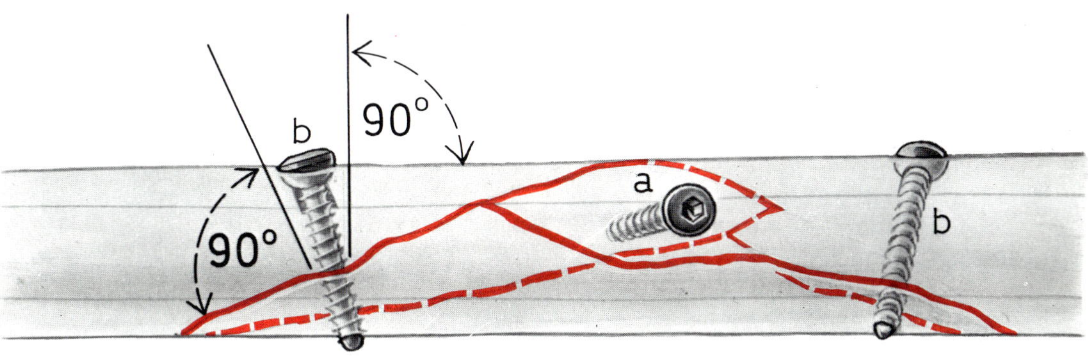

2.2 Dynamische Kompression mittels Zuggurtung

Das Zuggurtungsprinzip, aus der Mechanik übernommen, wurde von PAUWELS auch als Behandlungsprinzip für die Knochenchirurgie postuliert. Jeder exzentrisch belastete Knochen wird auch auf Biegung beansprucht. Die typische Spannungsverteilung, außen Zugkräfte und innen Druckkräfte, führt bei einem Bruch zum Klaffen der Zugseite und zum Ausknicken. Werden die Zugkräfte mit einer Zuggurtung (Draht, Platte) aufgenommen, und die Druckkräfte vom Knochen abgestützt, so ist die Tragfähigkeit wiederhergestellt. Die axiale interfragmentäre Kompression wird dabei durch die Vorspannung der Platte (Draht) erzeugt und durch die Belastung verstärkt.

Bei fehlender knöcherner Abstützung ist das Prinzip der Zuggurtung *nicht* erfüllt, die Platte wird bei der Belastung auf Biegung beansprucht und muß nach kurzer Zeit infolge Ermüdung brechen.

Prinzip der Zuggurtung:

Das Implantat nimmt die Zugkräfte, der Knochen die Druckkräfte auf

2.2.1 Zuggurtungsdrähte

PAUWELS hat erstmals in größeren Serien von Frakturen, Osteotomien und Pseudarthrosen den 1,2 mm dicken Zuggurtungsdraht mit Erfolg angewendet.

Der Zuggurtungsdraht ergibt eine *dynamische Kompression* und ist immer dann indiziert, wenn er alle auf die Fraktur einwirkenden Zugkräfte aufnehmen kann, und durch interfragmentäre Reibung allein oder mit zusätzlicher Schienung durch Spickdrähte alle Biegungs- und Scherkräfte ausgeschaltet werden.

Abb. 23 *Schemata nach* PAUWELS, *die den Unterschied von Belastung und Beanspruchung demonstrieren und die Zuggurtung bildlich darstellen*

a Wird eine Säule mit einer Querschnittssfläche von 10 cm^2 mit einem Gewicht von 100 kp axial belastet, so treten im Innern dieser Säule nur axiale Druckspannungen von D = 10 kp/cm^2 auf

b Liegt das Gewicht exzentrisch, so treten im Innern der Säule nicht nur die erwähnten axialen Druckspannungen, sondern zusätzliche Biegedruck- und Biegezugspannungen auf. In unserem Beispiel betragen die resultierenden Druckspannungen medial D = 110 kp/cm^2, lateral die Zugspannungen Z = 90 kp/cm^2

c, d Diese Biegespannungen können durch eine Kette (oder einen Draht), die eine *Zuggurtung* darstellt, aufgefangen werden (c). Der einwirkende Druck entspricht dann dem Druck eines auf der Gegenseite der Säule angebrachten zweiten Gewichts (d). Wohl nimmt dadurch die Belastung zu (200 kp), die Gesamtbeanspruchung geht jedoch durch Ausfall der Biegebeanspruchung auf ein Fünftel (D = 20 kp/cm^2) zurück
Wird bei der Osteosynthese das Prinzip der Zuggurtung zur Erzielung eines erhöhten interfragmentären Druckes und Ausschaltung der Biegungskräfte angewendet, so muß das Implantat (Draht oder Platte, s. auch Abb. 301) stets dort appliziert werden, wo die Zugkräfte am größten sind, d.h. an der Stelle des Knochens, die am weitesten von der Belastungsachse entfernt ist

Abb. 24 *Anwendung des Zuggurtungsprinzips in der Osteosynthese*

Beispiel an der Patella: Liegt der Draht in der Mitte der Patella (a), so müssen die Fragmente bei der ersten Kniebeugung auseinanderkippen, so daß im besten Falle die einfache Cerclage mit einem Antecurvatum der Patella (b) endet. Liegt der Draht dagegen ventral über der Patella, proximal und distal in den Sehnenansätzen, ganz nah auf dem Knochen im Bereich der Sharpeyschen Fasern (c), so werden alle Zugkräfte aufgefangen und der Knochen durch reine Druckkräfte beansprucht. Eine sofortige aktive Bewegungstherapie ist ohne Gefahr (d) erlaubt

23

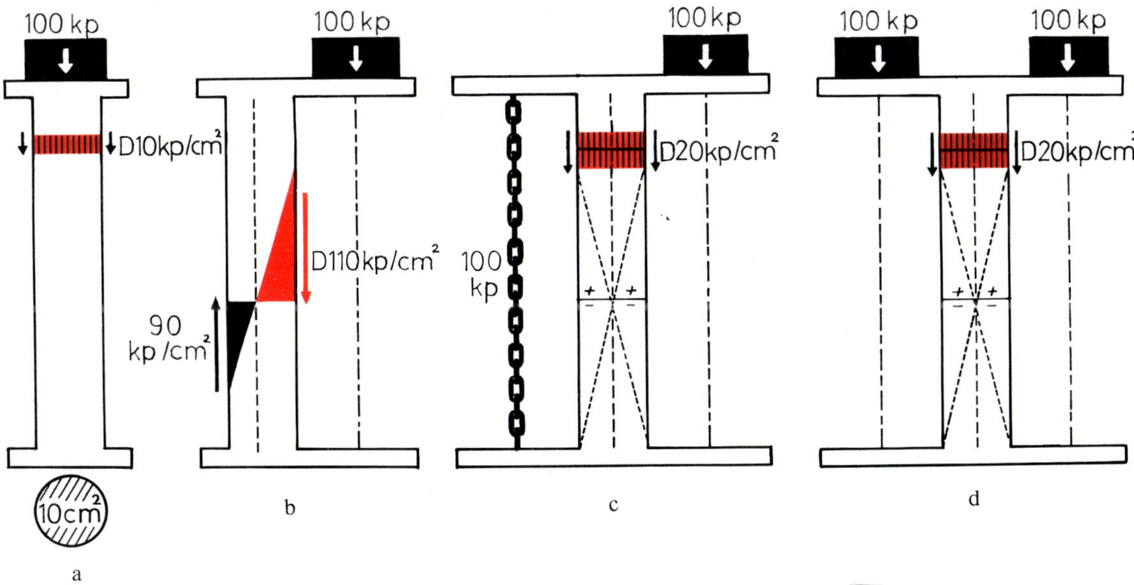
100 kp
D10kp/cm²
10cm²
a
100 kp
D110kp/cm²
90 kp/cm²
b
100 kp
100 kp
D20kp/cm²
c
100 kp
100 kp
D20kp/cm²
d

24

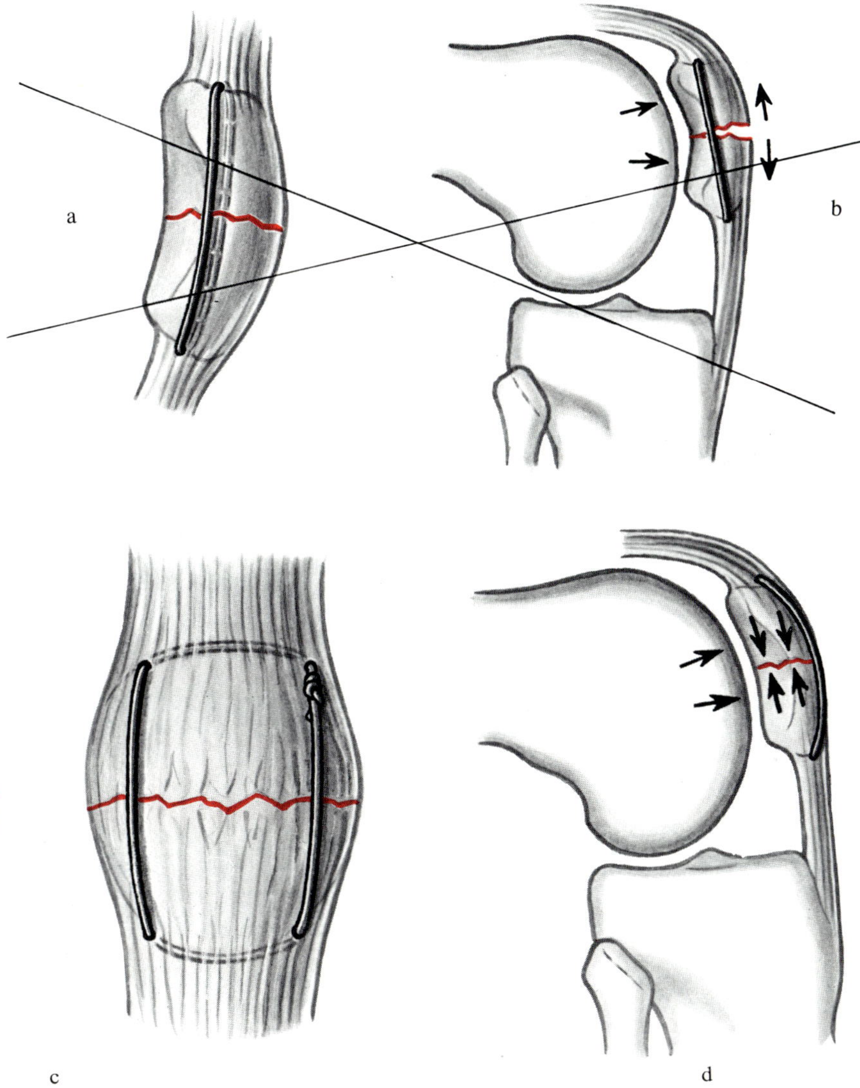
a
b
c
d

2.2.2 AO-Drahtspanner

Um einen Draht unter Spannung zu setzen, hat die AO das in der Industrie schon längst bekannte Drahtüberbiegungsprinzip übernommen und weiterentwickelt.

Abb. 25 *Technik*

a Nach Umführen des Drahtes um den Knochen wird das Drahtende durch die Drahtöse, das ovale Loch des Drahtspanners und durch das Loch im herausgenommenen Wirbel gezogen

b Langsames Anspannen des Drahtes in der Zugrichtung durch Drehen des Wirbels gegen den Schlitz

c Sobald der Draht sich zu verlängern beginnt, wird der Spanner um 90° gekippt und dann der Drahtspanner gelöst

d Wenn sich die Spitze des Drahtspanners 1 cm weit von der Biegungsstelle befindet, wird durch Hinundherbewegen des Drahtspanners das Drahtende abgebrochen oder mit der Drahtschneidezange abgeschnitten

e Am Schluß wird mit der Spitze der Drahtbiegezange die Knickung des Drahtes noch verstärkt und das Drahtende möglichst unter den Draht versenkt

Abb. 26 Beispiel der Anwendung am Olekranon

25

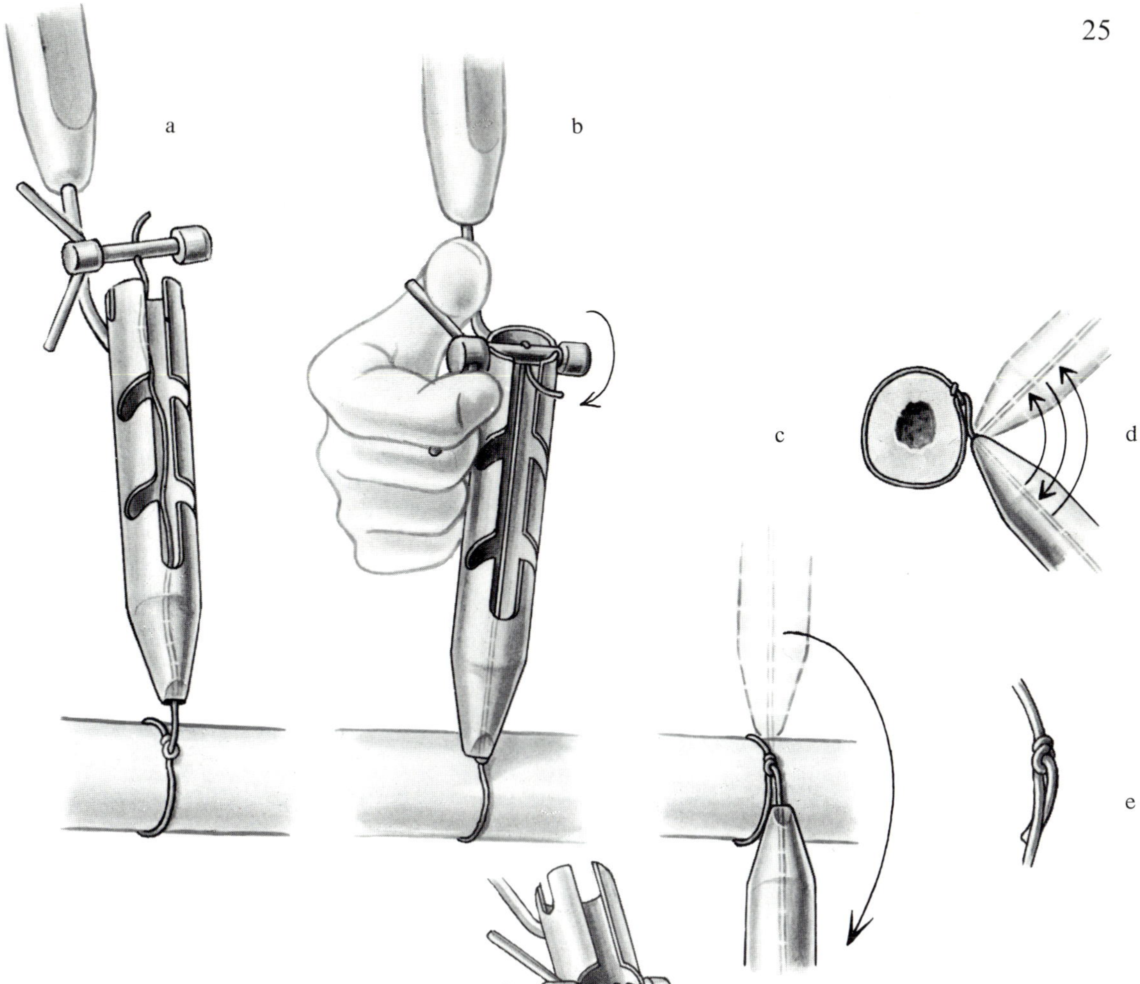

26

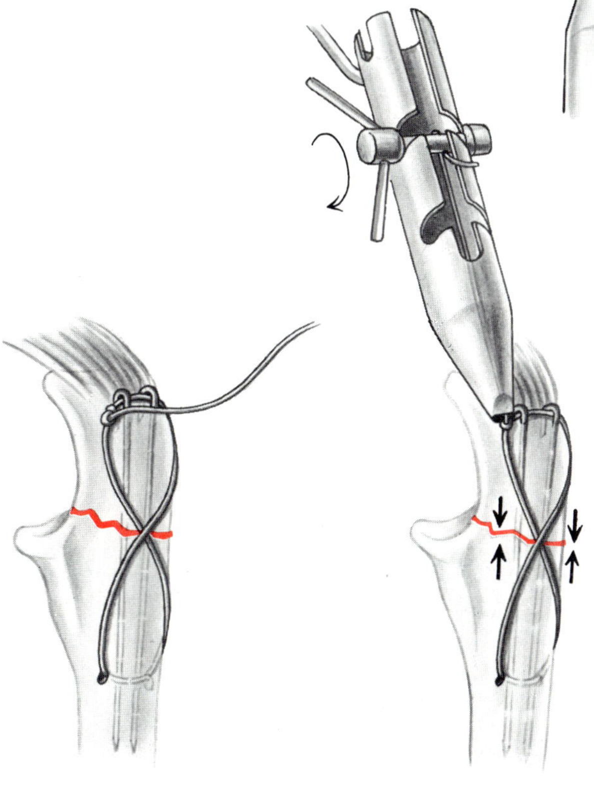

2.2.3 Kombination von Zuggurtungsdraht und Spickdrähten

Prinzip: Spickdrähte erhöhen die Rotationsstabilität und ergeben eine zusätzliche Verankerungsmöglichkeit. Der Zuggurtungsdraht wird über die Spickdrähte gelegt und braucht nicht durch die Sehnenansätze gezogen und gesichert zu werden. Mittels einer zusätzlichen Öse in der Drahtmitte kann nach der Drahtfixation durch Drehen an der Öse der Zug auf der Gegenseite verstärkt werden.

Bemerkungen: Wird ein Draht nur durch das Sehnengewebe gehalten, besteht die Gefahr der Verkürzung des Ligamentum patellae, was eine Patella baja zur Folge hat. Deshalb ist man mehr und mehr zur Drahtverankerung über Spickdrähte übergegangen.

Spickdrähte sollen grundsätzlich parallel eingeführt werden. Gekreuzte Drähte verhindern die interfragmentäre Kompression und ergeben fast keine Rotationsstabilität.

Abb. 27 *Kombination von Zuggurtungsdraht mit Spickung.* Beispiele.

a Patella a.-p. und seitlich (Technik s. Abb. 207). Damit die spätere Extraktion einfacher ist, sind nur die zwei proximalen Drahtenden um 180° umgebogen

b Am Olecranon liegen die Drähte in der Markhöhle und ihre Enden sind abgebogen. Sie liegen außerhalb des Sehnenansatzes

c Am Trochanter major wird — besonders bei Mehrfragmentbrüchen — die Drahtumschlingung nicht in den Sehnenansätzen der kleinen Glutäen fixiert, sondern um die Kirschnerdrahtenden gezogen. Zudem verhindern die Kirschnerdrähte die Rotation der reponierten Fragmente

d An den Malleolen mit Abriß eines Knochenfragmentes, das zu klein ist, um verschraubt werden zu können, oder bei osteoporotischem Knochen geht der Draht um die Kirschnerdrahtenden.
Der Nachteil dieser an sich sehr zuverlässigen Osteosynthese liegt in der Notwendigkeit der ausgedehnten Freilegung bei der Metallentfernung. Im allgemeinen ziehen wir auch bei kleinen Spitzenfragmenten am Malleolus tibialis die Versorgung mit ein bis zwei 4,0-Spongiosaschrauben vor

27

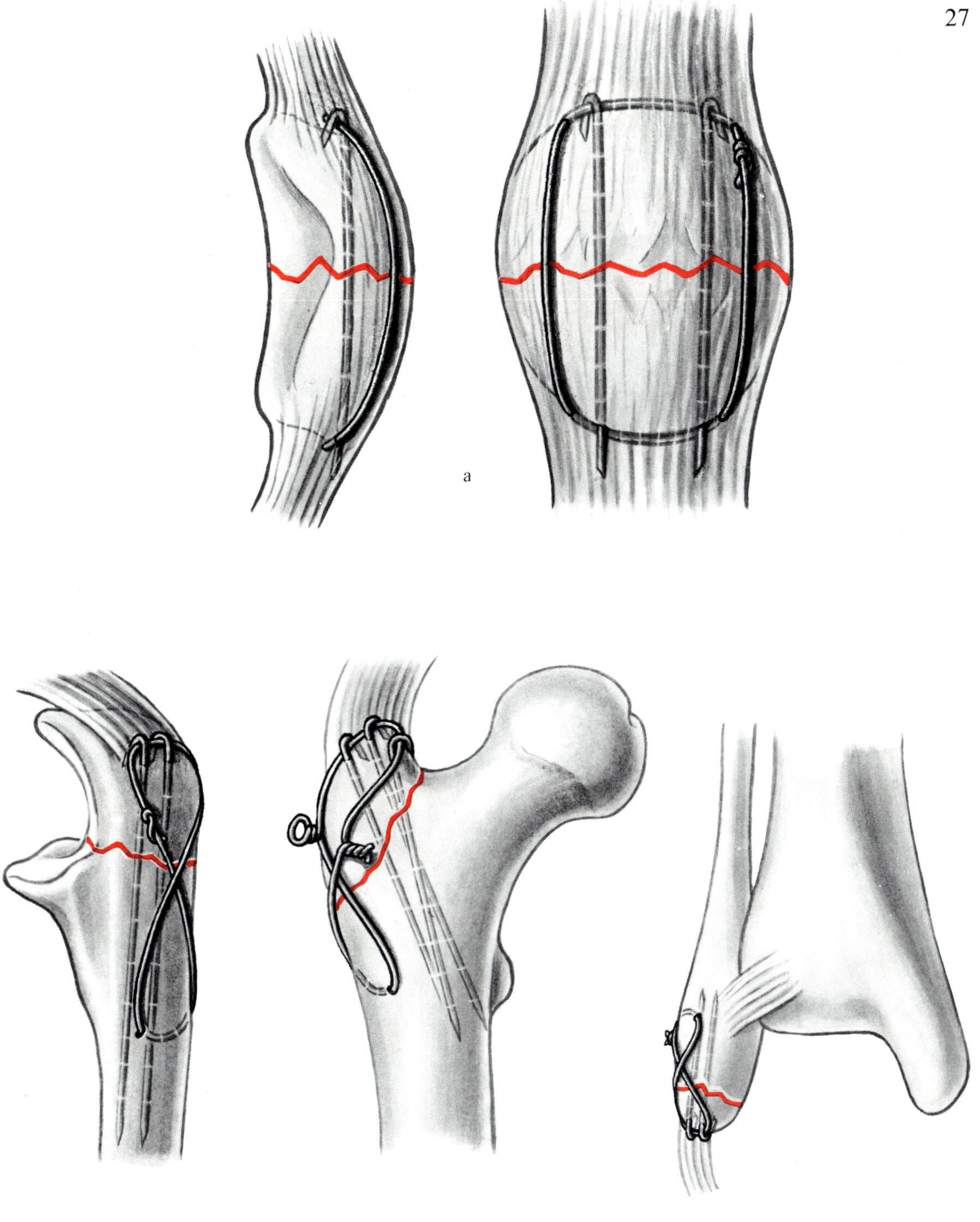

2.3 AO-Standardplatten, Einteilung nach ihrer Form

Man unterscheidet die *geraden Platten,* die *speziellen Platten* (auch Gelenkkopfplatten genannt) und die *Winkelplatten.* Während nahezu alle geraden Platten im Schaftbereich angewendet werden, sind die speziellen Platten für den epi- und metaphysären Gelenkbereich gedacht. Die Winkelplatten, auch Klingenplatten genannt, sind für das proximale und distale Femur bestimmt.

Bemerkungen: Zu Beginn der AO in den Jahren 1958/59 existierten von den geraden Platten nur breite und schmale Rundlochplatten, von den speziellen Platten nur die T-Platte und von den Winkelplatten nur die dreifachabgewinkelte Rechtwinkelplatte. Im Laufe der Jahre wurden neue Anwendungen der stabilen Osteosynthese gefunden, und neue Platten mußten entwickelt werden.

Die Halbrohr- und Drittelrohrplatten wurden 1960 entworfen und mit ovalen Löchern versehen (MÜLLER et al., 1963). Auf Grundlage der Arbeiten von ALLGÖWER, PERREN, RUSSENBERGER et al., wurden 1965 die halbzylindrischen Spann-Gleitlöcher der Spann-Gleitloch-Platte (DCP) (Abb. 45a) entwickelt. Vorteil der Spann-Gleitloch-Platte (DCP) ist ihre Vorspannungsmöglichkeit durch exzentrisches Schraubeneinsetzen, was z.B. am Vorderarm eine kürzere Schnittführung erlaubt. Zudem können Kortikalisschrauben in stark schräger Richtung und sogar Spongiosaschrauben leicht schräg in alle Plattenlöcher eingebracht werden. Erfahrungsgemäß kann bei leicht exzentrischem Eindrehen der Schrauben in einer Rundlochplatte die anfänglich gegebene Kompression stark reduziert, ja auf den Nullpunkt gebracht werden. Mit den Spann-Gleitloch-Platten (DCP) der AO ist diese Gefahr gebannt, weil alle Löcher gleich gestaltet sind. Diese Platten verbessern die Beanspruchung des Knochens und sperren nicht, sofern die Schrauben nicht exzentrisch frakturnah in Abstützstellung angebracht werden.

Abb. 28 *Standardplatten der AO*

1 *Gerade Platten: Rundlochplatte* breit (a) und schmal (b) für 4,5-Schrauben. *Rohrplatten* mit ovalen Löchern: Halbrohr-Platte für 4,5-Schrauben (c), Drittelrohr-Platte für 3,5-Schrauben (d), Viertelrohr-Platte für 2,7-Schrauben (e). *Spann-Gleitloch-Platten* (DCP) für 4,5-Schrauben, breit (f) und schmal (g). *Kleine Spann-Gleitloch-Platten* (DCP) für 3,5- und 2,7-Schrauben (h, i)

2 *Spezielle Platten* für Metaphysenbereich (sog. Gelenkkopfplatten): T-Platten gerade (a) und klein (b). T-Plättchen (c), L-Plättchen rechts und links schief für Phalangien (d). Doppeltabgewinkelte Abstützplatten für Tibiakopf: T-Platte (e), L-Platte rechts und links (f). Löffelplatte (g) und Kleeblatt-Platte (h) für distale Tibia. Kreuzplatte für Hüftarthrodesen (i)

3 *Winkelplatten:* Kondylenplatte (a) und 130°-Platte (b). Doppeltabgewinkelte Platte 120° für Umlagerungsosteotomien (c). Rechtwinkelplatten für intertrochantere Osteotomien: für Erwachsene (d), Adoleszenten (e), Kinder (f) und Kleinkinder (g). (s. auch S. 366)

1

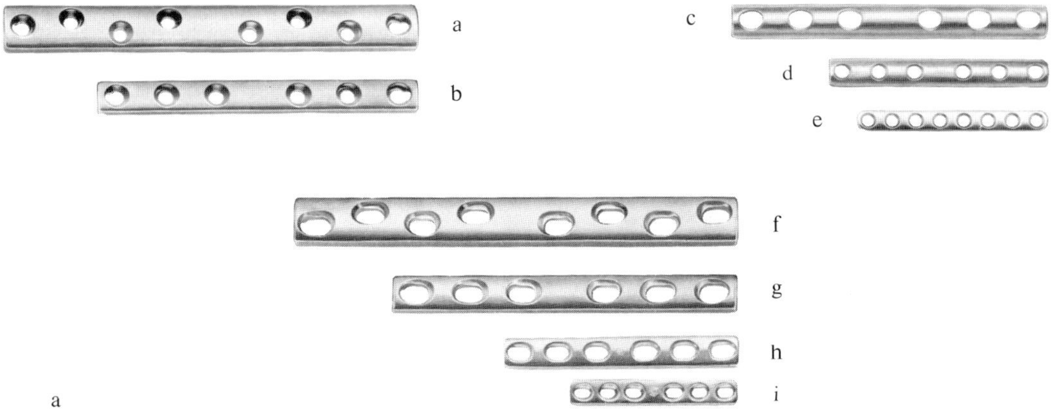

a b c d e f g h i

2

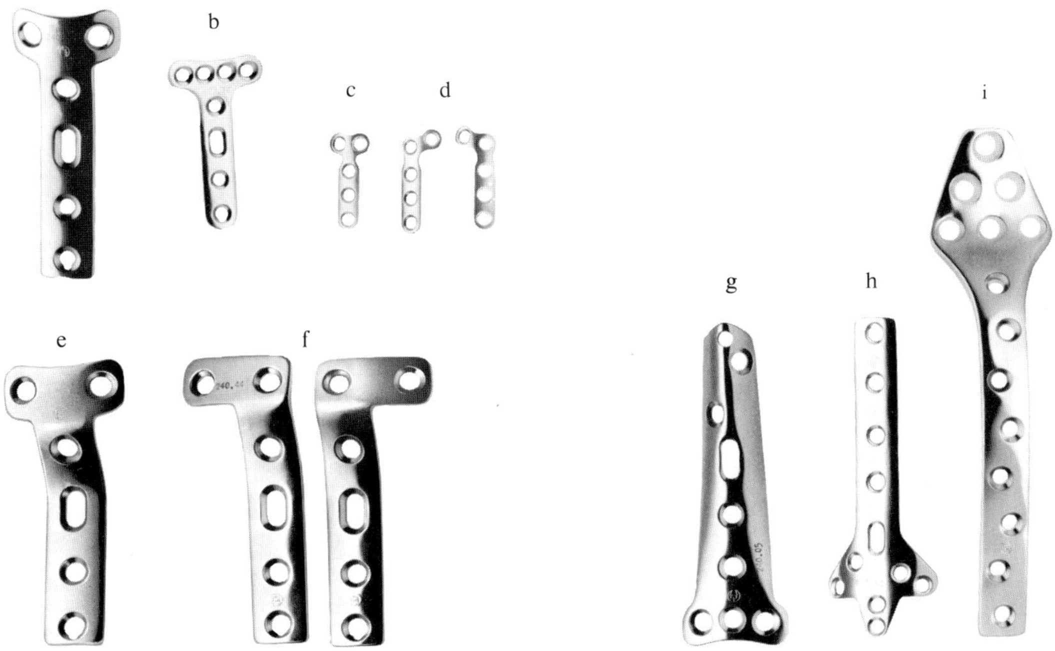

a b c d e f g h i

3

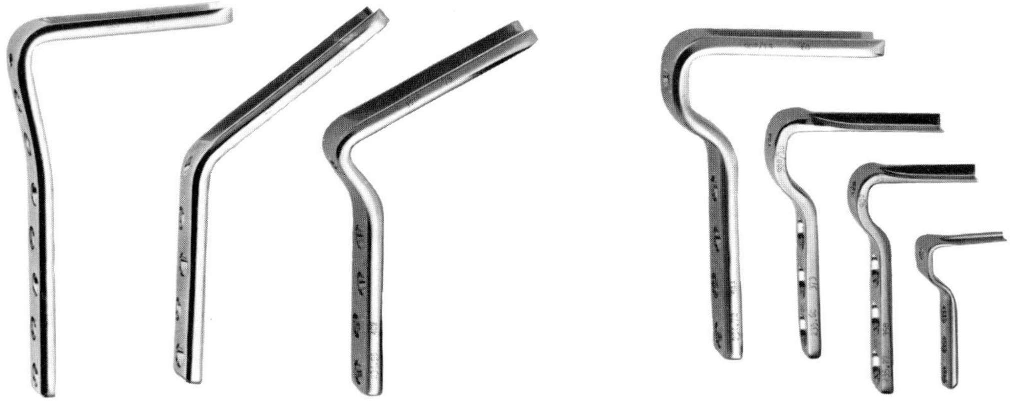

a b c d e f g

AO-Standard-Platten, Einteilung nach Funktion

Jede Platte kann je nach Art der Osteosynthese eine oder mehrere der vier folgenden Funktionen erfüllen: statische und dynamische Kompression, Neutralisation und Abstützung

1. *Statische Kompression:* Die Platte komprimiert die Fraktur axial durch die bei der Operation vorgegebene Zugspannung und ist hauptsächlich an der oberen Extremität indiziert (S. 56). Quere Tibia-Schuhrandbrüche sind eine gute Indikation für zwei Halbrohr-Kompressionsplatten. Eine Platte allein ohne Zugschraube eignet sich weder für Tibia- noch Femurfrakturen.

2. *Dynamische Kompression* (Zuggurtungsplatte): Die Platte nimmt alle Zugspannungen auf, so daß am Ort der Pseudarthrose, Osteotomie oder Arthrodese nur noch axiale Druckspannungen bestehen. Zuggurtungsplatten sind bei frischen Frakturen, abgesehen von gewissen subtrochanteren Frakturen und Splitterfrakturen des Olekranon, deshalb nicht indiziert, weil die Richtung der Zugspannungen nicht eruiert werden kann.

3. *Neutralisation:* Weitaus häufigste Plattenfunktion! Die statische interfragmentäre Kompression wird mittels selbständigen oder in der Platte inkorporierten Zugschrauben erzielt. Danach wird die angepaßte *Neutralisationsplatte* (Schutzplatte) angelegt. Diese schützt die Fraktur und ihre Zugschraubenosteosynthese und neutralisiert weitgehend die einwirkenden Torsions-, Scher- und Biegungs-Kräfte. Hauptindikation der Neutralisationsplatte sind die Tibiaschaftfrakturen, Querfrakturen ausgenommen. Wird bei kurzen Schrägfrakturen eine Plattenosteosynthese durchgeführt, so *stellt die Überbrückung des Frakturspaltes durch eine Zugschraube eine conditio sine qua non der Stabilität dar.*

4. *Abstützung:* Die Platte schützt eine dünne Kortikalis oder eine Spongiosaplastik vor dem Zusammensintern. Ihre Indikation ist besonders bei meta- und epiphysären Impressionsfrakturen gegeben. Zudem kann sie bei einem größeren Knochendefekt im Schaftanteil zwei Fragmente so lange auseinanderhalten, bis eine Spongiosaplastik durchgebaut ist.

Abb. 29 *Klassische Beispiele*

a *Statische Kompression:* Quere Humerusschaftfraktur. Zur Erhöhung der Stabilität und Vergrößerung der unter Druck liegenden Knochenflächen wird die Platte vorgebogen (s. Abb. 57). Es kommt eine breite Platte zur Anwendung, weil die seitlich versetzten Löcher eine bessere Stabilität ergeben. Der Humerus neigt zur Längsfissurierung

b *Dynamische Kompression (Zuggurtungsplatte):* Tibiaschaftpseudarthrose mit Varusfehlstellung. Die schmale, vorgespannte Platte, auf der Lateralseite oder Zugseite appliziert, nimmt alle Zugkräfte auf

c *Neutralisation:* Tibiaschaftfraktur mit drittem Fragment. Nach der Zugschraubenosteosynthese des dritten Fragmentes werden die Torsions-, Scher- und Biegungskräfte von einem Hauptfragment zum andern Hauptfragment über die schmale mediale Neutralisationsplatte geleitet

d *Abstützung:* Impressionsfraktur am Tibiakopf lateral. Nach Hebung des äußeren Tibiaplateaus und Spongiosaplastik Anlegen einer T-Abstützplatte. Diese Platte ist nicht vorgespannt, sondern steht im Gegenteil unter Druck

29

a

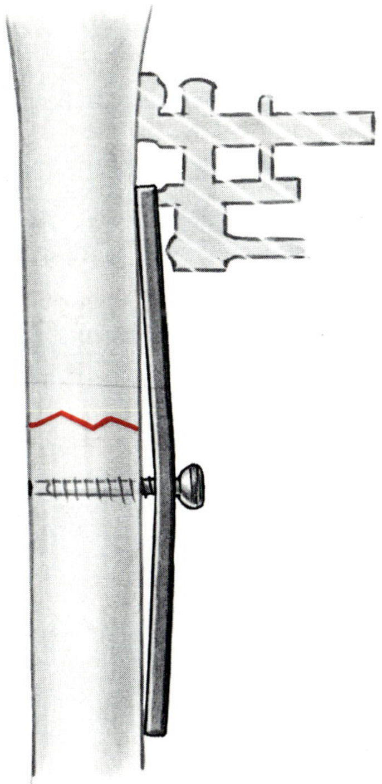

b

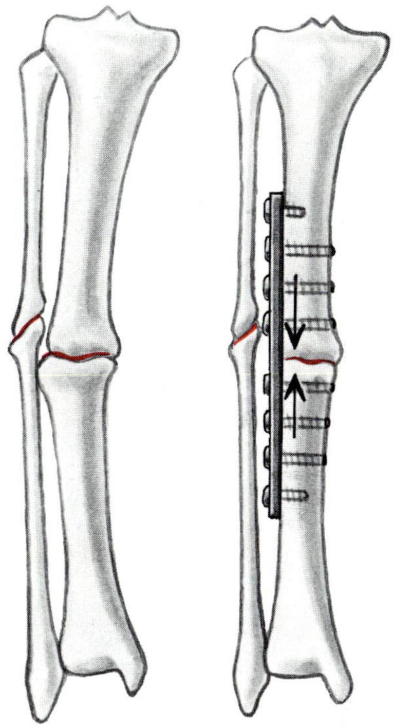

c

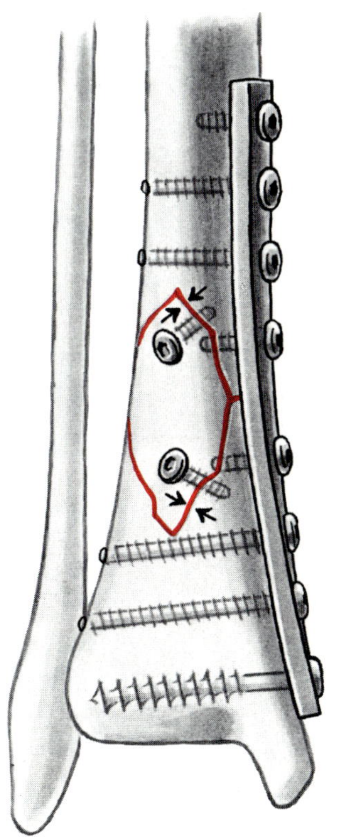

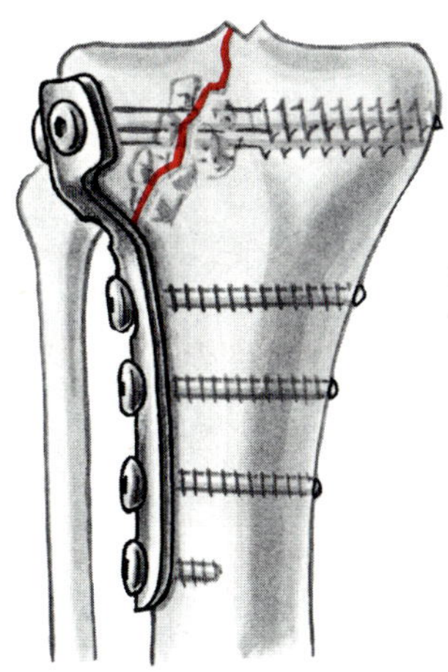

d

2.3.1 Gerade Platten

2.3.1.1 Rundlochplatten

Zugschrauben und Rundlochplatten zusammen mit dem Plattenspanner waren über 15 Jahre lang die wesentlichen Implantate der Kompressionsosteosynthese der AO. Mit der Einführung der sphärischen Schraubenköpfe und dem Aufkommen der Spann-Gleitloch-Platte (DCP) wurde 1977 auch bei der schmalen Rundlochplatte das Schraubenlochprofil so abgeändert, daß Kortikalisschrauben leicht schräg und Spongiosaschrauben in allen Löchern eingesetzt werden können. Somit entfallen bei den schmalen Rundlochplatten die endständig mit Gewinde versehenen Löcher.

Der Plattenspanner wurde so verbessert, daß die erzielte Spannkraft abgelesen, und der Apparat durch Kippmöglichkeit des Hakens sowohl für die Kompression als auch für die Distraktion verwendet werden kann. Dies kann bei bestimmten Frakturen, wo eine Verlängerung für die exakte Reposition erwünscht ist, von großem Vorteil sein.

Abb. 30 *Rundlochplatten*

a Breite Rundlochplatte mit bombiertem Profil

b Schmale Rundlochplatte mit bombiertem Profil

c Profil des Schraubenloches mit rückseitiger konischer 5,5 mm Ansenkung, die das Schwenken der Schraube erlaubt. Loch-Durchmesser 5,5 mm. (Ab 1977)

d Schwenkungsmöglichkeit der 4,5-Kortikalisschraube 20°

e Das Eindrehen von Spongiosaschrauben ist in allen Löchern der schmalen Rundlochplatten möglich

30

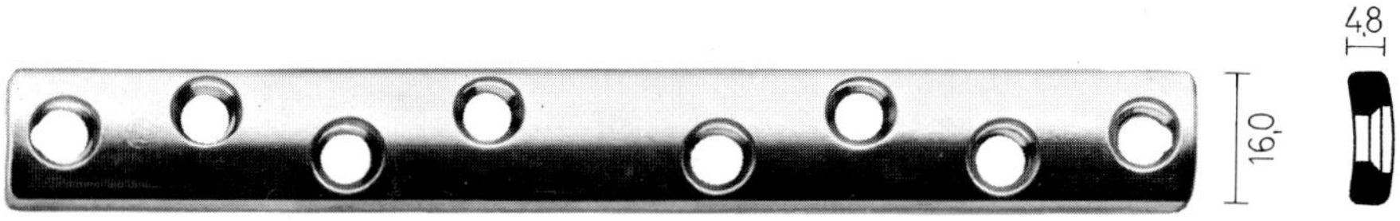

a

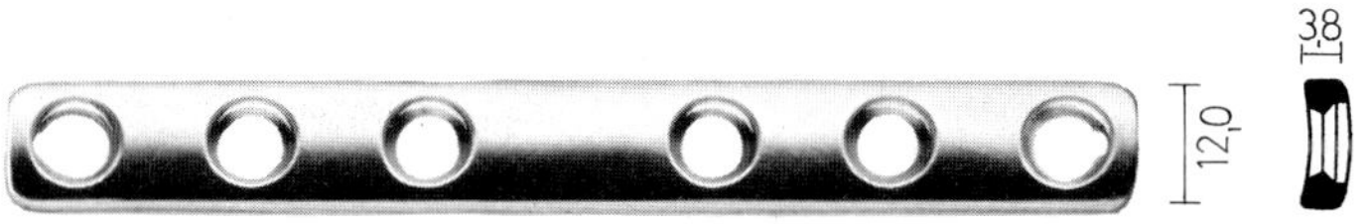

b

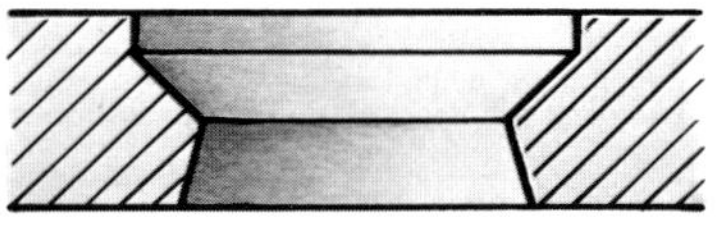

c

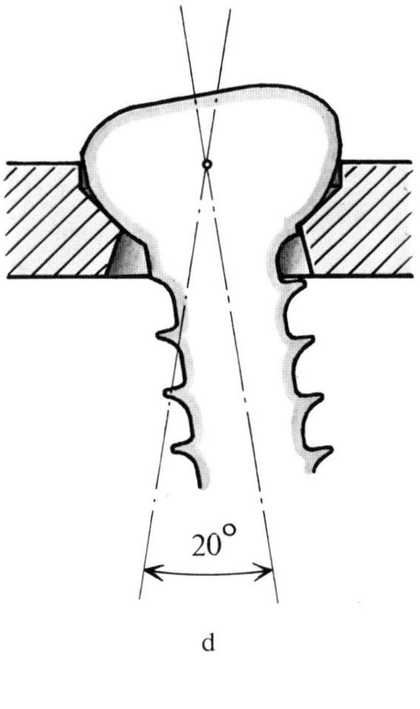

d

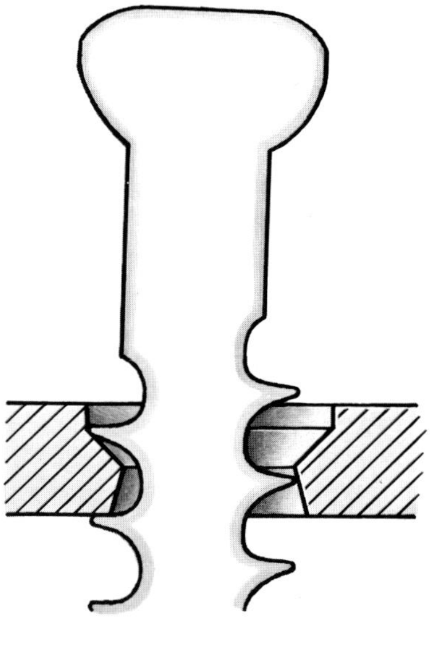

e

Vorspannung mit dem Plattenspanner

Die meisten AO-Platten lassen sich mit dem Plattenspanner vorspannen. Breite und schmale Rundloch- und Spann-Gleitloch-Platten (DCP) sowie Winkelplatten und Kreuzplatten sind deshalb in den Endlöchern mit einer Anfräsung für den Haken des Plattenspanners versehen. Die Technik der Anwendung des Plattenspanners soll an der schmalen Rundloch-Platte demonstriert werden. Bei Spann-Gleitloch-Platten (DCP) und rohrförmigen Platten wird der Plattenspanner im Prinzip nur dann angewendet, wenn der notwendige Spannweg länger als 2 mm ist, oder wenn z.B. am Femur eine Kompression von über 100 kp erwünscht ist.

Bemerkung: Bei glatten Schrägfrakturen wird nach Möglichkeit der Plattenspanner an demjenigen Plattenende angesetzt, auf das die plattenferne Fragmentspitze hinweist. So entsteht bei der Kompression eine Verkeilung [s. Abb. 34].

Abb. 31

a *Plattenspanner,* Spannweg 8 mm

b *Plattenspanner mit Gelenken* und Druckmessung, Spannweg 20 mm.
Wenn der grüne Ring erreicht ist, beträgt die Zugkraft auf der Platte 50 kp, wenn der rote Ring erreicht ist 120 kp. Zur Erzielung einer Distraktion wird der Haken umgekippt

c *Bohrlehre* für Plattenspanner

Abb. 32 *Technik der Anwendung des Plattenspanners*

a Anlegen eines Bohrloches ∅ 3,2 mm, 1 cm von der Fraktur entfernt. Schneiden des Gewindes, Reposition. Auflegen der Platte und leichtes Anschrauben derselben mit der vorgesehenen Kortikalisschraube. Fixation der Reposition mit einer selbstzentrierenden Knochenhaltezange. Mit Bohrlehre 8 mm für Plattenspanner Bohren des 3,2 mm-Loches für die Fixationsschraube. Schneiden des Gewindes in einer oder beiden Kortikales, je nach Dicke und Härte des Knochens

b Aufschrauben des Plattenspanners 8 mm nach Einhängen des Spannhakens in die Nute des äußersten Plattenloches. Mit dem Kardanschlüssel wird die Schraube des Plattenspanners vorerst nur leicht angezogen, bis die Reposition einwandfrei gelingt

c Jetzt erst werden im ersten Fragment die restlichen Plattenfixationsschrauben eingedreht. Um die 3,2 mm-Löcher zu bohren, wird die 40 mm lange Bohrbüchse für Platten verwendet, damit die Löcher genau zentriert werden. Beim Schneiden des Gewindes hilft die Gewebeschutzhülse, die Gewebe beiseitezuhalten

d Die Schraube des Plattenspanners wird gedreht, wodurch die Fragmente unter hohen Druck gelangen. Mit dem Kardanschlüssel erreicht man einen Druck von etwa 40–45 kp, mit dem Gabelschlüssel dagegen einen solchen von 120 kp und mehr

e Sobald die Fragmente unter Druck liegen und dadurch einwandfrei stabilisiert sind, wird die Reposition nochmals überprüft, und es folgt das Einbringen der restlichen Schrauben

f Am Schluß des Eingriffes entfernt man den Plattenspanner und setzt im letzten Loch meist eine kurze Schraube, damit die Elastizität des Knochens nicht zu abrupt unterbrochen wird

31

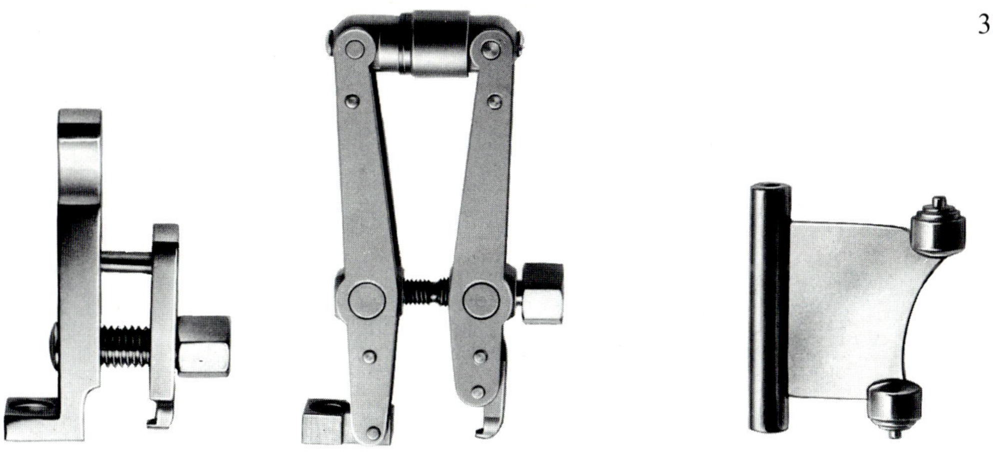

a b c

32

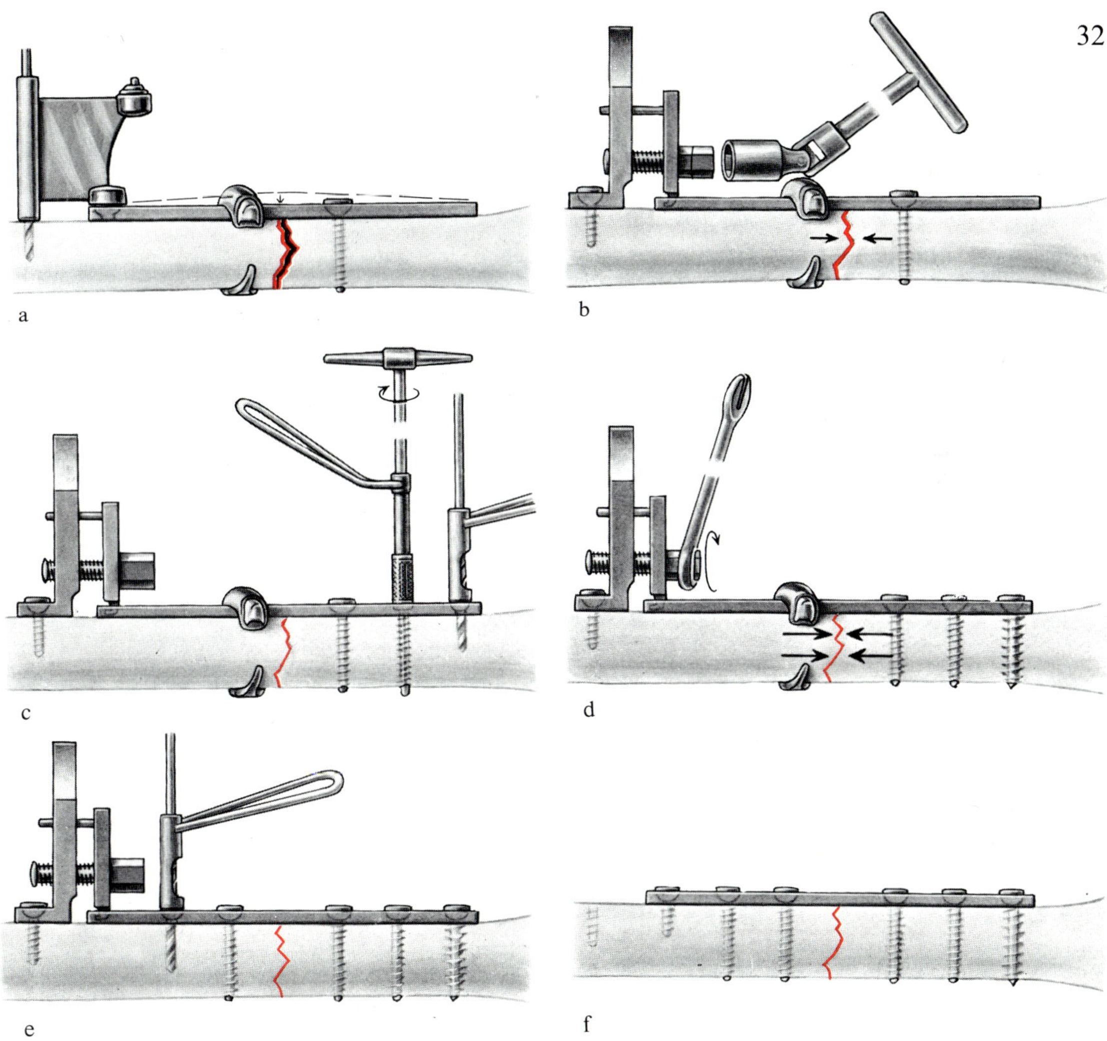

Die vier Funktionen einer Platte sowie die vier Möglichkeiten der Vorspannung sollen am Beispiel der Rundlochplatte eingehend demonstriert werden.

Rundlochplatte als statische Kompressionsplatte

Durch Überbiegen der Platte in der Mitte kann eine Kompression der Gegenkortikalis erzielt und somit die komprimierte Knochenfläche erheblich vergrößert werden. Die interfragmentäre Reibung wird erhöht und die einwirkenden Torsions- und Biegekräfte werden besser neutralisiert.

Die Platte wird vorzugsweise mit Biegepresse oder Biegezange nur in der Mitte, wo keine Löcher vorhanden sind, überbogen. Die interfragmentäre Kompression wird mit dem Plattenspanner erzielt. Zur Erhöhung der Stabilität wird nach Möglichkeit der Frakturspalt mit einer zusätzlichen Kortikaliszugschraube überbrückt.

Überbiegen ist eine Technik, die man vorzugsweise bei queren oder kurzen Schrägfrakturen an Humerus, Radius und Ulna, seltener bei Splitterfrakturen, anwendet. Eine Platte allein ohne Zugschraube ist an der unteren Extremität ungeeignet.

Abb. 33 *Humerusquerfraktur*

a Wird eine gerade Platte gespannt, so kommt nur eine Kortikalis unter Druck. Die Platte wird auf Biegung beansprucht

b Nach Überbiegen der Platte in der Mitte wird nach Eindrehen der ersten Schraube der Plattenspanner angebracht. Auf Frakturhöhe kommt es zu einer leichten Abwinkelung

c Sobald die Spannschraube angezogen wird, liegt die gesamte Frakturfläche unter Druck (Federwirkung der Platte). Der Knochen ist gerade

Abb. 34 *Radiusschrägfraktur*

a Bei einem schrägen Bruch wird die leicht überbogene Platte vorerst am Fragment mit der gegenüberliegenden Knochenspitze verschraubt

b Durch Zudrehen der Schraube des Plattenspanners wird reponiert und komprimiert

c Soll der Frakturspalt mit einer 3,5 mm-Kortikaliszugschraube überbrückt werden, wird mit der 3,5 mm-Gewebeschutzhülse in schräger Richtung ein 3,5 mm großes Loch durch die plattennahe Kortikalis gebohrt

d Die Steckbohrbüchse ∅ 3,5 mm außen, ∅ 2,0 mm innen, wird in das Gleitloch eingesetzt und das 2,0 mm-Gewindeloch gebohrt. Schneiden des Gewindes mit dem Gewindeschneider ∅ 3,5 mm

e Der Frakturspalt liegt sowohl unter axialer als auch interfragmentärer Kompression, was eine ganz erhebliche zusätzliche Stabilisierung zur Folge hat

Bemerkung: Wird die Kompression wegen der Knochengröße mit einer 2,7 mm-Schraube durchgeführt, so fällt der Schraubenkopf durch das Loch und wirkt dann als einfache Zugschraube

33

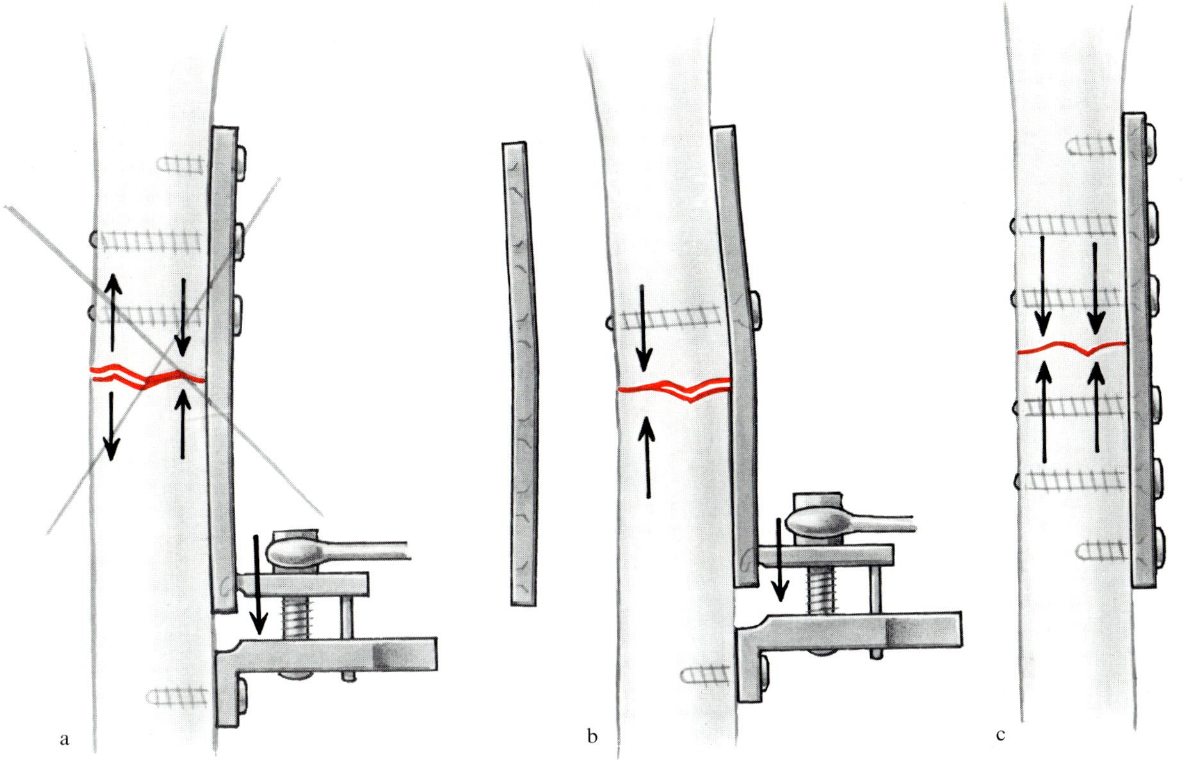

34

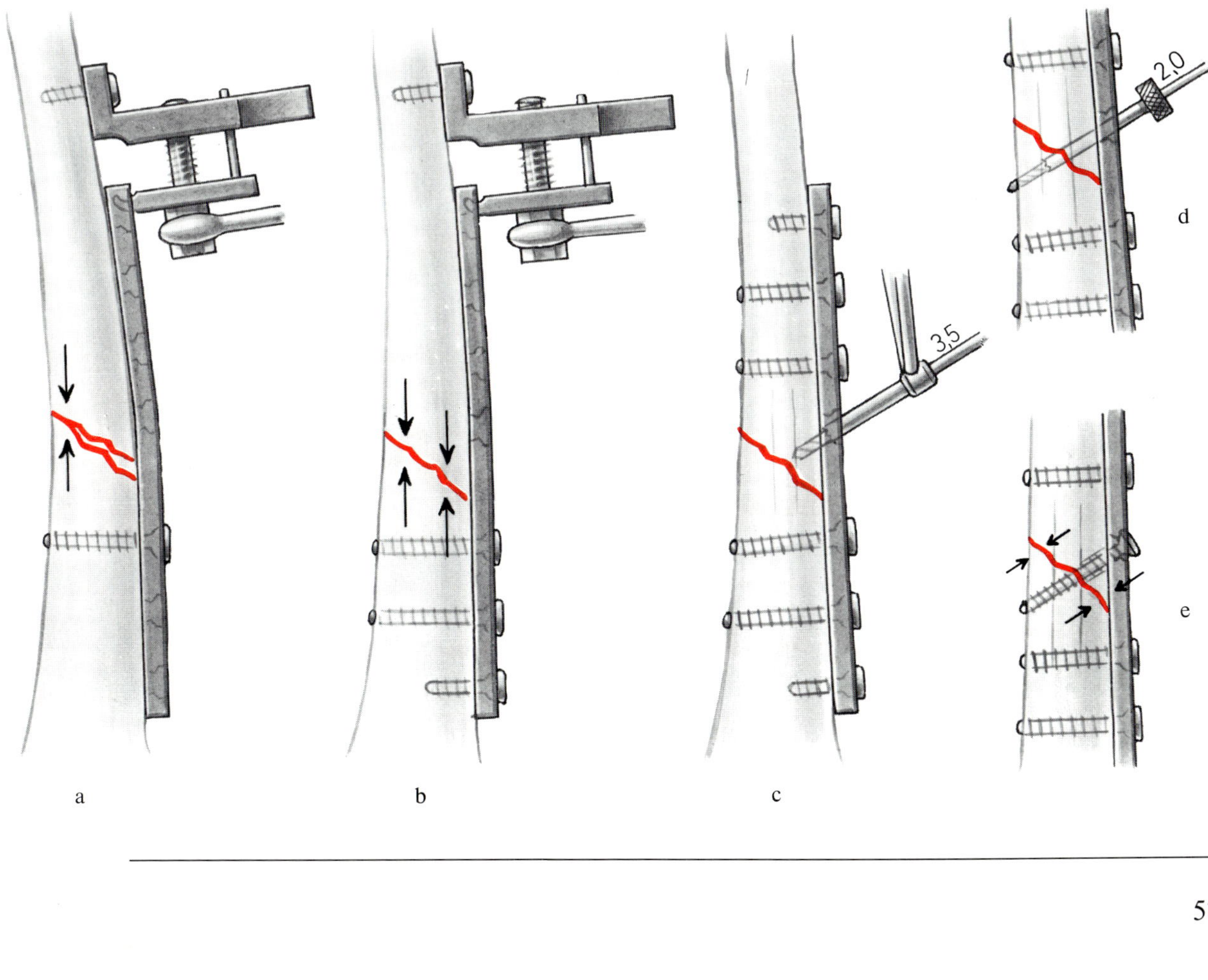

Rundlochplatte als Zuggurtungsplatte (dynamische Kompression)

Die Zuggurtungsplatte nimmt alle Zugspannungen bei Frakturen, Pseudarthrosen, Osteotomien und Arthrodesen auf. Wie bei der Patellazuggurtung nimmt bei aktiven Übungen und Belastung der interfragmentäre Druck noch zu.

Eine Zuggurtungsplatte kann theoretisch auch ohne Vorspannung eingesetzt werden, weil sie durch Muskelzug und Belastung sofort gespannt wird. Damit auch bei Ruhe ein gewisser interfragmentärer Druck besteht, soll sie überbogen und vorgespannt werden. Zudem können Fehlstellungen oft allein mit Hilfe des Plattenspanners korrigiert werden.

Abb. 35 *Tibiapseudarthrose mit Varusfehlstellung*

a Platte lateral appliziert. Der Plattenspanner wird mit einer langen Schraube proximalwärts fixiert

b Bei Einschrauben der Fixationsschraube wird die Platte vorerst gebogen

c Sobald die Platte mit dem Plattenspanner genügend vorgespannt wird, werden Platte und Knochen gerade

Abb. 36 *Tibiapseudarthrose mit Rekurvation*. Platte dorsal appliziert. Mit dem Plattenspanner wird das Recurvatum korrigiert. Der Druck nimmt bei Belastung noch zu

35

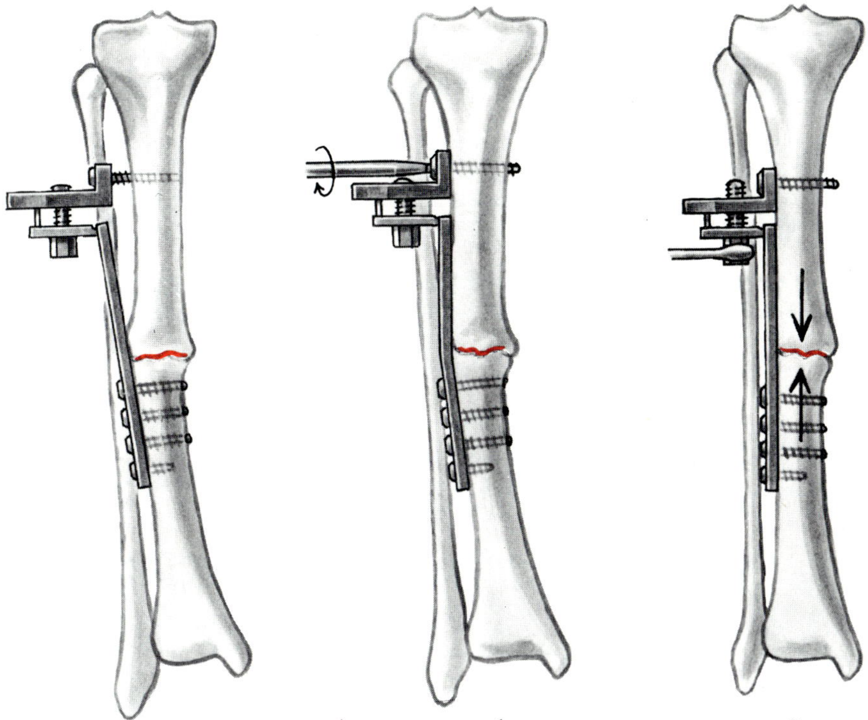

a b c

36

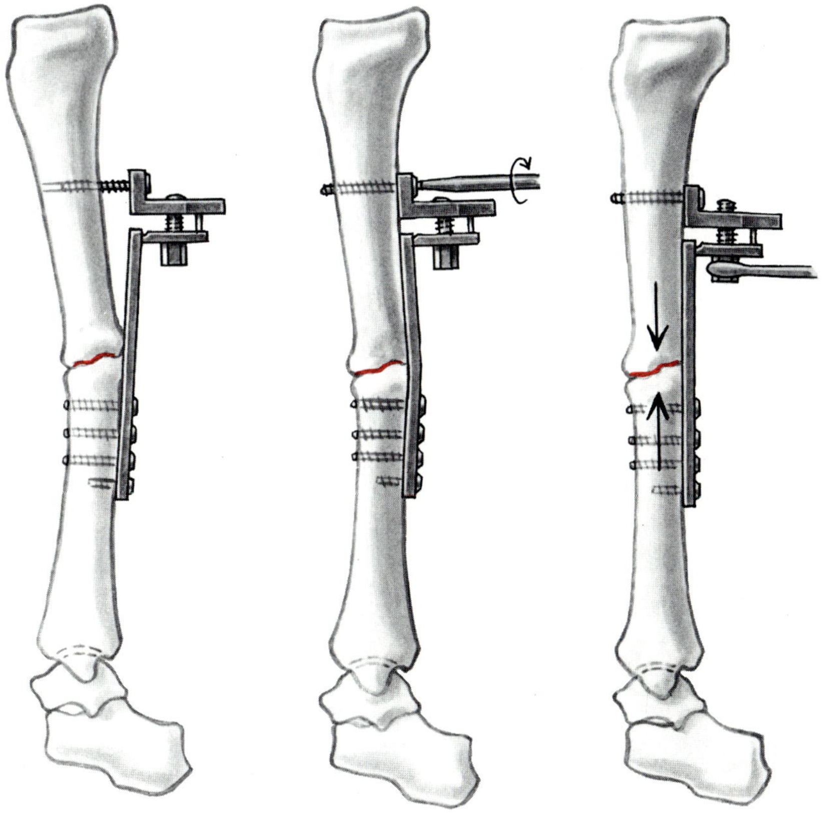

Rundlochplatte als Neutralisationsplatte

Eine Zugschraubenosteosynthese im Schaftbereich erträgt mit Ausnahme der korrekten Indikation an der Tibia und an den Fingern nur eine geringe Beanspruchung. Um die funktionelle Nachbehandlung zu ermöglichen, muß das Frakturgebiet mit einer Platte überbrückt bzw. geschützt werden, damit die einwirkenden Torsions-, Scher- und Biegungskräfte „neutralisiert" werden. Übernimmt eine Platte diese Schutzfunktion, heißt sie *Neutralisationsplatte*.

Die interfragmentäre Kompression erfolgt mit Zugschrauben, wobei die Fraktur vorerst reponiert und verschraubt wird (s. Abb. 19, 20). Dann wird die zurechtgebogene Platte an beiden Hauptfragmenten mit 2–4 Schrauben fixiert. Eine Zugschraube kann auch durch ein Plattenloch wie in Beispiel Abb. 38 eingesetzt werden. Neutralisationsplatten mit Zugschrauben kombiniert stellen die häufigste Art der Tibiaschaftosteosynthese dar! Meistens wird diese Platte leicht vorgespannt, um eine zusätzliche axiale Kompressionswirkung zu erzielen.

Abb. 37 *Interfragmentärer Druck durch selbständige Schrauben, Kombination mit einer Neutralisationsplatte*

a Bohren der Gleitlöcher mit dem 4,5 mm-Bohrer vor der Reposition

b Reposition, Bohren der Gewindelöcher und Verschraubung des dritten Fragmentes unter hohem interfragmentärem Druck

c Eine Neutralisationsplatte überbrückt und schützt den Frakturbereich

Abb. 38 *Interfragmentärer Druck durch Schrauben in der Platte*

a Bohren des Gleitloches, Reposition, Bohren des Gewindeloches und Schneiden des Gewindes

b Die Platte wird über die Fraktur gebracht und eine Zugschraube durch ein Plattenloch eingedreht

Bemerkung: Meist empfiehlt es sich, die Fraktur zu reponieren, die Zugschrauben einzusetzen und die Platte zurechtzubiegen. Die im Plattenlager befindliche Schraube wird dann entfernt, die Platte aufgelegt und die Zugschraube durch ein Plattenloch wieder eingedreht.

37

a

b

c

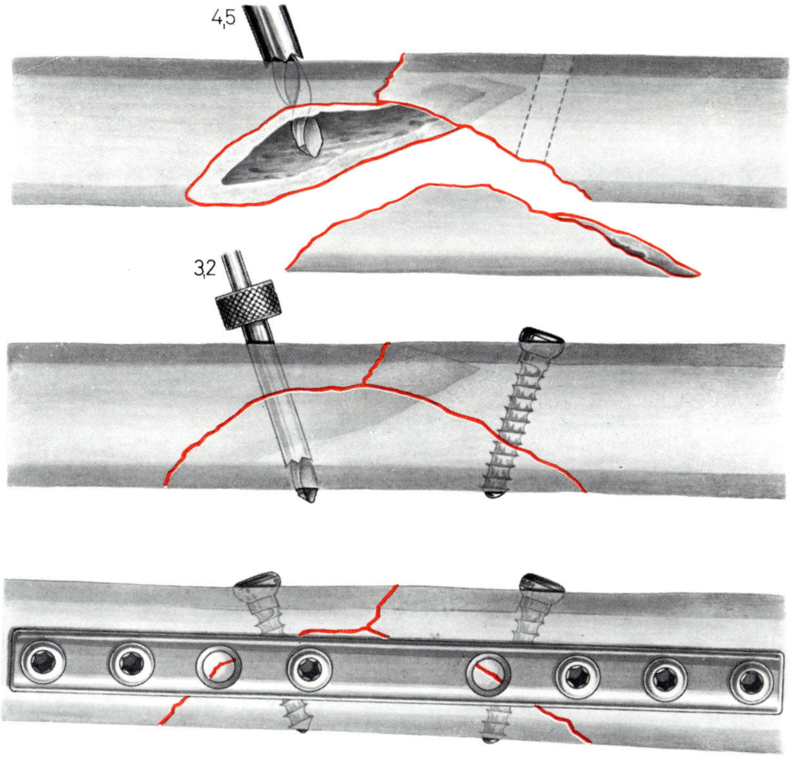

38

a

b

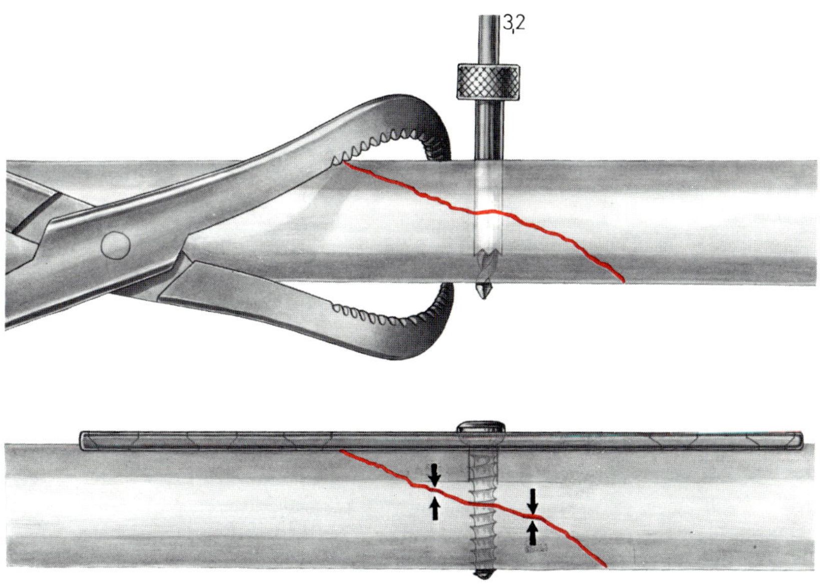

Biegen und Verwinden der Neutralisationsplatte im distalen Tibiabereich

Im distalen Tibiabereich muß eine medial liegende Platte nicht nur gebogen, sondern ebenfalls verwunden werden, damit sie auf der medialen Tibiafläche flach anliegt. Als Hilfsmittel verwenden wir *Biegeschablonen* aus Aluminium, die sich mit dem Finger leicht anpassen lassen. Nach dieser Schablone werden die Platten mit Hilfe von Biegezange bzw. Biegepresse und Schränkeisen gebogen und verwunden.

Bemerkung: Der AO-Stahl erlaubt eine plastische Deformierung ohne wesentliche Einbuße der Festigkeit. Wiederholtes Verbiegen ist möglichst zu vermeiden.

Abb. 39 *Biegen und Verwinden einer Platte für die distale Tibia*

a Farbige Biegeschablonen aus Aluminium mit einem endständigen Loch. Die anderen Löcher sind lediglich eingekerbt

b Nach Reposition einer Tibiaschaftfraktur und Fixation der Zwischenfragmente mittels Zugschrauben wird die Biegeschablone aufgelegt und dem Knochen angepaßt

c Die Biegeschablone dient als Modell für das Biegen sowohl der Rundloch- als auch der Spann-Gleitloch-Platten (DCP)

d Biegezange

e Biegepresse und Schränkeisen

f Vorerst Biegen der Platte mit Hilfe der Biegepresse

g Mit dem Schränkeisen wird die in der Biegepresse fixierte Platte verwunden

Bemerkung: Mit der Biegezange kann man schmale Platten biegen und durch schräges Ansetzen gleichzeitig verwinden

39

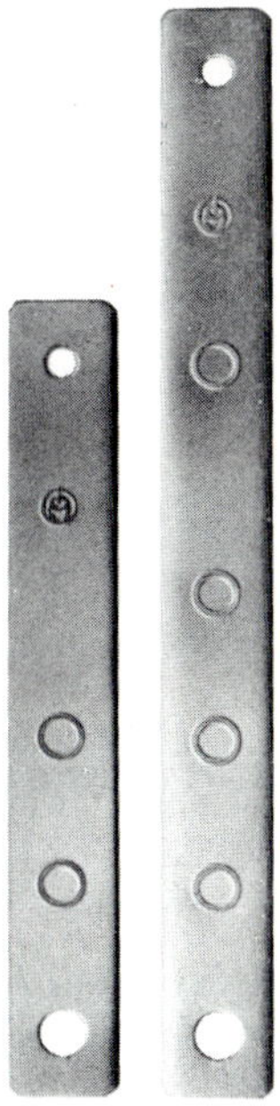

a

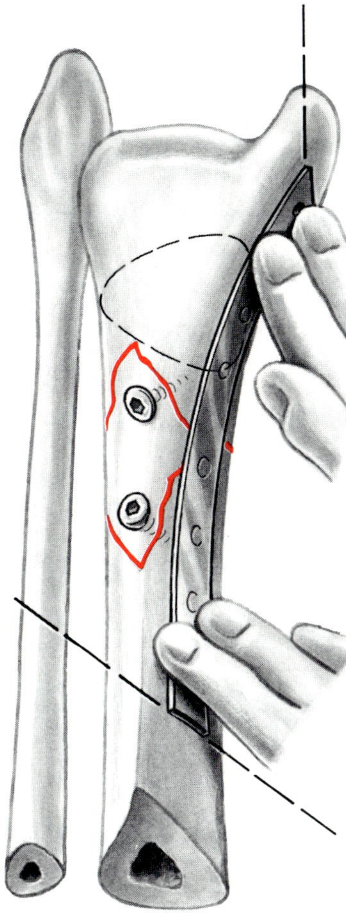

b

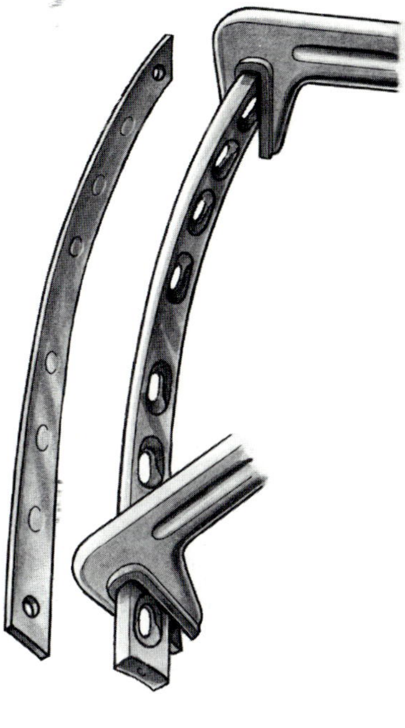

c

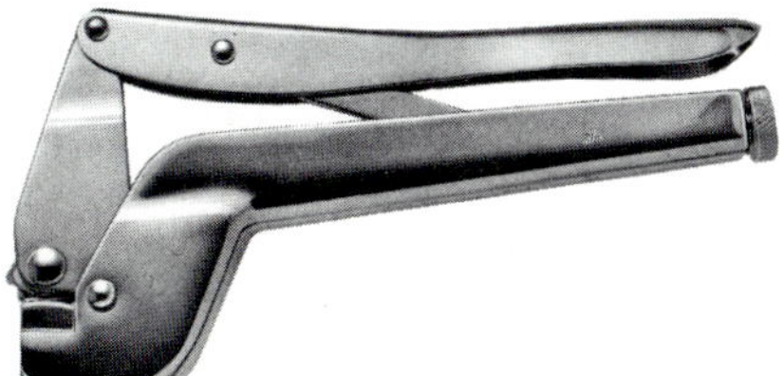

d

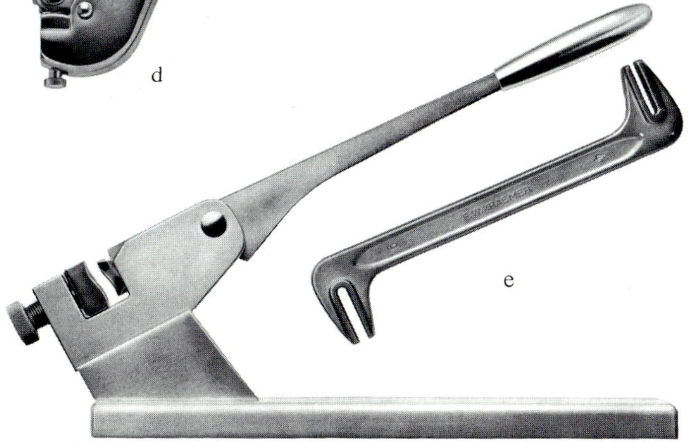

e

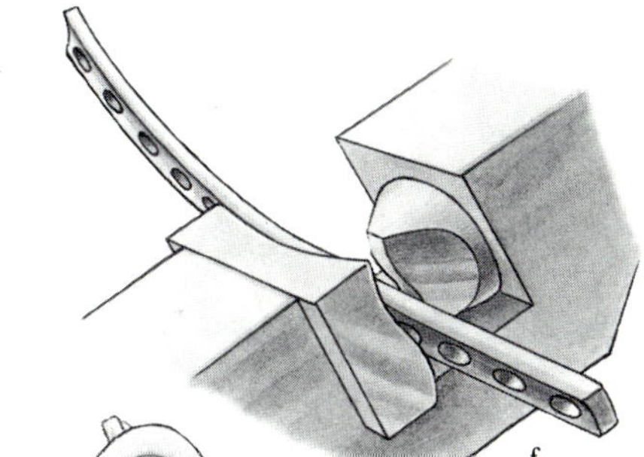

f

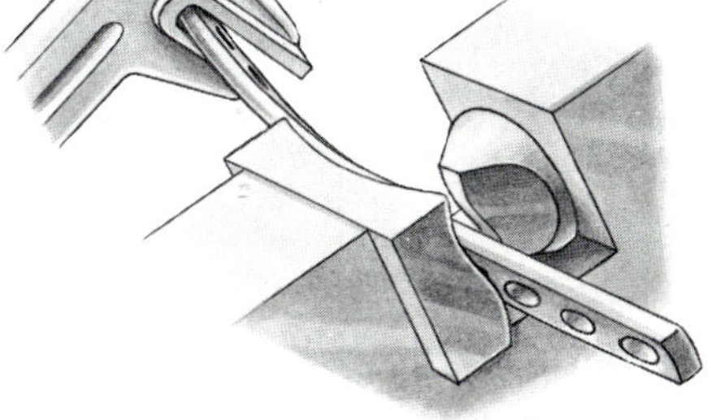

g

Vorspannung durch Formdifferenz von Platte und Knochen und Erzielung einer erhöhten interfragmentären Kompression durch die Art der Osteosynthese

Ihre Prinzipien müssen bekannt sein, denn zu oft kann bei Mißachtung des Plattenbiegungsprinzips eine Distraktion bewirkt werden.

Bemerkung: Bei Verwendung einer doppelt gebogenen Winkelplatte anläßlich einer Umlagerungsosteotomie zum Beispiel (Abb. 316.3) sind weitere Möglichkeiten der Unterdrucksetzung von schrägen Osteotomieflächen oder schrägen Frakturebenen veranschaulicht.

Abb. 40 *Plattenbiegungsprinzip*

a *Vorspannung durch Plattenbiegung an konkaven Knochen:* Steht die Platte in ihrer Mitte 1–2 mm vom Knochen ab, so ist sie kürzer als die von ihre bedeckte Knochenstrecke. Werden die zwei ersten Schrauben an beiden Plattenenden gesetzt und die Platte von peripher nach zentral angeschraubt, so wird die Platte vorgespannt und die Fragmente unter axialen Druck gesetzt. Dabei soll darauf geachtet werden, daß die nächsten Löcher erst dann gebohrt werden, wenn die vorangegangenen Schrauben angezogen worden sind

b *Distraktion durch Plattenbiegung an geradem Knochen:* Wenn die vorgebogene Platte auf Höhe der Fraktur den Knochen berührt, die Plattenenden jedoch aufgebogen sind, dann kommt es im Laufe der Verschraubung zu einer Distraktion der Fragmente auf der Gegenseite

c Beispiel der Vorspannung durch Plattenbiegung an der distalen Tibia

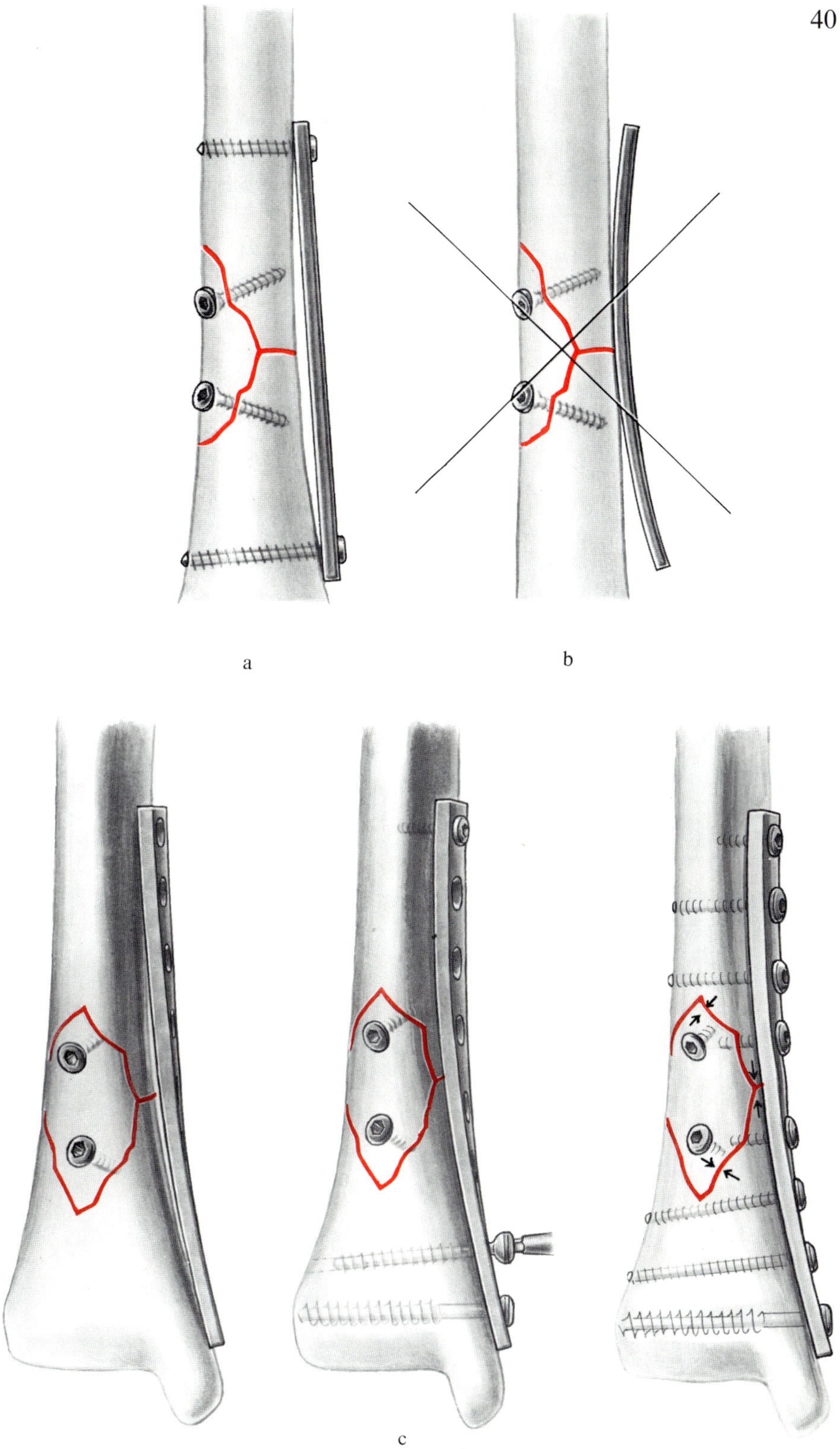

a b

c

2.3.1.2 Rohrplatten

Die Rohrplatten wurden ursprünglich spezifisch für die ventrale und mediale Tibiakante entwickelt. Sie sind selbstspannend, nur 1,0 mm dick und besitzen geringere Steifigkeit. Sie werden deshalb vor allem dort angewendet, wo sie rein auf Zug beansprucht sind. Ihr großer Vorteil ist die infolge ihrer guten Verbindung mit dem Knochen stabilisierende Wirkung auf die Rotation, indem ihre Ränder sich in den Knochen eingraben. Der Nachteil besteht im tiefen Eindringen des gewindelosen Schraubenhalses der Schraube in die Kortikalis, was eine gewisse Spaltungsgefahr in sich birgt. Rohrplatten sind aber wesentlich stabiler als gerade Platten gleicher Dicke, so daß auch für alle Plättchen das Viertelrohrprofil gewählt wurde.

Sofern die Adaptation der Fragmente perfekt ist, erlauben die ovalen Löcher durch peripheres exzentrisches Einsetzen der Schrauben, die Platte unter Spannung und die Fraktur unter axiale Kompression zu bringen. Die Halbrohrplatte wird mit den 4,5-Kortikalisschrauben fixiert, die Drittelrohrplatte mit den 3,5-Schrauben und die Viertelrohrplatte mit den 2,7-Schrauben.

Zwei Rohrplatten, auf den ventralen und medialen Tibiakanten appliziert, können bei einem Knochendefekt eine Spongiosaplastik schützen. Sie wirken dann als Abstützplatten.

Bemerkung: Gleiches Prinzip bei Verwendung der Drittelrohrplatte mit 3,5-Kortikalisschrauben sowie der Viertelrohr-Platte und T-Plättchen mit den 2,7-Kortikalisschrauben.

Abb. 41 *Rohrplatten:* Rohrsegment mit Radius 6 mm, Dicke 1,0 mm

a Halbrohrplatten für 4,5-Kortikalisschrauben

b Drittelrohrplatten für 3,5-Kortikalisschrauben

c Viertelrohrplättchen für 2,7-Kortikalisschrauben

Abb. 42 *Vorspannung einer Halbrohrplatte*

a Bohren des ersten Loches 1 cm von der Frakturstelle entfernt. Schneiden des Gewindes, Anlegen der Platte, lockere Fixation derselben mit einer Kortikalisschraube. Nach einwandfreier Reposition der Fraktur wird die Platte mit einem Haken gegen die Fraktur gezogen, so daß sich die erste Schraube möglichst weit gegen das Plattenende schiebt. Bohren des Loches im anderen Fragment, möglichst exzentrisch von der Fraktur weg durch die gerade Steckbohrbüchse. Ansicht von der Seite und von oben

b Schneiden des Gewindes und Einsetzen der zweiten Schraube, die fest angezogen wird. Danach festes Anziehen der ersten Schraube, so daß die Fragmente durch Verschieben des Schraubenkopfes im Plattenloch um 1–1,5 mm unter hohen Druck gesetzt werden

c Am Schluß werden die übrigen Schrauben zentrisch oder leicht exzentrisch frakturfern eingesetzt

41

a 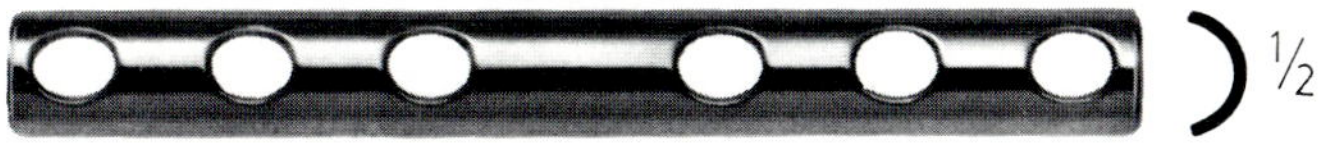

b 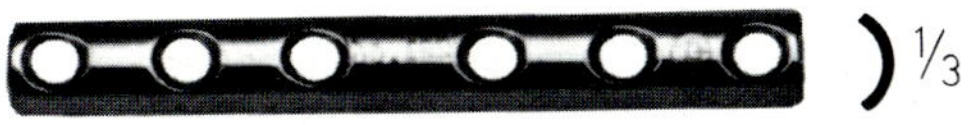

c 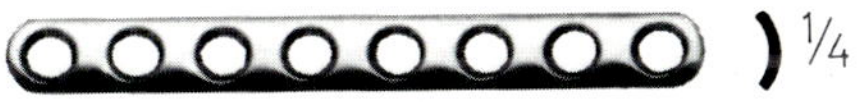

42

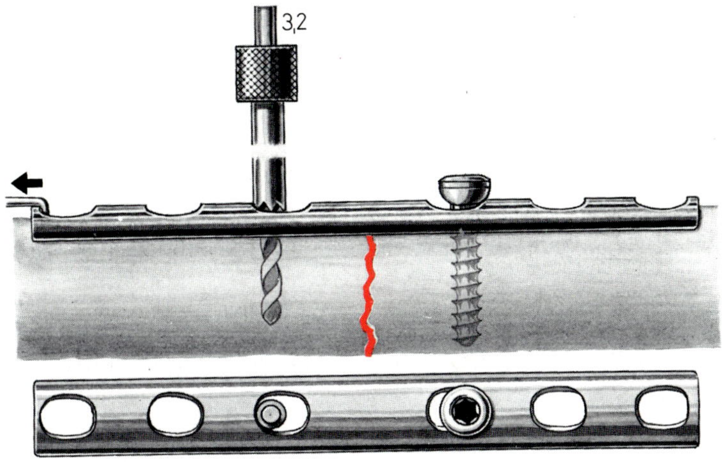

a

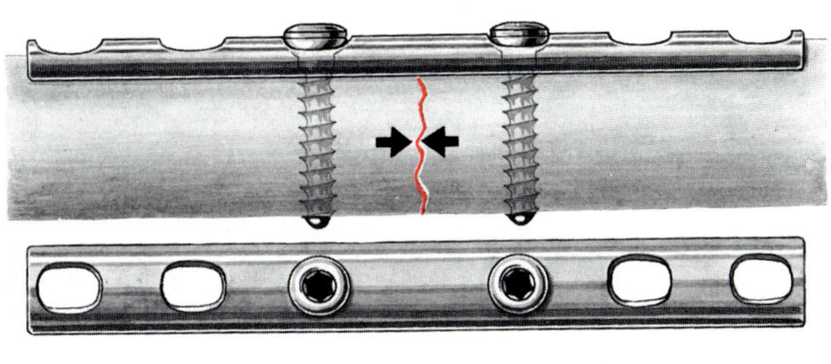

b

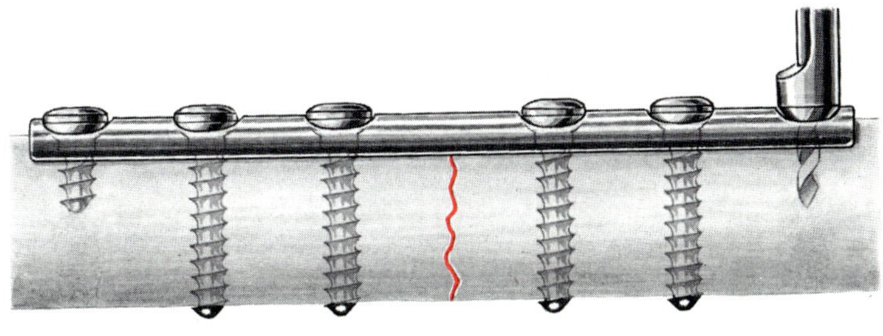

c

Rohrplatten: Indikation

Hauptindikation der *Halbrohrplatten* sind die Radiusfrakturen, die proximalen Frakturen der Ulna, insbesondere die Mehrfragmentenbrüche des Olecranon, und die distalen Schaftfrakturen der Tibia (sog. Schuhrandbruch), wo meist zwei Halbrohrplatten Verwendung finden.

Hauptindikation der *Drittelrohrplatte* ist die Mehrfragmentenfraktur des Malleolus lateralis und die Fibulaquerfraktur. Die Platte erlaubt es, die Länge des Knochens auch bei schwierigen Situationen wiederherzustellen. Bei metakarpalen oder metatarsalen Frakturen kann die *Drittelrohrplatte* ebenfalls von großem Nutzen sein.

Die *Viertelrohrplatten* werden hauptsächlich bei Frakturen der Metacarpalia verwendet. Hier können auch die L-Plättchen mit ovalen Löchern in Frage kommen.

In allen diesen Beispielen wirkt die Rohrplatte als statische Kompressionsplatte. Die distalen Trümmerfrakturen der Tibia bilden eine weitere Indikation für die Halb- und Drittelrohrplatten. Hier wirken diese Platten als Abstützplatten.

Abb. 43 *Beispiele der Verwendung der Rohrplatten*

a Radiusschaftfraktur, 6-Loch-Halbrohrplatte (statische Kompression)

b Splitterfraktur des Olecranon mittels Halbrohrplatte unter Druck gesetzt (Zuggurtung)

c Anwendung von zwei Halbrohrplatten bei einem Schuhrandbruch mit Zertrümmerung der Kortikalis (Abstützung). Nur eine Kortikalis ist gefaßt

d Mehrfragmentenbruch des Malleolus lateralis mit Drittelrohrplatte stabilisiert

e Metatarsale V mit Drittelrohrplatte versorgt

f Viertelrohrplättchen an der Fingerphalanx

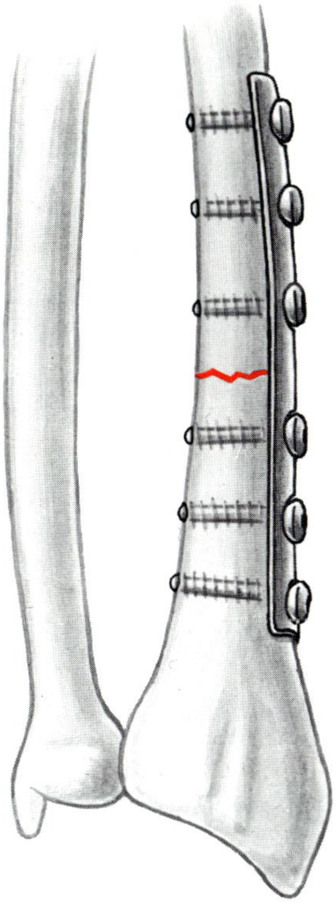

a

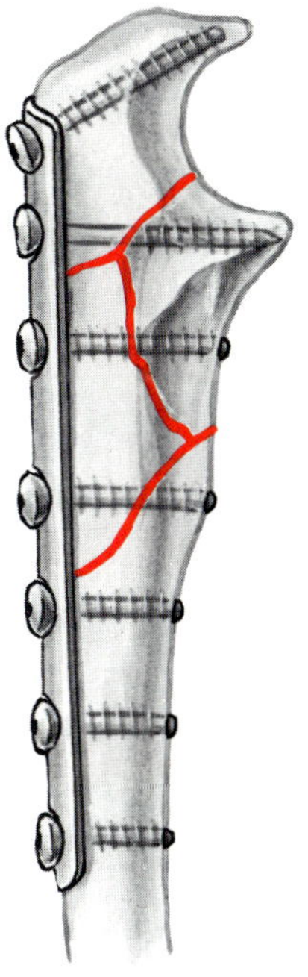

b

c

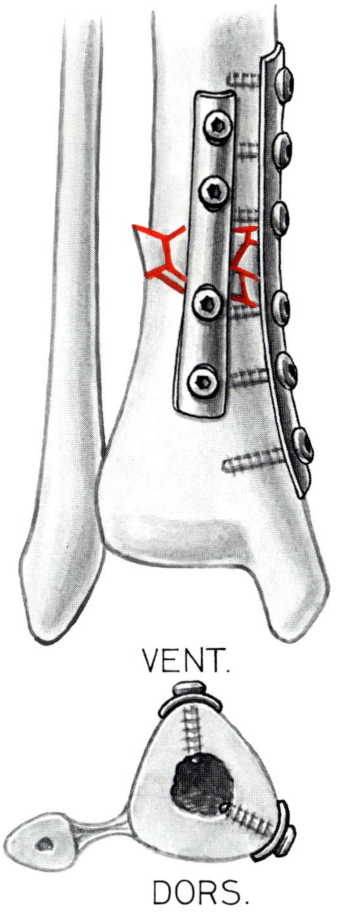

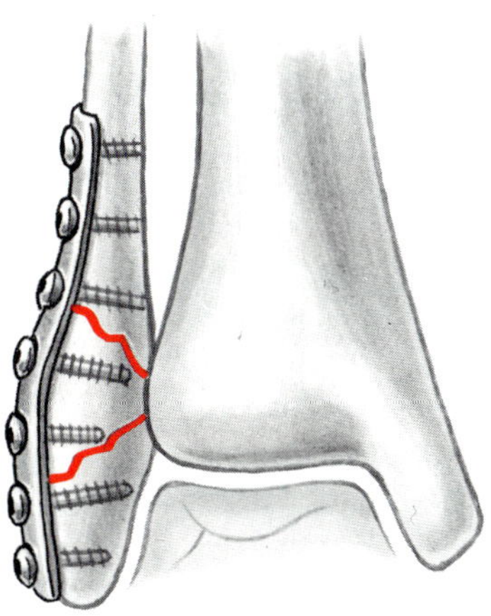

d

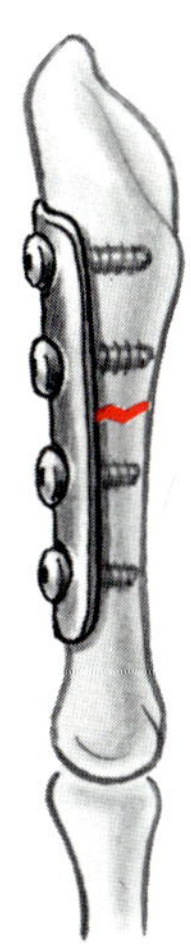

e

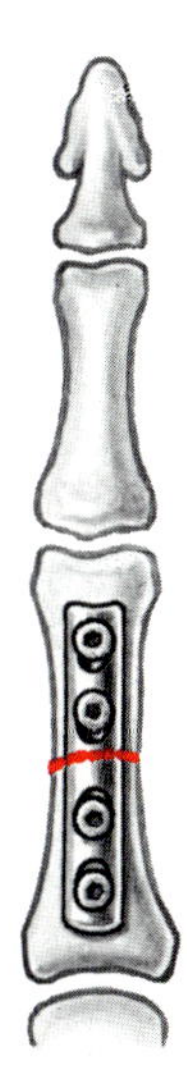

f

2.3.1.3 Spann-Gleitloch-Platten (DCP)

Die Spann-Gleitloch-Platte (DCP) stellt eine Weiterentwicklung der herkömmlichen Rundloch-Platte dar. Auf Grund ihrer speziellen Schraubenlochgeometrie ist die Spann-Gleitloch-Platte (DCP) in ihrer Anwendung vielfältiger. Sie läßt axiale Kompression ohne Spanner verwirklichen und erlaubt, die Schrauben in jeder Richtung schräg einzuführen und sie damit der Fraktur- resp. Osteosynthesesituation besser anzupassen. Die Namengebung „Dynamische Kompressionsplatte" bezieht sich auf ihre Fähigkeit, selber die Verschiebung der Fragmente gegen die Frakturebene und die Kompression daselbst zu erzielen. Im Hinblick auf die auf S. 50 gemachten Überlegungen betreffend dynamischen und statischen Drucks ziehen wir es aber vor, zur Vermeidung von Mißverständnissen die Platte künftig als *Spann-Gleitloch-Platte (DCP)* zu bezeichnen. Sie kann sämtliche wesentlichen Plattenfunktionen übernehmen, so insbesondere diejenige der statischen resp. dynamischen Kompressionsplatte mit oder ohne Spanner, der Neutralisationsplatte und schließlich die der Abstützplatte. Die schmalen wie auch die breite Spann-Gleitloch-Platten (DCP) sind in Abb. 44 dargestellt. Das *sphärische Gleitprinzip* als spezifische Eigenart des Gleitloches der Spann-Gleitloch-Platte (DCP) ist in den Abb. 45, 46 und 49 wiedergegeben.

Abb. 44

a Breite Spann-Gleitloch-Platte (DCP) und Plattenprofil (für Humerus und Femur)

b Schmale Spann-Gleitloch-Platte (DCP) und Plattenprofil (für Vorderarm, Tibia und Becken)

c Kleine Spann-Gleitloch-Platte (DCP) für Schrauben ∅ 3,5 mm und Plattenprofil (für Vorderarm)

d Spann-Gleitloch-Plättchen für Schrauben ∅ 2,7 mm und Plattenprofil (besonders für Kieferchirurgie geeignet)

Abb. 45 *Schraubenloch und sphärisches Gleitprinzip*

a Eine Kugel (Schraubenkopf) gleitet in einem schiefen Zylinder (Schraubenloch). Eine senkrechte Bewegung des Schraubenkopfes nach unten hat eine horizontale Verschiebung des Zylinders zur Folge resp. eine entsprechende Gegenbewegung in dem darunterliegenden Knochen. Eine Seitwärtsbewegung ist nicht möglich. Die angestrebte Lage des Schraubenkopfes ist diejenige an dem Treffpunkt des horizontalen und des schrägen Zylinders: hier hat der Schraubenkopf einen sphärischen Kontakt mit dem Schraubenloch, und daraus resultiert die beste Stabilität ohne Sperreffekt

b Das Schraubenloch wird so hergestellt, daß in der Platte jene Teile ausgefräst werden, welche den beiden Halbzylindern des Schemas a entsprechen

c Zeigt die genaue Form des Plattenloches mit dem schrägen Halbzylinder – für die Selbstspannung – und dem horizontalen Zylinder – zur Vermeidung einer Sperrwirkung. Somit können nur Kompressionskräfte auf den Frakturspalt wirken

d *Schematische Darstellung des Spann-Gleitloches und des zugehörigen sphärischen Schraubenkopfes:* Im Plattenloch ist links die geneigte Spannbahn und rechts die horizontale Gleitebene sichtbar

44

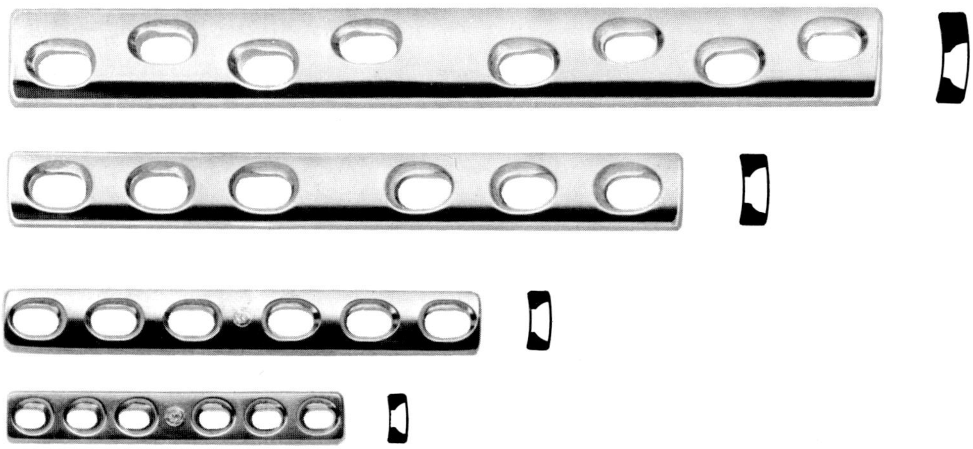

a

b

c

d

45

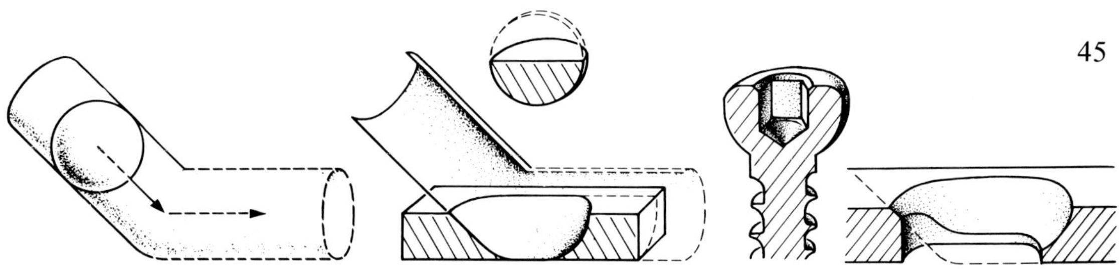

a b c

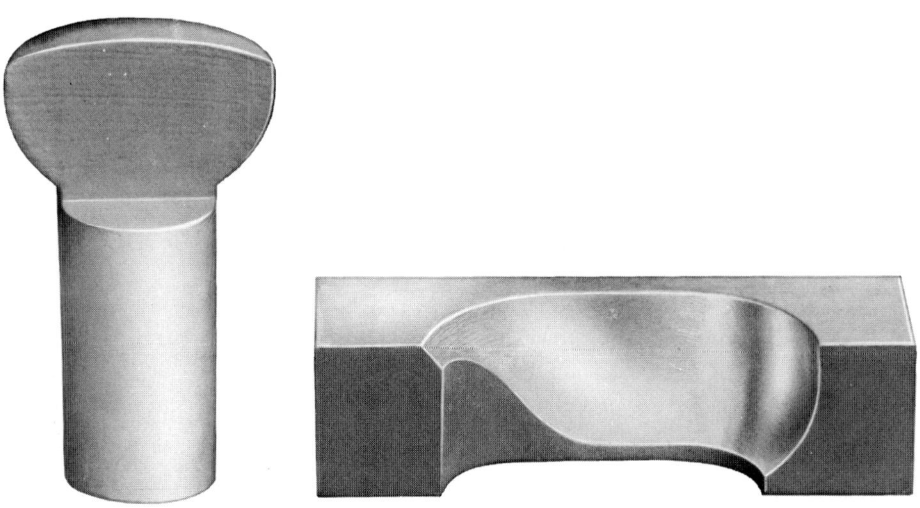

d

Spann-Gleitloch-Platte (DCP): Bohrbüchsen und Bohrlehre

Die Spann-Gleitloch-Platte (DCP) verlangt zwei spezielle Bohrbüchsen. Die *neutrale Bohrbüchse* (Abb. 46a) ist die meistgebrauchte. Sie hat eine zentrale Bohrung und ermöglicht das Setzen der Schraube in neutraler Stellung, d.h. am Schnittpunkt der beiden Halbzylinder, welche das Schraubenloch bilden. (In Wirklichkeit setzt diese Bohrbüchse das Schraubenloch um 0,1 mm auf den Spannweg, so daß auch eine Schraube in Neutralstellung beim vollen Anziehen in Plattenlängsachse leicht vorgespannt ist und die axiale Kompression etwas vermehrt.)

Die *exzentrische Bohrbüchse* (Abb. 46b) bringt die Schraube 1 mm von der neutralen Position entfernt auf den Spannweg in Richtung des schrägen Halbzylinders, weg von der Fraktur. Durch Anziehen der Schraube wird die Platte resp. der Knochen um 1 mm verschoben. Dies ist bei der in der Klinik üblichen Adaptation der Fragmente ausreichend, um schon mit *einer* Schraube in Spannstellung eine axiale Kompression von 60–80 kp zu erhalten. Um die Spannung zu vermehren resp. die Adaptation zu verbessern, können auch weitere Schrauben in Spannstellung eingebracht werden — was allerdings nur selten erforderlich ist.

Auf die früher vorgeschlagene *Abstützbohrbüchse* kann verzichtet werden. Wird die Spann-Gleitloch-Platte (DCP) in Abstützfunktion verwendet, so kann das entsprechende Schraubenloch mit der geraden 3,2 mm-*Steck-Bohrbüchse* gesetzt werden (Abb. 46c). Diese hat einen Außendurchmesser von 4,5 mm und setzt damit die Schraube gegen die Fraktur zu in das Ende des Schraubenloches genau in Sperrstellung (s. S. 78).

Abb. 46 *Bohrbüchsen*

a *Neutrale Bohrbüchse*. Diese Bohrbüchse wird praktisch bei allen Anwendungen der Spann-Gleitloch-Platte (DCP) benutzt, sobald die axiale Kompression durch 1–2 Schrauben in Spannstellung oder durch Anwendung des Spanners verwirklicht ist. Schrauben, die mit Hilfe dieser Bohrbüchse gesetzt werden, treffen den schrägen Gleitzylinder resp. den Spannweg 0,1 mm vom Neutralpunkt entfernt. Dabei findet durch die Verschiebung von 0,1 mm eine mäßige zusätzliche Kompression statt. Die grüne Farbe dieser Bohrbüchse will darauf hinweisen, daß ihr Gebrauch „den Normalfall" darstellt

b *Exzentrische Bohrbüchse*. Eine Schraube, die mit dieser Bohrbüchse gesetzt wird, trifft den schrägen Gleitzylinder, d.h. den Spannweg, 1 mm von der Endposition entfernt. Wenn vorher gute Adaptation vorhanden war, kann mit einer einzigen Spannschraube ein Druck von etwa 60–80 kp erzielt werden. Die gelbe Farbe der exzentrischen Bohrbüchse soll anzeigen, daß sie mit Bedacht zu gebrauchen ist

c Die *Steck-Bohrbüchse* 58 mm lang (∅ 4,5/3,2 mm) wird an Stelle der früher verwendeten Abstützbohrbüchse benützt. Bringt man sie an das Ende des horizontalen Halbzylinders gegen die Fraktur zu im Anschlag, so kommt die Schraube automatisch in *Abstützstellung*. Wird die Spann-Gleitloch-Platte (DCP) als Abstützplatte verwendet, so empfiehlt es sich, alle Schrauben in Abstützstellung einzubringen, wobei selbstverständlich die Schrauben, die eine Frakturlinie queren, als Zugschrauben einzubringen sind (s. auch S. 38)

Abb. 47 *Bohrlehren für schmale und breite Spann-Gleitloch-Platten (DCP)*. Die Bohrlehre ermöglicht das Bohren der beiden ersten Schraubenkanäle für die Spann-Gleitloch-Platte (DCP), wobei die Schrauben automatisch in Spannstellung gesetzt sind, sofern die Fraktur wirklich reponiert ist. Der Spannweg beträgt analog der exzentrischen Bohrbüchse 1 mm. Der Vorteil der Bohrlehre liegt darin, daß die Sicht auf die Fraktur erhalten bleibt, so daß sich die Reposition leichter kontrollieren läßt. Die weiter auseinanderliegende Schraubenstellung erlaubt, das frakturnahe Plattenloch für das Setzen einer schrägen Zugschraube zu benützen (s. Abb. 48)

46

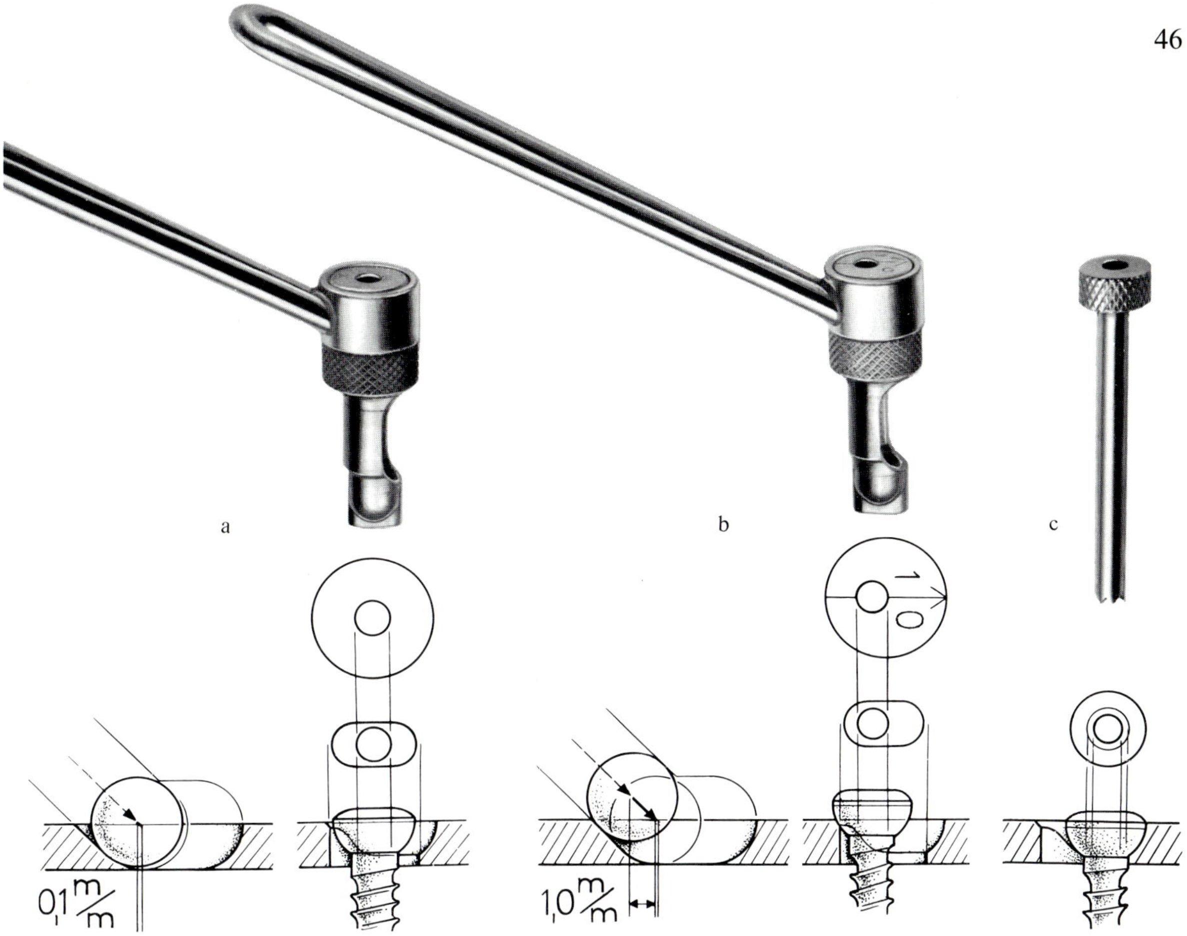

47

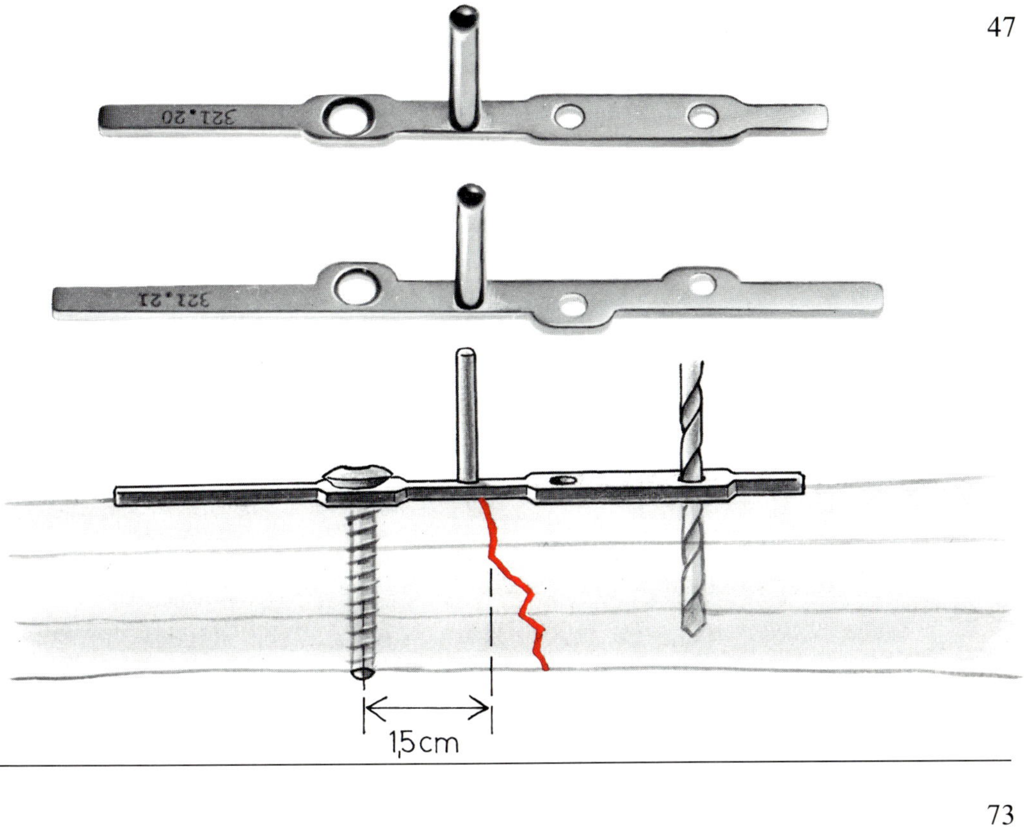

Axiale Vorspannung mit Hilfe der Spann-Gleitloch-Platte (DCP)

Grundsätzlich ist die Kompressionsosteosynthese querer Frakturen mit Platten nur an der oberen Extremität zulässig, d.h. an Humerus, Radius und Ulna. Auch im Bereich dieser Knochen ist es immer wünschenswert, daß eine in der Platte ankernde Zugschraube schräg durch die Frakturlinie hindurchgeht. Dies wird zur unbedingten Notwendigkeit im Bereich von Tibia und Femur, sofern eine Plattenosteosynthese gewählt wird. Im Schema der Abb. 48 ist deshalb als Schraube in Spannstellung nicht die frakturnächste, sondern die zweitnächste Schraube gewählt, damit die frakturnahe Schraube allenfalls schräg als Zugschraube durch den Frakturspalt hindurch gesetzt werden kann. Die Bohrlehren der Abb. 47 sind deshalb mit zwei Löchern für die Spannschraube versehen einem frakturnahen und einem frakturfernen, so daß je nach Fraktursituation die Möglichkeit der Zugschraube durch die Fraktur hindurch gewährleistet ist.

Bemerkung: Das Anbringen der interfragmentären Zugschraube nach Abb. 48 ist nicht immer leicht. Gemäß Prinzip Abb. 19a oder b kann das Gleitloch zur interfragmentären Kompression vor der Reposition gebohrt werden. Dann wird die Platte angelegt und die Steckbohrbüchse durch das entsprechende Plattenloch eingesetzt. Wie in Abb. 48b und c wird mit zwei Stellschrauben die Platte gespannt. Danach Bohren des Gewindeloches, Schneiden des Gewindes und Einsetzen der Kortikaliszugschraube.

Abb. 48 *Technik der Vorspannung mit Spann-Gleitloch-Platte (DCP)*

a Bohren des ersten 3,2 mm-Loches etwa 1,5 cm von der hauptsächlichen Frakturfläche entfernt. Schneiden des Gewindes. Anlegen der zurechtgebogenen Platte

b Lockeres Anschrauben der ersten Schraube im frakturnahen Loch und Verwendung der exzentrischen Bohrbüchse im zweiten Plattenloch der Gegenseite. Nur in Ausnahmefällen wird man an der oberen Extremität eine reine Kompressionsplatte ohne interfragmentäre, durch die Platte gehende Zugschraube verwenden

c Festes Eindrehen beider Schrauben adaptiert und komprimiert die beiden Frakturflächen. (Handelt es sich um wirklich reine Querfrakturen, so empfiehlt sich ein leichtes Überbiegen — s.S. 57 — in Plattenmitte über dem Frakturspalt, so daß nicht nur die plattennahe, sondern auch die plattenferne Kortikalis unter Druck gerät)

d Einsetzen einer schrägen Zugschraube zwischen den Hauptfragmenten: Bohren vorerst mit dem 3,2 mm-Bohrer und Bohrbüchse, dann Erweitern des Loches in der ersten Kortikalis mit dem 4,5 mm-Bohrer. Nach Stabilisierung und Kompression des Frakturspaltes werden die restlichen Schrauben in Neutralstellung eingebracht

e Sämtliche Schrauben sind gesetzt. Bei dicker Kortikalis (Tibia oder Femur) wählt man die Endschraube der Diaphyse im allgemeinen kurz, um einen möglichst allmählichen Übergang von der steifen verplatteten zur normalen Diaphyse zu gewährleisten. An den Vorderarmknochen und am Humerus werden sämtliche Schrauben lang gewählt. Dies kann um so eher geschehen, als das Spann-Gleitloch eine gewisse Elastizität des Überganges zwischen plattentragender Diaphyse und normalem Knochen gewährleistet

48

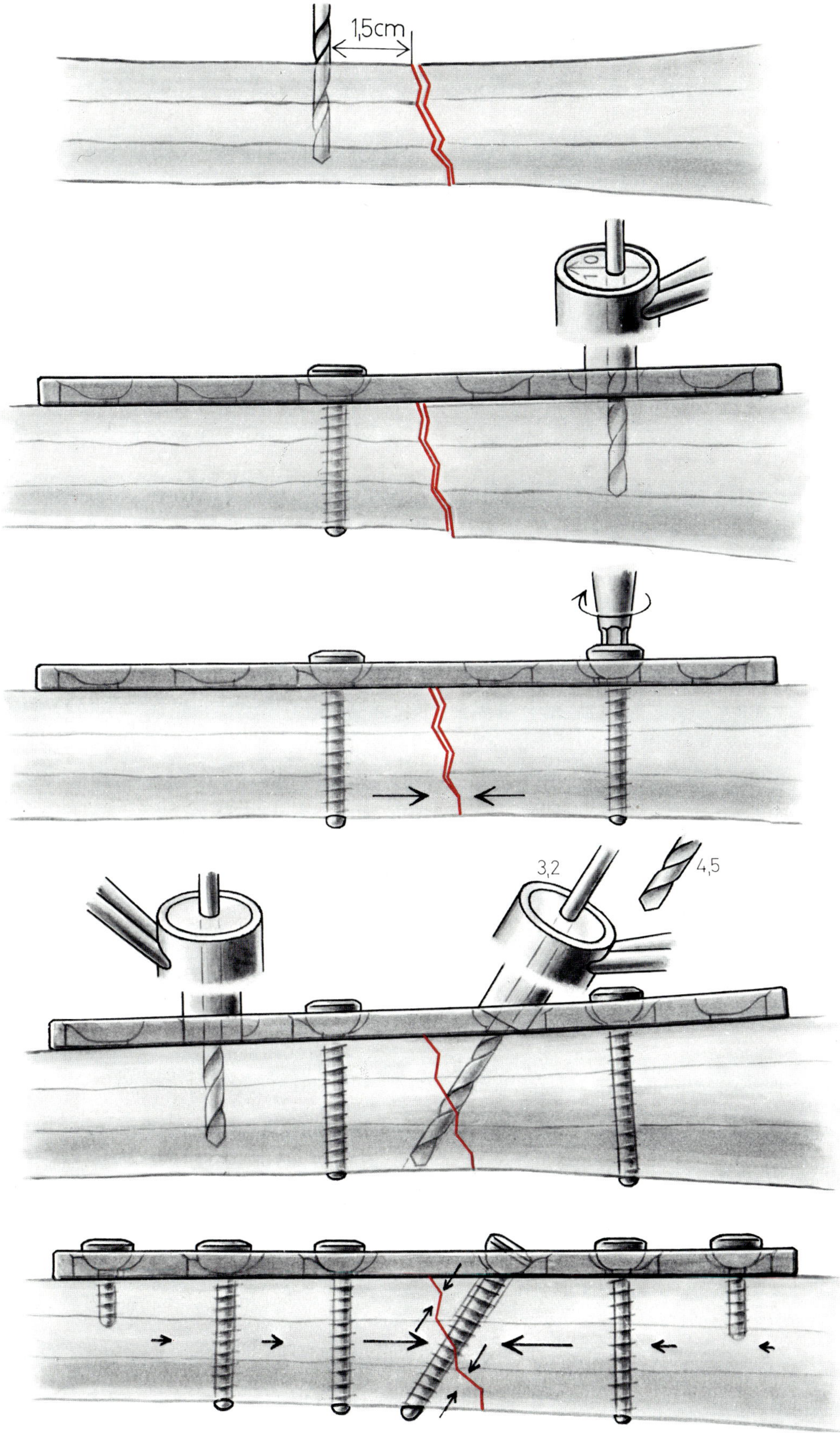

a

b

c

d

e

Spann-Gleitloch-Platte (DCP): Schraubenlage

Die Form von Schraubenkopf und Schraubenloch ermöglichen es, die Schrauben in axialer wie auch in querer Richtung schräg zu setzen und sie so möglichst der Fraktursituation anzupassen. Es sei nochmals betont, daß wenn immer möglich die hauptsächliche Frakturlinie durch eine in der Platte verankerte Zugschraube stabilisiert werden sollte. Dies gilt in gleicher Weise, ob die Spann-Gleitloch-Platte (DCP) eine verschraubte Fraktur neutralisierend überbrückt oder noch viel mehr, wenn sie als Kompressionsplatte alleinige Garantie der Stabilität ist. Dieses Prinzip ist bei schrägen Frakturen leicht zu verwirklichen (s. Abb. 49d), und es empfiehlt sich unter Umständen auch bei Querfrakturen (s. Abb. 51).

Spann-Gleitloch-Platte (DCP) in Verbindung mit Plattenspanner

Sofern der Zugang keine Probleme stellt und die Adaptation der Fragmente einen größeren Spannweg erfordert, empfiehlt sich die Verwendung der Spann-Gleitloch-Platte (DCP) in Kombination mit dem Spanner. Dies gilt vor allem für Plattenosteosynthesen am Femur (diese sind im übrigen immer mit einer Spongiosaanlagerung an den Frakturspalt der Plattengegenseite zu kombinieren).

Für den an die Rundlochplatten gewöhnten Chirurgen ist es möglich, seine „Routine" beizubehalten, indem er die Spann-Gleitloch-Platte (DCP) zusammen mit dem Spanner verwendet und lediglich die neutrale Bohrbüchse benützt. Er hat dann den Vorteil, daß er die anfänglich gegebene Vorspannung nicht durch leicht exzentrische Schraubenlage aufhebt oder gar in Distraktion verwandelt.

Abb. 49 *Schraubenlage bei Spann-Gleitloch-Platte (DCP).* Die kugelförmige Geometrie von Schraubenloch und Schraubenschulter ermöglichen eine Neigung der Schraube in sämtlichen Richtungen des Raumes. Dadurch läßt sich die durch die Platte gehende Schraube der Fraktursituation wesentlich besser anpassen. Insbesondere kann die so wichtige Zugschraubenfunktion so häufig wie möglich verwirklicht werden

a Die Bohrbüchsen können in seitlicher Richtung geneigt werden

b Schräg eingebrachte Zugschraube, welche die Trümmerzone einer Fraktur vermeidet und eine Kompressionswirkung ausübt

c Die Neigung der Bohrbüchse ist auch in Längsrichtung der Platte möglich

d Zugschraube durch Spann-Gleitloch-Platte (DCP) hindurch

Abb. 50 *Schema der besten biomechanischen Konstellation einer Plattenosteosynthese. (Vorderarm, Tibia, Femur).* Die axiale Kompression wird entweder durch selbstspannende Schrauben oder Spannapparat erzielt. Die interfragmentäre Kompression erfolgt durch die schräge Zugschraube

Abb. 51 *Vorgehen bei der Verwendung von Spann-Gleitloch-Platten (DCP) zusammen mit dem Plattenspanner.* Anbringen eines 3,2 mm-Bohrloches ca. 1 cm von der Fraktur entfernt. Das Loch wird in das Fragment plaziert, dessen Gegenseite länger ist, damit beim Anziehen des Spanners das andere Fragment unter die Platte gezogen wird und nicht „ausschert". Schneiden des Gewindes und lockeres Anfixieren der Platte mit einer 4,5 mm-Kortikalisschraube. Anbringen des Spanners und Ausführen des Spannvorganges unter ständiger Kontrolle resp. Verbesserung der Reposition. Einbringen der restlichen Plattenschrauben in Neutralstellung mit der entsprechenden neutralen Bohrbüchse. Alle Schrauben, welche eine Frakturlinie kreuzen, sind als Zugschrauben anzubringen. Um dies zu ermöglichen, werden vorerst beide Kortikales mit der neutralen Bohrbüchse auf 3,2 mm aufgebohrt und hernach das unter der Platte liegende Bohrloch auf 4,5 mm mit dem entsprechenden Bohrer aufgeweitet

49

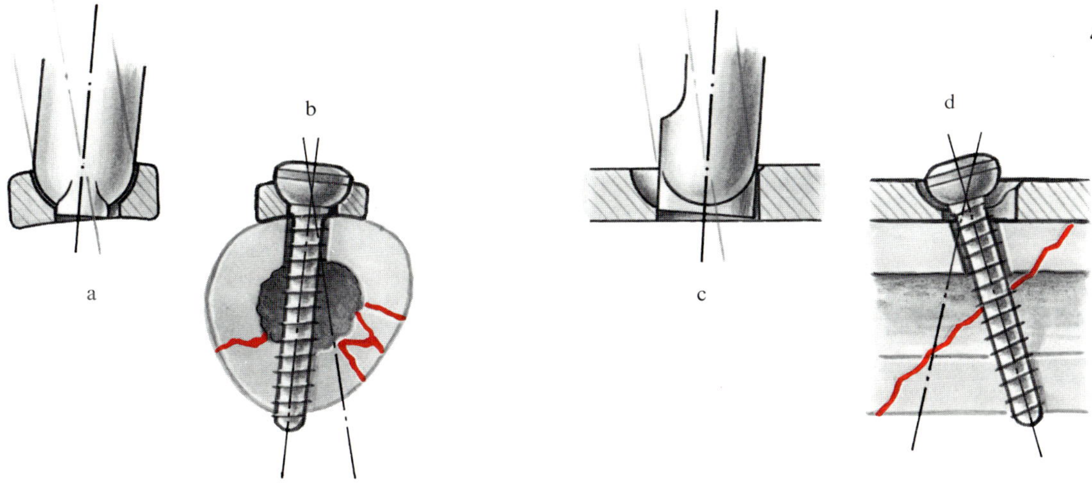

50

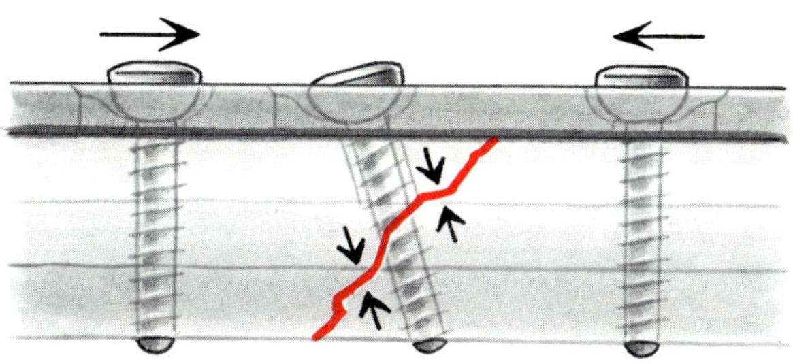

51

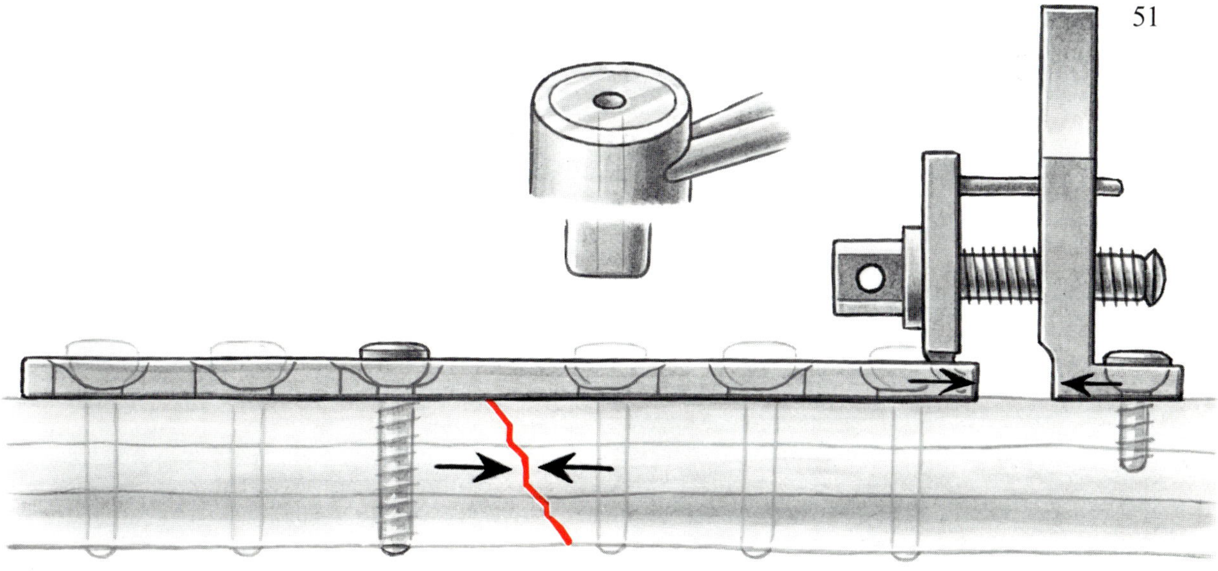

Spann-Gleitloch-Platte (DCP) in Abstützfunktion

Plaziert man die Schrauben im Spann-Gleitloch zur Fraktur hin, so stützt sie den Knochen ab. Die 3,2 mm-Steck-Bohrbüchse mit ihrem Außendurchmesser von 4,5 mm plaziert das Schraubenloch genau in Abstützstellung, wenn sie im Spann-Gleitloch frakturwärts in Anschlag gebracht wird.

Im allgemeinen wird in dem metaphysären Knochenbereich die Abstützfunktion durch die verschiedenen Spezialplatten am besten verwirklicht (T-Platten, L-Platten, Kondylenplatten). In vielen Situationen ist aber die durch die Spann-Gleitloch-Platte (DCP) gewährleistete Abstützfunktion durchaus ausreichend, und sie erleichtert es, eine in die Diaphyse reichende Fraktur durch schräges Einführen der Schrauben sicher zu fixieren.

Abb. 52 *Spann-Gleitloch-Platte (DCP) als Abstützplatte*. Nach Konturierung der Platte entsprechend der anatomischen Knochenform erfolgt das Setzen der Schraubenlöcher mit der 3,2-Steck-Bohrbüchse. Sie wird am frakturnahen Ende des Spann-Geleitloches in Anschlag gebracht und das 3,2 mm-Loch gebohrt. Überquert die Schraube eine Frakturlinie, so wird das plattennahe Loch sekundär auf 4,5 mm aufgeweitet, um das Zugschraubenprinzip zu verwirklichen. Alle Plattenschrauben werden in Abstützstellung eingebracht

Beispiele: a) am Tibiakopf, b) an distaler Tibia

52

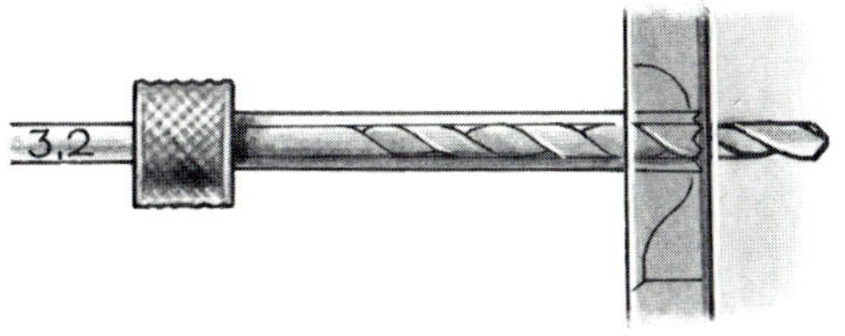

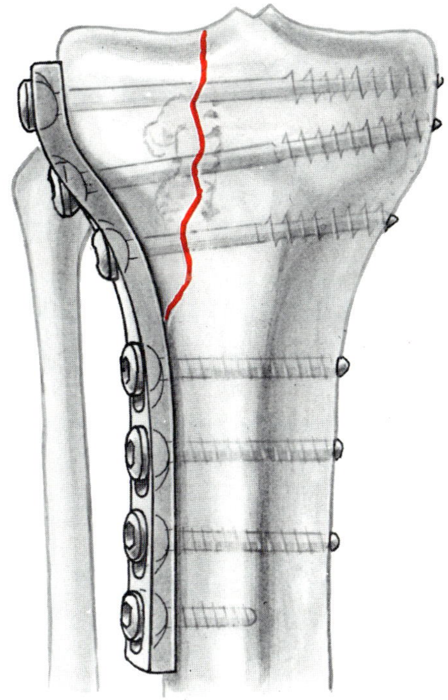

a

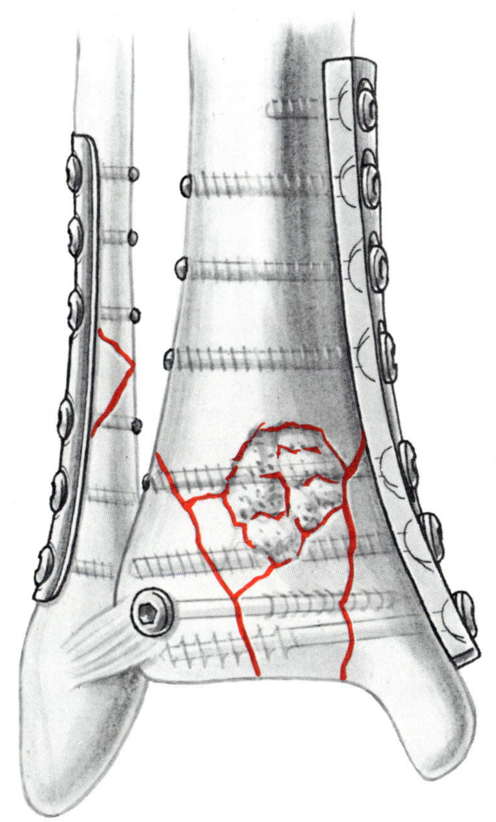

b

2.3.2 Spezielle Platten

Die speziellen Platten, auch Gelenkkopfplatten genannt, sind für den epi- und metaphysären Bereich entwickelt worden und besitzen ein verbreitertes T-förmiges Ende. Meist werden sie als Abstützplatten verwendet, um eine dünne Kortikalis oder einen Spongiosadefekt vor dem Zusammensintern zu schützen. Ist z.B. bei einer Meißel- bzw. Abscherungsfraktur eine interfragmentäre Kompression angezeigt, so wird diese mittels Spongiosaschrauben mit langem Gewinde erzeugt.

Die *T-Platten* sind für die laterale Tibiakopfseite doppelt abgewinkelt worden, damit sie sich der Anatomie besser anpassen lassen. Medial genügen meist die einfachen T-Platten. Das längliche Loch erlaubt die vorläufige Fixation der Platte und ihre nachträgliche Verschiebung. Nach der Plattenverschraubung kann dann durch dieses Loch zur Überbrückung der Fraktur bzw. der Osteotomie eine Kortikalis-Zugschraube stark schräg eingedreht werden. Die *L-Platten* erleichtern die Adaptation der Platte in der Nähe des lateralen Tibiakopfes.

Abb. 53 *Abstützplatten für Tibiakopf*

a 4-Loch-T-Platte

b T-Abstützplatte

c/d L-Abstützplatten

e Profil der Tibiakopf-Abstützplatte mit Darstellung der doppelten Abwinkelung

Abb. 54 *Anwendungsbeispiele*

a Abstützung einer lateralen Tibiakopf-Impressionsfraktur mit der L-Platte und Spongiosaplastik. Ansicht von vorne und von der Seite

b Abstützung einer medialen Tibiakopffraktur mit der T-Platte

53

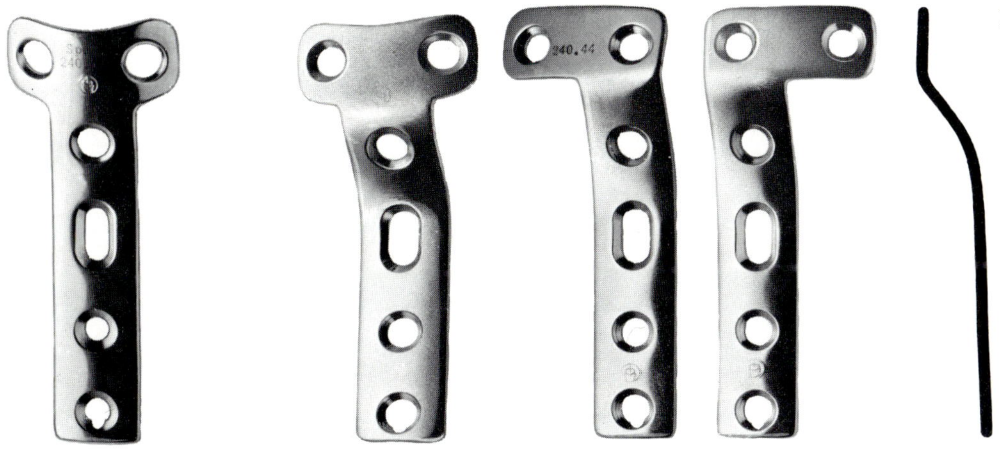

a b c/d e

54

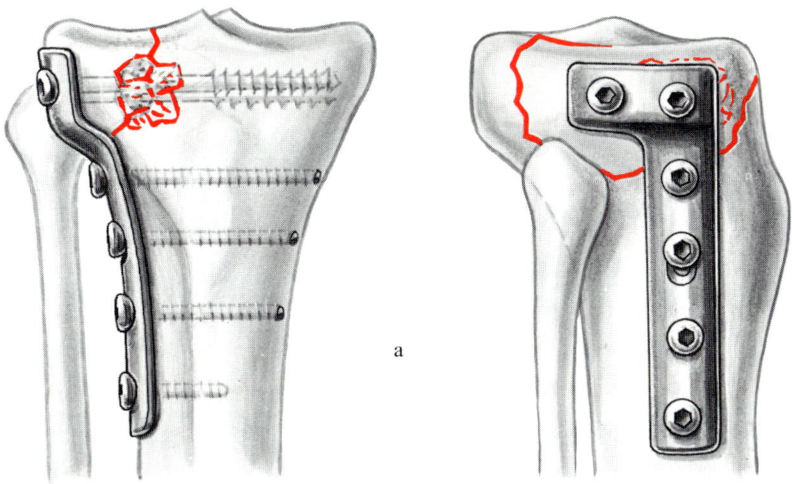

a

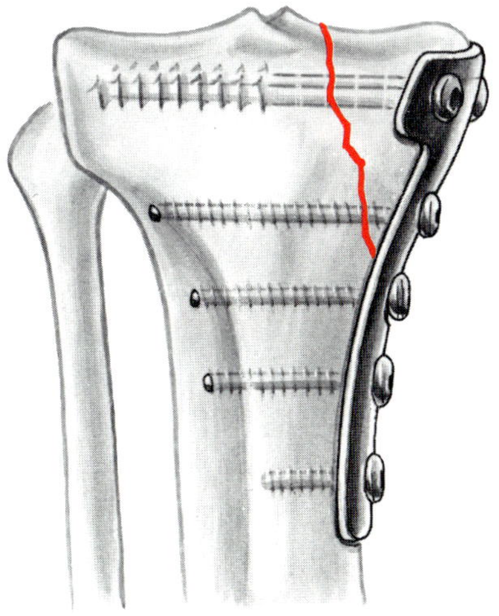

b

Abstützplatten am distalen Tibiaende

An der distalen Tibia haben sich drei Typen von Abstützplatten bewährt: die *Löffelplatte,* die *T-Platte* und die *Kleeblatt-Platte.* Hauptindikation der Löffelplatte sind die Gelenkfrakturen mit einem großen dorsalen Fragment und einer ventralen Trümmerzone. Die kleinen Fragmente werden zwischen Löffelplatte und dorsalem Fragment eingeklemmt.

Die *Kleeblatt-Platte* gilt als Universalplatte für alle anderen Arten von distalen Tibiafrakturen. Sie vermindert bzw. schließt die Gefahr der nachträglichen Varusfehlstellung weitgehend aus. Die Gefahr der Kleeblatt-Platte ist die Wunddehiszenz. Deshalb sollte ein Hautschnitt gewählt werden, der später nicht über die Platte zu liegen kommt.

Abb. 55

a Löffelplatte

b Ansicht von vorne bzw. ventral bei einer distalen Tibiafraktur

c Ansicht von der Seite. Die kleineren ventralen Fragmente sind zwischen Platte und großem dorsalem Fragment eingeklemmt. Das Plattenende reicht fast bis zum Gelenkrand, und die Spongiosaschrauben liegen ungefähr parallel zum Gelenk

Abb. 56

a Kleeblatt-Platte

b Mediale Lage der Kleeblatt-Platte, in deren Kopf 3,5-Kortikalis- und 4,0-Spongiosaschrauben eingesetzt werden können.
Das Kopfende der Kleeblatt-Platte kann vom Operateur mit der Drahtschneidezange mühelos abgeklemmt werden

55

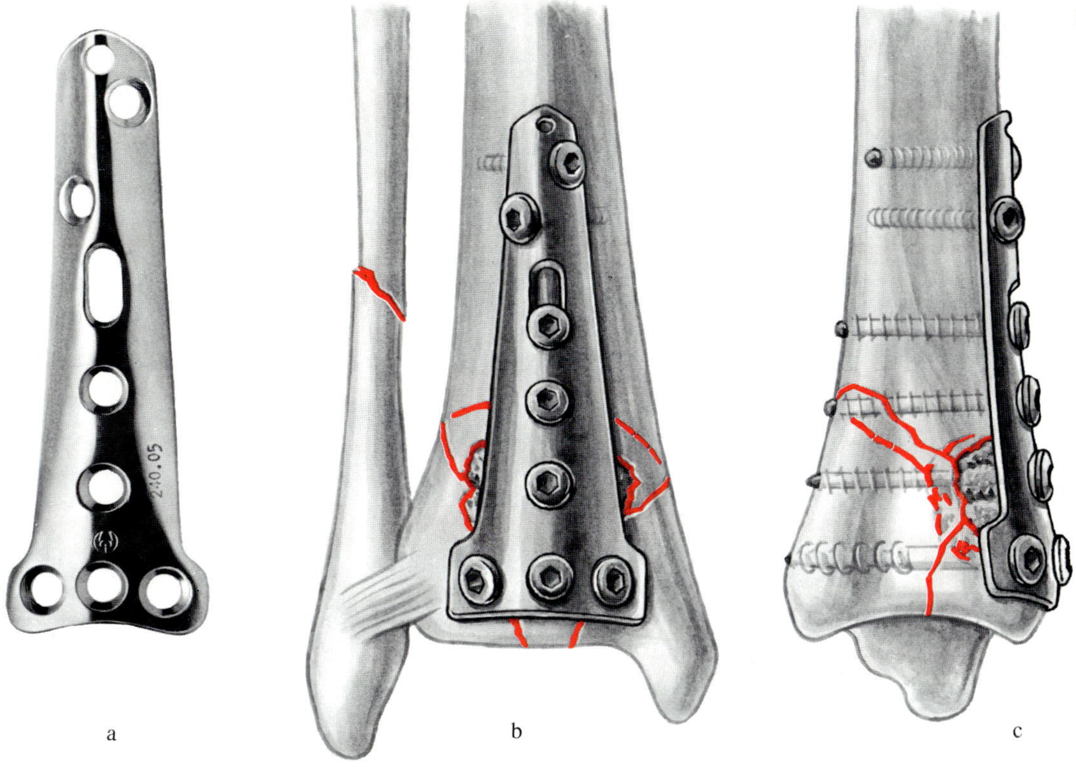

a b c

56

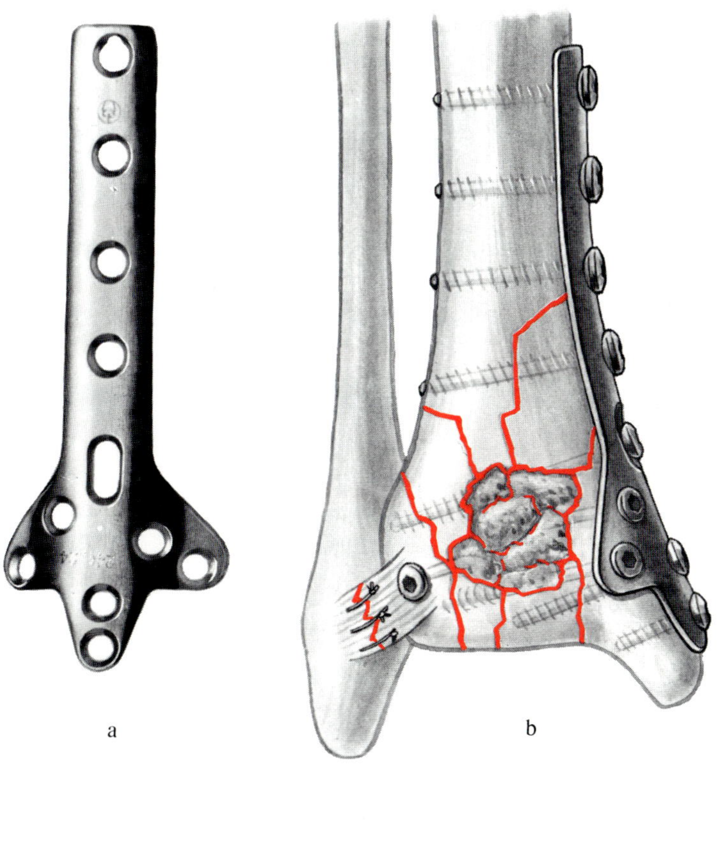

a b

Die T-Platte für das proximale Humerusende findet hauptsächlich bei irreponiblen Luxationsfrakturen des Humeruskopfes, stark dislozierten, nicht reponierbaren Humeruskopffrakturen, subkapitalen Humeruspseudarthrosen und Osteotomien Anwendung. Während früher das T-Stück den Sulcus intertubercularis überbrückte, sind wir dazu übergegangen, beide Schrauben lateral vom Sulcus einzusetzen. (Technik s. Abb. 156.)

Die kleinen T-Platten mit 3 und 4 Löchern für 3,5-Kortikalis- und 4,0-Spongiosaschrauben sind für das volare distale Radiusende z.B. bei Frakturen n. Smith-Goyrand gedacht (s. Abb. 156).

T- und L-Plättchen sind für Mittelfuß und Mittelhand entwickelt worden. Gerade nach Osteotomien zur Stellungskorrektur am Hallux, an den Metatarsalknochen bzw. Metacarpalia ist es möglich, auch schwierige Osteosyntheseprobleme damit zu lösen (s.S. 201).

Die Kreuzplatte, auch Kobraplatte genannt, ist praktisch nur bei Hüftarthrodesen zu verwenden (s. Abb. 339). Nach Einsetzen einer solchen Platte können die Patienten meist gipsfrei belasten.

2.3.3 Winkelplatten

Die im Jahre 1959 entwickelten Winkelplatten der AO mit U-Profil der Klinge und festem Winkel zwischen Klinge und Schaft werden als *Zuggurtungs- oder Neutralisationsplatte bzw. Schienung* im proximalen und distalen Femurbereich verwendet. Sie ermöglichen uns, sowohl die einfachen als auch die schwierigsten gelenknahen Femurfrakturen und alle Formen der intertrochanteren und suprakondylären Osteotomien *stabil* zu fixieren.

Gegenüber der zusammengesetzten Platte erhöht der starre Winkel zwischen Klinge und Schaft die Festigkeit der Platte und vermindert ihre Korrosionsanfälligkeit. Der feste Winkel erschwert aber dem Ungeübten ihre Anwendung, weil die Klinge in der Mitte des Schenkelhalses (*Schenkelhalsachse*) und im berechneten Neigungswinkel zum Oberschenkelschaft liegen muß. Außerdem muß der Schaft der Winkelplatte am Ende des Eingriffes mit dem Oberschenkelschaft übereinstimmen. Dies zwingt den Operateur zu einer präzisen präoperativen Planung und Anfertigung einer sog. Werkzeichnung, nach der der Eingriff genau durchgeführt werden muß.

Planung

Bei jeder gelenknahen Femurfraktur wird ein Röntgenbild der gesunden Seite, und zwar vom gesunden Hüftgelenk in Innenrotation des Beines (Korrektur der Antetorsion) oder des distalen Femur, genau a.-p. und seitlich, verlangt. Auf der Umrißzeichnung des gesunden proximalen bzw. distalen Femurs werden die Frakturlinien und mit Hilfe einer Schablone (Vergrößerungsfaktor 1,15:1,0), je nach Konstellation der Fraktur, die gewählte Platte eingezeichnet (s.S. 60 und S. 98). Zusätzlich wird auf der Operationsskizze die Lage der richtungsgebenden Kirschnerdrähte (Abb. 62) markiert.

Auch vor Durchführung einer gelenknahen Femurosteotomie ist die Vorbereitung des Eingriffes mittels „Werkzeichnung" unerläßlich, denn nur so kann der Operateur den postoperativ erwünschten Zustand kontrollieren und sein räumliches Vorstellungsvermögen sowie das Operationsresultat überprüfen.

Das von der AO entwickelte Instrumentarium ermöglicht uns nach einiger Übung eine exakte Ausführung des Eingriffes nach dieser Werkzeichnung. Durchleuchtungen oder Röntgenbilder während des Eingriffes dienen wohl zur Kontrolle, sind aber für den Erfahrenen, der die Handhabung des Winkelplatteninstrumentariums und die gewebeschonende Darstellung des proximalen und distalen Femurs wirklich beherrscht, selten notwendig.

Anwendungsbereich der AO-Winkelplatten: proximales und distales Femurdrittel.

Im folgenden soll nur die Handhabung der Winkelplatten bei Femurfrakturen dargestellt werden. Die Technik der Osteotomien wird im dritten Teil (Wiederherstellungschirurgie am Knochen) besprochen.

AO-Winkelplatten für proximale und distale Femurfrakturen

Zur operativen Behandlung der proximalen und distalen Femurfrakturen wurden sog. Kondylenplatten und 130°-Winkelplatten mit U-Profil der Klinge entwickelt.

Anfänglich schienen die *Kondylenplatten* nur bei distalen Femurfrakturen indiziert zu sein. Mit laufender Erfahrung zeigte es sich, daß die gleichen Kondylenplatten bei den meisten pertrochanteren Schenkelhalsfrakturen, auch bei Mehrfragmentenbrüchen, wesentliche Vorteile gegenüber der 130°-Winkelplatte aufweisen. Die Intaktheit des Adambogens (= Schenkelhalssporn oder Calcar femoris) bzw. die Wiederherstellung des Kontaktes auf Höhe der medialen Kortikalis am Femur gilt aber als Bedingung für die Wahl der Kondylenplatte bei pertrochanteren Frakturen. (Frage der Einlagerung von kortiko-spongiösen Spänen medial s.S. 138.)

Die Kondylenplatte besitzt zwischen Klinge und Schaft einen festen Winkel von 95°. Am häufigsten verwendet man die 5-Loch-Platte. Für weit in den Oberschenkelschaft reichende Frakturen stehen längere Platten mit 7, 9 und 12 Löchern zur Verfügung. Die Klingenlängen variieren von 50–80 mm. Das Kondylenzielgerät mit negativem Profil ist auf Abb. 59g ersichtlich, die 50°-Dreieckzielplatte (Abb. 59h) und das Zielgerät mit Aufsatz auf Abb. 59i.

Für Schenkelhalsfrakturen verwendet man 130°-Winkelplatten mit 1 oder 4 Löchern, je nach Stabilität der Reposition (Abb. 58), für pertrochantere Frakturen die 4- und 6-Loch-Platte. Die Indikation für eine 9-Loch-Platte ist nur bei distalen langen Fragmenten gegeben.

Alle AO-Winkelplatten werden sowohl mit Rundlöchern als auch mit Spann-Gleitlöchern geliefert.

Abb. 57 *Die Kondylenplatten*

a Meist gebrauchte Kondylenplatte mit 2 klingennahen Löchern für Spongiosaschrauben und 3 Löchern für Kortikalisschrauben. Klingenlängen 50, 60, 70 und 80 mm. Am häufigsten werden im proximalen Femur die 70 mm langen, im distalen Femur die 50 mm langen Klingen verwendet

b U-Profil der Klinge

c Verlängerte Kondylenplatten mit 7, 9 und 12 Löchern für weit in den Schaftbereich reichende Frakturen

Abb. 58 *Die 130°-Platten*

a 130°-Standardplatten mit 4 Löchern, die bei Schenkelhalsfrakturen und relativ stabilen pertrochanteren Frakturen Verwendung finden. Standardklingenlängen betragen 50, 60, 70, 80, 90, 100 und 110 mm. Zwischenlängen auf Wunsch erhältlich. Am häufigsten wird die 90 mm lange Klinge verwendet

b U-Profil der Klinge

c Die 130°-Platte mit 1 Loch

d Die verlängerten 130°-Platten mit 6 und 9 Löchern (seltene Indikation)

57

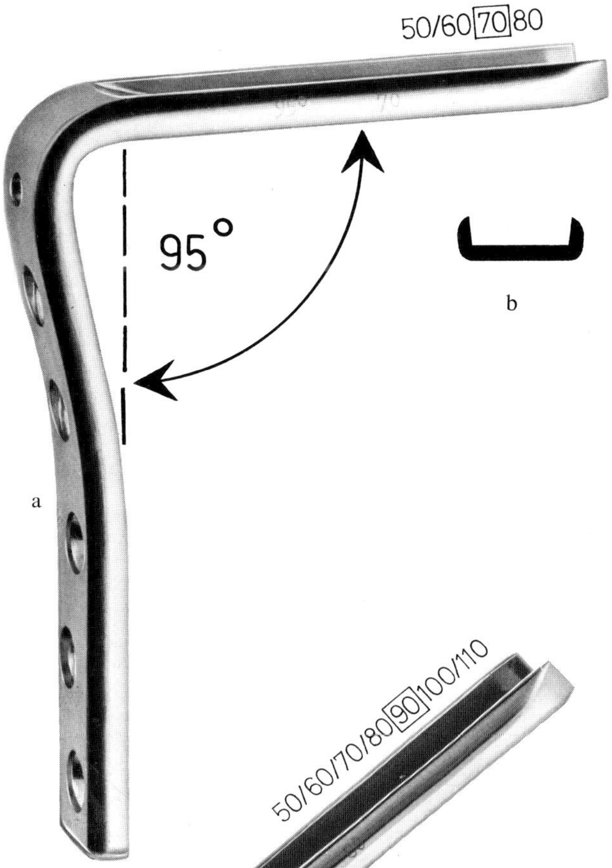

a

b

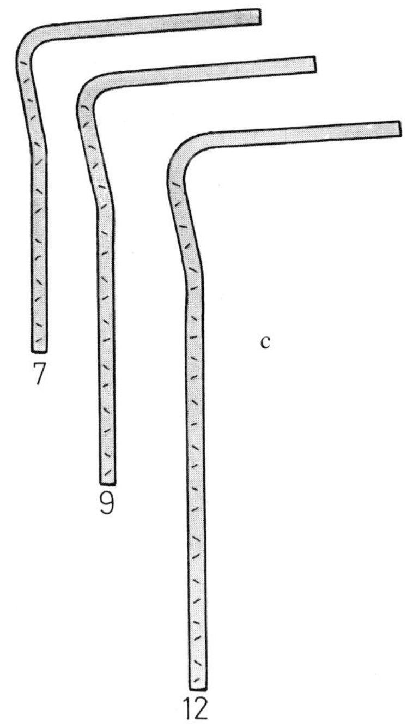

c

58

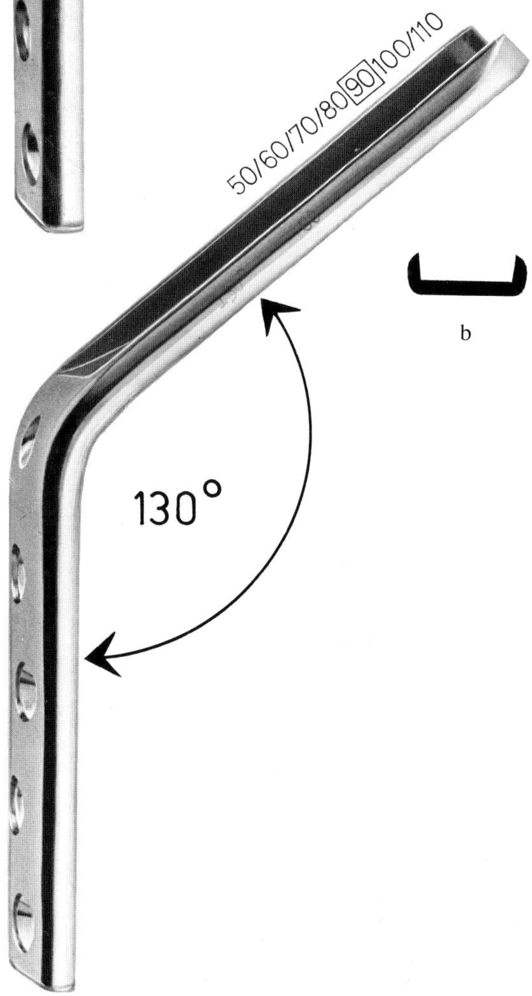

a

b

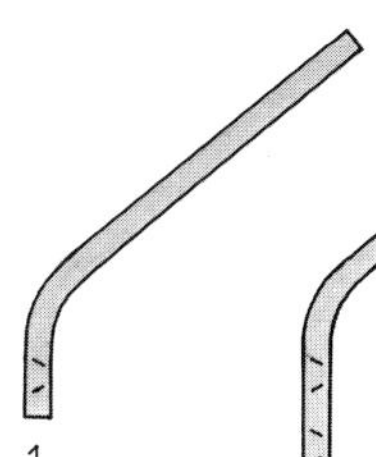

c

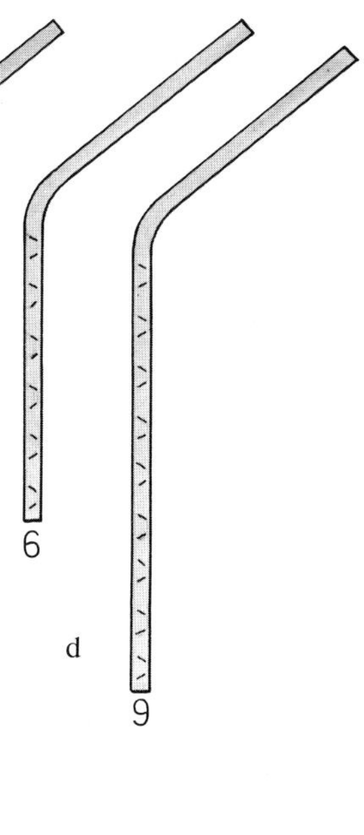

d

Instrumentarium zum Einsetzen der AO-Winkelplatten

Das Charakteristische der AO-Technik bei Osteosynthesen mit Winkelplatten ist die Vorbereitung des Klingensitzes mit einem *Plattensitzinstrument,* welches das gleiche U-Profil wie die Klinge der Winkelplatte aufweist. Die Öffnung des U-Profils zeigt stets gelenkwärts.

Beherrscht man die Technik, das Plattensitzinstrument mit Hilfe von Kirschnerdrähten und den zur Verfügung stehenden Zielgeräten auf Anhieb in die geplante Richtung einzuschlagen, so bereitet der feste Winkel zwischen Klinge und Platte keine Schwierigkeiten mehr. Röntgenaufnahmen intra operationem werden dann nur selten notwendig sein.

Bemerkung: Das Klingenende des Plattensitzinstrumentes ist so geschliffen, daß die äußeren Gleitflächen sowohl des Klingenbodens als auch der Klingenränder dem Klingenende der Winkelplatten entsprechend etwas konvergieren. Damit kann sich das Plattensitzinstrument beim schrägen Einschlagen nicht im Adambogen verfangen, sondern gleitet über diesen hinweg und zentriert sich im Schenkelhals weitgehend selbst.

Abb. 59 *Instrumentarium*

a Das *Plattensitzinstrument* zur Vorbereitung des Sitzes der Klinge der Platte im proximalen und distalen Femurbereich

b *U-Profil* entsprechend der Klingengestaltung der Winkelplatten

c *Die Führungsplatte* zur Bestimmung der Rotation des Plattensitzinstrumentes um seine Achse ist auf das Plattensitzinstrument geschoben worden. Ihr Flügel muß bei Osteosynthese von Frakturen im proximalen und distalen Femurbereich in Richtung Oberschenkelschaft zeigen. Der Winkel des Flügels wird mit Hilfe des Kondylenzielgerätes oder der Dreieckzielplatte eingestellt und mit einem Schraubenzieher blockiert

d Das Plattensitzinstrument wird während des Einschlagens mit dem *Schlitzhammer* in der vorgesehenen Richtung gehalten. Plattensitzinstrument und Ein- und Ausschlaginstrument können mit dem Schlitzhammer auch herausgeschlagen werden

e Im *Ein- und Ausschlaginstrument* kann die gewählte Platte mit Hilfe des Gabelschlüssels festgeklemmt und mit dem Hammer eingeschlagen werden. Dabei sollte der Stiel des Ein- und Ausschlaginstrumentes stets in Verlängerung der Klinge eingestellt werden

f Der *Nachschlagbolzen* dient zum Einschlagen der Platte auf den letzten 5 mm

g *Kondylenzielgerät* mit 85°-Winkel (Anwendung s. Abb. 62b)

h *Dreieckzielplatte* mit 50°-Winkel. Auf dem Femurschaft appliziert gibt die obere Kante den Neigungswinkel von 130° zwischen Femurschaft und vorgesehener Plattenlage an

i Das *Zielgerät mit Aufsatz* besitzt einen festen Winkel von 130° und kann das Einsetzen einer 130°-Platte erleichtern. Es kann ebenfalls auf die Schiene des Kondylenzielgerätes aufgeschoben werden. Die Zielrichtung wird durch einen 3,2 mm-Bohrer oder einen 3 mm-Kirschnerdraht im beweglichen Aufsatz gegeben. (Anwendung s. Abb. 66)

k *Zapfenfräser* zur Erweiterung der drei 4,5 mm-Bohrlöcher zu einem Schlitz

59

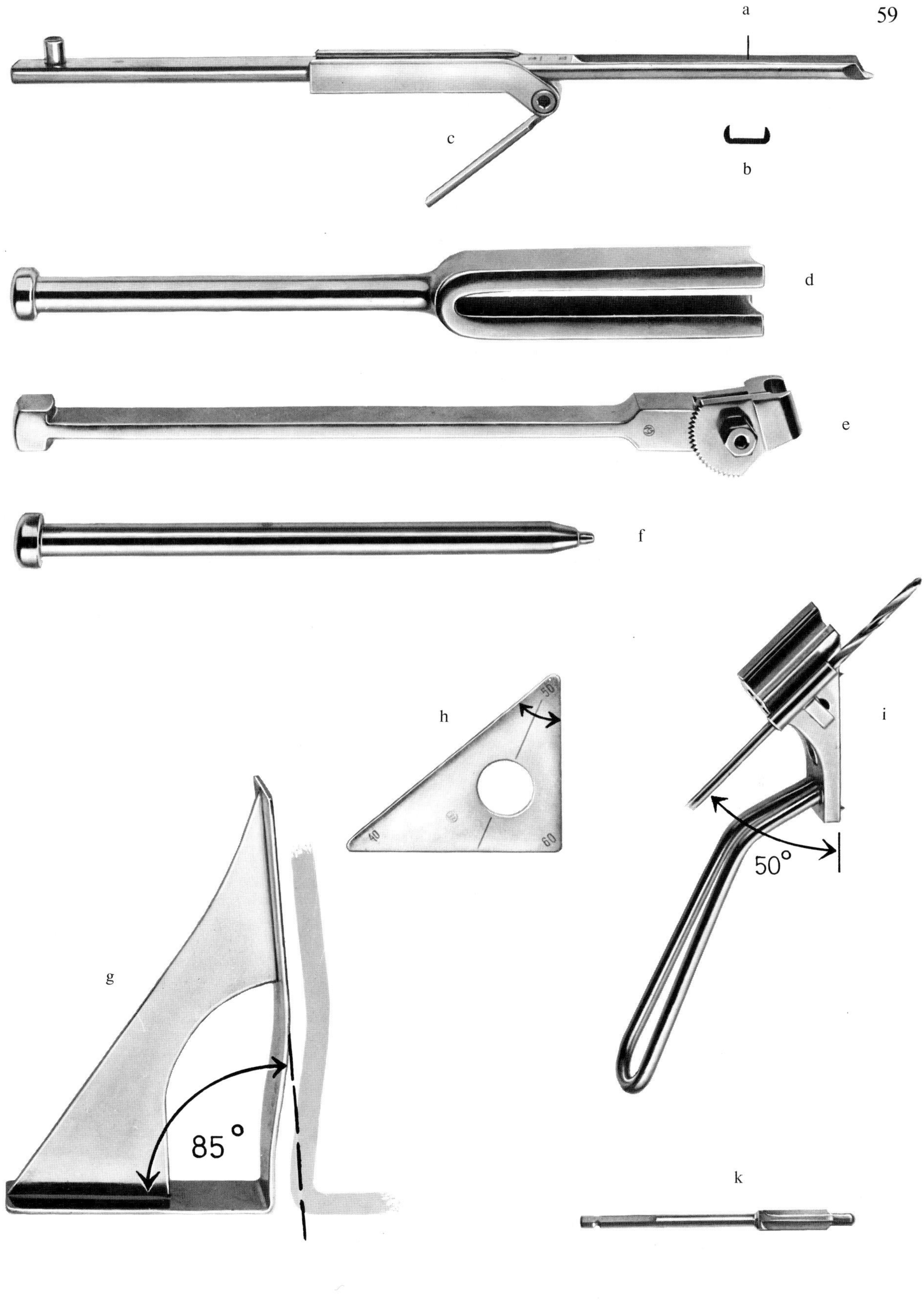

Proximales Femur: Plattenlage

Beim Einsetzen einer Winkelplatte im proximalen Femurbereich ist zu berücksichtigen, daß nur die Kreuzungsstelle der Druck- und Zuglamellenbündel im Schenkelkopf besonders widerstandsfähig ist. Deshalb ist es empfehlenswert, die Spitze der Klinge sowohl der Kondylen- als auch der 130°-Platte in die untere Hälfte des Femurkopfes, d.h. möglichst knapp unter die Kreuzungsstelle beider Bündel, einzubringen. Dort gewährt ihr die Knochenstruktur den bestmöglichen Halt.

Bei richtiger Lage der Klingenspitze tangiert die Klinge der Kondylenplatte die kraniale Schenkelhalskortikalis, während die Klinge der 130°-Platte 6–8 mm über dem Adambogen (Calcar femoris, Schenkelhalssporn) liegt (s. Abb. 60 und 61).

Bemerkungen: Bei Kindern, Jugendlichen und Erwachsenen bis zum 40. Lebensjahr ist die Verwendung einer Winkelplatte kontraindiziert (s.S. 326). Diese Frakturen werden verschraubt. Bei Verwendung der Kondylenplatte muß das Gelenkfragment zusätzlich mit ein oder zwei Kortikaliszugschrauben einwandfrei fixiert werden (Dreieckverstrebung).

Sowohl bei Schenkelhals- als auch pertrochanteren Frakturen soll der Schenkelhalsneigungswinkel bei der Reposition etwas aufgerichtet werden (Abb. 66/3).

Während der Operation erfolgt die visuelle Kontrolle der mit Kirschnerdrähten temporär fixierten Reposition auf Höhe des Schenkelhalsspornes bei Flexion des Oberschenkels um 90° und leichter Außenrotation.

Abb. 60 Ideale Lage der Kondylenplatte im proximalen Femur mit Klingenspitze in kaudaler Kopfhälfte. Klinge liegt unter der kranialen Begrenzung des Schenkelhalses, Kortikaliszugschraube im Calcar femoris (Adambogen, Schenkelhalssporn)

Abb. 61 Lage der Spitze der 130°-Platte in der kaudalen Kopfhälfte, 6–8 mm über Adambogen. Platteneintrittsstelle meist 3 cm distal vom sog. Tuberculum innominatum

60

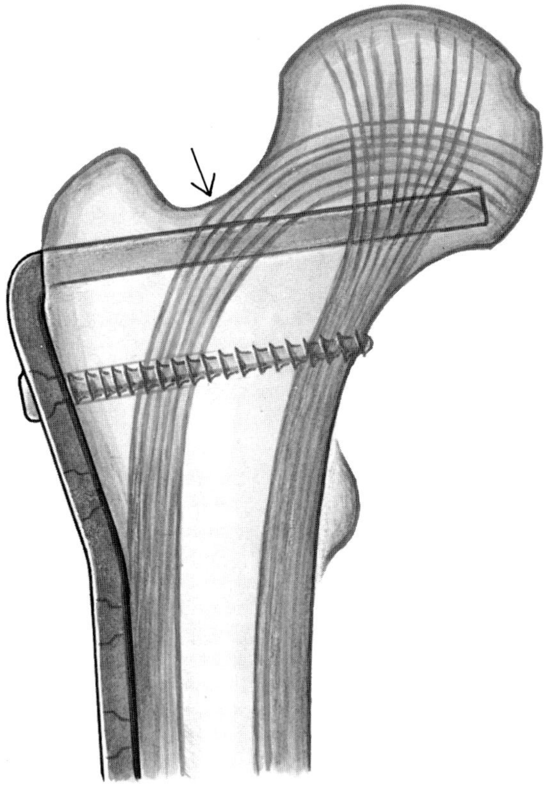

61

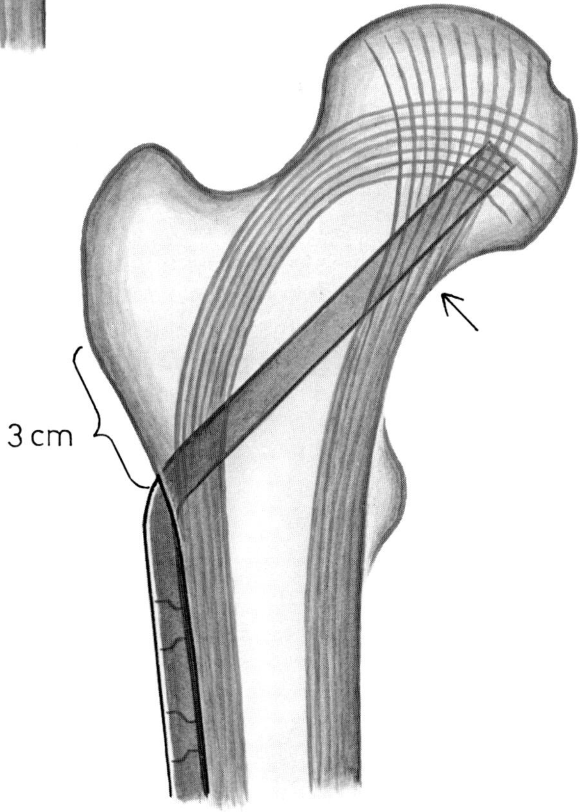

Proximales Femur: Vorbereitung des Plattensitzes

Nachdem die Lage der Klinge der gewählten Platte in der Umrißzeichnung des Röntgenbildes der gesunden Hüfte gezeichnet worden ist, muß der Klingensitz mit Hilfe des Plattensitzinstrumentes vorbereitet werden. Bei richtigem Vorgehen ist dies auch ohne peroperative Röntgenbilder möglich. Vier Komponenten sind zu berücksichtigen: Schenkelhalsrichtung, Winkel zwischen Klingensitz und Oberschenkelschaft, Klingeneintrittsstelle und Rotation des Plattensitzinstrumentes um seine Längsachse.

a) *Schenkelhalsrichtung:* Um die Plattenklinge sicher im Schenkelhals zu plazieren, wird ihre Richtung durch einen auf die ventrale Seite des Schenkelhalses gelegten Kirschnerdraht festgelegt.

b) *Winkel zwischen Klingensitz und Oberschenkelschaft:* Für die Kondylenplatte wird das Kondylenzielgerät seitlich an den Schenkelschaft gelegt und ein Kirschnerdraht parallel zu seiner oberen Kante möglichst kranial durch das Trochantermassiv in der Mitte des Schenkelhalses eingeschlagen. Dieser zweite Kirschnerdraht ist ebenfalls parallel zur Vorderseite des Schenkelhalses, die durch den ersten Kirschnerdraht markiert worden ist. Er bestimmt somit die Klingenrichtung. Für die 130°-Platte wird mit der Dreieckzielplatte auf analoge Art und Weise vorgegangen (Abb. 62b′).

c) *Klingeneintrittsstelle:* Sie wird am zeichnerisch festgelegten Ort mit dem Meißel vorbereitet. Weil das Trochantermassiv eine Abwinkelung von 30–40° in dorsaler Richtung aufweist, muß die Eintrittsstelle der Klinge um so ventraler gewählt werden, als sie kranialer liegt (Abb. 62c u. c′).

d) *Rotation der Klinge um ihre Längsachse:* Bei einer Fraktur ist die Wiederherstellung der ursprünglichen Knochenanatomie anzustreben, d.h. der Schaft der Platte muß mit dem Oberschenkelschaft übereinstimmen. Diese Bestimmung erfolgt mit der über das Plattensitzinstrument geschobenen Führungsplatte (Abb. 62d).

Abb. 62 *Bestimmung der Lage des Klingensitzes im proximalen Femur*

a *Schenkelhalsrichtung:* Kirschnerdraht über der Vorderseite des Schenkelhalses, Spitze in Schenkelkopfkalotte

b *Winkel zwischen Klingensitz und Oberschenkelschaft:* Bei Verwendung der *Kondylenplatte:* Kondylenzielgerät auf dem lateralen Femurschaft aufsetzen. Parallel zur oberen Kante des Kondylenzielgerätes und parallel zur Vorderseite des Schenkelhalses. Einschlagen eines zweiten Kirschnerdrahtes im Trochanter major oberhalb der vorgesehenen Eintrittsstelle

b′ Bei Verwendung der *130°-Platte:* 50°-Dreieckzielplatte auf Schaft legen und Kirschnerdraht proximal davon einschlagen, sowohl parallel zur oberen Kante der Dreieckzielplatte als auch parallel zum ersten Kirschnerdraht

c *Plattensitzeintrittsstelle:* Im großen Trochanter in der ventralen Hälfte seiner lateralen Vorwölbung

c′ Im Oberschenkelschaft genau in der Mitte des Knochens

d, d′ *Rotation der Klinge um ihre Längsachse:* Führungsplatte auf Plattensitzinstrument schieben. Einstellung des Winkels zwischen Flügel der Führungsplatte und Klingensitz (85° für Kondylenplatten, 50° für die 130°-Platte). Durch Drehen des Plattensitzinstrumentes mit Hilfe des Schlitzhammers Einstellen des Flügels der Führungsplatte parallel zur Längsrichtung des Femurs. Einschlagen des Plattensitzinstrumentes parallel zum Kirschnerdraht

62

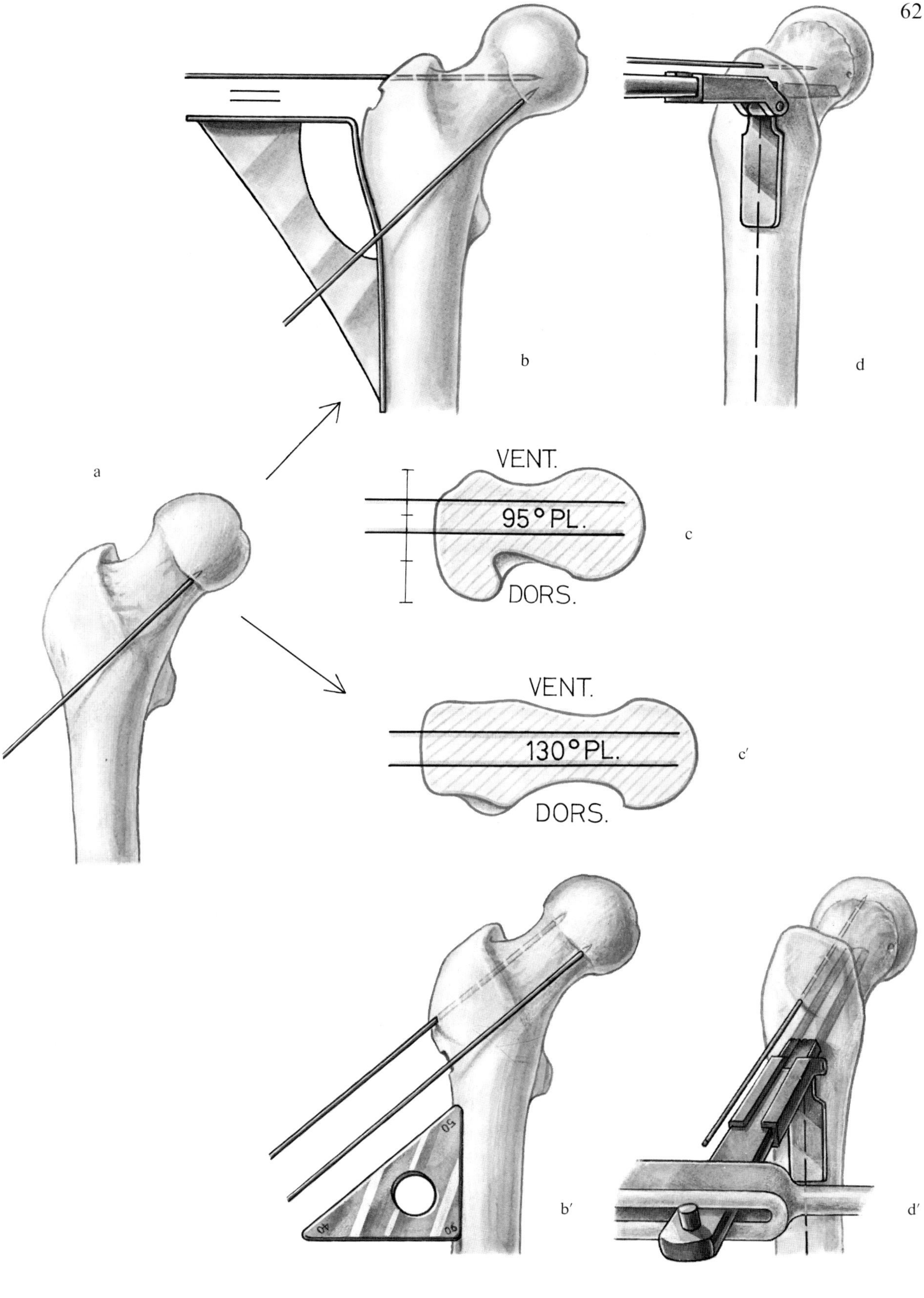

Einsetzen der Kondylenplatte

Nach Einschlagen des Plattensitzinstrumentes wird die Distanz Eintrittsstelle/Mitte Schenkelkopf gemessen und die Kondylenplatte mit entsprechender Klingenlänge gewählt. Die geeignete Kondylenplatte wird im Ein- und Ausschlaginstrument festgeklemmt. Das Plattensitzinstrument wird mit dem Schlitzhammer herausgeschlagen und die Klinge der gewählten Kondylenplatte im vorbereiteten Sitz eingestoßen. Leichte Hammerschläge genügen, um die Klinge langsam aber sicher einzuführen. Ein Abweichen der Platte vom vorbereiteten Sitz verrät sich dadurch, daß härtere Hammerschläge notwendig werden. Dann muß der Plattensitz mit dem Plattensitzinstrument wieder neu überprüft werden. Sobald die Platte noch 5 mm vom Schaft entfernt ist, wird das Ein- und Ausschlaginstrument abgenommen und die Platte mittels Nachschlagbolzen eingeschlagen, bis sie dem Oberschenkelschaft anliegt.

Eine Dreieckverstrebung mit 1–2 Schrauben, die den Adambogen fassen erscheint wesentlich. Für die sichere Führung des 3,2 mm-Bohrers ist die Steckbohrbüchse notwendig (Technik s. Abb. 63).

Zur Wiederherstellung der dorso-medialen Abstützung muß ein abgebrochenes größeres Fragment mit dem Trochanter minor durch eine einzelne, schräg eingeführte Malleolar- oder Spongiosaschraube fixiert werden.

Bei instabilen pertrochanteren Frakturen und bei Mehrfragmentenbrüchen können nach Darstellung der kranialen Schenkelhalskortikalis und der kaudalen Schenkelkopfhälfte Plattensitzinstrument und Plattenklinge vor der Reposition in den Schenkelhals eingebracht werden.

Abb. 63 *Einsetzen der Kondylenplatte*

a Zur Erzielung einer *Dreieckverstrebung* soll die proximale Kortikalisschraube als Zugschraube im Adambogen eingesetzt werden. Vorerst wird ein 4,5 mm-Loch 4 cm tief senkrecht zur Platte oder leicht distalwärts gebohrt

b Die Steckbohrbüchse wird eingesetzt. Damit ist die Richtung des 3,2 mm-Bohrers festgelegt und ein Abgleiten am Calcar femoris und Brechen des Bohrers ausgeschlossen. Durchbohren des Adambogens. Messen der Schraubenlänge mit dem Meßgerät. Schneiden des Gewindes mit dem Gewindeschneider und Eindrehen der entsprechenden Kortikalisschraube

c Fixation der Platte, wobei oft eine zweite Schraube als Zugschraube verwendet werden kann

Abb. 64 *Fixation des Trochanter minor.* Zur Fixation des Trochanter minor muß das 3,2 mm-Bohrloch vor der Platte in dorso-medialer Richtung angelegt werden. Der Trochanter minor wird mit einer Malleolarschraube fixiert. Der Winkel zwischen Plattenschrauben und Trochanter minor-Schraube beträgt 35–45°

Abb. 65 Bei einer *subtrochanteren Mehrfragmentenfraktur* wird auf dem Röntgenbild der gesunden Seite die Lage der Klinge im proximalen Fragment festgehalten und das Plattensitzinstrument in die geplante Richtung eingeschlagen. Die Kondylenplatte wird mit zwei Kortikalisschrauben im Adambogen fixiert. Erst nachträglich werden die verschiedenen Fragmente reponiert, fixiert und mit dem Schaft verbunden. Die Klinge darf kürzer sein, d.h. braucht nicht bis unter die Kreuzungsstelle zu reichen

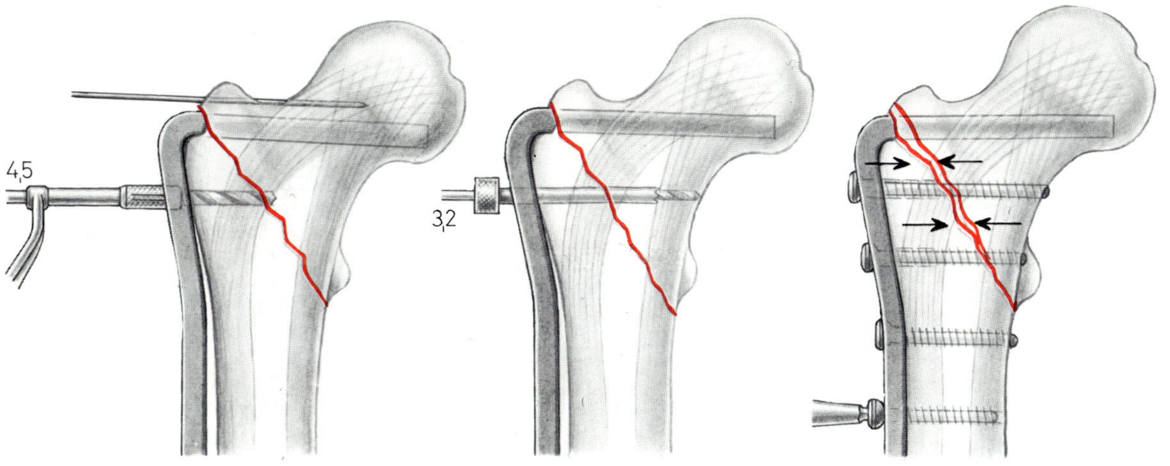

63

a b c

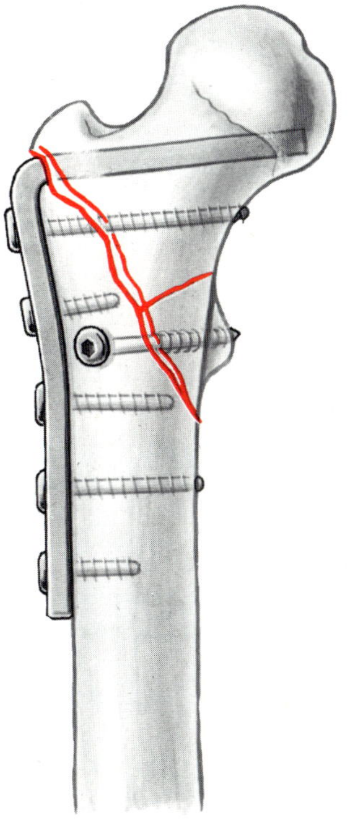

64

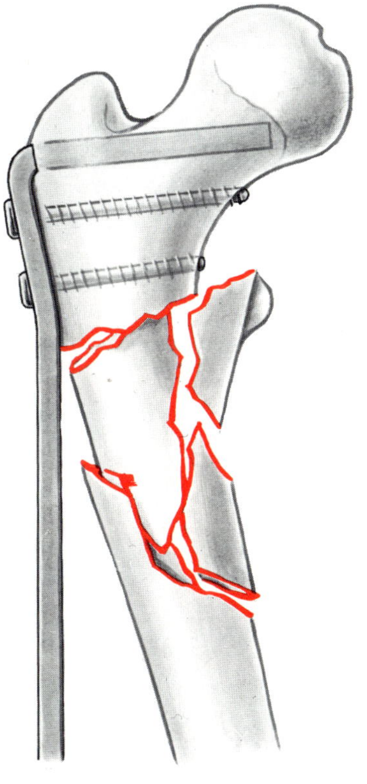

65

Proximales Femur: Einsetzen der 130°-Winkelplatte

Weil die Kortikalis des Oberschenkelschaftes sehr hart ist, empfiehlt es sich, die Nute für den Plattensitz mit Hilfe von 4,5 mm-Bohrer und Zapfenfräser anzulegen. Mit dem 16 mm breiten Meißel wird lediglich das Loch ausgeglichen und kaudal etwas erweitert.

Bemerkung: Bei einer Schenkelhalsfraktur wird meist die Reposition erst nach Einschlagen des Plattensitzinstrumentes bis auf Höhe der Fraktur durchgeführt (s.S. 218). Der richtunggebende Kirschnerdraht ist 2,5 mm dick, weil er den Schenkelkopf nach erfolgter Reposition temporär fixieren soll. Er wird nur 1 cm höher als die gewählte Eintrittsstelle, evtl. nach Vorbohren mit dem 2,0 mm-Bohrer, eingeschlagen.

Abb. 66 *Vorbereitung des Plattensitzes für die 130°-Winkelplatte*

1 Die Vorbereitung des Eintrittsloches an geplanter Stelle wurde durch die Entwicklung des Zielgerätes mit Aufsatz (a) wesentlich erleichtert. Im beweglichen Aufsatz (b) wird entweder ein 3,2 mm-Bohrer (c) oder ein 3,0 mm-Kirschnerdraht eingeschoben. Sobald dieser 8–10 mm über dem Adambogen auf dem Schenkelhals liegt, kann das erste ventrale Loch mit dem 4,5 mm-Bohrer 4–6 cm tief gebohrt werden. Bei richtiger Lage wird der Bohrer in situ belassen (d) und die übrigen zwei Bohrlöcher mit einem zweiten 4,5 mm-Bohrer in derselben Tiefe gebohrt. Entfernen des Zielgerätes und Erweitern der drei Bohrlöcher (e) mit dem Zapfenfräser (f) zu einem Schlitz (g). Mit dem Klingenmeißel (h) muß das Loch nach distal einige Millimeter angeschrägt werden, damit es später beim Einschlagen der Platte nicht zu einer Sprengwirkung durch die Plattenrundung kommt

2 Mit leichten Hammerschlägen werden dann das Plattensitzinstrument (i) mit der schaftparallelen Führungsplatte (k) und der Kirschnerdraht (l) bis zur Frakturlinie eingeschlagen

3 Nach Kontrolle des Adambogens wird das Plattensitzinstrument bis in den Kopf eingetrieben und durch die gewählte 130°-Platte ersetzt. Die Länge der Klinge wird einerseits an der Distanz zwischen Schenkelkopfkalotte und Loch am Schenkelschaft gemessen, andererseits ist die Größe des Kopffragmentes auf dem präoperativen Bild bestimmt worden

Abb. 67 *Umlagerungsosteotomie mit der 130°-Winkelplatte fixiert* (Technik s. Abb. 183)

66

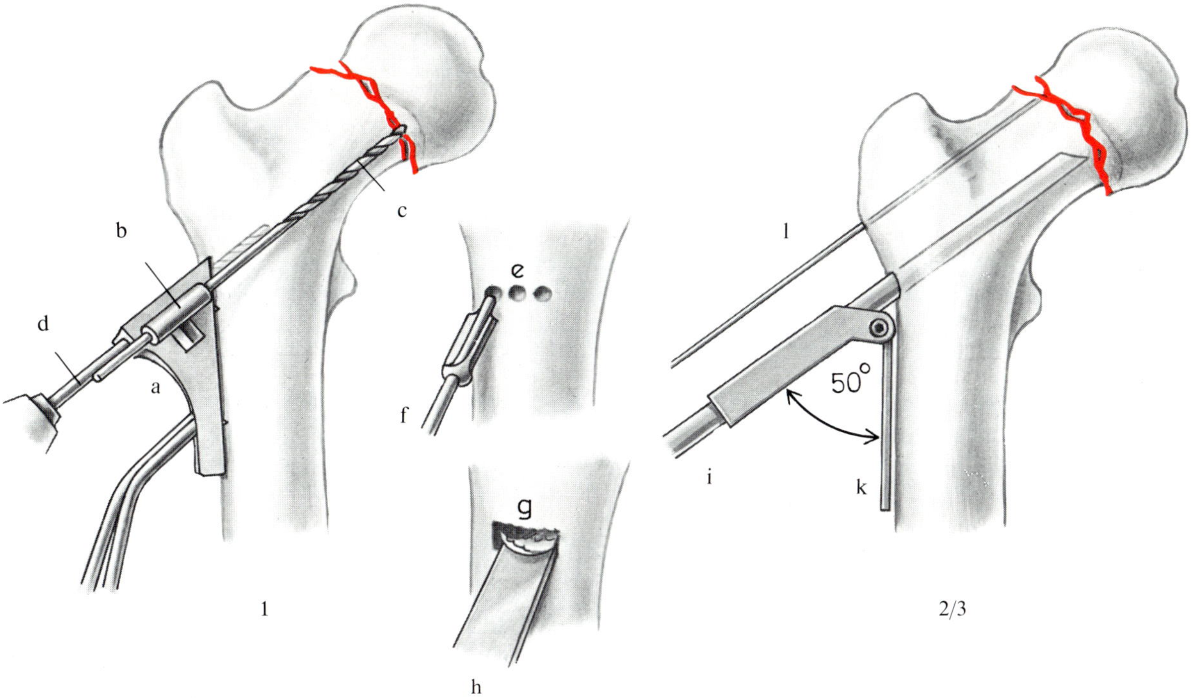

67

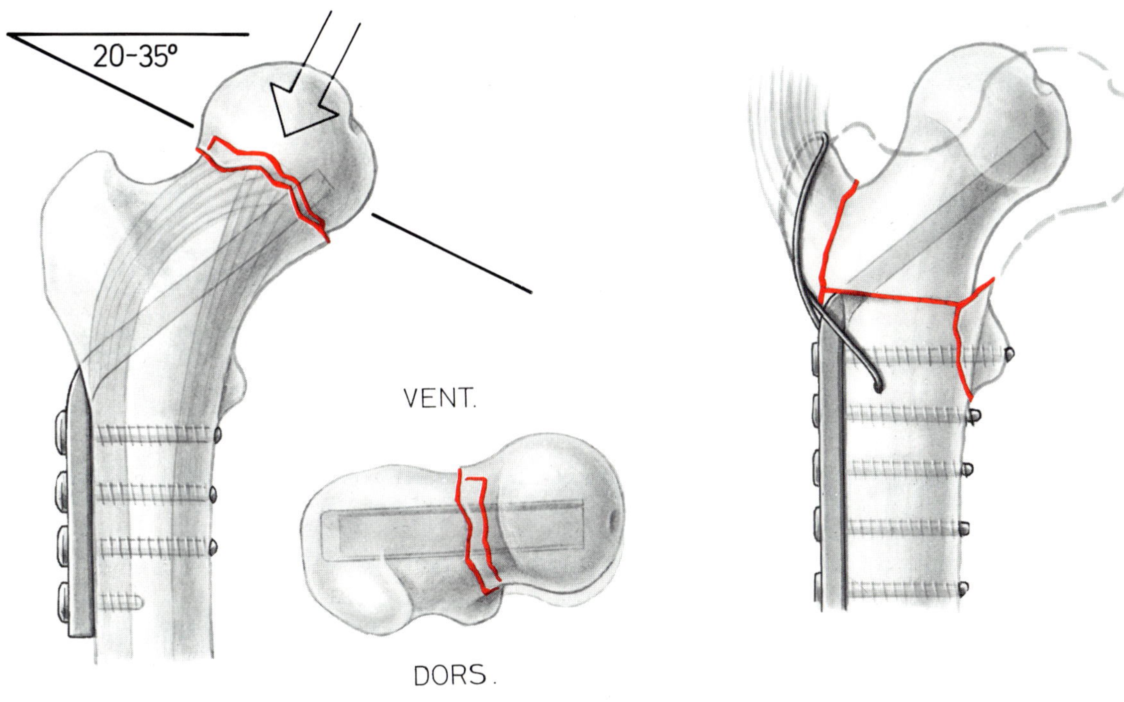

Distales Femur: Einsetzen der Kondylenplatte

Beim Einsetzen einer Kondylenplatte im distalen Femur ist zu berücksichtigen, daß der physiologische Winkel in der Frontalebene zwischen Femurachse und Gelenk medial 99° mißt und die Metaphyse trompetenförmig auseindergeht. Bei physiologischen Verhältnissen liegt der Schaft der Kondylenplatte dem Oberschenkelschaft genau an, wenn die Klinge parallel zum Kniegelenk eingebracht ist. Dies ist der Grund, weshalb der Winkel zwischen Klinge und Schaft der Kondylenplatte 95° beträgt. Die Klingeneintrittsstelle muß in der verlängerten Schaftachse, d.h. eher ventral 1,5 cm proximal vom Gelenkspalt angelegt werden, damit der Schaft der Kondylenplatte über den Oberschenkelschaft zu liegen kommt.

Das Vorgehen beim Anlegen des Plattensitzes ist ähnlich wie für die Kondylenplatte im proximalen Femur.

Bemerkungen: Am distalen Femur wird normalerweise vorerst die interkondyläre Fraktur reponiert und verschraubt, dann die Klinge der Winkelplatte eingebracht und die distale Schraube eingesetzt und schließlich die Fraktur am Schaft reponiert und unter Kompression fixiert.

Zur Lagerung: Bewährt hat sich die Rechtwinkellagerung auf einer Meniskusrolle, die uns ermöglicht, durch Heben der Rolle und verstärkte Beugung eine wirksame Extension des Unterschenkels durchzuführen.

Abb. 68 *Lage der Kondylenplatte im distalen Femur*

a In der Frontalebene liegt die Klinge parallel zum Kniegelenk, der Schaft der Platte lateral am Oberschenkelschaft an

b In der Sagittalebene ist die Eintrittsstelle des Plattensitzinstrumentes ventral in der Verlängerung der Schaftachse, ca. 1,5 cm vom Kniegelenk entfernt, anzulegen

Abb. 69 *Vorbereitung des Plattensitzes*

a Vorerst wird die Richtung des Kniegelenkspaltes beim rechtwinklig gebeugten Unterschenkel mit einem Kirschnerdraht markiert. Ein zweiter Kirschnerdraht wird ventral über die Kondylengelenkfläche gebracht. Durch diese beiden Kirschnerdrähte ist die Richtung des Klingensitzes vorgezeichnet

b Ein dritter Kirschnerdraht wird 1 cm proximal vom Gelenkspalt in der Verlängerungslinie der Femurschaftachse, parallel zu den anderen zwei Kirschnerdrähten eingeschlagen bzw. mit dem Motor eingedreht. Somit sind Kondylenachse und Neigung des Klingensitzes gegenüber dem Oberschenkelschaft festgelegt

c Die Öffnung für das Plattensitzinstrument wird mit Hilfe des 4,5 mm-Bohrers und Zapfenfräsers angelegt und das Plattensitzinstrument eingeschlagen, wobei der Assistent die mediale Kondylenfläche fest entgegenhalten soll! Der Flügel der Führungsplatte gibt die Oberschenkelschaftrichtung an

68

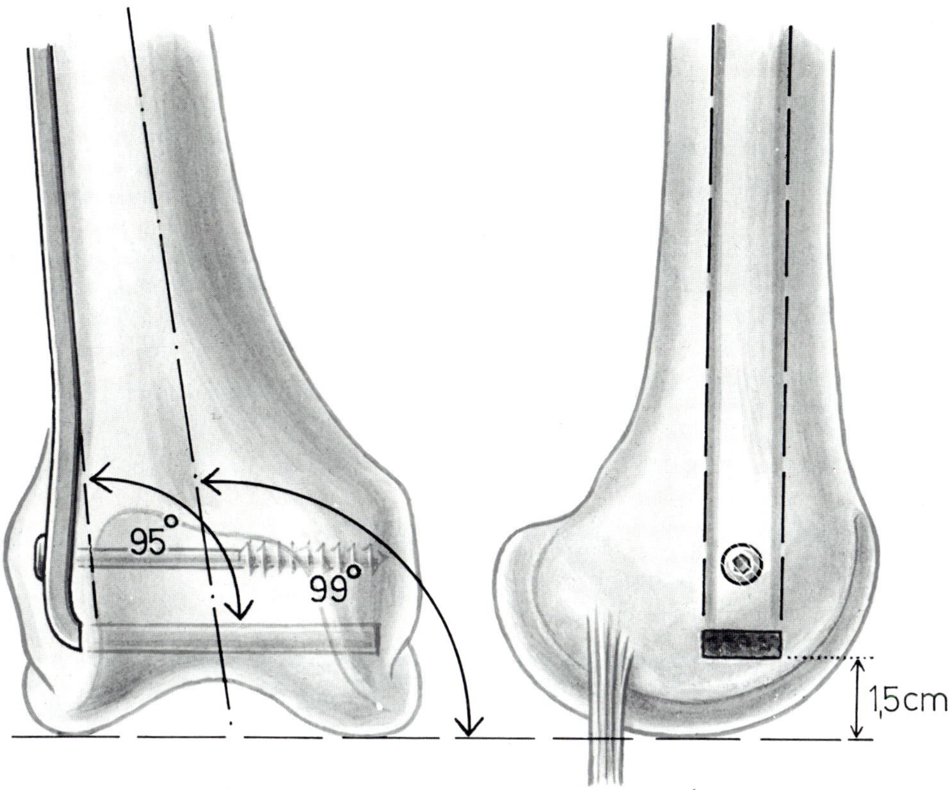

a b

69

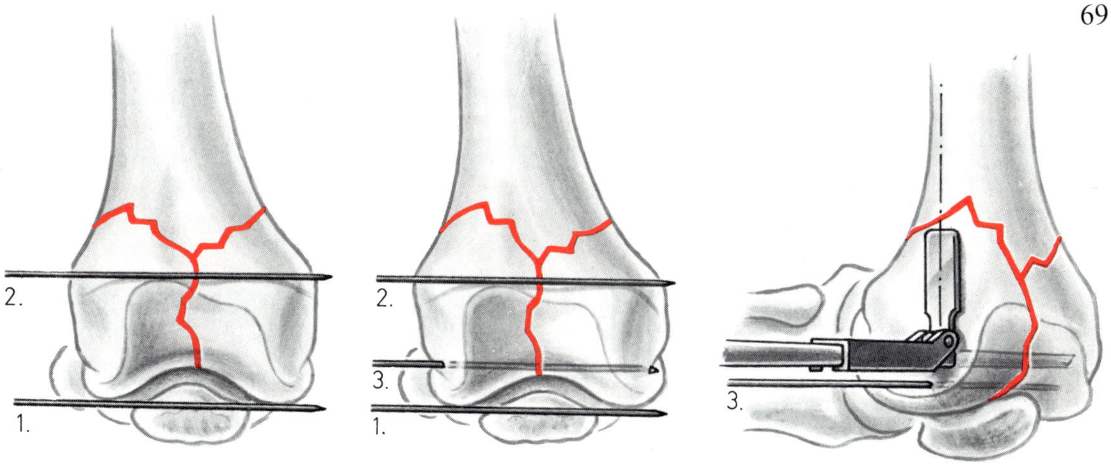

a b c

Distales Femur: Lage der Schrauben, Länge der Klinge

Bemerkung: Bei jeder distalen Femurfraktur muß der medialen Abstützung größte Beachtung geschenkt werden: ist diese nicht einwandfrei, muß sofort eine autologe Spongiosaplastik angeschlossen werden.

Abb. 70 *Distales Femur: Lage der Schrauben, Länge der Klinge*

a Bei Rechtwinkelstellung des Kniegelenkes ist die Lage der 2 richtunggebenden Kirschnerdrähte beidseits der Patella sowie die Lage der vorbereiteten Öffnung und der 2 Spongiosaschrauben ersichtlich

b Die 2 Spongiosaschrauben, die eine senkrechte Bruchlinie zwischen den Kondylen fixieren, liegen meistens kranial der Plattenklinge. Sie brauchen nicht parallel zu sein. Unterlagsscheiben verhindern das Einsinken der Schraubenköpfe.
Bei der *Bestimmung der Länge der Klinge* ist zu berücksichtigen, daß die mediale Fläche des distalen Femurendes mit der Senkrechten zu den hinteren Kondylenflächen einen Winkel von 25° bildet. Eine Klingenspitze, die mit der medialen Kondylenkontur auf dem Röntgenbild identisch sein würde, wäre somit zu lang. Dies erklärt wieso bei kleineren Patienten meist eine Kondylenplatte mit 50 mm-Klinge verwendet werden muß

c Zur interfragmentären Kompression wird der Plattenspanner auch bei Spann-Gleitloch-Platten (DCP) verwendet, denn die Ineinanderstauchung beträgt oft mehrere Millimeter

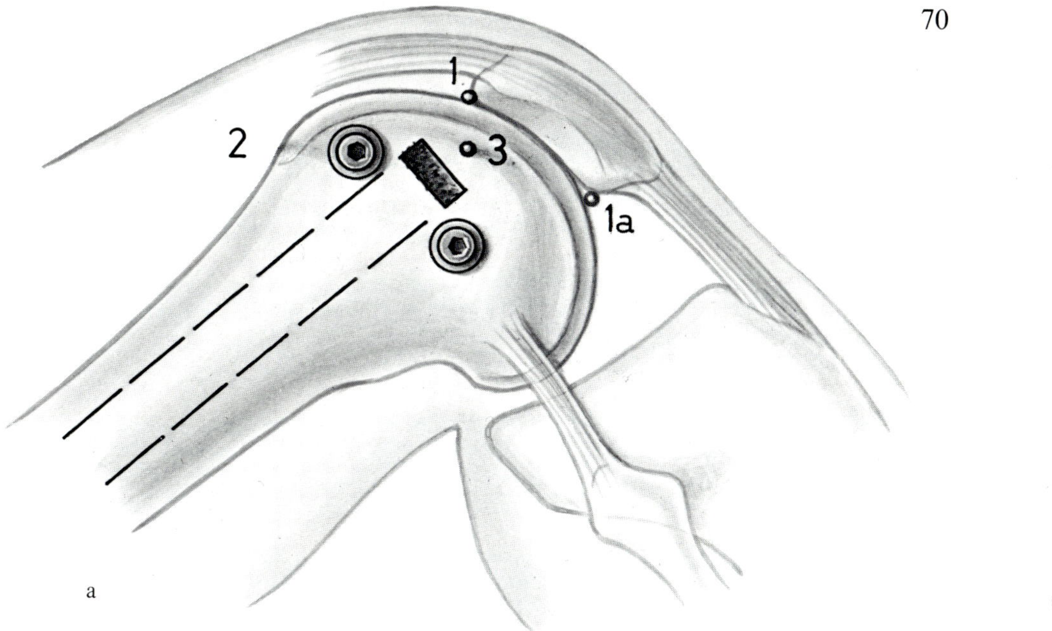

a

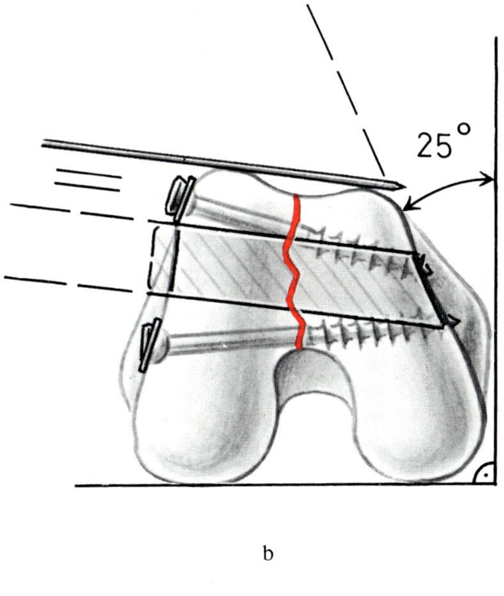

b

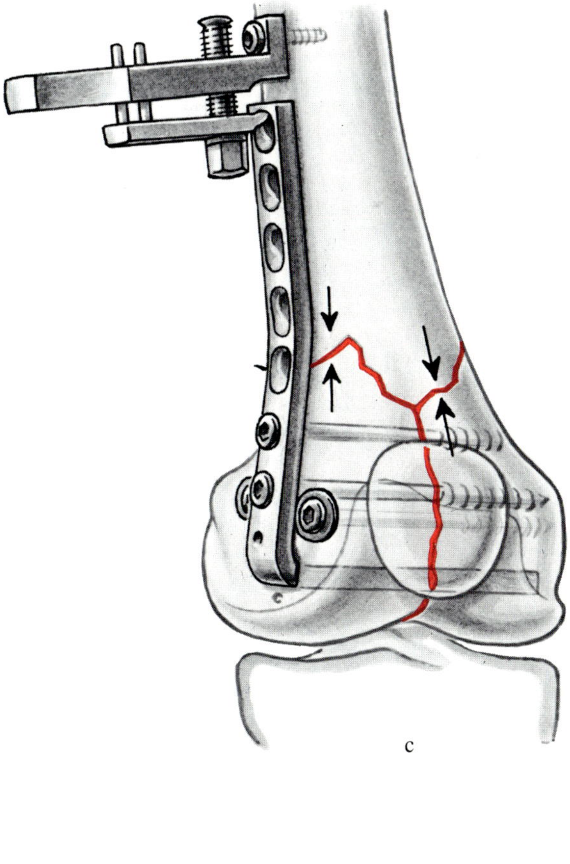

c

2.3.4 Mini-Implantate und Mini-Instrumentarium

Für kleine Hand- und Fußknochen sowie zur Fixation von Gelenkkapselabrissen, usw., sind öfters kleinere Schrauben und Platten notwendig. Deshalb wurden im Rahmen der AO für diejenigen Chirurgen, die sich mit dieser speziellen Osteosynthese befassen, Mini-Instrumente (auch ein Mini-Motor mit Zusätzen) und -Implantate als Zusatz zum Kleinfragment-Instrumentarium entwickelt (Abb. 71).

Abb. 71 *Mini-Implantate und Instrumentarium*

a Mini-Kortikalisschrauben ∅ 2,0 und 1,5 mm mit Kreuzschlitz

b Mini-Plättchen, alle mit ovalen Löchern: gerade Plättchen mit 3, 4 und 5 Löchern, T- und L-Plättchen

c Bohrbüchse für Bohrer ∅ 1,1 und 1,5 mm

d Bohrer ∅ 2,0, 1,5 und 1,1 mm für Schnellkupplung

e Mini-Schraubenmeßgerät mit Schutzhülse

f Handstück mit Dentalschnellverschluß für

g Schraubenzieher für Kreuzschlitzschrauben

h Gewindeschneider ∅ 2,0 und 1,5 mm

i Kopfraumfräser

71

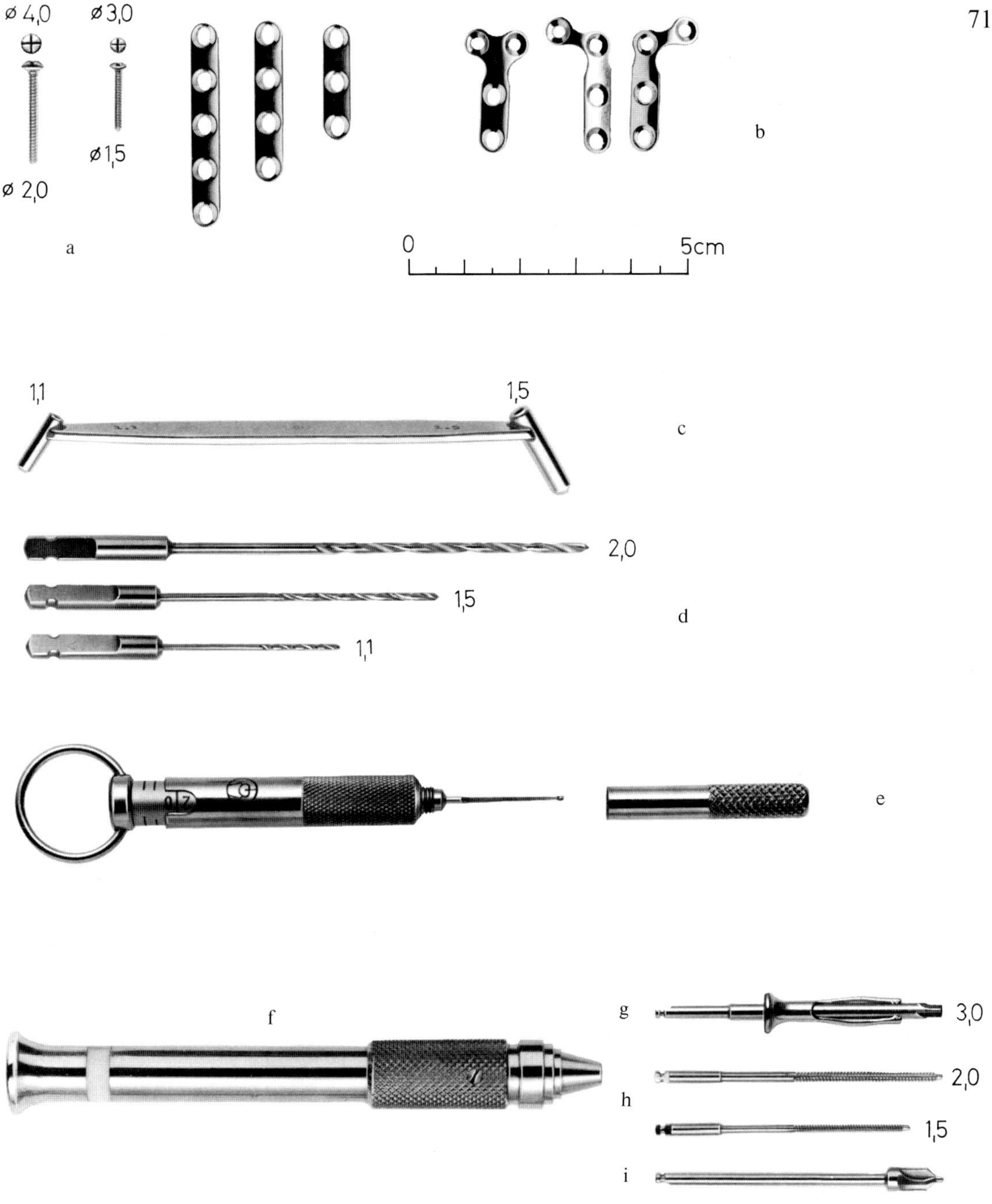

2.4 Marknagelung

Das 1940 von KÜNTSCHER angegebene, seit 1960 von der AO weiterentwickelte Verfahren der Marknagelung besitzt in der Osteosynthese einen nicht mehr wegzudenkenden Platz und sollte deshalb von jedem Knochenchirurgen einwandfrei beherrscht werden. Das Grundprinzip der Marknagelung ist die *elastische Verklemmung eines nichtsperrenden intramedullären Kraftträgers*. Mit dem Marknagel wird die Fraktur somit von der Markhöhle aus geschient. Die Stabilität der Osteosynthese wird primär nicht durch eine zusätzliche Kompression erhöht, sondern durch Aufweiten der Markhöhle und Wahl eines adäquaten Marknagels, der sich elastisch verklemmen kann. Sekundär entsteht durch die Belastung zusätzlich stabilisierende interfragmentäre Kompression. Im Prinzip ist der Marknagel jedesmal dann indiziert, wenn damit eine für die aktive funktionelle Nachbehandlung ausreichende Stabilität der Osteosynthese erzielt werden kann.

Offene und gedeckte Marknagelung

Bei der *offenen Marknagelung* wird die Fraktur dargestellt und die Reposition unter Sicht vorgenommen und kontrolliert. Bei der *gedeckten Nagelung* wird die Fraktur nicht dargestellt, sondern unter Röntgenkontrolle (Bildverstärker mit Fernsehanlage) wird auf dem Extensionstisch reponiert, aufgebohrt und genagelt.

Das offene Verfahren gestattet neben exakter Reposition der Fraktur und somit Verhinderung von Rotationsfehlern das Ausspülen der Markhöhle und das Absaugen des Bohrmehls. Eine spezielle Apparatur und ein Extensionstisch erübrigen sich, die Gefahr einer Strahlenschädigung entfällt. Bei ungünstigen Weichteilverhältnissen wie Ulcus cruris ist die gedeckte Marknagelung vorzuziehen.

Ein Unterschied in der Infektionsquote zwischen offenem und gedecktem Vorgehen konnte bei AO-Fällen nicht festgestellt werden. Dagegen sind Rotationsfehler bei der gedeckten Marknagelung relativ häufig.

Indikation der Marknagelung nach Aufweiten der Markhöhle

Sie gilt für die AO bei *Oberschenkelschaftfrakturen im mittleren Drittel* sowie bei den *meisten Quer- und kurzen Schrägbrüchen im mittleren Tibiadrittel* als die *Methode der Wahl.* Bei Trümmerfrakturen im Bereich des mittleren Femurschaftdrittels schafft die Kombination von Marknagel mit Schrauben, Drahtumschlingungen oder Platten stabile Verhältnisse (Abb. 87). Bei verzögerter Konsolidation und Pseudarthrosen am Ober- und Unterschenkel ergibt die Marknagelung unserer Erfahrung nach die raschesten und spektakulärsten Ergebnisse.

Am Übergang vom proximalen zum mittleren und vom mittleren zum distalen Tibiadrittel gibt es bei genügender Erfahrung des Operateurs eine *relative Indikation* zur Marknagelung. Hier ist oft eine zusätzliche Fixation des proximalen Tibiaendes mit einer Querschraube bzw. des distalen Tibiadrittels mit Ausklinkdrähten (Abb. 220c/d) erforderlich.

An der oberen Extremität erscheint uns die Marknagelung wegen der Gefahr der zusätzlichen Schädigung von Schulter- und Handgelenk bei der Nageleinführung nicht indiziert. Zudem läßt sich am Vorderarm keine genügende Rotationsstabilität erzielen, und die physiologischen Krümmungen von Radius und Ulna werden nicht berücksichtigt. Gelenknahe Brüche sind für die Marknagelung ungeeignet, und die transartikuläre Nagelung von KÜNTSCHER widerspricht der Forderung der Wiederherstellung der frühzeitigen vollen aktiven Beweglichkeit der frakturnahen Gelenke.

Indikation zur Marknagelung von Femur und Tibia ohne Aufweiten der Markhöhle

Zur primären Versorgung offener Frakturen und Doppelfrakturen mit einem ausgebrochenen intakten Schaftsegment („fractures à deux étages") kann man zur Sicherung der Achse einen dünneren Marknagel, ohne die Markhöhle aufzuweiten, einführen. Meist ist eine zusätzliche äußere Gipsfixation notwendig. Nach 2–3 Monaten kann dann bei verzögerter Heilung eine Umnagelung notwendig werden = sog. zweizeitige Nagelung.

Bemerkungen: Die *Markdrahtung* ergibt nur eine Adaptationsosteosynthese und wird als Prinzip von der AO abgelehnt.

Einige AO-Mitglieder befürworten zur Versorgung pertrochanterer Frakturen beim alten Menschen die *Federnägel von* SIMON-WEIDNER *und* ENDER. Das Verfahren ist rasch, verhältnismäßig einfach, ergibt aber erfahrungsgemäß nicht immer genügend stabile Osteosynthese, um die Patienten frühzeitig wieder gehfähig zu machen. Außenrotationsfehlstellungen sind bei instabilen Frakturen die Regel.

Die *Bündelnagelung nach* HACKETHAL hat sich in einzelnen AO-Kliniken bei Humerusquerfrakturen bewährt.

2.4.1 AO-Marknägel

Die AO-Marknägel sind besonders leicht und elastisch, weil aus dünnwandigen, auf 4/5 ihrer Länge geschlitzten Rohren hergestellt. Das geschlossene, stabilisierende Rohrende ist mit einem Innengewinde versehen, das die Kraftübertragung zur Einführung und späteren Extraktion des Nagels wesentlich erleichtert. Das von KÜNTSCHER angegebene Kleeblattprofil wurde übernommen, einerseits weil es die bestmögliche Verklemmung gewährleistet, andererseits weil rasch neue Markraumgefäße in die freigelassenen kleinen Hohlräume hineinwachsen (SCHWEIBERER).

Nageldurchmesser: Der auf dem AO-Marknagel bis 1976 angegebene Nageldurchmesser entsprach dem Durchmesser des Rohres bzw. dem mit der Schublehre gemessenen Durchmesser (s. Abb. 74A, B, C). Das Kleeblattprofil erhöht durch Verlagerung des Materials den echten Durchmesser des Nagels (Linie D) um nahezu 1 mm am Femurmarknagel, 0,5 mm am Tibiamarknagel, was mit der Nagelmeßlehre nachgemessen werden kann.

Ab 1977 sind alle AO-Marknägel mit der Katalogsnummer bezeichnet. *Es soll im Normalfall dem angeschriebenen Nagelkaliber entsprechend aufgebohrt werden.*

Ausklinkdrähte nach HERZOG: Das distale Ende des AO-Tibiamarknagels ist mit zwei seitlichen Schlitzen versehen, die den Austritt von zwei Ausklinkdrähten ermöglichen. Diese erlauben eine zusätzliche Stabilisierung eines kurzen distalen Fragmentes.

Abb. 72 *Tibiamarknagel*

a Dieser ist aus einem Rohr hergestellt mit abgebogenem Rohrstück (HERZOG-Krümmung). Wegen der ventralen Lage der Einschlagstelle muß der Tibianagel zur Entlastung der Tibiahinterwand nach ventral geführt werden. Sein geschlossener Teil liegt also ventral, das kufenförmige Ende und der Schlitz dorsal

b Kleeblattprofil

c Bei kurzem proximalem Fragment fixiert eine von ventral nach dorsal durch den Nagel eingedrehte Kortikalisschraube den Tibiakopf gegen den Nagel. Markierung ab 1977 ersichtlich: eingravierte erste Zahl entspricht dem echten Nageldurchmesser. Es muß also gleich weit aufgebohrt werden

Abb. 73 *Femurmarknagel:* Der Femurmarknagel muß wegen der Antekurvation des Femurschaftes zur Entlastung der Femurvorderwand nach dorsal geleitet werden. Sein geschlossener Teil liegt deshalb dorsal und der Schlitz ventral (a/b).
Im Rohrende (c) ist ein konisches Gewinde geschnitten, das eine Kraftübertragung mit dem konischen Gewindebolzen erlaubt. Dadurch wird eine Beschädigung des Nagels beim Ein- und Ausschlagen vermieden. Das gleiche gilt für den Tibiamarknagel

Abb. 74 *Rohrprofil* (a) mit Durchmesser A

Kleeblattprofil mit entsprechend größerem Kreis (b). Der mit der Schublehre gemessene Durchmesser B oder C entspricht dem ursprünglichen Rohrdurchmesser, nicht aber dem tatsächlichen Durchmesser, was der umschriebene Kreis (b) beweist. Es besteht ein Dreipunktekontakt. Der echte Durchmesser D ist größer als die mit der Schublehre meßbaren Durchmesser A, B, oder C

72

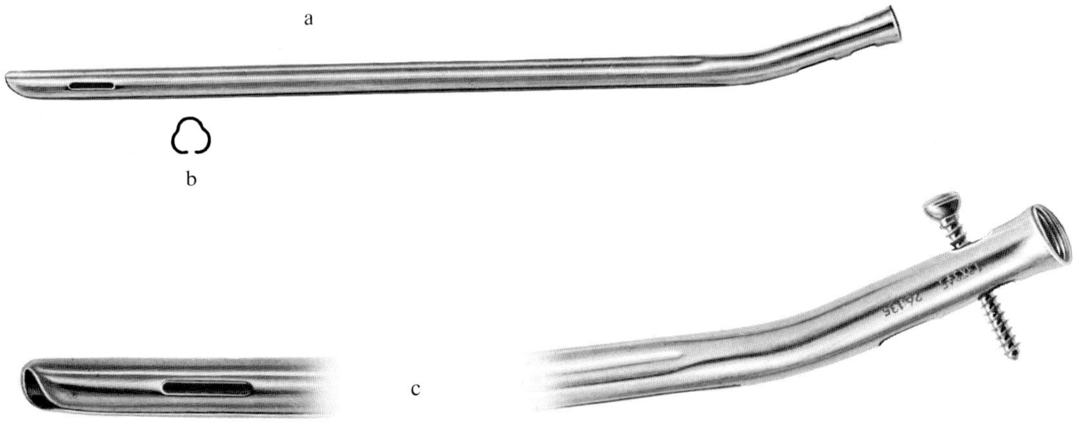

73

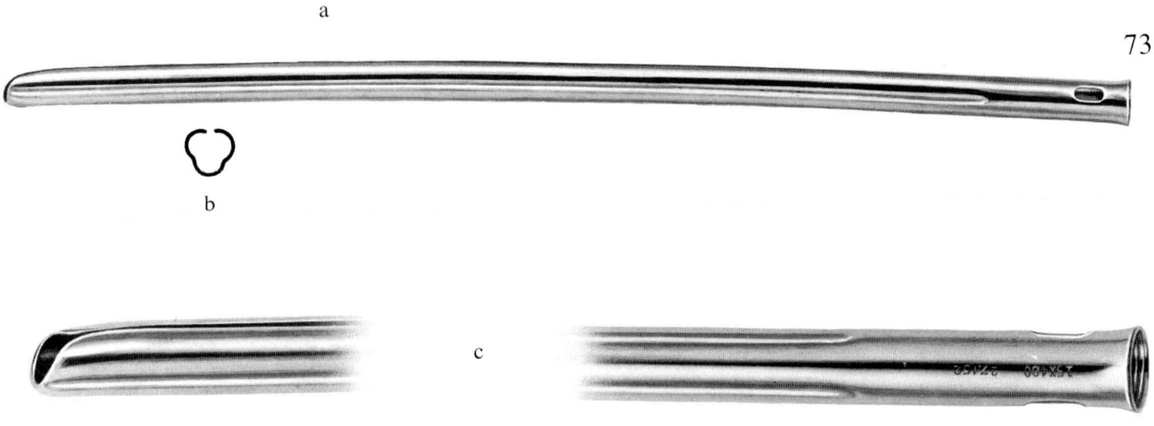

74

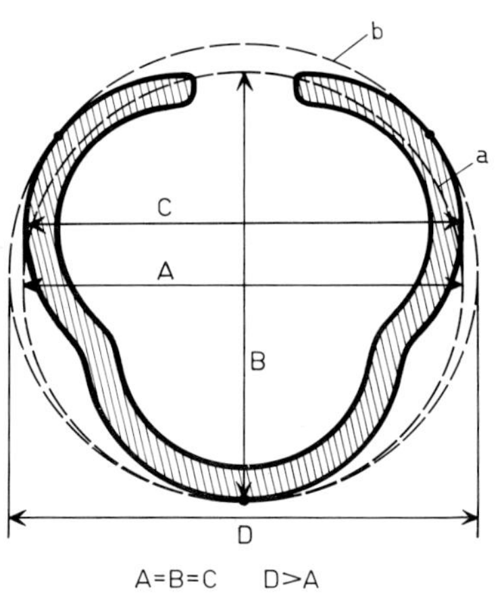

2.4.2 AO-Instrumentarium zum Aufweiten der Markhöhle

Erst seit der 1952 von KÜNTSCHER angegebenen Aufweitung der Markhöhle ist die Einführung eines genügend großen Marknagels zur Erzielung einer stabilen Osteosynthese möglich geworden. Nach Aufweitung der Markhöhle soll der Kanal proximal und distal der Frakturstelle dem durch das Kleeblattprofil gewonnenen Nageldurchmesser entsprechen. Die sichere Verklemmung ist unter diesen Umständen (gleiche Nagel- und Markraumgröße) dadurch gewährleistet, daß die aufgeweitete Markhöhle nicht gerade verläuft und der Bohrkanal infolge der relativ kurzen Bohrköpfe rauh und uneben bleibt.

Die Bohrwellen der AO sind in allen Richtungen federnd elastisch, und die Bohrköpfe schneiden seitlich. Der Preßluftantrieb des speziellen Markraumbohrmotors (ca. 350 Umdrehungen/min) hat sich bewährt.

Bemerkungen: Das Aufweiten der Markhöhle darf nicht übertrieben werden. Im kürzeren Fragment genügt ein Kortikaliskontakt von wenigen Zentimetern. Die Metaphyse soll nur mit dem 9 mm stirnseits schneidenden Bohrer aufgebohrt werden.

Die Bohrwellen werden bei Rückwärtsdrehung zerstört.

Das Ende des Bohrdornes kann leicht abgebogen werden. Dadurch wird das Gleiten des Bohrdornes über die dorsale Kortikalis an der Tibia und bei der gedeckten Nagelung die Zentrierung in der distalen Metaphyse erleichtert. Wegen der Gefahr einer Bohrkopfbeschädigung darf der stirnseits schneidende Bohrkopf nicht bis zur Abbiegung des Bohrdornes geführt werden.

Abb. 75 *Notwendiges Instrumentarium vor Aufweiten der Markhöhle*

- a Pfriem
- b 6–9 mm-Handmarkraumbohrer, sofern notwendig zum Einführen des Bohrdornes
- c 3 mm-Bohrdorn mit Kugelende, 820 mm lang, mit seinem Festhalter (d). Ende leicht abgebogen
- e Gewebeschutzblech nach BÖHLER

Abb. 76 *Instrumentensatz für die Aufweitung der Markhöhle*

- a Markraumbohrmaschine
- b 3 mm-Bohrdorn
- c Flexible Welle mit festem Bohrkopf ∅ 9 mm, stirnseits schneidend
- d Flexible Welle 8 mm für Bohrköpfe ∅ 9,5–12,5 mm
- e Flexible Welle 10 mm für Bohrköpfe ∅ 13 mm und größer
- f *Markraumspülrohr*, das das Auswechseln des 3 mm-Bohrdornes gegen den 4 mm-Führungsstab erlaubt und zwischendurch als Spülrohr benutzt werden kann

75

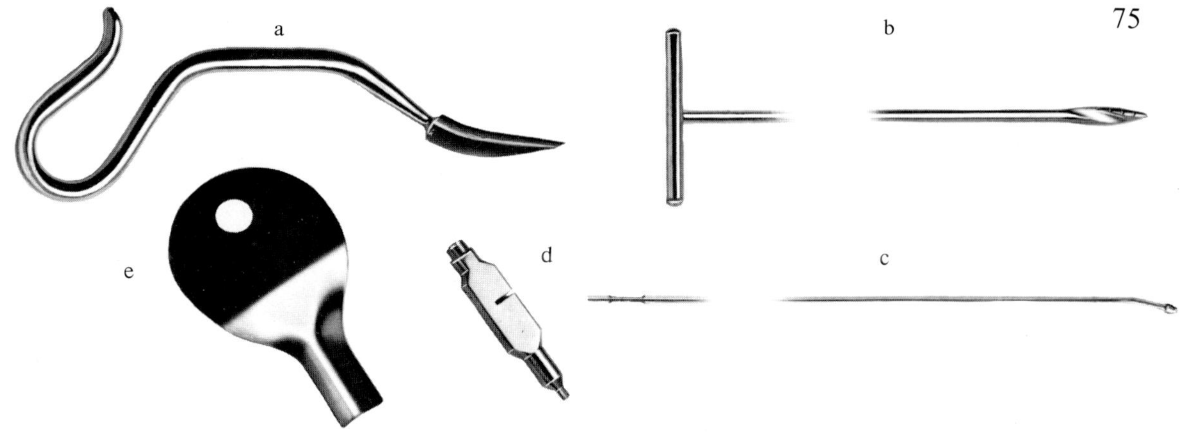

76

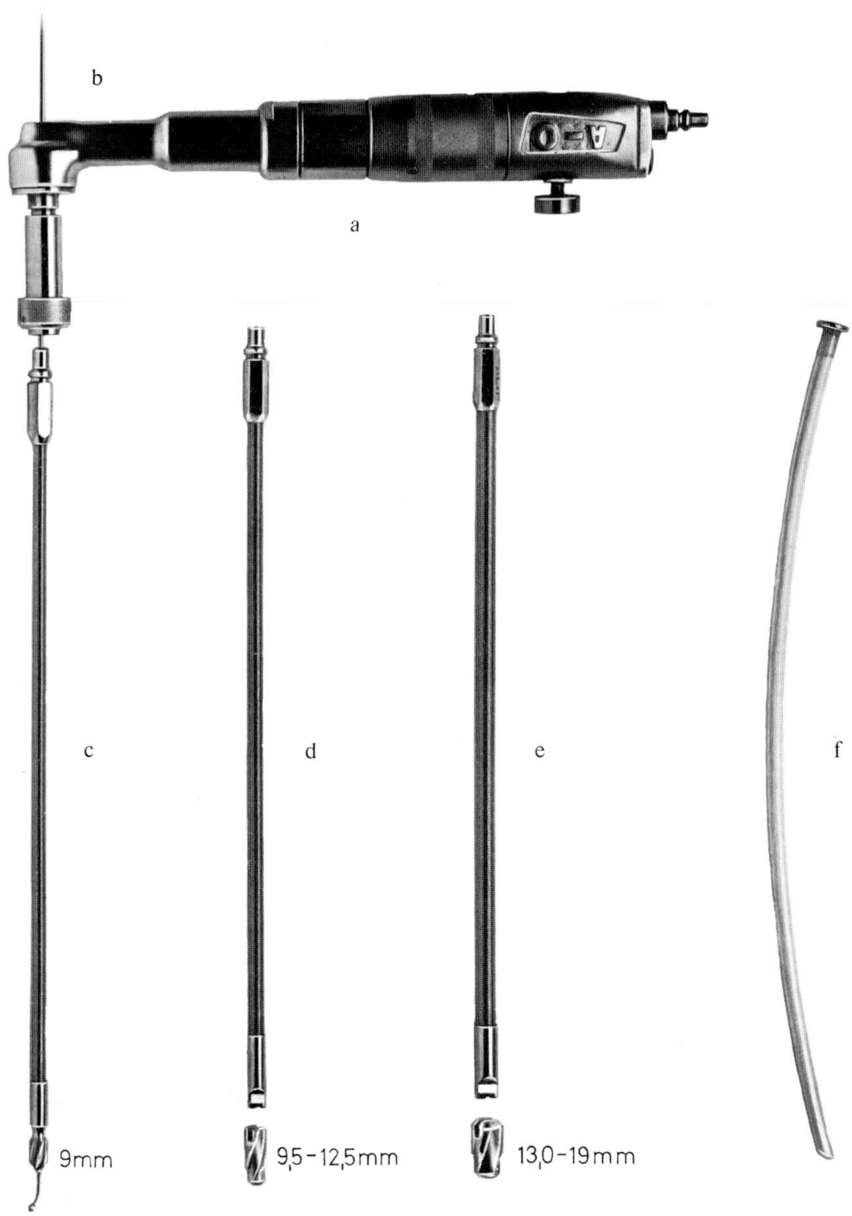

2.4.3 Technische Komplikationen beim Aufweiten der Markhöhle

Wird die Markhöhle mit Bohrköpfen, die einen nur 0,5 mm ansteigenden Durchmesser aufweisen, schrittweise aufgeweitet, und wird der Bohrkopf bei Kortikaliskontakt „mit Gefühl" 1–2 cm vorwärts geführt und gleich wieder etwas zurückgenommen, so kommt es kaum zur Verklemmung. Wenn sich trotzdem einmal ein Bohrkopf verklemmt, so erlaubt das Kugelende das Ausschlagen des Bohrkopfes.

Die zwei flexiblen Wellen von 8 mm bzw. 10 mm sollten unter keinen Umständen verwechselt werden. Die dünnere ist nur für die Bohrköpfe ∅ 9,5–12,5 mm, die dickere nur für die Bohrköpfe ∅ 13 mm und mehr zu verwenden.

Abb. 77 Bei Verwendung der falschen Bohrwelle ist die Markraumbohrung entweder nicht möglich oder die Führung des Fräskopfes ist ungenügend, so daß es leicht zum Verklemmen desselben in der Markhöhle kommt

Abb. 78 Wenn sich ein Bohrkopf ausnahmsweise in der Markhöhle verklemmt hat, wird er mit Hilfe des kugeligen Bohrdornendes und Schlagen mit dem Schlaggewicht gegen eine Faßzange (z.B. Tonnenzange) zurückgeschlagen

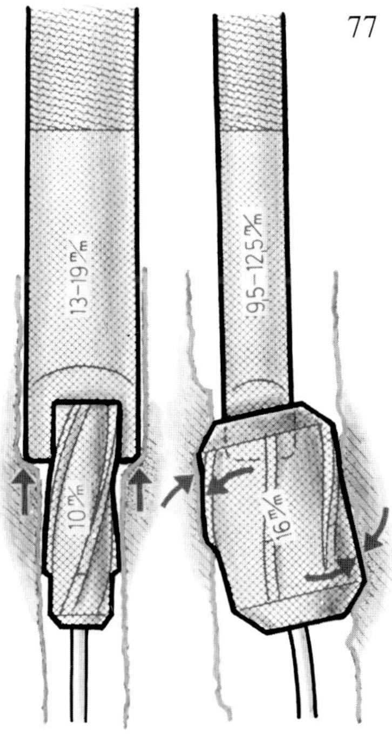

77

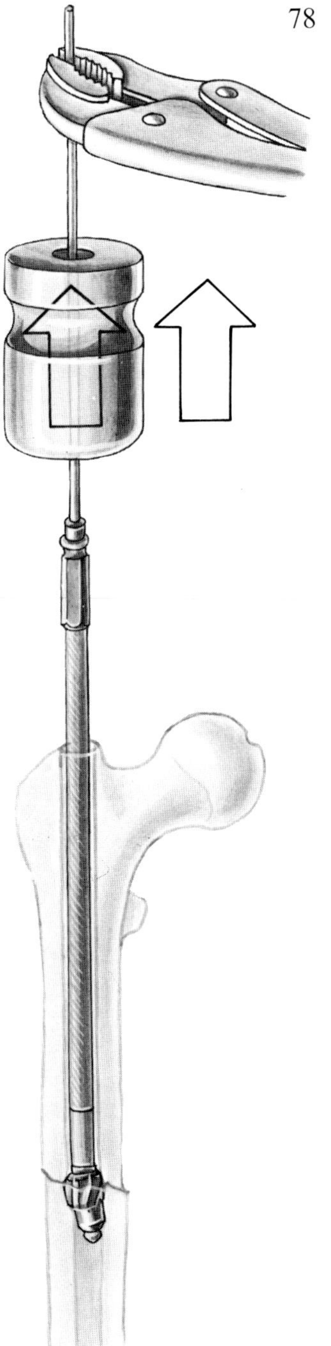

78

2.4.4 AO-Einschlagsystem für Marknägel Tibia und Femur

Beim Einschlagen eines Tibiamarknagels muß der 4 mm-Führungsstab durch das hintere Loch im Rohrstück des Marknagels geführt werden. Zwischen konischem Gewindebolzen und hohler Führungsstange ist das abgekröpfte Einschlagstück für Tibiamarknägel so einzusetzen, daß die Schlagrichtung der Nagelrichtung entspricht.

Abb. 79 *AO-Einschlagsystem für die Marknagelung:* Links für Tibia, rechts für Femur

a *Marknagel*

b *4 mm-Führungsstab*

c *Konischer Gewindebolzen,* der in das konische Gewinde eingedreht wird

d *Abgekröpftes Einschlagstück* für Tibiamarknagel

e *Hohle Führungsstange,* die für die Femurmarknagelung unerläßlich ist, weil der Führungsstab im Innern der Führungsstange Platz findet

f *Schlaggewicht* zum Ein- und Ausschlagen des Nagels

g *Elastischer Griff* für die hohle Führungsstange. Er ist für das Ausschlagen eines Marknagels unerläßlich

h *Führungsgriff.* Fixiert den Nagel und kontrolliert die Nagelrotation beim Einschlagen

i *Schlagkopf,* der nach Entfernung der Hohlstange auf d (Tibia) bzw. c (Femur) aufgeschraubt werden kann. Zum Einschlagen wird dann ein 800 g schwerer Hammer verwendet

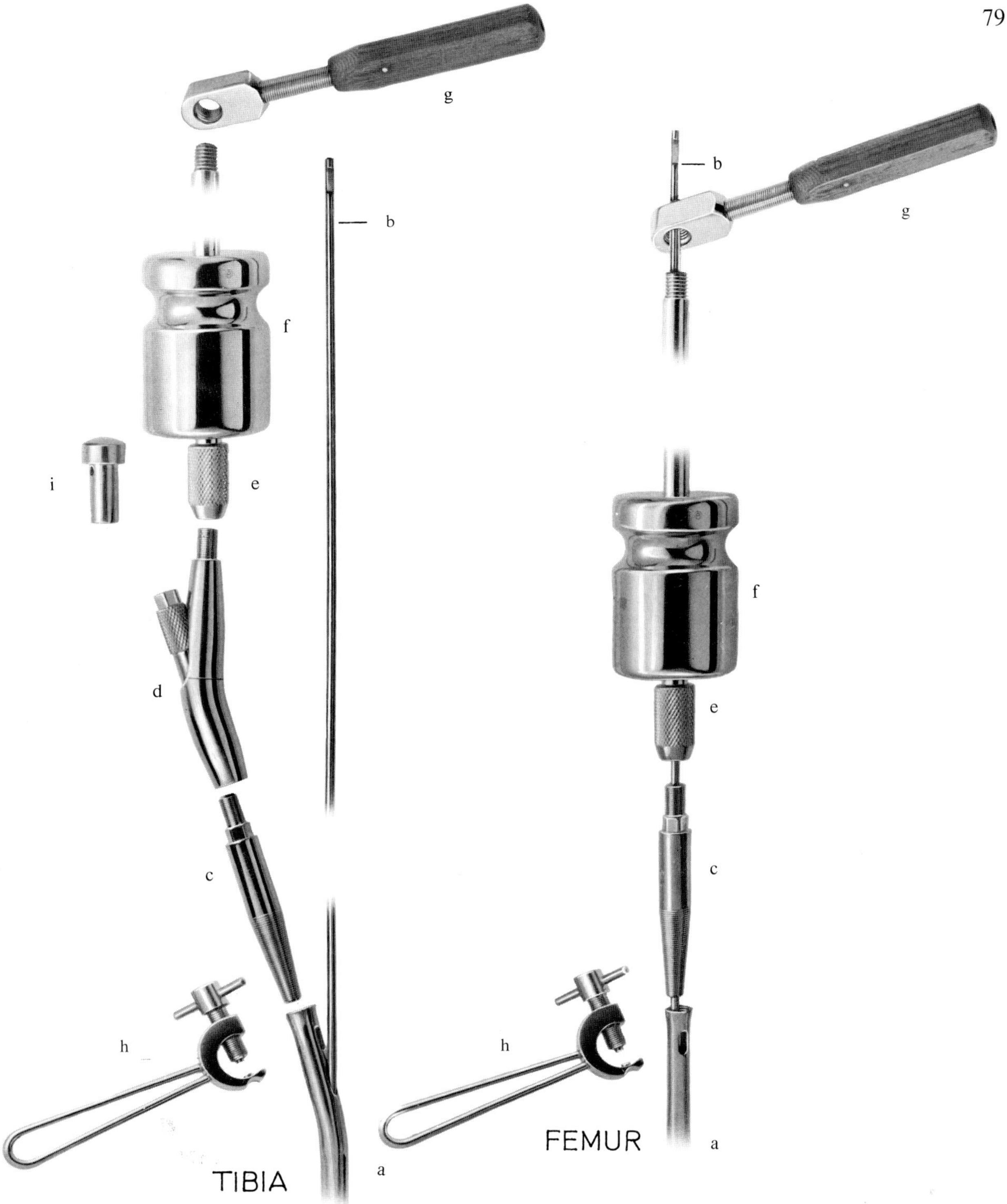
g
b
f
i
e
d
c
h
TIBIA
a
b
g
f
e
c
h
FEMUR
a

2.4.5 Komplikationsmöglichkeiten mit dem AO-Marknageleinschlagsystem

Ein Marknagel darf nicht über den 3 mm-Bohrdorn eingeschlagen werden. Dieser ist nicht nur zu schwach, sondern das Kugelende könnte sich im Nagelschlitz einklemmen.

Für den Tibiamarknagel ist es wichtig, daß man den richtigen konischen Gewindebolzen montiert, sonst kann der Führungsstab nicht aus dem Nagel treten.

Das abgekröpfte Einschlagsstück ist nur zum Einschlagen, nicht aber zum Ausschlagen des Tibiamarknagels zu verwenden.

Wichtiger Grundsatz bei jeder Marknageleinführung: Kein starkes Einhämmern, sondern Verhalten nach dem Motto: „Und vor allem Doktor, hör', wenn es klemmt, dann schlag' nicht mehr." In einem solchen Fall muß 0,5–1,0 mm mehr aufgebohrt und der Nageldurchmesser mit der Nagelmeßlehre nachgemessen werden.

Abb. 80 *Wahl des konischen Gewindebolzens*

a Der Gewindekonus muß laut Aufdruck zum Nageldurchmesser passen

b Ein zu dünner Gewindekonus tritt zu tief in den Nagel ein und verhindert den 4 mm-Führungsstab am Austritt aus dem Tibianagel

Abb. 81

a Das abgekröpfte Einschlagsstück erlaubt beim Einschlagen des Tibianagels die Krafteinwirkung in der Schaftachse

b Der 4 mm-Führungsstab schützt beim Einschlagen des Tibianagels die Hinterwand der Tibia. Die kufenförmige Gestaltung des Nagelendes dient dem gleichen Zweck. Die elastische Verformung des Tibianagels beim Einschlagen kann 15° erreichen

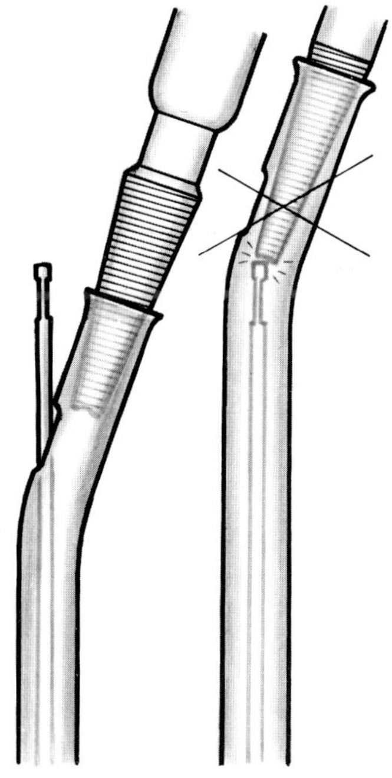

80

a b

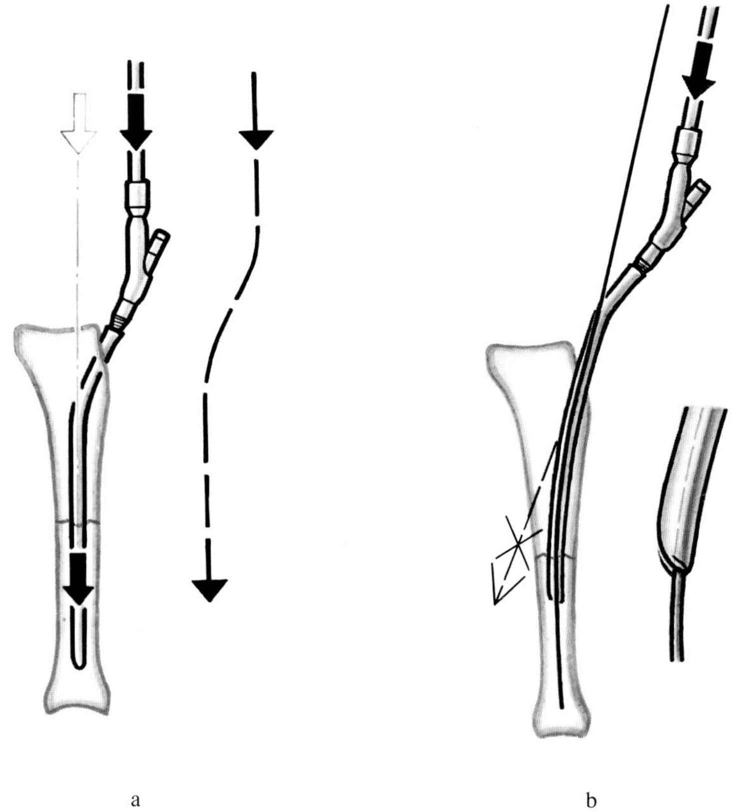

81

a b

2.4.6 Technik der offenen Tibiamarknagelung

Sie erfolgt auf normalem Operationstisch. Die Kniebeugung weit über den rechten Winkel erleichtert die Marknagelung und schützt die Weichteile.

Wahl des Marknagels: Vor der Operation wird auf der gesunden Seite die Distanz Kniegelenkspalt/oberer Sprunggelenkspalt minus 3–4 cm bestimmt. Anläßlich der Nagelung wird nach Einführen des Bohrdornes die vor der Operation gemessene Nagellänge an der versenkten Bohrdornstrecke kontrolliert. Die Nageldicke kann erst intra operationem bestimmt werden. Sie entspricht dem Durchmesser des Bohrkopfes, der im kürzeren Fragment die Kortikalis auf ca. 3 cm Länge angreift.

Abb. 82 *Vorgehen bei der offenen Tibiamarknagelung*

a 8–10 cm langer Hautschnitt 1 cm lateral der Tibiakante, Darstellung der Fraktur und Reposition der Fragmente. Retention mittels Halbrohrplatte und 1–2 selbstzentrierenden Knochenhaltezangen.
Querer Hautschnitt, 5–6 cm lang, über Lig. patellae, genau auf Gelenkspalthöhe. Erst jetzt wird das Kniegelenk um 130–140° gebeugt und der Fuß auf dem Tisch aufgesetzt

b Längsspaltung des Lig. patellae und Einsetzen eines automatischen Wundspreizers. Der Pfriem soll nicht die Tuberositas tibiae, sondern proximal davon in der Vertiefung die sehr dünne Kortikalis perforieren

c Der Pfriem wird unter Drehbewegungen möglichst tief in die Markhöhle eingestoßen, bis der Handgriff in Richtung Schaftachse zeigt

d Einführen des 3 mm-Bohrdornes, die abgebogene Spitze nach ventral gerichtet. Eine Röntgenkontrolle mit Zentrierung auf das obere Sprunggelenk erleichtert die exakte Längenmessung und die Lagekontrolle

e Einfädeln der flexiblen Bohrwelle mit dem festen stirnseitsschneidenden 9 mm-Bohrkopf über den Bohrdorn. Ein ossäres Hindernis kann damit leicht überwunden werden. Dann Auswechseln der Welle gegen eine 8 mm flexible Welle, auf der der 9,5 mm-Bohrkopf aufgesetzt worden ist. Schrittweises Ausbohren der Markhöhle. Haut und Ligament werden mit dem Gewebe-Schutzblech geschützt. Wird 13,0 mm oder mehr aufgebohrt, muß die flexible 10 mm-Welle verwendet werden

f Einführen des Markraum-Spülrohres über den 3 mm-Bohrdorn. Dieser wird dann herausgezogen. Spülen der Markhöhle mit Ringerlösung, bis keine Knochenspäne mehr herausbefördert werden können

g Einschieben des 4 mm dicken Führungsstabes in das Markraum-Spülrohr

h Nach Herausziehen des Kunststoffrohres langsames Einschlagen des richtig eingespannten (Abb. 79) 13–14 mm dicken Tibiamarknagels mit dem Schlag-Gewicht, 8–10 cm über die Frakturstelle hinaus. Im allgemeinen genügt es, das Schlag-Gewicht auf 10 cm Distanz über die Führungsstange gleiten zu lassen

i Knochenhaltezangen, Halbrohrplatte, Führungsstab und hohle Führungsstange mit Schlag-Gewicht werden entfernt. Der Schlagkopf wird aufgeschraubt. Der Nagel wird nun mit dem 800 g schweren Hammer langsam eingetrieben, bis seine Spitze die Epiphysengegend erreicht und sein Ende mit der Kortikalis am Schienbeinkopf bündig liegt.
Kontrolle der exakten Reposition und der Rotationsstabilität. Klafft ausnahmsweise die Fraktur, müssen die Fragmente durch Schlag auf die Femurkondylen einander genähert werden. Schlußkontrolle des Nagelendes. Entfernung des abgekröpften Einschlagstückes und des konischen Gewindebolzens mit dem Steckschlüssel. Spülen von Nagel und Wunden mit Ringerlösung. Drains über dem Nagelende und in Frakturnähe

82

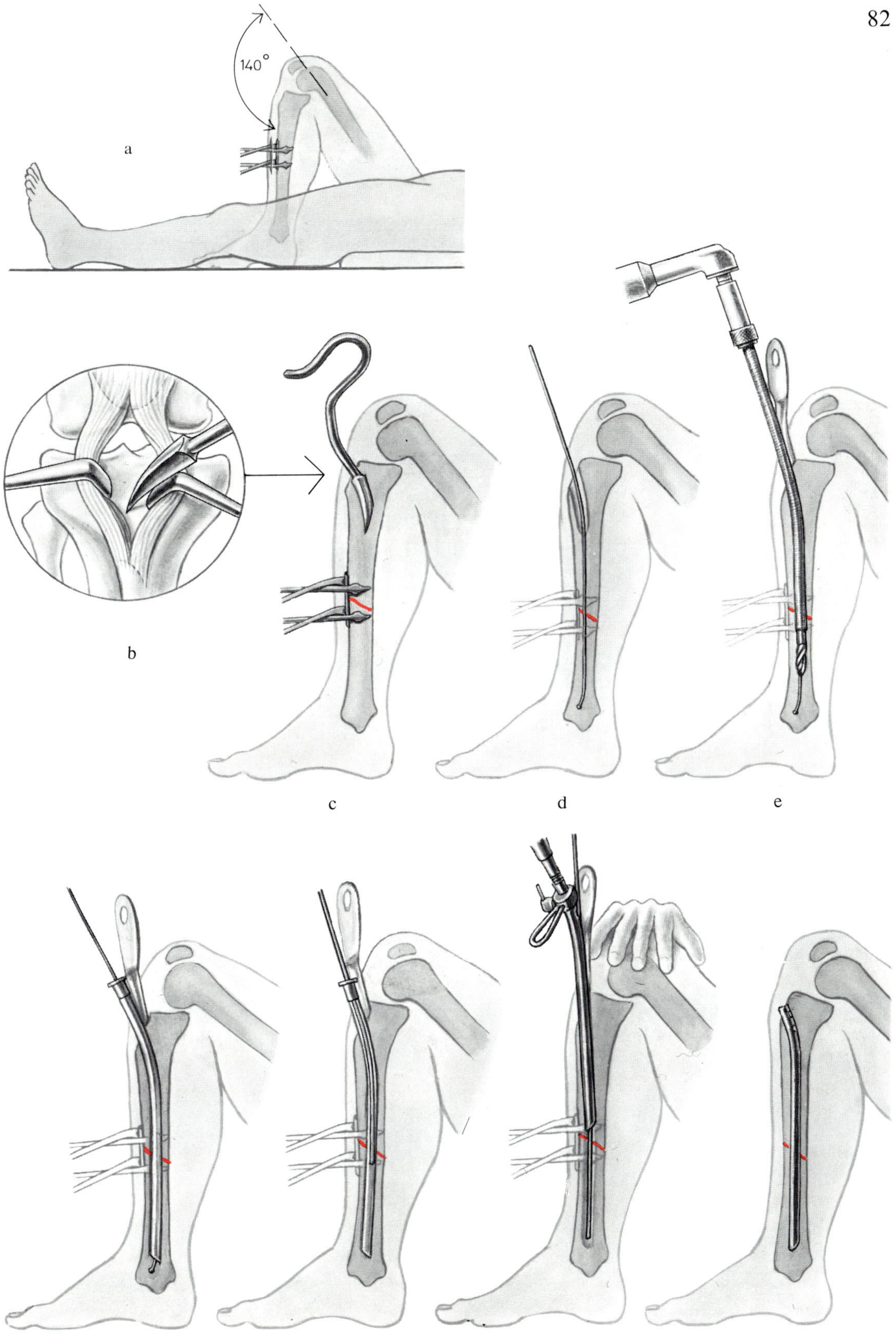

2.4.7 Technik der offenen Femurmarknagelung

Bei der Femurmarknagelung soll der Marknagel unmittelbar lateral und möglichst ventral von der Spitze des Trochanter major eingeführt werden, damit beim Aufbohren nicht das Hüftgelenk eröffnet wird. Das rückwärtige Einschlagen des Bohrdornes von der Frakturstelle aus, sog. retrograde Nagelung, ist nicht gestattet, weil dadurch der Dorn zu weit medial zu liegen käme und somit die kopfernährenden Gefäße gefährden und das Hüftgelenk selbst eröffnen würde.

Darstellung von Fraktur und Trochanterspitze: Die Fraktur wird durch einen geraden Hautschnitt auf der Verbindungslinie dorsale Begrenzung des Trochanter major/Epicondylus lateralis nach Verschiebung des M. vastus lateralis nach vorne dargestellt. Der Schnitt über dem Trochanter major ist ein Längsschnitt, 3–4 cm lang, der von der Trochanterspitze nach kranial verläuft. Erst nach Spaltung des Ansatzes der kleinen Glutaei und Freilegen der Trochanterspitze wird mit dem Pfriem das Trochanter major-Massiv tief durchstoßen. Manchmal kann die Markhöhle erst nach Verwendung von 6–9 mm dicken Handmarkraumbohrern eröffnet werden.

Reposition: Sie ist bei einfachen Frakturen meist durch Abwinkelung und Hebelung möglich, sonst wird der Femurdistraktor verwendet.

Es wird so weit aufgebohrt, bis der Bohrer in beiden Fragmenten auf einige Zentimeter einen Knochenkontakt hat. Dann wird das entsprechende Nagelkaliber gewählt, wobei mit der Nagelmeßlehre der tatsächliche Nageldurchmesser kontrolliert werden kann.

Nagellänge: Diese wird vor der Operation auf der gesunden Seite durch Messen der Distanz Trochanterspitze/Kniegelenkspalt minus 2–3 cm geschätzt. Nach Reposition erfolgt die direkte Messung mit dem Bohrdorn und einer auf das distale Femurende zentrierten Röntgenaufnahme.

Abb. 83 *Lagerung des Patienten für die Femurmarknagelung.* Lagerung auf der Seite mit angezogenem Bein, Becken im Lot, mit zwei Halterungen im Kreuz und über Symphyse fixiert.
10–15 cm langer latero-dorsaler Schnitt über Femur und 5–6 cm langer Längsschnitt von der Trochanterspitze nach kranial

Abb. 84 *Technik der offenen Femurmarknagelung*

a Einstoßen des Pfriems unmittelbar lateral und möglichst ventral der Trochanterspitze

b Einführen des Bohrdornes mit der leicht abgekröpften Spitze bis zur Fraktur

c Darstellung der Fraktur und Reposition, die oft nach Abwinkelung der Hauptfragmente um 40–60° und Einsetzen der Spitze eines kleinen Knochenhebels in die Markhöhle des distalen Fragmentes durch Hebelwirkung gelingt. Einstoßen des Bohrdornes in das distale Fragment

d Fixation der reponierten Fragmente mit zwei Knochenhaltezangen und einer Halbrohrplatte. Danach Aufweiten der Markhöhle und Einschlagen des Marknagels wie bei der Tibiamarknagelung, wobei die Charakteristika des Einschlagsystems für die Femurmarknagelung beachtet werden müssen

83

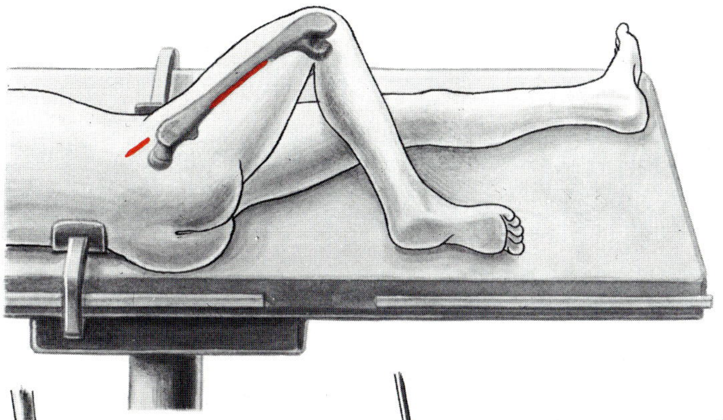

84

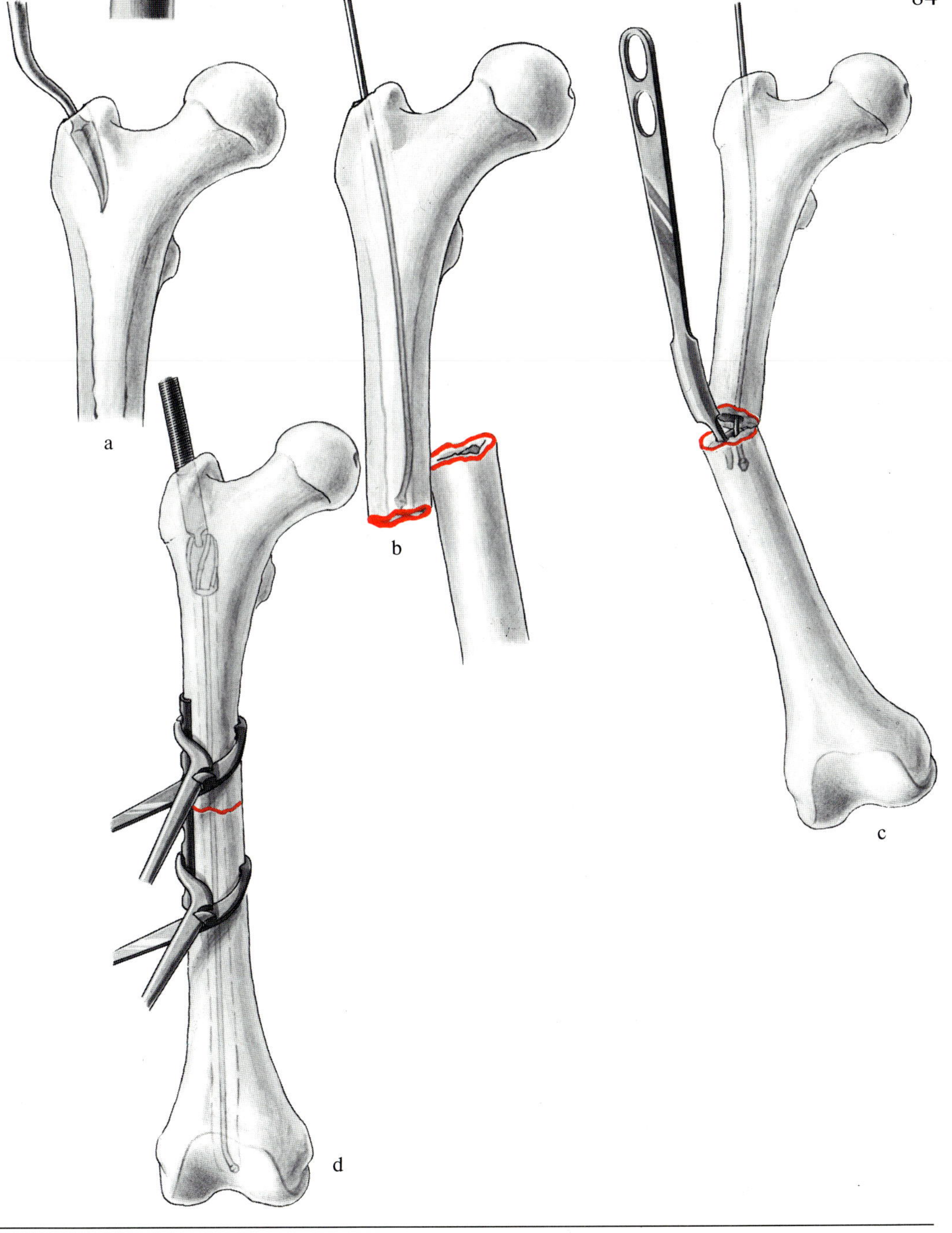

2.4.8 Anwendung des Femurdistraktors

Der Distraktor zur Femurverlängerung bei Korrektur einer posttraumatischen Femurverkürzung hat sich auch bei frischen Femurtrümmerfrakturen bewährt. Sogar bei Sofortosteosynthesen von einfachen Femurfrakturen bei athletischen Patienten kann der Distraktor die Reposition wesentlich erleichtern.

Der Femurdistraktor wurde aus dem HARRINGTON-Distraktor entwickelt. Die Rotation kann damit wohl um 30° korrigiert werden, sie sollte jedoch möglichst vor dem Bohren der Bolzenlöcher nach Besichtigung bzw. Palpation der Linea aspera eingestellt werden. Die Verbindungsbolzen fassen bei einfachen Frakturen meist nur eine Kortikalis. In der Metaphyse oder bei Korrekturosteotomien mit Verlängerung werden die Verbindungsbolzen durch beide Kortikales eingesetzt. Die Bolzen müssen dabei ebenfalls in der ersten Kortikalis festgeschraubt werden, damit die Backen des Distraktors möglichst knochennah fixiert bleiben.

Abb. 85 *Femurdistraktor.* Spindel (a), bewegliche Backe (b), Distraktionsmutter (c), Kompressionsmutter (d), Scharnier zur Rotationskorrektur (e), Festhalteschraube (f), Schlüssel (g), Verbindungsbolzen (h)

Abb. 86 *Anwendung des Femurdistraktors bei einer queren Femurfraktur*

1 Nach 10–20 cm langem Hautschnitt auf der Verbindungslinie Trochanter major-Spitze/Epicondylus femoris Fasciaeröffnung, Abschieben des M. vastus lateralis nach ventral und Darstellung der Fraktur. 4–5 cm vom proximalen Fragmentende Kortikalis mit dem 4,5 mm-Bohrer möglichst senkrecht oder leicht schräg durchbohren.
Ein Verbindungsbolzen (a) wird mit dem Universalbohrfutter (b) bis zur Verdickung eingedreht und der Bohrdorn (c) von der Trochanterspitze aus neben dem Bolzen in die Markhöhle eingestoßen. Ist dies wegen zu enger Markhöhle nicht möglich, so wird der Bolzen herausgezogen, umgedreht und sein kurzer Gewindeanteil in einer einzigen Kortikalis eingedreht

2 Das distale Fragment wird nun so rotiert, daß seine Linea aspera der Lage der Linea aspera im proximalen Fragment ungefähr entspricht. Bohren eines Loches durch Kortikalis des distalen Fragmentes mit dem 4,5 mm-Bohrer (d), ebenfalls 4–5 cm weit von der Fraktur, parallel oder leicht konvergierend zum schon eingesetzten Bolzen. Eindrehen des zweiten Bolzens (e)

3 Die Backenenden (f u. f′) des Distraktors werden über beide parallelgestellten Bolzen gestülpt, wobei das Scharnier (g) locker sein muß. Die Festhalteschrauben (h und h′) müssen fest angezogen werden. Aufdrehen der Distraktionsmutter (i) über die Gewindespindel, wobei die Kompressionsmutter (k) weit weggedreht wurde. Festdrehen des Scharniers (g), sobald die Rotation korrigiert ist.

4 Die Fragmentenden können nun mit Leichtigkeit übereinandergebracht und die Fraktur exakt reponiert werden. Der Bohrdorn wird durch die Fraktur in das distale Fragment gebracht. Entfernung des Femurdistraktors und der Verbindungsbolzen. Aufweiten der Markhöhle wie üblich bis auf den Durchmesser des gewählten Nagels

85

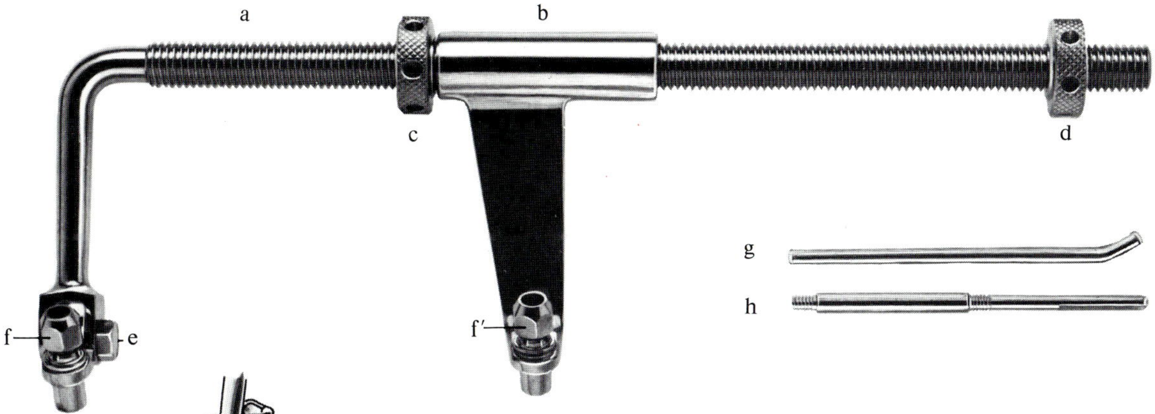

86

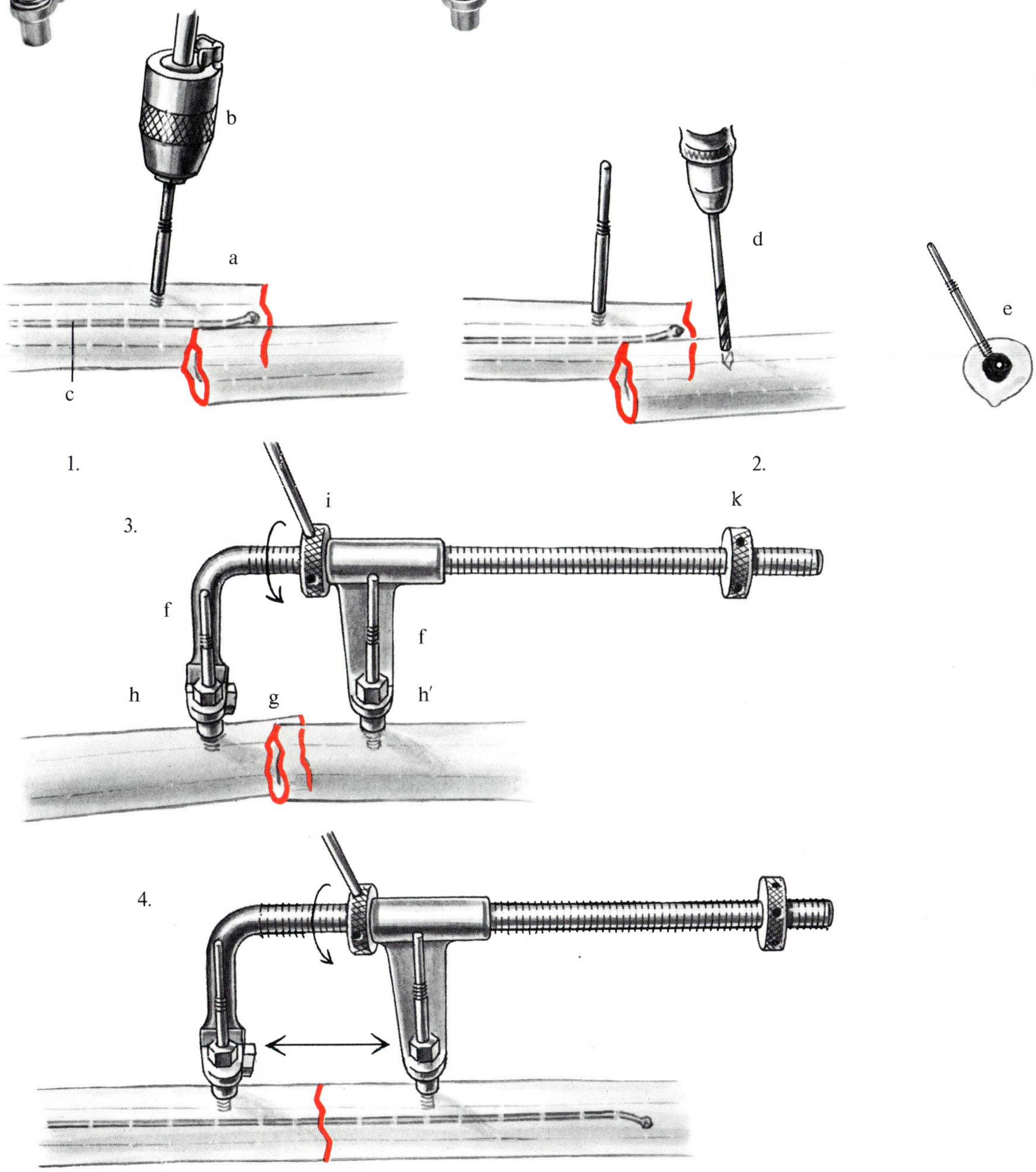

Anwendung des Femurdistraktors bei Trümmerbrüchen des Femurschaftes

Auch Trümmerfrakturen lassen sich mit einer Kombination von Marknagel und Schrauben oder Platte stabil versorgen. Die Einzelheiten dieser schwierigen Technik sollen demonstriert werden. Es ist dabei vor allem wichtig, die Zwischenfragmente nicht von dem ihnen noch anhaftenden Muskel zu lösen. Bei sauberer Technik ist die Devitalisierung der Fragmente gering.

Abb. 87

a Durch dorso-laterale Schnittführung Darstellung meist des gesamten Femurknochens, wobei keine Muskelfasern durchtrennt werden. Die Knochentrümmer werden nicht berührt, sondern nur beide Hauptfragmente freigelegt. Nach Abwinkelung werden von der Bruchstelle aus die Markhöhlen beider Hauptfragmente mit dem Marknagel-Instrumentarium auf einer Distanz von 4–10 cm ohne das Trochantermassiv zu tangieren auf 13–15 mm aufgeweitet

b Danach wird die Trochanter major-Spitze wie üblich dargestellt (Abb. 83), mit Pfriem und Handmarkraumbohrer aufgebohrt und, wenn nötig, die Markhöhle mit Bohrdorn, flexibler Bohrwelle und Bohrköpfen im proximalen Fragment aufgeweitet. Einschlagen eines entsprechenden Marknagels bis 3–5 cm von der Frakturstelle. Der Führungsstab wird erst jetzt in das distale Fragment eingestoßen.
Mit dem 4,5 mm-Bohrer Durchbohren einer Kortikalis im proximalen Fragment, 2–3 cm von der Fraktur weg. Einschlagen eines 4,5 mm-richtunggebenden, 15 cm langen Steinmann-Nagels. Ungefähre Einstellung der Rotation des distalen Fragmentes, wobei wiederum auf die Lage der Linea aspera geachtet wird. Parallel zum Steinmann-Nagel oder leicht spitzwinklig dazu Bohren der ersten Kortikalis im distalen Fragment

c Entfernen des Steinmann-Nagels und Einschlagen des Femurmarknagels tief im distalen Fragment

d In die vorbereiteten 4,5 mm-Löcher werden die kurzen Schraubengewinde der Verbindungsbolzen eingedreht

e Die Backen des Distraktors werden über die Bolzen gestülpt und mit den Festhalteschrauben befestigt

f Langsame Distraktion der Fragmente durch Aufdrehen der Distraktionsmutter. Die Zwischenfragmente legen sich durch den Muskeldruck von selbst um den Nagel, wobei das eine oder andere Fragment um 180° gedreht werden muß.
Sobald die Rotation beider Hauptfragmente übereinstimmt, wird das Scharnier mit dem Gabelschlüssel fest angezogen. Ist die Reposition der verschiedenen Fragmente einigermaßen korrekt, kann die Distraktionsmutter des Distraktors so weit zurückgeschraubt werden, bis sich die Fragmente gegenseitig verklemmen. Eventuell kann mit der Kompressionsmutter noch zusätzlich Kompression ausgeübt werden.
Wenn nötig, werden einzelne Fragmente miteinander verschraubt oder eine schmale lange Platte lateral angeschraubt, wobei nur eine Kortikalis von den Schrauben gefaßt wird. In beiden Hauptfragmenten sind dann im Minimum zwei Schrauben einzudrehen. Der Distraktor mitsamt Verbindungsbolzen wird entfernt und am Schluß der Marknagel so tief eingeschlagen, bis er mit der Trochanter major-Spitze nahezu bündig liegt.
Bei Trümmerfrakturen wird am Schluß der Operation eine Spongiosaplastik auf der Gegenkortikalis angeschlossen

87

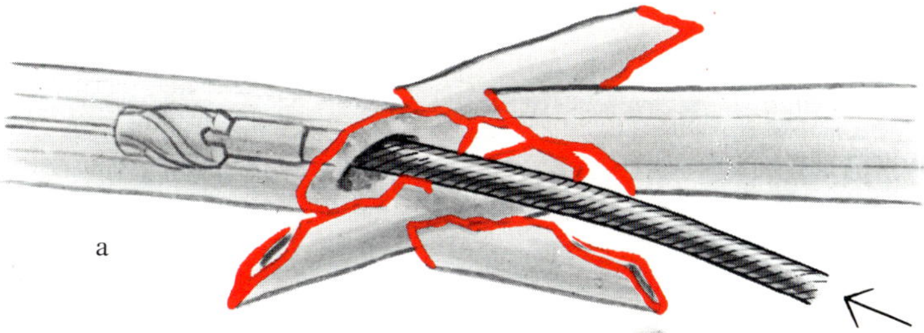

a

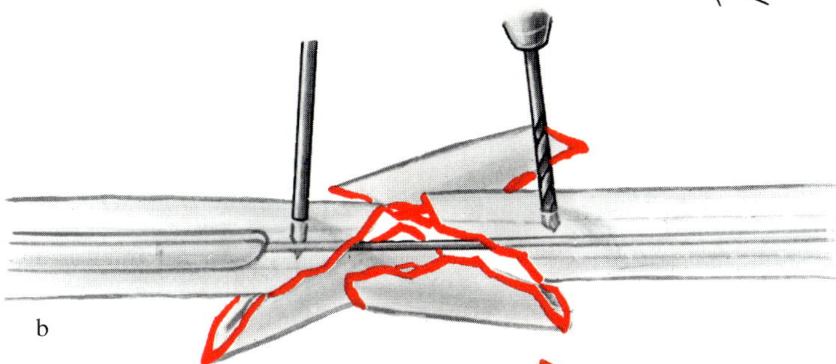

b

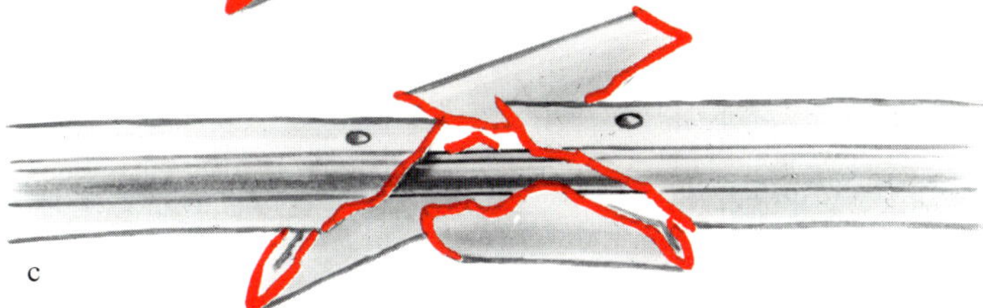

c

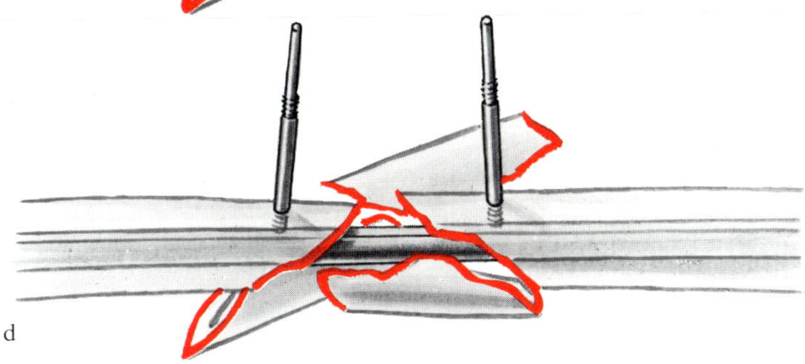

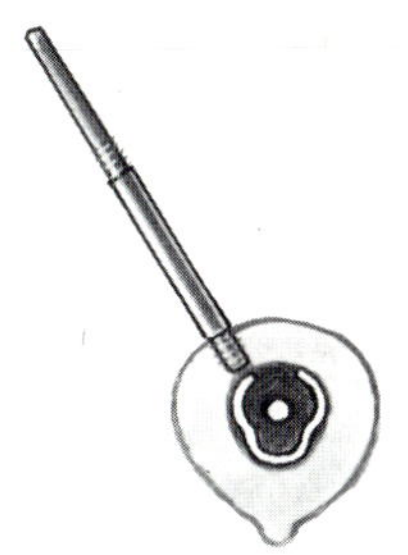

d

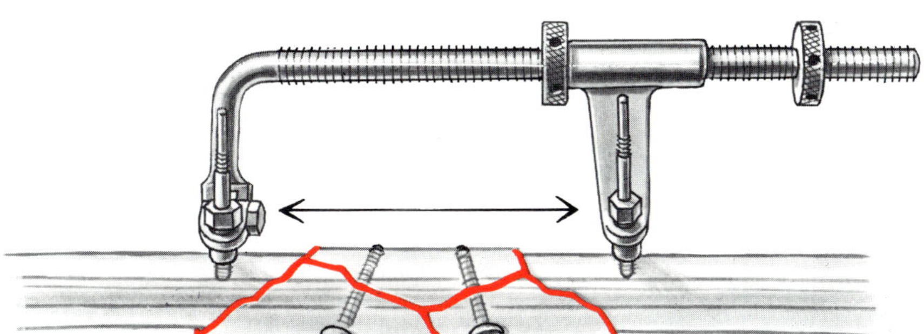

e

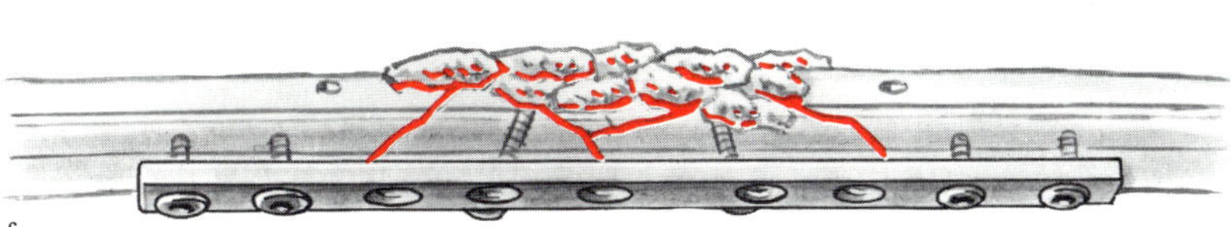

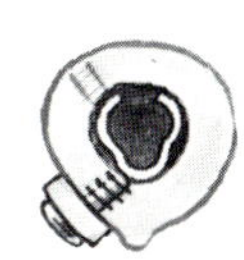

f

2.4.9 Gedeckte Marknagelung von Tibia und Femur

Die gedeckte Marknagelung erfordert eine bestimmte Lagerung im Extensionstisch und in der Regel die Benützung eines steril umhüllten Bildwandlers, am besten mit Fernsehanlage, der die wichtigsten Phasen des Operationsvorganges zu kontrollieren erlaubt: Reposition der Fraktur nach Lagerung, Einführen des Bohrdornes möglichst zentral in das distale Fragment, Kontrolle der Distanz zwischen Bohrdornspitze und Gelenk, Eintreten des ersten Bohrkopfes in das distale Fragment, Nagellänge und Reposition am Ende des Eingriffes.

Bemerkungen:

1. Ungenügende Reposition am Femur: Manchmal muß die Fraktur dargestellt, reponiert und mit einer schmalen Platte bzw. einer 3,5 mm-Spann-Gleitloch-Platte (DCP) fixiert werden.

2. Gedeckte Tibiamarknagelung ohne spezielle Extensionsvorrichtung: Der Unterschenkel kann über einer Halterung um 120° gegen den Oberschenkel gebeugt werden. Die Fragmente reponieren sich dann nach einem Längszug am Knöchel meist von selbst. Nur selten sind zusätzliche seitliche Manöver notwendig. Der Bohrdorn läßt sich dann mühelos in das distale Fragment einführen, und am Anschlagen seiner Spitze in der distalen Spongiosa der Tibia ist leicht zu erkennen, daß er an richtiger Stelle sitzt. Die Reposition wird nach der Nagelung durch einen kleinen Hautschnitt kontrolliert. Gleichzeitig wird das ausgetretene Bohrmehl entfernt und eine Redondrainage eingelegt.

Wenn am Ende des Eingriffes gelegentlich eine Distraktion vorliegt, kann sie durch Faustschläge auf die Ferse bei gestrecktem Knie meist beseitigt werden.

Abb. 88 *Technik der gedeckten Marknagelung der Tibia unter Benützung des Bildwandlers (nach* WELLER*)*

(a) Die Lagerung erfolgt in Rückenlage auf dem Extensionstisch mit Beugung im Kniegelenk von wenigstens 90–100°. Zug am Fuß mit Drahtextension im Kalkaneus (b) oder mit Lederschuh-Manschette (c). Rotation im Vergleich zur gesunden Seite einstellen: Die Transmalleolarachse steht normalerweise in Außenrotation von 20–25° (5–35°).
Die Marknagelung selbst erfolgt nach der vorerwähnten Technik (s.S. 116). Auch bei der gedeckten Marknagelung empfiehlt sich eine Saugdrainage an der Frakturstelle. Die Führungsnadel des Kunststoffdrains wird mittels Stichinzision proximal der Frakturstelle eingeführt und distal davon ausgeleitet

Abb. 89 *Technik der gedeckten Marknagelung des Femurs unter Benützung des Bildwandlers*

(a) Die Lagerung erfolgt in Seitenlage (Becken im Lot) auf dem Extensionstisch. Der Zug erfolgt entweder durch Extension (b) durch die Femurkondylen bei gebeugtem Knie (günstige Entspannung der Gastroknemien und gute Beurteilung der Rotation) oder bei Pseudarthrosen mittels Lederschuh-Manschette bei gestrecktem Bein (c).
Die Marknagelung selbst erfolgt nach derselben Technik wie beim offenen Vorgehen (s.S. 118). Eine leicht abgebogene Bohrdornspitze erleichtert das „Auffädeln“ des distalen Fragmentes (Manualhilfe von außen) und das Zentrieren in der distalen Metaphyse

88

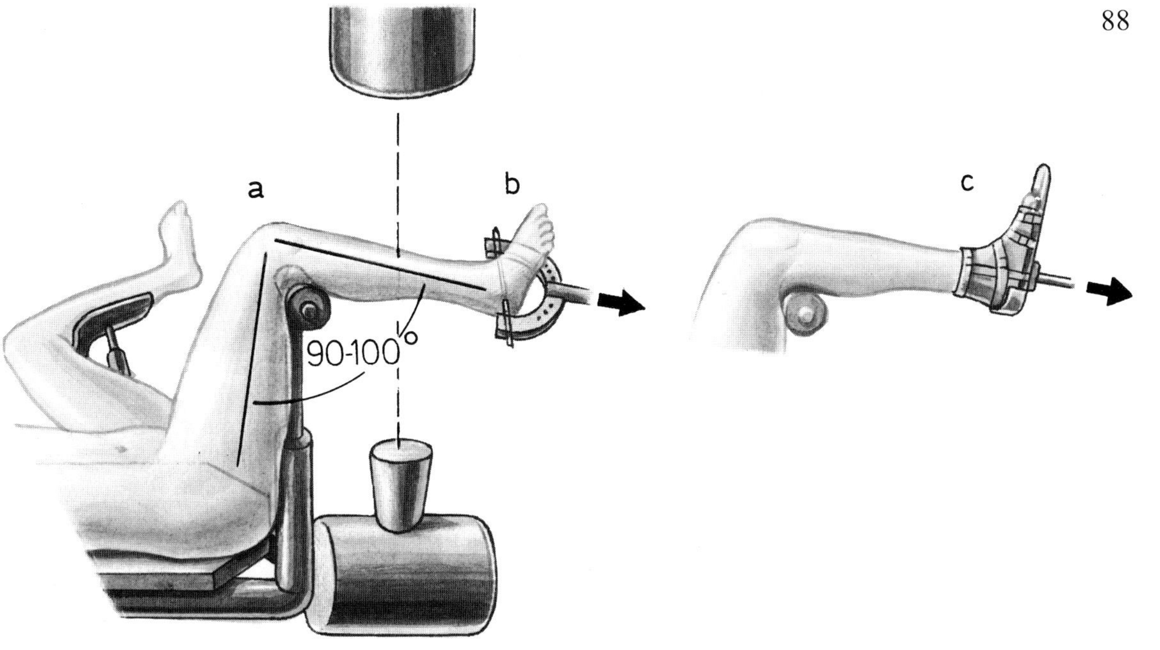

89

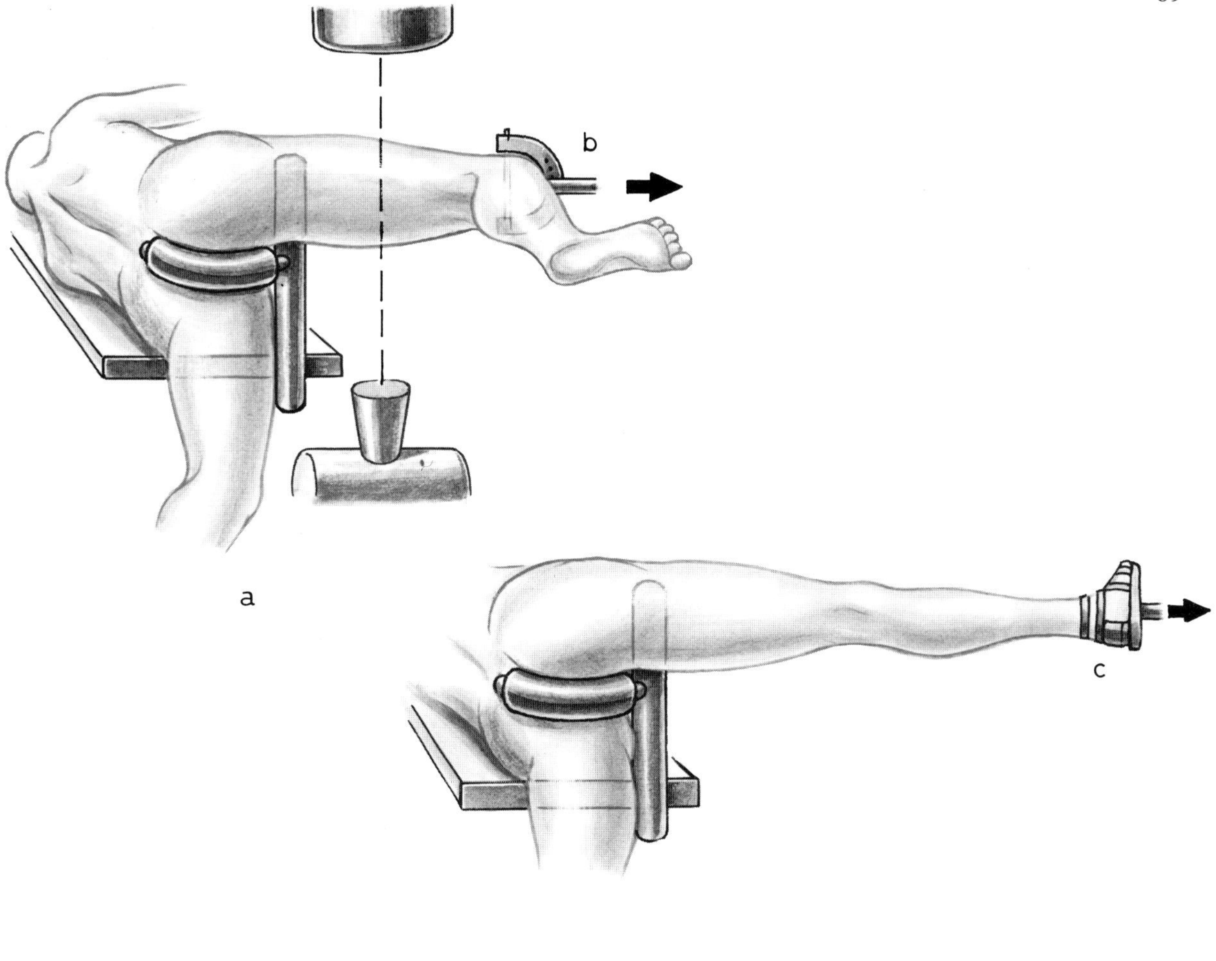

2.5 „Fixateurs externes“ oder äußere Festhalter

2.5.1 Instrumentarium

Die äußeren Fixateur-Vorrichtungen sind aus der modernen orthopädischen Chirurgie nicht mehr wegzudenken. Femur- und Tibiaverlängerungsosteotomien, Korrekturosteotomien im proximalen und distalen Tibiabereich, Knie- und obere Sprunggelenkarthrodesen lassen sich damit zuverlässig fixieren. Infizierte Pseudarthrosen an der unteren Extremität lassen sich damit fern vom Herd einwandfrei stabilisieren. Auch bei offenen Frakturen 2. und 3. Grades wird damit eine gute Stabilisation erzielt.

Der „fixateur externe“, von M.E. MÜLLER (1952) entwickelt, war die erste Fixationsvorrichtung der AO. Damit konnten stabile Verhältnisse nur nach interfragmentärer Kompression und auf kurze Distanz erreicht werden. Die neuentwickelten äußeren Festhalter sind stabiler und auch große Distanzen lassen sich damit überbrücken. Während Achsenabwinkelungen mittels schwenkbaren Backen und Scharnierstück nachträglich korrigiert werden können, muß die richtige Einstellung der Rotation durch die ersten zwei Steinmann-Nägel erfolgen. Dies ist ein kleiner Nachteil der Apparatur. Mit einiger Übung gelingt auch bei Trümmerfrakturen diese Einstellung meist auf Anhieb.

Zur Erzielung der Druckwirkung werden über die Rohrenden zwei Spannvorrichtungen geschoben und festgeschraubt. Durch Drehen der Spannschrauben werden die Backen mit den Steinmann-Nägeln verschoben, so daß der interfragmentäre Druck zunimmt. Bei offenen Frakturen werden die Bruchflächen meist erst nach 3–4 Wochen unter Druck gesetzt.

Bemerkungen: Auch die alten AO-Spanner mit Gewinde (Abb. 327b) können als Zug- und Druckspanner, auf den Nagelenden appliziert, verwendet werden.

Zusätzlich auf Wunsch erhältliche Instrumente: Rohr 600 mm, zum Überbrücken eines Gelenkes; Fußplatte mit zwei Festhaltevorrichtungen; dreifache Backen für räumliche Verstrebung.

Zum „Fixateur externe“-Standardinstrumentarium werden zusätzlich benötigt: Kleine Bohrmaschine, Dreieckzielplatte mit 20°-Winkel, evtl. Rollen und gelochte Abstandplatte.

Abb. 90 *„Fixateurs externes“, Standardinstrumentarium*

1 *Implantate*

a Steinmann-Nagel ∅ 5,0 mm, Längen 150, 180, 200, 250 mm

a′ Zugehörige Schutzkappe

b Steinmann-Nagel ∅ 4,5 mm, gleiche Längen

b′ Zugehörige Schutzkappe

c Steinmann-Nagel ∅ 4,5 mm mit zentralem Gewinde ∅ 5,0 mm, Längen 150, 180, 200 mm

d Schanzsche Schraube mit Gewinde bis zur Spitze, ∅ Schaft und Gewinde 5,0 mm, Längen 170, 200 mm

e Rohr, Längen 100, 150, 200, 250, 300, 350, 400, 450 mm, ∅ 11 mm

2 *Standard-Instrumente*

a Standard-Backe

b Einfache Backe schwenkbar

c Doppelbacke schwenkbar

d Offener Druckspanner

e Scharnierstück. Erlaubt Abknickungen in der Sagittalebene von 15° in beiden Richtungen

a, b, c, d, e

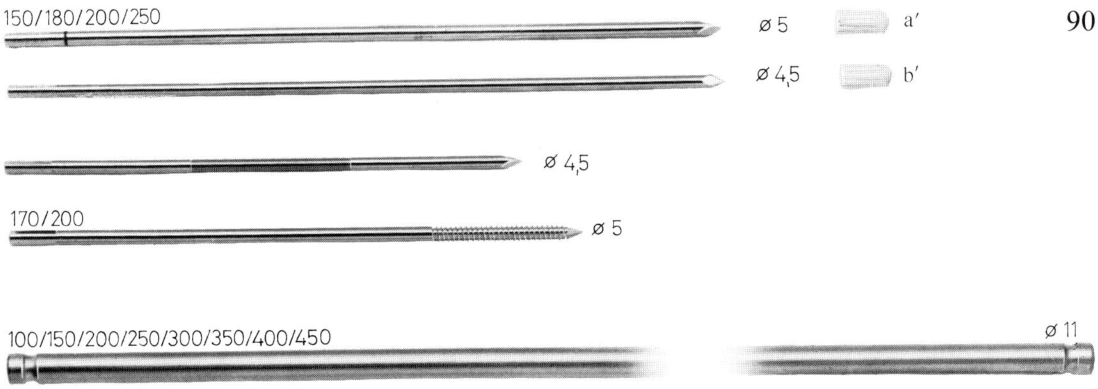

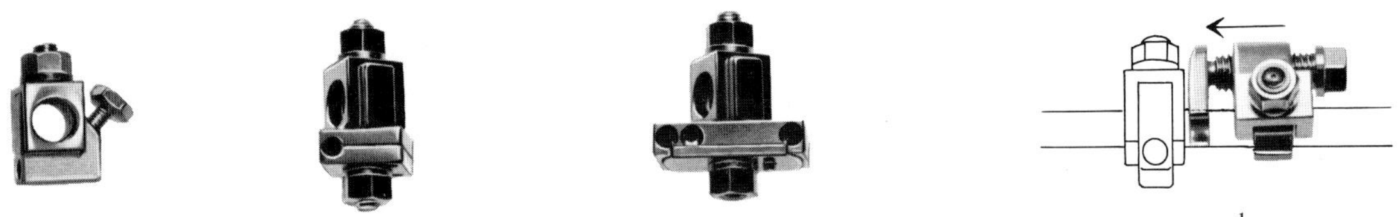

a b c d

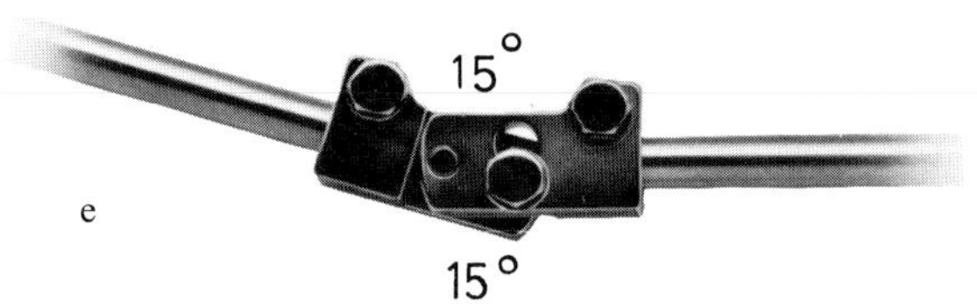

e

f

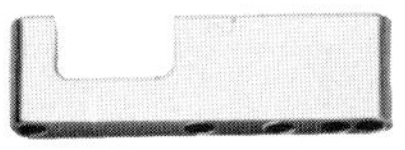

g

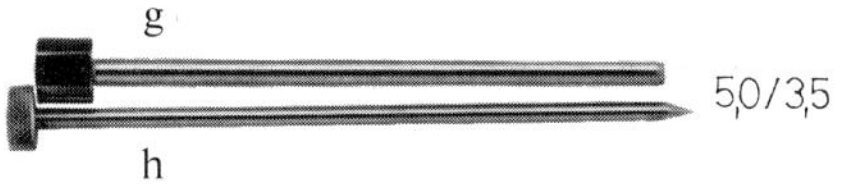

h

i

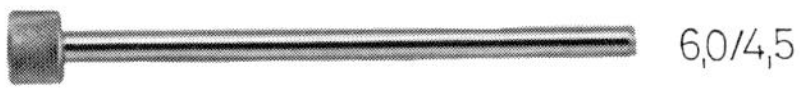

k
l

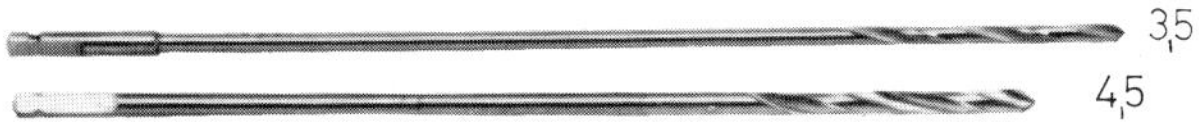

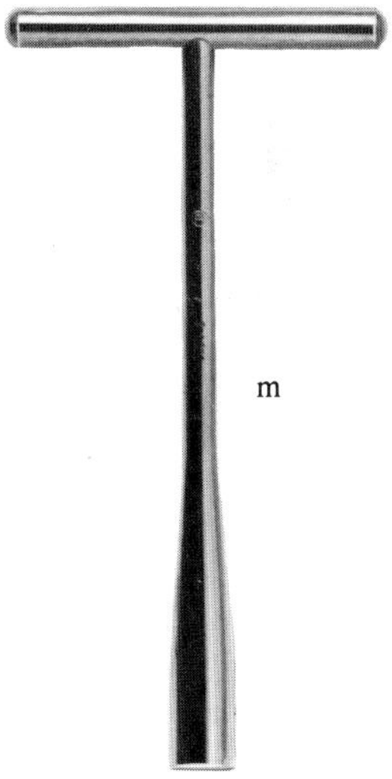

m

f Bohrlehre mit Lochabständen von 16, 18, 30, 32, 42, 52, 58 mm, Gesamtlänge 67 mm

g Bohrbüchse: außen ∅ 5 mm, innen ∅ 3,5 mm, 80 und 110 mm lang

h Bolzen mit Spitze dazu, ∅ 3,5 mm, gleiche Längen

i Bohrbüchse ∅ 6,0/4,5 mm, Länge 110 mm. Als Trocart Steinmann-Nagel ∅ 4,5 mm benützen

k, l Extralange Bohrer ∅ 3,5 und 4,5 mm (mit Ende für Schnellkupplung)

m Steckschlüssel SW 11 mm

2.5.2 Einstellung der Rotation mit dem „fixateur externe“

Bemerkung: Die Stabilität des Rohrfesthalters ist auch ohne Druck gut. Druckmöglichkeit entweder durch spezielle Spannvorrichtung oder dann auch durch Anbringen der früheren AO-Spanner auf die Nagelenden. Zur Erhöhung der Stabilität können 2 zusätzliche Steinmann-Nägel frakturnah eingesetzt oder auch eine interfragmentäre Zugschraube eingedreht, bzw. eine kurze Platte angelegt werden (Abb. 262 u. 264).

Abb. 91

1 *Erster Steinmann-Nagel:* Die Bohrbüchse mit Außendurchmesser 5 mm, Innendurchmesser 3,5 mm, Länge 80 mm, mit ihrem Bolzen versehen, wird vor dem Malleolus externus, 3 cm oberhalb des oberen Sprunggelenkes, möglichst senkrecht zur Tibia, bis zum Knochenkontakt eingeführt. Bolzen entfernen. Durchbohren des Knochens mit dem 3,5 mm-Bohrer. Eindrehen des 180er Steinmann-Nagels ∅ 5,0 mm mit Universalbohrfutter. Bei hartem Knochen kann die 4,5 mm-Bohrbüchse mit einem Steinmann-Nagel ∅ 4,5 mm als Bolzen und der 4,5 mm-Bohrer verwendet werden

2 *Zweiter Steinmann-Nagel:* Proximal, 3 cm vom Kniegelenk entfernt, von lateral her auf dieselbe Art und Weise Einsetzen des proximalen Steinmann-Nagels ∅ 5,0 mm. Anlegen des „fixateur externe“ distal mit zwei Standard-Backen (Schrauben nach außen). Proximal wird die schwenkbare Doppelbacke verwendet. Festschrauben der äußeren Backen. Kontrolle der Rotation. Vergleich der rechtwinklig gebeugten Knie- und Fußgelenke der verletzten mit der gesunden Extremität. Bestimmung des Ausmaßes des eventuellen Rotationsfehlers, z.B. Innenrotation 10° statt Außenrotation 10° = 20° Korrekturnotwendigkeit

3 Bei fehlerhafter Rotation von z.B. 20° wird nach Abnahme der beiden Rohre 1 cm distal im Tibiakopf ein neues Bohrloch unter Zuhilfenahme des Zieldreieckes von 20° in der korrigierten Richtung angelegt

4 *Dritter Steinmann-Nagel:* Bohrlehre über das distale Nagelende der Außenseite stülpen. In dem gewählten Loch sowie in der freien Standard-Backe, Bohrbüchse mit Bolzen bis Knochenkontakt einstoßen. Ante- bzw. Recurvatum möglichst korrigieren. Bolzen entfernen und Bohren des zweiten Bohrkanals mit Spiralbohrer ∅ 3,5 mm. Einsetzen des Steinmann-Nagels ∅ 4,5 mm durch die Backe. Es ist günstiger, für den 3. Steinmann-Nagel einen Durchmesser von 4,5 mm statt 5,0 mm zu wählen, damit eine geringe fehlerhafte Lage des Nagels sich auskorrigieren läßt

5 *Vierter Steinmann-Nagel:* Gleiches Vorgehen proximal, jedoch ohne Bohrlehre, wobei die Schraube der Doppelbacke vorerst gelöst und die Bohrbüchse mit Bolzen leicht eingeklemmt wird (Gefahr des Eindrückens der dünnen Wand der Bohrbüchse!). Bohren des 4. Bohrkanals und Eindrehen eines 4. Steinmann-Nagels. Besteht ein Achsenfehler in der Frontalebene, kann dieser durch Schwenken der proximalen Doppelbacke auskorrigiert werden. Ein Achsenfehler in der Sagittalebene kann durch Auswechseln der zwei langen gegen vier kürzere Rohre und Anbringen von zwei Scharnierstücken ausgeglichen werden

6 In Epi- und Metaphysengegend Möglichkeit der Koppelung von zwei einfachen Backen mit ventralem und dorsalem Steinmann-Nagel. Bohrlehre mit 30 mm Distanz dient als Zielgerät

91

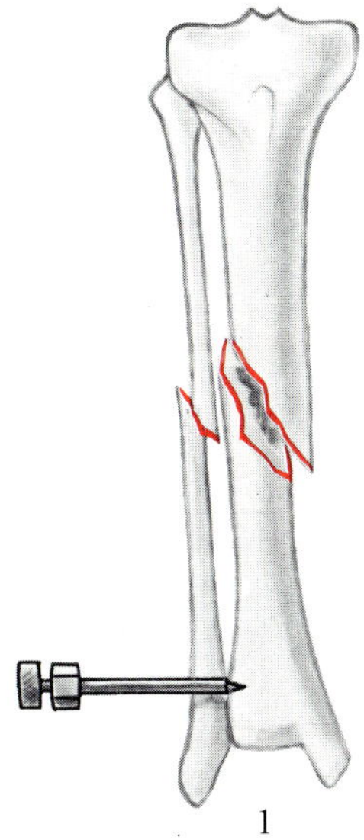

1

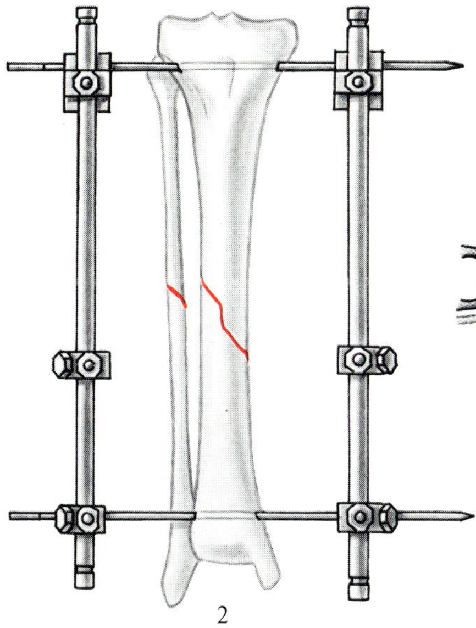

2

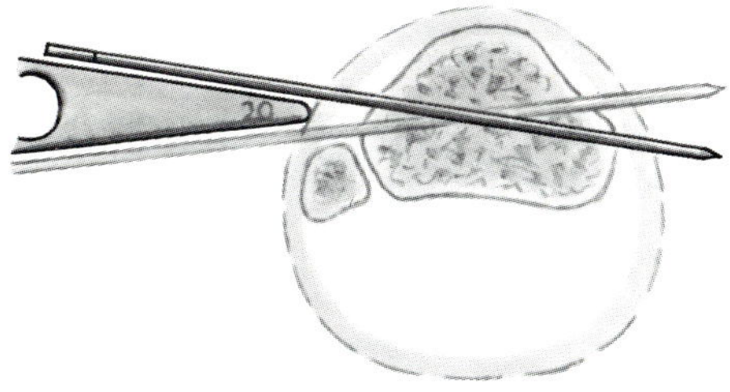

3

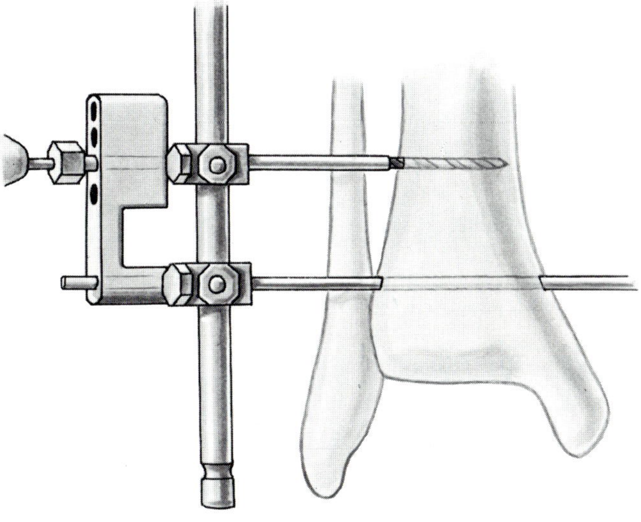

4

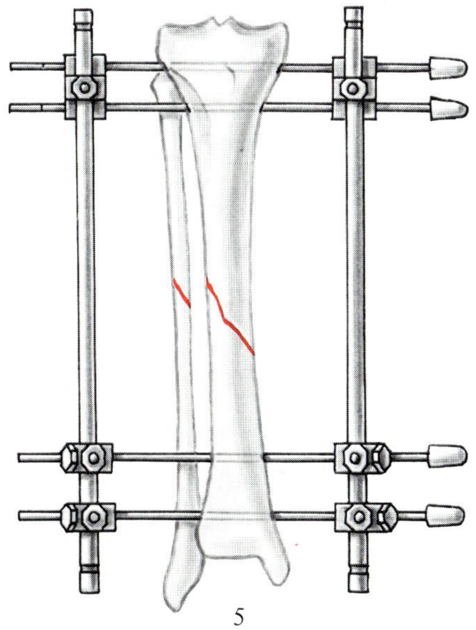

5

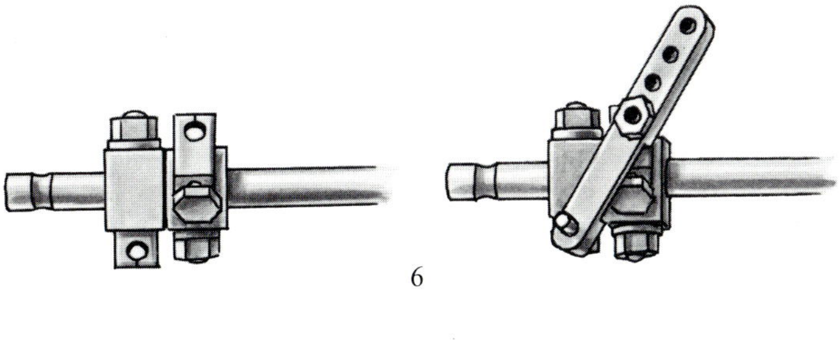

6

2.5.3 „Fixateurs externes“ und Kompression

Die Fixateurs externes gewährleisten eine stabile Osteosynthese im spongiösen Knochenbereich, wenn die Steinmann-Nägel maximal 3–4 cm voneinander entfernt sind und wenn die Knochenflächen mit über 50 kp aufeinandergepreßt werden. Im Kortikalisbereich ist eine absolute Ruhigstellung niemals gewährleistet, auch dann nicht, wenn eine mehrfache Dreieckverstrebung aufgebaut wurde.

Indikation: Infizierte Pseudarthrose, Arthrodesen, Osteotomien im proximalen und distalen Tibiabereich. Bei frischen offenen Mehrfragmentfrakturen (s.S. 310) werden anfänglich die Fragmente nur adaptiert. Ab 4. Woche kann eine Kompression der inzwischen aufgebauten Kallusmasse erfolgen, wobei kleinere Achsenkorrekturen ad latus oder eine Abwinkelung in der Frontal- und Sagittalebene dann noch vorgenommen werden können.

Entfernung des Fixateurs: Wenn die verspannten Nägel entfernt werden, kommt es beim einseitigen Lösen der Backen zu einem schmerzhaften Zurückschnellen der Steinmann-Nägel, und bei nicht genügender Konsolidation kann es gar zu einem Bruch der noch schwachen Knochenverbindung kommen. Deshalb müssen beim Entfernen der Vorrichtung die Druckspanner zum langsamen Druckabbau wieder angesetzt werden.

Die früheren Modelle von äußeren Spannern mit Schraubengewinde haben sich bei Arthrodesen und metaphysären Osteotomien im allgemeinen gut bewährt. Sie wiesen jedoch bei offenen Frakturen keine genügende Stabilität auf.

Abb. 92 *Beispiele der Anwendung des „fixateur externe“*

a Infizierte Pseudarthrose von Tibia und Fibula

b Osteotomie Tibiakopf

c Supramalleoläre Unterschenkelosteotomie

d Kniearthrodese

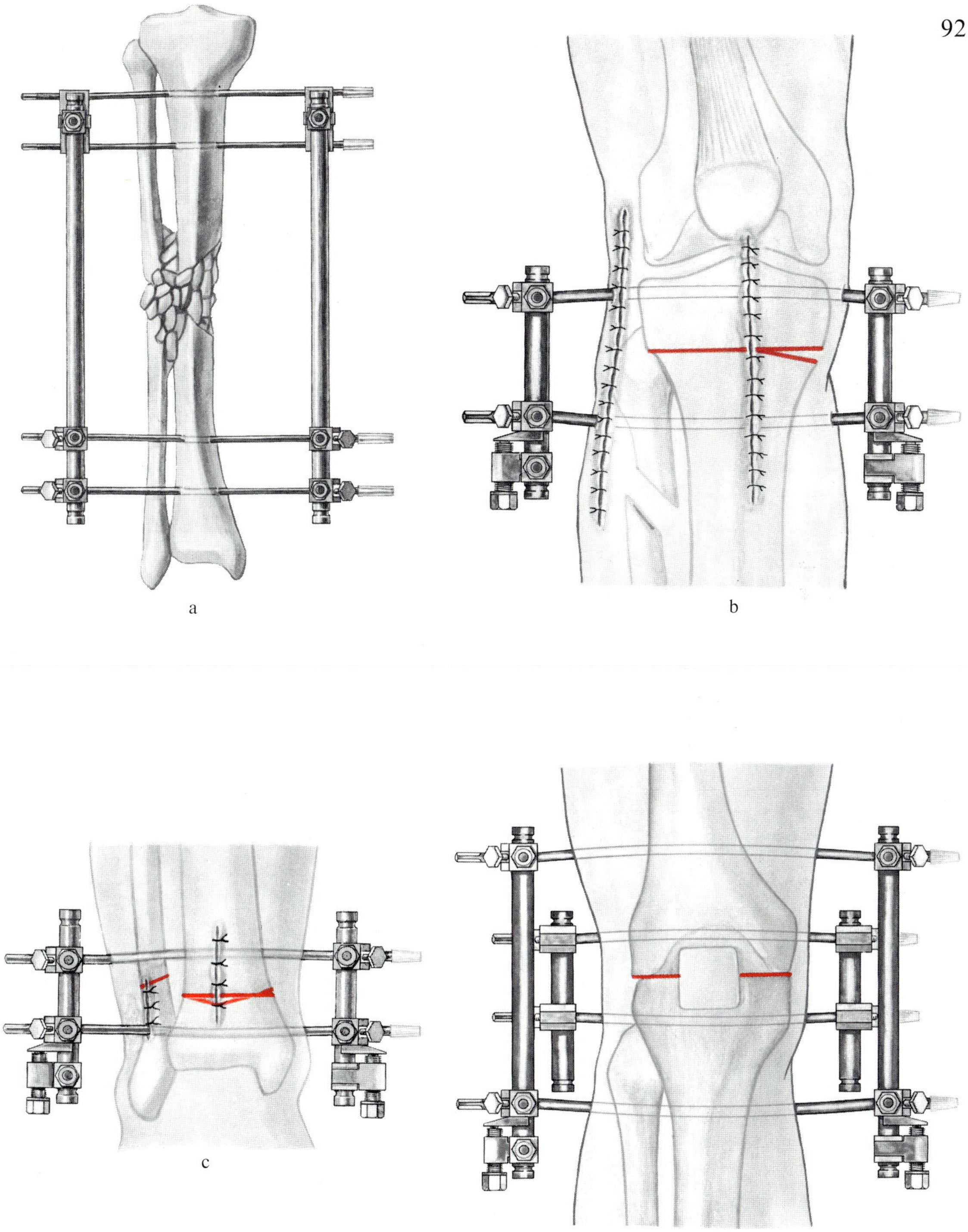

a b c d

2.6 Verbundosteosynthesen

Bei pathologischen Frakturen, sei es auf Grundlage einer Knochenmetastase (Primärtumor meist Prostata-, Mamma-, Bronchial-, Thyreoidea-Karzinom oder Hypernephrom) oder einer hochgradigen Osteoporose finden Schrauben und Marknagel keinen genügenden Halt im pathologisch veränderten Knochen. Hier hilft die Verbundosteosynthese. Die Markhöhle wird vorerst mit einem Akrylharz ausgegossen, dann werden in die noch weiche Zementmasse Platten oder Schrauben eingelegt.

Die Verbundosteosynthese kommt bei Osteoporose nur bei Patienten mit kurzer Lebenserwartung zur Anwendung. Bei jüngeren Patienten wird versucht, die Knochenfragmente möglichst ineinanderzustauchen und durch Verbesserung der biomechanischen Konstellation, z.B. im proximalen Femur durch starke Aufrichtung des Schenkelhalses (Abb. 183), die Wirkung der Scherkräfte möglichst auszuschalten.

Abb. 93 *Technik der Verbundosteosynthese bei einer pathologischen Fraktur auf der Grundlage einer Femurmetastase*

a Eine lange breite und eine schmale Spann-Gleitloch-Platte (DCP) werden vorbereitet

b Reposition und Anlegen eines langen, 7–10 mm breiten Schlitzes mit der Oszillationssäge und Auskürrettieren der Markhöhle

c Die schmale Spann-Gleitloch-Platte (DCP) wird in die Markhöhle versenkt und durch die angelegte breite Platte werden auf entsprechender Distanz Löcher gebohrt und Schrauben eingedreht. Platten und Schrauben werden wieder entfernt und die Löcher in der ersten Kortikalis auf 4,5 mm aufgebohrt

d Ausgießen der Markhöhle mit der noch flüssigen Zementmasse

e Einpressen der schmalen Spann-Gleitloch-Platte (DCP) in das weiche Akrylharz. Anlegen der breiten Platte und Eindrehen der Schrauben

Abb. 94 *Verbundosteosynthese im proximalen Femur bei Mehrfragmentenfraktur und hochgradiger Osteoporose*

a Aushöhlen von Schenkelhals, Schenkelkopf und proximaler Markhöhle. Austapezieren der ganzen Höhle mit einer dünnen Zementschicht

b Reposition. Vorbereitung der Osteosynthese z.B. mit Schrauben und Winkelplatte. Danach werden die Implantate wieder entfernt, die Höhle mit Zement ausgegossen und die gewählten Platten und Schrauben in die noch nicht auspolymerisierte Zementmasse eingestoßen

93

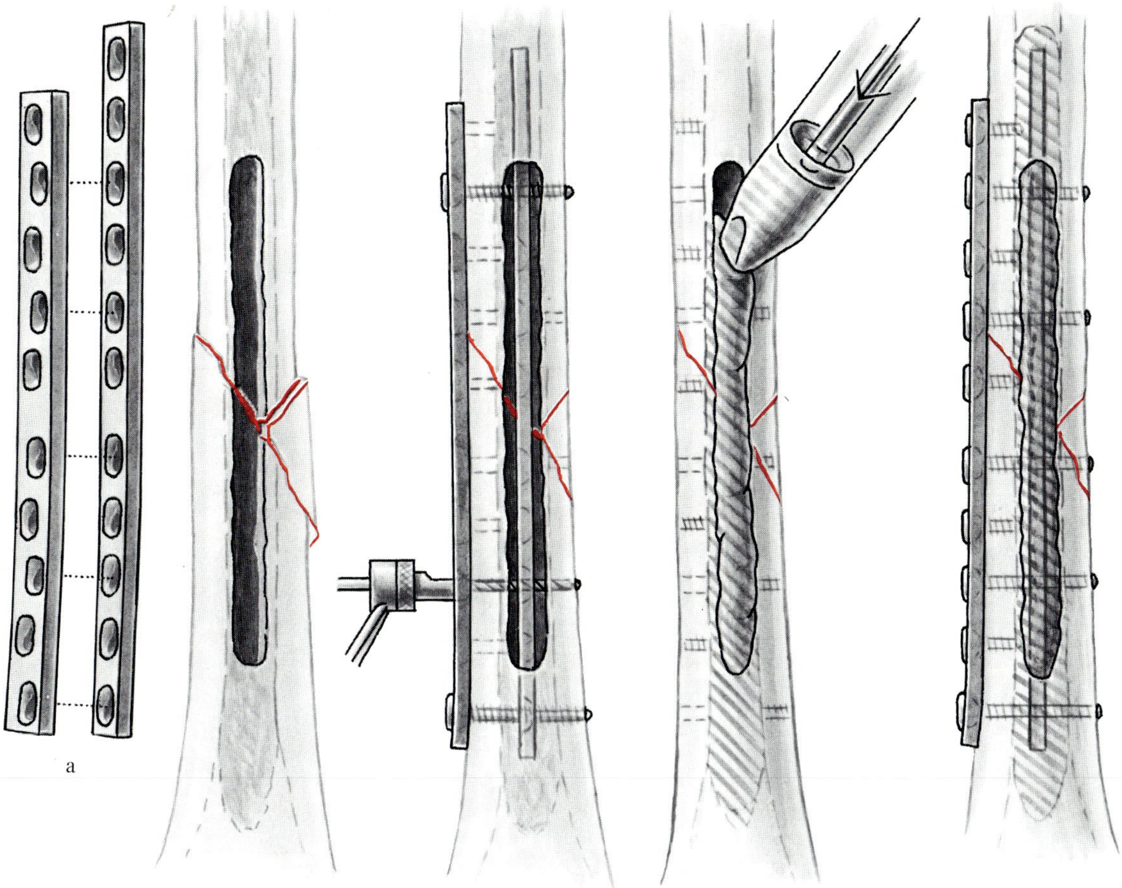

a b c d e

94

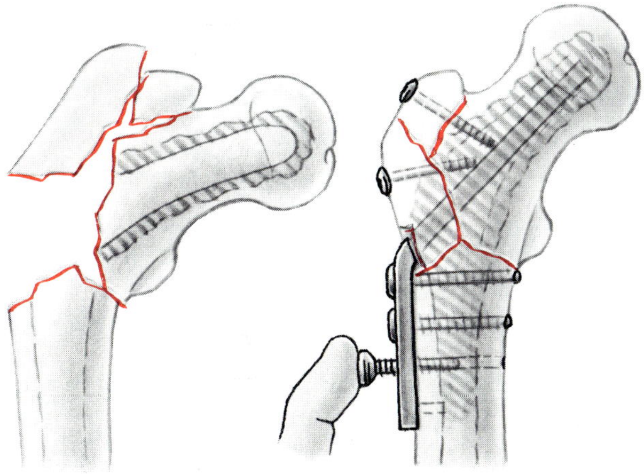

a b

3 Präoperative, operative und postoperative Hinweise

3.1 Organisatorische Voraussetzungen

Die Asepsis der Operationsräume muß gewährleistet sein. Dabei nützen Sachkenntnis und Disziplin der verschiedenen beteiligten Arbeitsteams — Ärzte, Schwestern, Pfleger — wesentlich mehr als technische Raffinessen. Die beste Kontrolle dieser Installationen und Maßnahmen liegt in der Infektionsrate, die bei Wahleingriffen und geschlossenen Verletzungen unter 2% liegen sollte.

Wichtig ist, auch über einen genügenden Vorrat an Implantaten aller Arten zu verfügen. Eine weitere Voraussetzung des Erfolges liegt in der adäquaten instrumentellen Ausrüstung des Operationssaales. Dabei sind sowohl die spezifischen Osteosyntheseinstrumente wesentlich (s.S. 20) als auch das allgemeinchirurgische Instrumentarium. Weichteile wollen bei Osteosynthesen mit der gleichen Sorgfalt behandelt sein wie in der plastischen Chirurgie und benötigen dazu die entsprechenden feinen Instrumente. Knochenchirurgische wie auch allgemeinchirurgische Instrumente sind immer wieder zu überprüfen, wie z.B. Schliff der Meißel, Schneiden der Bohrer und der Gewindeschneider, das einwandfreie Funktionieren der Bohrmaschinen und Vibrationssägen, etc.

3.2 Prioritäten in der Beurteilung und Versorgung von Verletzungen

Priorität kommt der Vitalgefährdung durch Blutverlust sowie durch Verletzungen der Schädel-, Thorax- und Abdominalorgane zu. Sehr wesentlich ist beim Polytraumatisierten die Prophylaxe der sog. „Traumalunge". Ein *Mehrfachverletzter* ist so lange als ateminsuffizient anzusehen, bis die Blutgasanalyse das Gegenteil bewiesen hat. Unsere Erfahrung zeigt, daß beim Polytraumatisierten die möglichst sofortige Stabilisierung der langen Röhrenknochen eine adäquate Intensivpflege wesentlich erleichtert. Unter keinen Umständen vergrößert sie die Gefahr der Embolie resp. der Fettembolie (RUEDI und WOLFF).

Ein anderer allgemeiner Faktor der Operationsindikation liegt auch im *Lebensalter des Verletzten:* so wird ein Kind selten, ein Erwachsener recht oft der notfallmäßigen Osteosynthese zugeführt werden. Im Greisenalter bedeutet Bettlägerigkeit oft das Todesurteil, und gerade im höheren Alter wirkt die Osteosynthese oft lebensrettend.

Für die grundsätzlichen Aspekte der *Indikation* zur Osteosynthese sei auf das Vorwort verwiesen. In bezug auf einzelne Frakturen wird in den entsprechenden Kapiteln kurz Stellung genommen, so daß hier nur noch einmal darauf hinzuweisen ist, daß die Osteosynthese ein verantwortungsvolles und schwieriges Unterfangen darstellt und nur bei adäquaten personellen und technischen Voraussetzungen unternommen werden soll.

3.3 Zeitpunkt der Operation

Eine Fraktur kann entweder vor Einsetzen der Schwellung oder dann nach ihrem Abklingen operiert werden. Viele Gründe sprechen für die notfallmäßige Osteosynthese, sobald die entsprechende Indikation gestellt ist. Diese Gründe sind einerseits medizinischer Natur – möglichstes Vermeiden der schmerzbedingten Ruhigstellung zur Prophylaxe der „Frakturkrankheit", andererseits sprechen psychologische Momente ebenfalls für die Frühoperation: Der von Schmerzen befreite und zu spontanen Bewegungen wieder fähige Patient überwindet das seelische Trauma des Unfalls wesentlich besser. Der Zeitpunkt hängt dann auch noch von der spezifischen Fraktur ab. So sieht man bei Malleolarfrakturen schon kurze Zeit nach dem Unfall eine deutliche Osteoporose – vor allem bei älteren Patienten – welche die stabile Osteosynthese erschwert. Schenkelhalsfrakturen – vor allem beim Jugendlichen, aber auch beim Erwachsenen – sind als Notfälle zu operieren, soweit nicht ein prothetischer Ersatz des Femurkopfes in Aussicht genommen wird. Bei technisch sehr anspruchsvollen Frakturen wie beispielsweise an den tibialen Gelenkenden oder der zentralen Hüftluxation wird man den Zeitpunkt der Operation auch vom Vorhandensein der bestmöglichen chirurgischen Equipe abhängig machen. Bei guter aseptischer Disziplin im Krankenhaus scheint die Infektionsrate der sekundäroperierten Frakturen nicht wesentlich verschieden von derjenigen der primäroperierten. Bei Oberschenkelsplitterfrakturen sprechen stichhaltige Argumente für die verzögerte Operation nach vorgängiger Extension: infolge Einsetzen der reparativen Hyperämie bessert sich im Laufe von 6–10 Tagen die Durchblutung der Weichteile und der Knochenfragmente. Trotzdem, und nicht zuletzt wegen der erhöhten Thrombosegefahr, ziehen wir auch bei allen Femurfrakturen die Frühoperation vor.

3.4 Allgemeine Hinweise betr. Operationstaktik und -technik

3.4.1 Planung

Die Fraktursituation sollte anhand eines Knochenmodells oder einer Zeichnung präoperativ analysiert und ein entsprechender Osteosyntheseplan ausgearbeitet werden (s. Abb. 60). Das Personal schätzt genaue Anleitung zur Vorbereitung der notwendigen Implantate und Instrumente, und eine solche Planung nimmt dem Operationsakt die gefährliche Hektik.

3.4.2 Vorbereitung des Operationsfeldes

Aus Gründen des Patientenkomforts wie auch aus Gründen der Asepsis ist ein ausgedehntes Rasieren des Patienten unnötig oder sogar schädlich, insbesondere wenn es am Vortage der Operation geschieht. An sich reicht es aus, wenn der Operateur beim unmittelbaren Operationsbeginn die Gegend der genau geplanten Inzision auf Handbreite von den Haaren befreit. Kann bei Wahleingriffen die Haut am Vortag vorbereitet werden, so hat sich ein zweimaliges Einreiben einer Hexachlorophenlösung im Abstand von acht Stunden bewährt.

Operationen an den Extremitäten werden, wenn immer möglich in Blutsperre (Tourniquet mit kontrollierbarem Druck), nicht aber in Blutleere, ausgeführt. Diese Blutsperre kann an Arm und Bein während 2 Std aufrechterhalten bleiben, vorausgesetzt, daß keine präoperativen Zirkulationsstörungen chronischer oder akuter Art vorhanden waren. Das Abdecken erfolgt mit einer angeklebten durchsichtigen Polyäthylenfolie.

3.4.3 Operation

Die Schnittführung verläuft im Diaphysengebiet parallel den Langerschen Linien. In der Regel wird man also lange, gerade Inzisionen wählen, welche sich nach Fixpunkten richten. Im Gelenkbereich erzwingen Gründe des Zugangs und der Vaskularität ebenfalls Schnitte in der Längsrichtung – also quer zu den Langerschen Linien. Die Gewebe werden während der Operation periodisch, d.h. etwa alle 15 min, mit einer isotonischen Ringerlösung gespült. Dies verfolgt den doppelten Zweck, Luftkeime und Keime des Operationsteams zu entfernen und die Gewebe vor dem Austrocknen zu bewahren. Die Entfernung von Blut und Gewebsflüssigkeit erfolgt mit dem Sauger, nicht mit dem Tupfer. Ein zweckmäßiger Sauger mit nach hinten gleichmäßig zunehmender Lumenweite vermeidet die lästige Verstopfung.

Nach Eröffnung der Weichteile wird die Fraktur mit Hilfe von verschiedenen Knochenhebeln dargestellt. Im Hinblick auf die starken Hebelkräfte müssen diese Knochenhebel sehr vorsichtig gehandhabt und in ihrer Stellung ständig gewechselt werden. Ein Denudieren des Knochens vom Periost ist tunlichst zu vermeiden – zum Darstellen von Frakturlinien genügt ein Abschieben von 2–3 mm.

Zuerst erfolgt die Darstellung der gesamten Fraktur, die vollständige Reinigung der Frakturflächen, dann die Festlegung der Gleit- und Gewindelöcher der Zugschrauben (Abb. 36) und die Planung der *Reposition.* Diese soll besonders schonungsvoll durchgeführt werden – gelegentlich (besonders am Femur) unter Verwendung des Distraktors (Abb. 86, 87).

Die Kontrolle der Reposition erfolgt einerseits mit dem Auge, andernseits auf den dem Operateur verdeckten Knochenbezirken mit kleinen scharfen Haken. Die *Retention* resp. temporäre Fixation erfolgt mit der selbstzentrierenden Knochenhaltezange sowie den verschiedenen Repositionszangen (Abb. 10). Wenn immer möglich sollte die zirkuläre Denudierung des Knochens vermieden werden. Bei gewissen Trümmerfrakturen bietet die temporäre Cerclage gelegentlich eine gute Hilfe (s. Abb. 97).

Abb. 95 *Abdecken* eines Unterschenkels mit Plastikfolie

Abb. 96 Mit der *Repositionszange* der AO gelingt es, beide Tibiakanten ohne Freilegung der dorsalen und lateralen Flächen zu fassen. Diese Art der temporären Fixation ist im Rahmen des Möglichen allen anderen vorzuziehen, weil sie die Blutversorgung am wenigsten schädigt

Abb. 97 In Ausnahmefällen (Gefahr der zirkulären Denudierung!) kann bei Drehkeilbrüchen der Tibia eine Drahtumschlingung notwendig werden

95

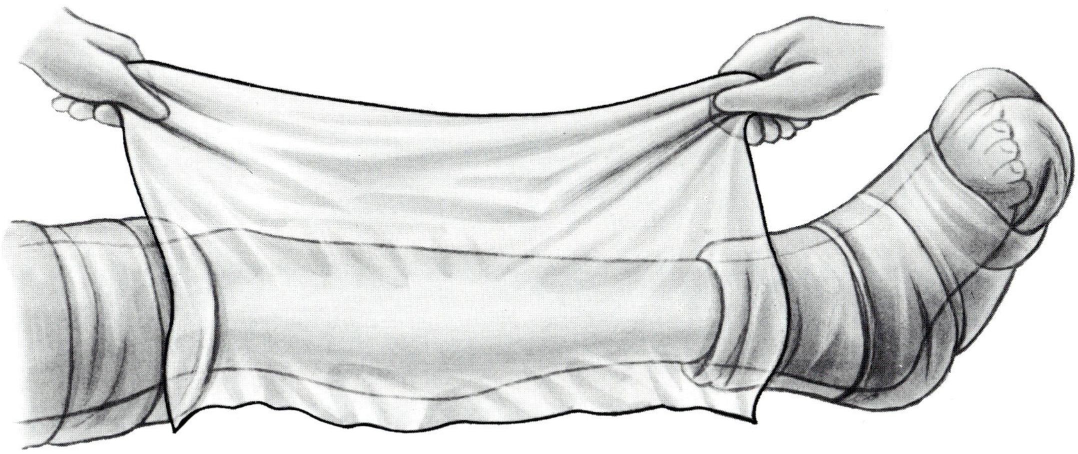

96

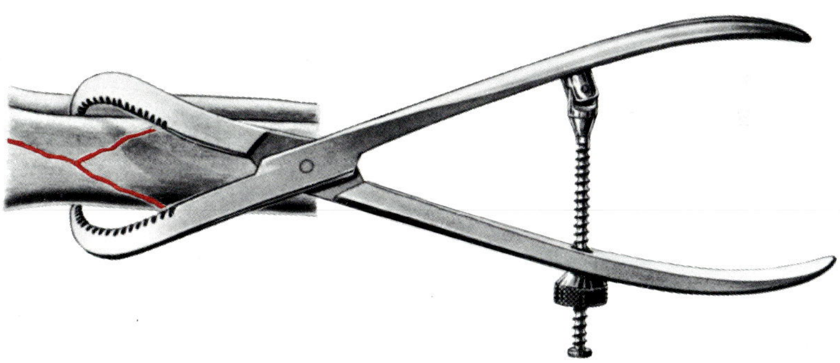

97

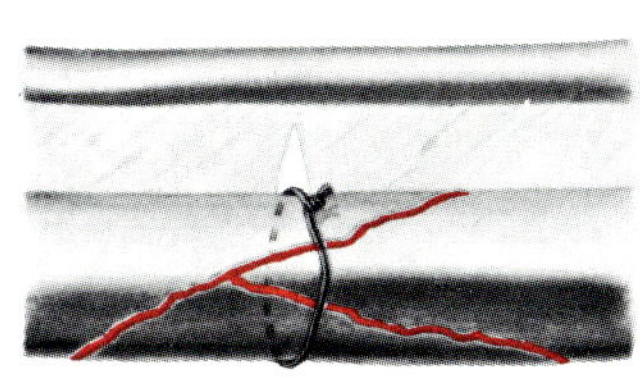

3.4.4 Autologe Spongiosaplastik

Das Schicksal der häufig verwendeten Plattenosteosynthese liegt zu einem guten Teil in der Gegenkortikalis: Der geringste primäre oder sekundäre Defekt führt zu alternierender Biegebeanspruchung der Platte und damit zur Unruhe im Frakturgebiet mit entsprechenden Resorptionsvorgängen und schließlich zum Ermüdungsbruch der Platte. Eine *Spongiosaanlagerung* auf die Gegenseite des Plattenlagers ist deshalb obligatorisch bei verbleibendem Knochendefekt und empfiehlt sich immer, wenn die Gegenkortikalis weitgehend denudiert ist. Sie ist ebenfalls obligatorisch bei der Plattenfixation des Femurschaftes.

Die verschiedenen Entnahmemöglichkeiten sind in Abb. 98 dargestellt. Kortikospongiöse Späne nimmt man am besten vom Becken, reine Spongiosa steht ziemlich reichlich im Trochantermassiv zur Verfügung. Als Anlageplastik auf der Gegenkortikalis eignen sich sowohl die reine Spongiosa (z.B. im Trochanter), als auch *kleine* kortikospongiöse Späne (aus der Innenseite der Beckenschaufel). Sobald dem Transplantat eine Abstützfunktion zukommt, werden größere kortikospongiöse Späne entnommen und eingepflanzt.

Abb. 98 *Wo werden autologe Späne entnommen?*

a Meist in der Fossa iliaca, wobei der Hautschnitt 2 cm lateral oder medial der Crista angelegt wird. Die langen, parallelen Späne werden mit dem Hohlmeißel entnommen. Sie werden meistens in kleinere Späne von 15 × 5 mm zerlegt, denn diese bauen sich erfahrungsgemäß schneller als die langen Späne ein. Gelatinepräparate werden zur Blutstillung zwischen M. iliacus und Knochen gelegt

b Gewinnung von Spänen in Bauchlage aus dem dorsalen Anteil des Os ilium. Der Schnitt erfolgt leicht lateral von der Spina iliaca dorsalis. Nach Eröffnung der Faszie und Zurückschieben der Muskulatur können in dieser Gegend viele kräftige Spongiosaspäne entnommen werden

c Aus dem Trochantermassiv lassen sich reine Spongiosaspäne entnehmen

Abb. 99 Für die Spanentnahme hat sich ein 1 cm breiter Hohlmeißel sehr bewährt

98

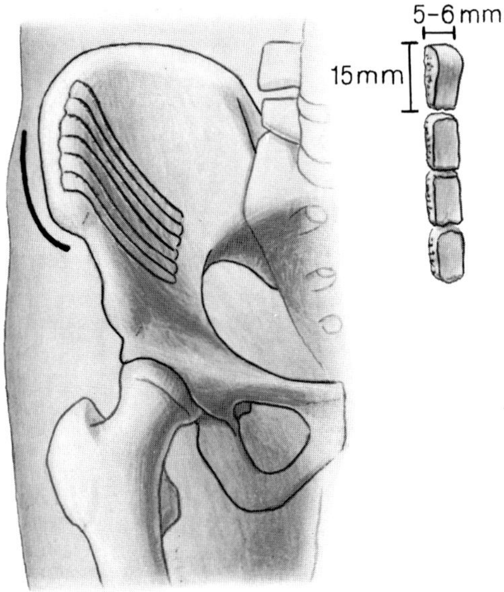

a

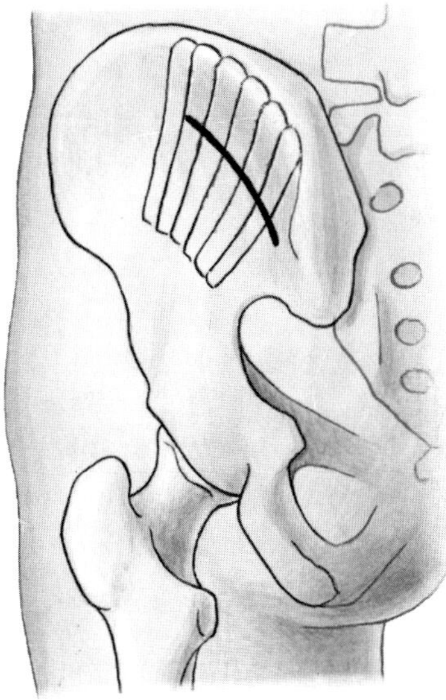

b

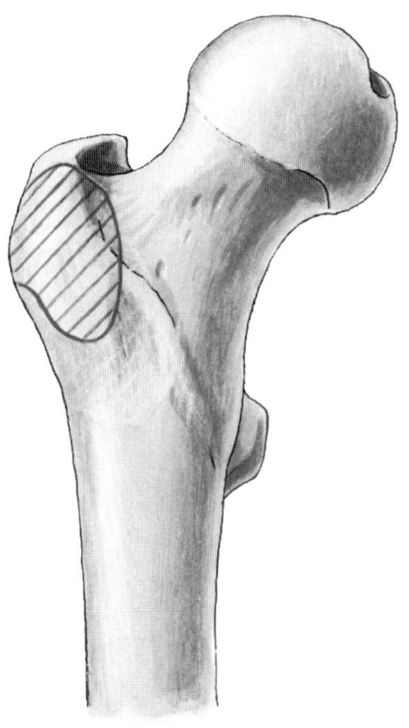

c

99

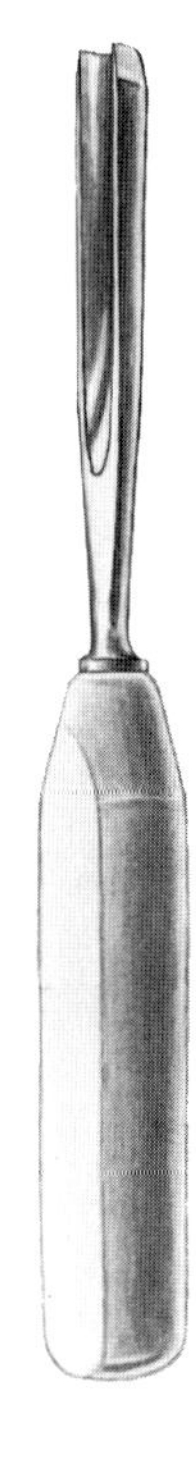

3.4.5 Wundverschluß

Die Osteosynthese ist nach Einbringen der Implantate keineswegs beendet! Der Wundverschluß mit der entsprechenden Weichteilbehandlung entscheidet oft über den Erfolg der Osteosynthese. Faszien sind locker zu schließen mit resorbierbarem Material (Dexon, Vicryl), geschlossene Faszienräume zur Dekompression unter Umständen zu eröffnen (insbesondere das Fach des Tibialis anterior!); abgesehen von der anatomiegerechten aber lockeren Faszienadaptation werden praktisch keine weiteren Nähte in der Tiefe versenkt, insbesondere nicht im subkutanen Gewebe. Die Prophylaxe von Seromen und Hämatomen geschieht durch ausgiebige *Saugdrainage*. Die Redondrains sollen 3–4 mm im Durchmesser haben und mit ausgestanzten Löchern versehen sein. Es ist daran zu denken, daß bei den gewöhnlichen Redondrains nur 3–5 Perforationsöffnungen eine wirkliche Saugwirkung entfalten. Die Ulmerdrains besitzen Löcher von unterschiedlicher Größe, so daß die Saugwirkung über eine etwas größere Distanz verteilt wird.

Beim Wundverschluß der Haut ist die gute Adaptation der Dermis durch *Rückstichnaht* das beste Mittel, um sowohl eine gute Wunddichtung als auch ein gutes kosmetisches Spätresultat zu erhalten. Diese Naht kann mit Einzelstichen wie auch fortlaufend in gleicher Weise angewendet werden. Als Nahtmaterial wird monofiler Faden der Stärke 4, ausnahmsweise 3, verwendet.

Entlastungsschnitte sind nur mit größter Zurückhaltung anzuwenden und nie in einem kontusionierten Hautgebiet. Der klassische Entlastungsschnitt des Unterschenkels liegt in der hinteren Mediane und impliziert die Mobilisierung der beiden, möglichst gleichmäßig breiten Hautbrücken. Ein Bedecken der durch den Hautschnitt denudierten Muskulatur mit Spalthautlappen ist nicht notwendig, da die Wundheilung durch Wundkontraktion, besonders wenn einige Steristrips angelegt werden, sehr rasch erfolgt.

3.4.6 Aufheben der Blutsperre

Sie erfolgt im allgemeinen erst nach Beendigung der Hautnaht bei geöffneten Saugdrainagen. Ist die Blutstillung infolge ausgedehnter Weichteileingriffe unsicher, so empfiehlt es sich, die Blutsperre vor dem Wundschluß zu lösen, um blutende Gefäßstümpfe versorgen zu können.

Abb. 100

a Hautnaht nach DONATI

b Modifiziert nach ALLGÖWER: Auf der einen Seite wird nur die Dermisschicht gefaßt. Ermöglicht Schonung der schlechter durchbluteten Wundlippe

Abb. 101

a Modifizierte Redon-Drainage mit wegwerfbarem Plastikbehälter und äußerer Feder

b Ulmer-Drain nach BURRI mit Löchern abnehmenden Durchmessers

Abb. 102 *Doppelte U-Schiene,* besonders nach distaler Tibiafraktur und Malleolenfraktur geeignet

a Zwei Gipslonguetten werden bei rechtwinklig gebeugtem Knie- und oberem Sprunggelenk (evtl. in Bauchlage) U-förmig angelegt

b Die doppelte U-Schiene bewirkt Fersenentlastung und erlaubt die aktive Übung der Dorsalflexion

100

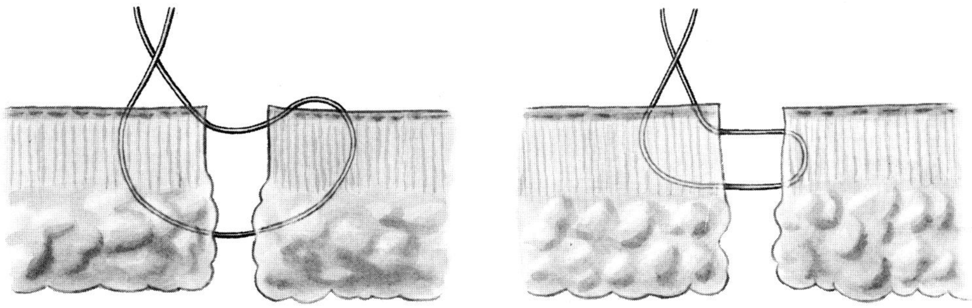

a b

101

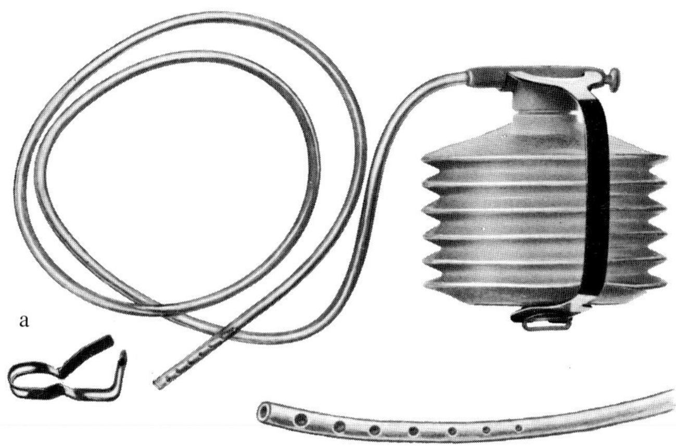

a b

102

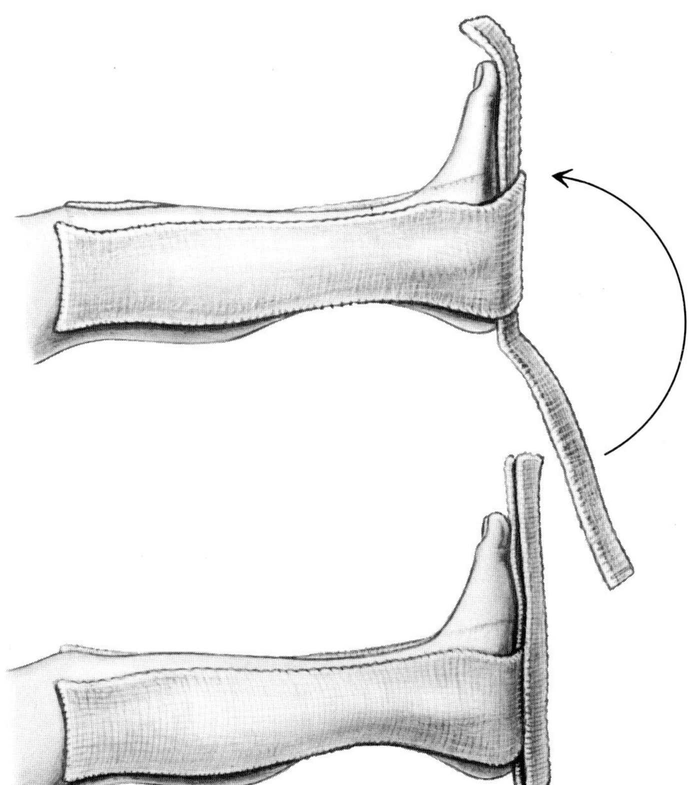

a b

3.5 Postoperative Lagerung und Behandlung

Sie vermeidet 4 Gefahren: das *Hämatom* durch gutes Anlegen und sorgfältiges Überwachen der Saugdrainage, das *Ödem* durch Hochlagerung, die *feuchte Kammer des Verbandes* durch offene Wundbehandlung 24–48 Std nach Operation und die *Frakturkrankheit* durch frühe aktive Mobilisation der verletzten Extremität.

Diese Ziele sind nur zu erreichen, wenn die Osteosynthese die äußere Fixation erübrigt. Die Standard-Lagerung der gipsfrei nachbehandelten Extremitäten ist in den Abb. 103a, b u. c wiedergegeben. Schon in den ersten 24 Std beginnt der Patient unter Aufsicht mit aktiven Fuß-, Knie- und Hüftgelenksübungen. Die Physiotherapeutin wird es verstehen, mit leichten Widerstandsübungen etc. das normale Bewegungsmuster der verletzten Extremität möglichst zu erhalten.

Ausnahmen in der „gipsfreien" Nachbehandlung: Osteosynthesen im Bereich des oberen Sprunggelenkes werden zur Spitzfußprophylaxe in Rechtwinkelstellung gebracht und mit U-Schiene gehalten. Aktive Dorsalflexion wird 24 Std nach Operation begonnen. An der oberen Extremität ist mitunter eine Gipsfixation zweckmäßig zur Ermöglichung der Aufhängung der verletzten Extremität. Auch hier ist die sofortige aktive Mobilisation trotzdem möglich. Ausnahmsweise müssen besonders schwierige Osteosynthesen oder Osteosynthesen bei unvernünftigen Patienten nach Normalisierung der Gelenkfunktion durch äußere Fixation geschützt werden.

Abb. 103 *Die drei Standard-Lagerungen*

a Lagerung einer Unterschenkelfraktur in einer Schaumgummischiene auf einer Braunschen Schiene mit Winkel von 135°: Kniegelenk um 45° gebeugt, Fuß in Rechtwinkelstellung, etwas höher als Knie, Fußsohle fest anliegend, lockere, abnehmbare Fixation des Unterschenkels

b Lagerung für die 4–6 ersten Tage nach jeglicher Operation im mittleren und distalen Femurbereich: Rechtwinkel-Schiene, auf der eine Schaumgummischiene fest montiert worden ist. Kniegelenk rechtwinklig gebeugt, Fuß rechtwinklig fest anliegend. Lockere, abnehmbare Fixation von Ober- und Unterschenkel

c Lagerung nach Operation an Unterarm und Hand: Ellbogen um 80–90° gebeugt in einem verschließbaren, an einer Stange fixiertem Stoffsack. Handflächen gegen das Gesicht gedreht

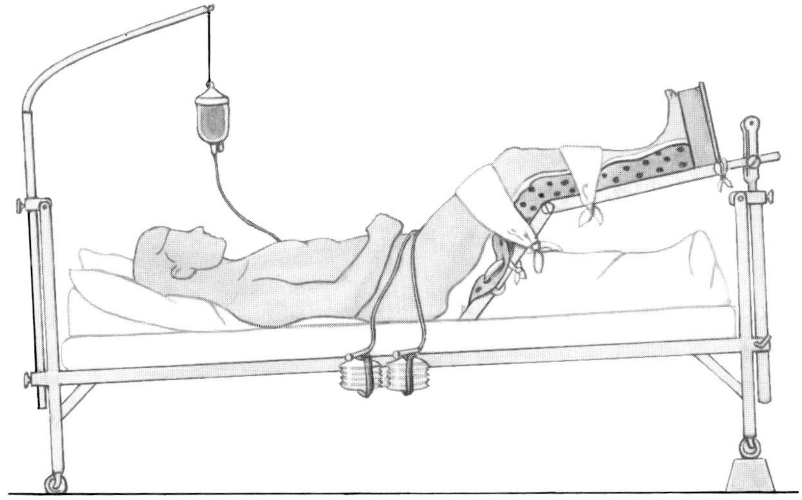

a

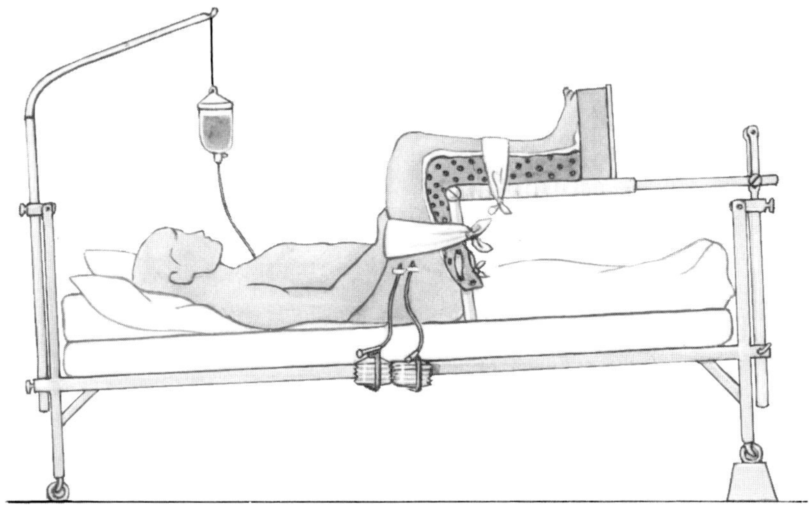

b

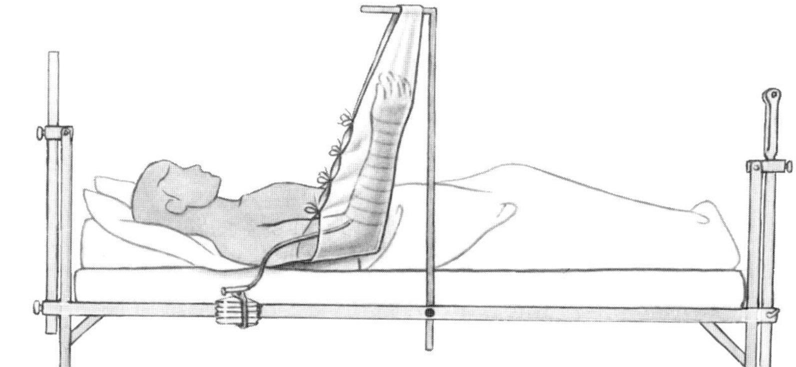

c

3.5.1 Leitsätze für die Belastung

Nach Sicherstellung der Wundheilung, d.h. am 4. bis 5. postoperativen Tag, beginnt für die Frakturen der unteren Extremität die Gehschulung, für die obere Extremität die aktive Mobilisierung aller Gelenke. Bei der unteren Extremität erlaubt die sachgemäß durchgeführte Osteosynthese von Anfang an eine Teilbelastung. Ein Abrollen des Fußes sollte bei kooperativen Patienten möglich sein, wobei der Patient entweder auf der Trittwaage oder — noch einfacher — auf seiner eigenen Badezimmerwaage das Gefühl für die Teilbelastung mit 10 bzw. 20 kg jeden Morgen einübt. Gehen mit zwei Krückstöcken und hochgezogener Extremität ist schädlich. Stase der Zirkulation und Demineralisation des unbelasteten Knochens sind die Folgen. In der Regel wird bis 2–3 Monate nach der Osteosynthese mit zwei Krückstöcken gegangen. Bei günstigem klinischem Befund und entsprechendem Röntgenbild (s.S. 146) kann danach das Gehen für 1–2 Monate mit einem Stock auf der Gegenseite erlaubt werden.

3.5.2 Sekundäre Gipsfixation

Eine äußere Gipsfixation führt besonders leicht zur permanenten Schädigung, wenn sie unmittelbar nach der Osteosynthese angelegt wird. Ist die vollständige Mobilisation erreicht, so wird eine äußere Fixation keine permanente Bewegungsbeeinträchtigung mehr bewirken, so daß bei unvernünftigen Patienten nach Unterschenkelfrakturen ein wenig gepolsterter Oberschenkel-, bei Malleolarfrakturen ein Unterschenkelgipsverband angelegt wird.

3.5.3 Orientierung des Patienten

Eine gute Osteosynthese gibt dem Patienten 8–10 Tage nach der Operation den täuschenden Eindruck einer gesunden Extremität, der er Entsprechendes zumuten kann. Um eine richtige aktive Mobilisierung und eine erlaubte Teilbelastung zu erreichen, muß der eine Patient gebremst, der andere ermuntert werden. Alle Patienten aber müssen die lokalen Gefahrenzeichen im postoperativen Verlauf einer Osteosynthese kennen: *Schwellung, Rötung, Überwärmung* und *Schmerz*. Der Patient muß wissen, daß Schwellung vermehrte Hochlagerung verlangt. Sitzen in abgeknickter Stellung des Hüftgelenkes und angehobenem Bein bedeutet keine wirkliche Hochlagerung! Der Patient ist zu instruieren, daß Rötung und Schmerz entweder Instabilität oder gar Infektion bedeuten können und deshalb eine sofortige ärztliche Kontrolle erfordern.

3.5.4 Antibiotika-Prophylaxe

Die AO hat seit Jahren die grundsätzliche Antibiotika-Prophylaxe bei der Frakturbehandlung wegen der Gefahr der Selektion und Züchtung von resistenten Keimen abgelehnt und dabei Infektionsraten von weniger als 2% gesehen. Die Diskussion über den Wert der Antibiotika-Prophylaxe ist belastet durch ein Mißverständnis: Früher wurde vielfach von Antibiotika-Prophylaxe gesprochen, wenn während oder unmittelbar nach der Operation Antibiotika zur Verabreichung kamen. BURKE von Boston konnte im Tierversuch zeigen, daß eine eigentliche prophylaktische Wirkung der Antibiotika nur dann zu erwarten ist, wenn die bei der Operation eingebrachten

Keime schon eine Antibiotika-Konzentration in Blut und Geweben antreffen, so daß von einer wirksamen Prophylaxe nur dann gesprochen werden kann, wenn der Patient präoperativ oder zumindest zu Beginn der Operation intravenös Antibiotika erhält, also Blut und Gewebe schon intraoperativ wirksame Konzentrationen dieser Stoffe enthalten.

Der Standpunkt der AO im Lichte dieser Tatsachen ist der folgende: Nach wie vor wird die grundsätzliche Antibiotika-Prophylaxe abgelehnt. Für die Durchführung einer solchen Prophylaxe müssen ganz besondere Gründe vorliegen: Zweiteingriff in einem fraglich aseptischen Gebiet kurze Zeit nach einer Erstoperation oder schwierige Osteosynthese von vermutlich langer Zeitdauer, wie beispielsweise eine schwierige zentrale Hüftluxation mit Beckenosteosynthese. Wird eine Antibiotika-Prophylaxe gewählt, so wählen wir vorzugsweise ein Cephalosporin-Präparat. Man beginnt mit der Prophylaxe am besten am Vortage der Operation oder dann intravenös mit Einleitung der Anaesthesie und gibt während der Operation vier Gramm alle zwei Stunden. Diese Prophylaxe ist dann für 48 Std fortzusetzen und dann zu sistieren.

3.5.5 Thromboembolie-Prophylaxe

Medikamentös stehen uns drei Möglichkeiten der Thromboembolie-Prophylaxe zur Verfügung: Die Dicumarine, das Heparin und die Dextrane.

Dicumarine haben den Vorteil, über längere Zeit relativ gleichmäßig dosiert werden zu können, aber sie sind schlecht geeignet für die Verhütung der Frühembolien. Sie werden verwendet bei Patienten, die über die ersten postoperativen Tage hinaus im Bett immobilisiert werden müssen, und zwar bei Patienten, die älter als 20 Jahre sind. Kleine Dosen von Heparin sowie Dextrane haben sich etwa gleich wirksam erwiesen zur Verhütung thromboembolischer Komplikationen am Bewegungsapparat.

Heparin wird in täglicher Dosis von zweimal 3000–5000 E subkutan appliziert. Diese Prophylaxe beginnt mit dem Tag der Operation und dauert bis zur vollständigen Mobilisation. Die Heparin-Injektionen sind für den Patienten relativ unangenehm und gelegentlich werden auch mit diesen kleinen Dosen Blutungskomplikationen erlebt, da die Steuerbarkeit subkutan gegebener Dosen relativ schlecht ist.

Dextran 500 ml mit einem mittleren Molekulargewicht von 60000 kann unter der Operation (nach Einleitung der Narkose!) sowie am nächsten Tage gegeben werden, allenfalls auch noch am dritten postoperativen Tage und stellt wohl die einfachste Thromboembolie-Prophylaxe dar. Ihr einziger Nachteil besteht in gelegentlichen anaphylaktoiden Reaktionen (Therapie: Hydrocortison 1 g i.v. + Noradrenalin), welche allerdings in der Narkose selten vorkommen und nach der ersten Gabe in der Regel ausbleiben.

3.5.6 Röntgenologische Beurteilung der Frakturheilung

Röntgenkontrollen sind vor Ablauf von zwei Monaten sinnlos, wenn nicht besondere Symptome sie erfordern. Am wichtigsten ist die 4-Monats-Kontrolle, da dann die Großzahl der Osteosynthesen knöchern fixiert ist, andernseits beginnende Komplikationen sich abzeichnen. Im normalen Heilverlauf der Osteosynthese beginnen die Frakturlinien ab 8. Woche zu verschwinden. Dieser Prozeß ist drei bis vier Monate nach Osteosynthese abgeschlossen.

Folgende radiologische Veränderungen sind als Warnzeichen aufzufassen: Verbreiterung von Frakturspalten, Auftreten von wolkigem, schlecht begrenztem Kallus, sog. *Reizkallus*. Das erste Zeichen bedeutet ein Überwiegen der Abbauvorgänge im Frakturbereich und das zweite mechanische Unruhe, und beide geben Anlaß zu einer Reduktion der Teilbelastung. Oft gehen sie einher mit den klinischen Zeichen des Schmerzes und der Rötung und verlangen dann kurzfristige vollständige Entlastung mit Hochlagerung. Die Reaktion des Knochens auf vermehrte Entlastung ist dann meist der Durchbau der Frakturspalten innerhalb von 4–6 Wochen und die Umwandlung des Reizkallus in einen klar begrenzten *Fixationskallus*. Erfaßt man diese Warnzeichen zeitig, so ist die Frakturheilung meist gegen Ende des 4. Monates klinisch abgeschlossen, obwohl die histologischen Umbauvorgänge noch über 1–2 Jahre weiterlaufen. Ist die Konsolidation über 4 Monate hinaus verlängert, so sprechen wir von *verzögerter Heilung* („delayed union"), ist die knöcherne Überbrückung auch nach 8 Monaten nicht erreicht, so liegt entweder eine reaktive oder reaktionslose (S. 335) *Pseudarthrose* vor. Wird die verzögerte Heilung im 4. Monat diagnostiziert und zweckmäßig behandelt, so läßt sich die eigentliche Pseudarthrose praktisch immer vermeiden. Gelegentlich ist dazu ein zweiter Eingriff notwendig (S. 334).

Abb. 104 *Normaler Heilverlauf* einer mit Zugschrauben und Neutralisationsplatte fixierten Tibiaschaftfraktur: Bruchlinien nach 17 Wochen kaum erkennbar. Nach 55 Wochen keine röntgenologisch sichtbare Kallusbildung

Abb. 105 *Wolkige Kallusbildung als Warnzeichen*

a 5 Wochen nach der Osteosynthese keine Kallusbildung

b 6 Wochen später. Der wolkige, schlecht begrenzte Kallus ist Folge einer mechanischen Unruhe im Frakturgebiet

c 6 Wochen später. Nach vermehrter Entlastung und zeitweiser Hochlagerung hat sich der Reizkallus in einen Fixationskallus verwandelt

d 7 Monate später. Fraktur verheilt, Kallus im Umbau begriffen

104

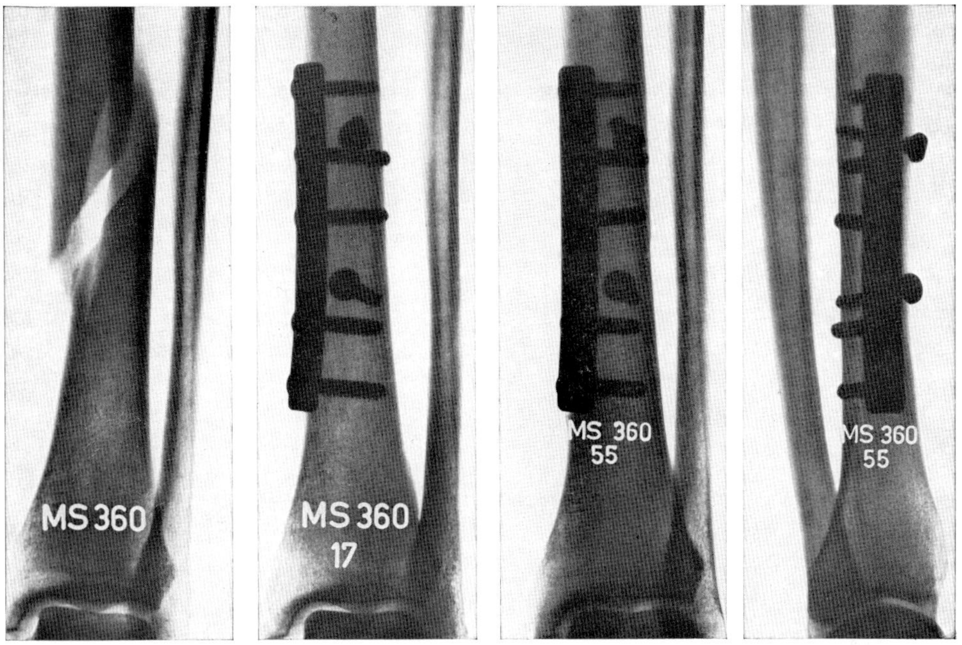

105

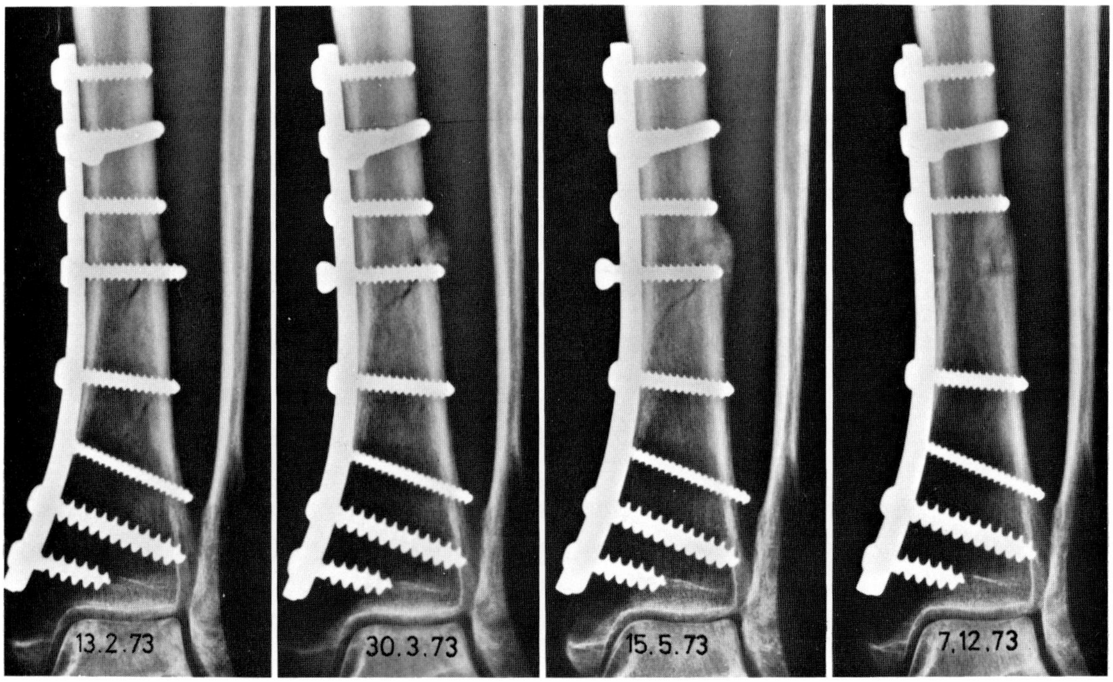

a b c d

3.6 Implantatentfernung

Da die Kombination von Knochen und Implantat infolge Elastizitätsunterschied trotz einer gewissen Implantatlockerung der biomechanischen Normalisierung des Knochens im Wege steht, sind die Implantate grundsätzlich zu entfernen. Ausnahmen: nichtgewichttragende Skelettanteile, insbesondere der Humerus, sowie Implantate im Bereich des Hüftgelenkes bei älteren Patienten. Einzelne Schrauben im metaphysären Bereich können ebenfalls belassen werden.

3.6.1 Zeitpunkt der Implantatentfernung

Diese darf nicht vor vollständiger Homogenisierung des Knochens erfolgen. Es hat sich gezeigt, daß die dem Implantat gegebene Vorlast im Laufe der Knochenheilungsvorgänge abgebaut wird (S. 12). Die damit verbundene Lockerung ist erwünscht, da sie eine physiologischere Beanspruchung des Knochens und damit eine Normalisierung der Knochenstruktur bewirkt. Dieser Prozeß benötigt Zeit.

Einzelne Schrauben im spongiösen Bereich können schon nach 3–6 Monaten entfernt werden. Minimale Implantationszeiten für die Kombination von Platten und Schrauben im Schaftbereich betragen: Tibia 1 Jahr, Femur 2 Jahre, Vorderarm und Humerus $1^1/_2$ bis 2 Jahre. Marknägel werden im allgemeinen nicht vor 2 Jahren extrahiert.

3.6.2 Vorgehen bei der Metallentfernung

Aus kosmetischen Gründen empfiehlt es sich, die Narbe in ihrer ganzen Länge zu eröffnen. Belassen der reaktiven knöchernen Randleisten neben der Platte in ihrer gesamten Ausdehnung (Abb. 108), schonende Weichteiltechnik und adäquate Saugdrainage sichern das Resultat. Der Patient kann meist schon ein Tag nach Entfernen der Saugdrainage das Spital verlassen. Entfernungen von Schrauben im metaphysären Bereich können ambulant erfolgen.

3.6.3 Nachbehandlung nach Metallentfernung

Eine Diaphyse ist nach Einbringen und Entfernen einer Schraube gegenüber Torsionskräften um 50% geschwächt. Dieser Zustand dauert im Tierversuch ein bis zwei Monate. Seine Dauer beim Menschen ist nicht bekannt. Es wird empfohlen, während drei Monaten nach Metallentfernung keinen eigentlichen Sport zu treiben, dagegen die Extremität möglichst ausgiebig normal zu gebrauchen. Hochleistungssport sollte nicht vor Abschluß des vierten postoperativen Monats erlaubt werden.

Abb. 106

a Gleichmäßige Beugung einer normalen Diaphyse unter exzentrischer Belastung

b Teilversteifung einer verplatteten Diaphyse

Abb. 107

a Spongiosierung der Kortikalis infolge fehlender physiologischer Beanspruchung (= „stress protection“) nach Doppelplattenosteosynthese

b Reaktion der Knochenkortikalis auf Platte: Spiegelbildliche Spongiosierung des Plattenlagers (normalisiert sich im Verlaufe der Heilung wieder) und Bildung von Randleisten (siehe Pfeil). Diese Randleisten verstärken den Knochen erheblich und sollen bei der Implantatentfernung unbedingt belassen werden

106

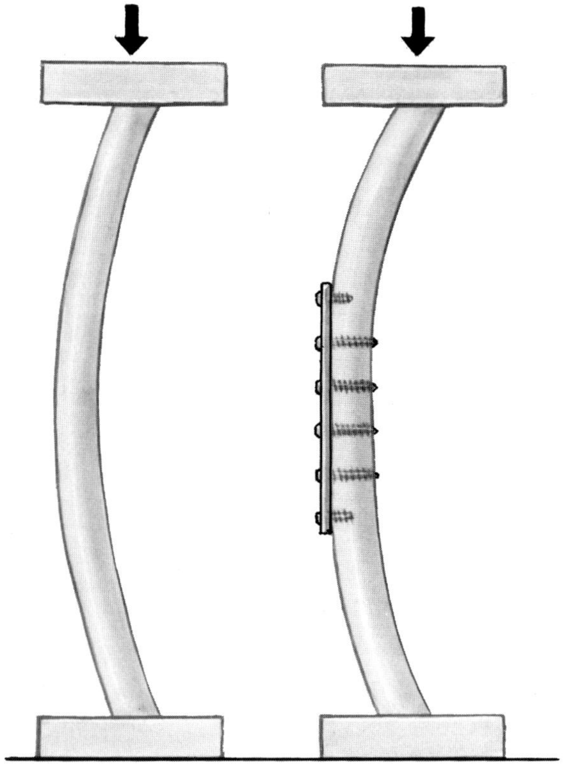

a b

107

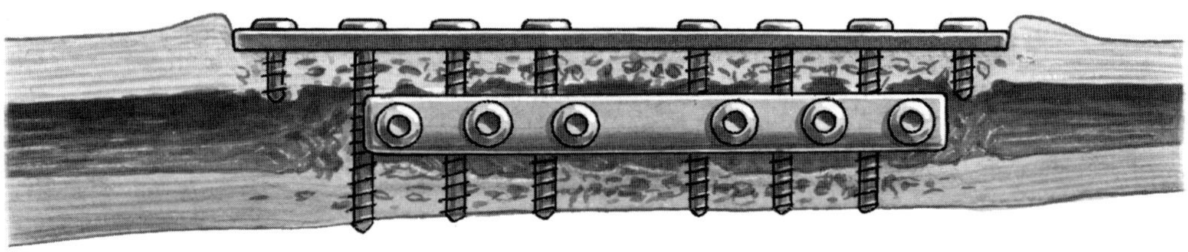

a

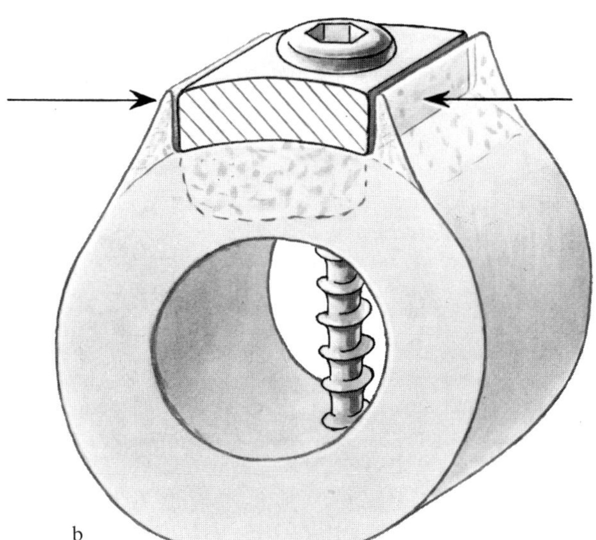

b

Das Ausschlagen der AO-Marknägel

Beim Ausschlagen von Femur- und Tibiamarknägeln sind gewisse Einzelheiten zu berücksichtigen (s. Abb. 108).

Bemerkung: Zum Ausschlagen eines Nagels anderer Herkunft (z.B. eines Original-Küntscher-Nagels) sind im Standardmarknagelinstrumentarium spezielle Haken vorhanden.

Ist einmal ein Nagel gebrochen, so kann das distale Ende nach Ausbohrung bis zur Nagelbruchstelle mit einem langen Extraktionshaken entfernt werden.

Abb. 108

a Das Ausschlagen des Tibianagels erfolgt *ohne* abgekröpftes Einschlagstück

b Das Einschlagstück würde die Ausschlagkraft gegen den Tibiakopf und nicht gegen die Nagelaustrittsstelle richten

c Das kraftübertragende Innengewinde erlaubt einen großflächigen zentralen Kraftangriff beim Ausschlagen. Ein im Loch angreifender Haken erzeugt eine schräge Krafteinwirkung und reißt in der Regel einen festsitzenden AO-Nagel auf

d Um die Herzogkrümmung des Tibianagels bildet sich mit der Zeit ein Knochenlager, das beim Ausschlagen den Nagel bananenförmig deformiert und den Widerstand entsprechend vergrößert

e Das Ausschlagen des Femurnagels

108

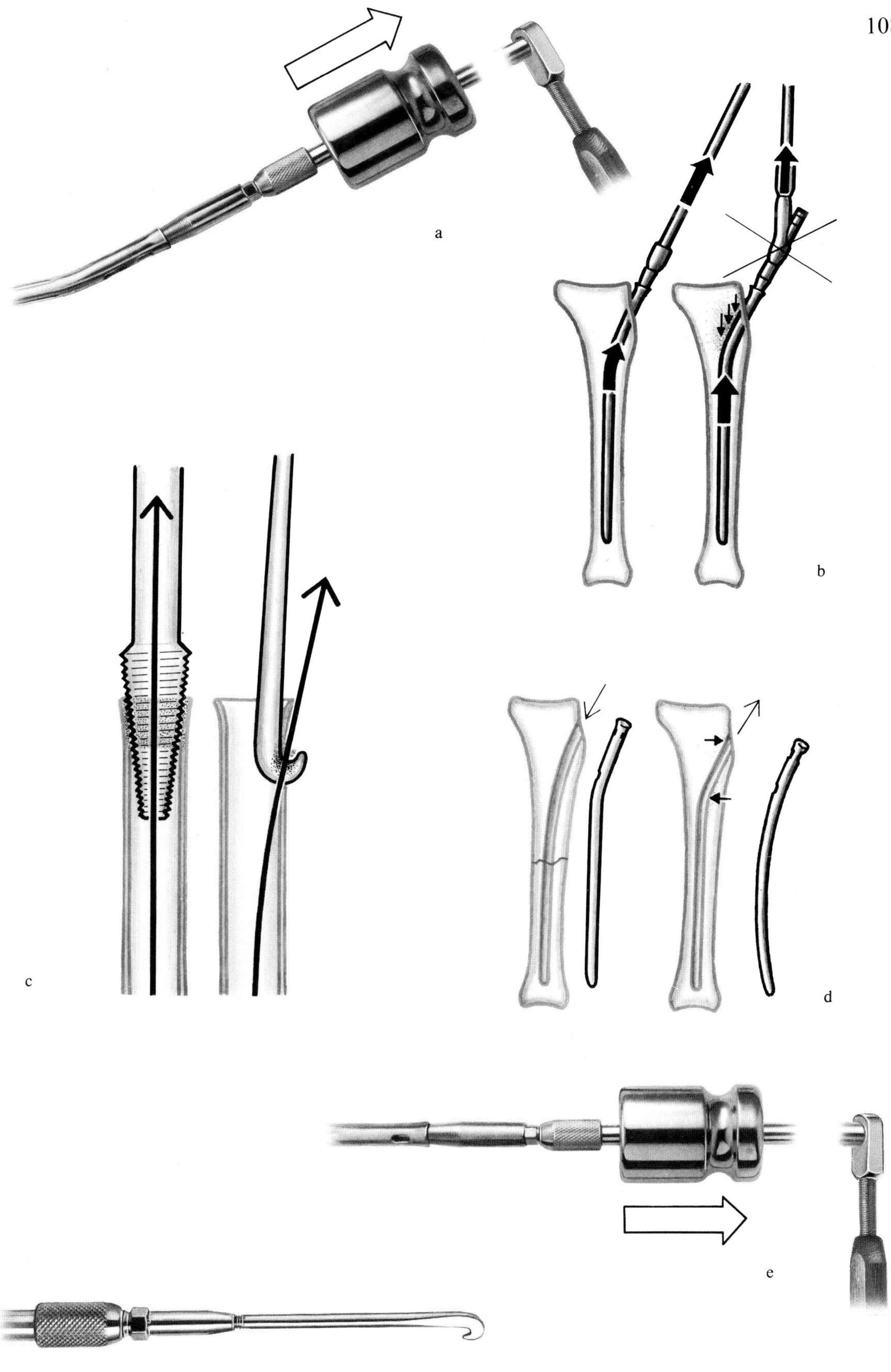

3.7 Postoperative Komplikationen

3.7.1 Hämatome

Hämatome stellen nach 12–18 Std ausgezeichnete Bakteriennährböden dar und sind deshalb zu entleeren. Sind sie wirklich verflüssigt, so kann eine Umwegspunktion ausreichen. Im allgemeinen aber empfiehlt es sich, die Wunde großzügig zu eröffnen, das Hämatom in allen Verzweigungen abzusaugen und nach ausgiebiger Wundspülung wiederum einen primären Wundverschluß durchzuführen. Eine bakteriologische Kontrolle ist unerläßlich. Der erneute Wundverschluß geschieht wieder mit ausgiebiger Redondrainage.

3.7.2 Postoperative Schmerzen

Eine osteosynthetisierte Extremität ist nach Ablauf von 24 Std praktisch schmerzfrei. Postoperative Schmerzen sind deshalb immer ernste Warnzeichen und zeigen an, daß möglicherweise eine teilweise Muskelnekrose oder eine Infektion vorliegt. Dementsprechend sind die Motorik, die Sensibilität und die Zirkulation in kurzen Intervallen zu überprüfen. Am Unterschenkel können die unelastischen Faszienlogen sowohl im Bereich der Fuß- und Zehenstrecker wie der Zehenbeuger zu ischämischen Muskelnekrosen führen, wenn sie nicht sofort bei Auftreten der Symptome gespalten werden. Klassisch ist das sog. „Tibialis anterior-Syndrom“ mit unerträglichem Ischämieschmerz des Unterschenkels. Schon nach 4–6 Std führt es zur irreversiblen Muskelschädigung.

3.7.3 Infektionen

Von besonderer Wichtigkeit ist die richtige Erkennung und Behandlung des Frühinfektes in den ersten Tagen nach der Osteosynthese. Schwellung, Rötung und Schmerz sind als Infektionszeichen zu werten und entsprechend aggressiv zu behandeln. Die Losung heißt: *„Débridement“*. „Débridement“ bedeutet die Eröffnung der gesamten Operationswunde, die peinlich genaue Ausräumung des potentiell infizierten Hämatoms und die Entfernung aller nekrotischer Gewebsbezirke, insbesondere im Subkutangewebe, Faszie und Muskulatur. Nach erfolgtem „Débridement“ gibt es *zwei Möglichkeiten:* die *Osteosynthese* ist nach wie vor *stabil,* dann werden die Implantate belassen (Schrauben nachziehen!) und für wenige Tage eine antibiotische Spüldrainage mit guter Abflußmöglichkeit eingebracht. Besteht *Instabilität,* so bedeutet der metallische Fremdkörper lediglich eine Hypothek, und er ist zu entfernen. Dabei ist aber eine umgehende erneute Stabilisierung anzustreben, wobei meist der äußere Spanner zur Anwendung kommen wird. In besonderen Fällen z.B. am Femur ist die Restabilisierung mit einem größeren Implantat wünschenswert. Auch in diesem Falle sofortiger primärer Wundverschluß unter Einbau einer Spüldrainage (s. nächste Seite).

Spüldrainage: Sie erfolgt mit Ringerlösung, der ein Antibiotikagemisch beigegeben ist. Als Antibiotika werden in der Regel solche verwendet, die nicht zur systemischen Behandlung zu gebrauchen sind, also hauptsächlich Neomycin, Bacitracin und Polymyxin. (Z.Zt. benützen wir entweder Polybactrin oder Nebacetin als Antibiotikamischung zur lokalen Anwendung.)

Soll eine Spüldrainage über mehrere Tage wirksam sein, so sind die ersten postoperativen Stunden von ausschlaggebender Wichtigkeit und die Bilanz von Zu- und Ausfluß ist genau zu überwachen. Mangelnder Abfluß macht eine Spüldrainage sehr gefährlich, da sie die Vitalität der Gewebe gefährdet.

Die Spüldrainage wird während 4–5 Tagen mit einem Antibiotikagemisch durchgeführt, nachher noch wenn möglich 3–4 weitere Tage mit Ringerlösung weitergeführt unter bakteriologischer Kontrolle der Spülflüssigkeit. Eine Weiterführung der Spüldrainage über 10 Tage hinaus ist nur in den seltensten Fällen sinnvoll.

3.7.4 Refrakturen

Eine Fraktur, die bei einem früher gesunden Knochen nach anscheinend klinischer und röntgenologischer Heilung einer Fraktur im alten Frakturgebiet auftritt, gilt als Refraktur. Das frühe Auseinanderbrechen einer ungenügenden Osteosynthese oder der Plattenbruch können indessen nicht als Refraktur bezeichnet werden, da die Primärfraktur mit größter Wahrscheinlichkeit nie verheilt war. Die Fraktur in der Nähe eines liegenden Implantates in dem durch Umbau geschwächten Knochen ist in dieser Definition eingeschlossen.

Die meisten Refrakturen entstehen nach zu früher Entfernung des Implantates oder nach unsachgemäßer Plattenentfernung (Abmeißelung oder Unterbrechung der Randleisten – Abb. 108). Sie lokalisieren sich entweder im früheren Frakturspalt oder dann in einem umgebauten Knochensegment (sklerotisch, osteoporotisch oder deformiert) in einer gewissen Entfernung der Primärfraktur, manchmal auch bei liegendem Implantat (Drahtumschlingung, Schraube, Marknagel).

Im ersten Fall ist das Trauma meist inadäquat, im anderen oft heftig, wobei bis zwei Jahre nach Implantatentfernung vergehen können.

Gesamthaft gesehen findet man in unserem Material 1–1,5% Refrakturen nach Implantatentfernung.

Besondere Gefahr einer Refraktur besteht nach Doppelplattenosteosynthese im Schaftbereich, die aus diesem Grunde wenn immer möglich zu vermeiden ist. Ist sie einmal wegen Substanzverlust des Knochens oder wegen besonders starker Hebelkräfte (subtrochanteres Gebiet!) unumgänglich, so soll die Metallentfernung in zwei durch 6-monatiges Intervall getrennten Phasen erfolgen. Eine Spongiosaplastik nach Entfernung der ersten Platte ist empfehlenswert.

Ein besonderer Typ der Refraktur ist die Querfraktur am Übergang der relativ starren, verplatteten in die elastische nichtverplattete Diaphyse. Aus diesem Grund wird angestrebt, den Übergang von dem verplatteten zum nichtverplatteten diaphysären Anteil möglichst allmählich zu gestalten, indem am Ende der Platte ein bis zwei kurze Schrauben eingebracht werden.

3.8 Plattenbrüche

270 Fälle von Plattenbrüchen wurden von POHLER und STRAUMANN eingehend analysiert. Bei den gebrochenen AO-Implantate handelte es sich stets um einen *Ermüdungsbruch* des Implantates, dessen Ursache auf die falsche Beurteilung der biomechanischen Konstellation zurückgeführt werden konnte. Die Fraktur war meist wegen mangelhafter Abstützfunktion der Gegenkortikalis instabil geworden, und die Implantate wurden einer alternierenden Biegebeanspruchung ausgesetzt. Ermüdungsbrüche der AO-Implantate sind immer auf wiederholte Biegebewegungen zurückzuführen, die bei einer für jedes Metall und für jede Plattendicke charakteristischen Zahl von Zyklen unvermeidlich zum Bruch führen.

Abb. 109 *Schema der Möglichkeiten einer alternierenden Biegebeanspruchung einer Zuggurtungsplatte*

a Platte wird nur auf Zug, Knochen nur auf Druck beansprucht

b Bei Überbiegung einer Platte entsteht medial ein Spalt, der sich bei dynamischer Belastung schließt. Die Platte wird alternierend biegebeansprucht

c Wechselbiegebeanspruchung einer Platte bei medialem Defekt. Drehpunkt liegt in der Platte

d Defekt in der Säule bewirkt eine zyklische Biegebeanspruchung der Platte, die bald brechen wird

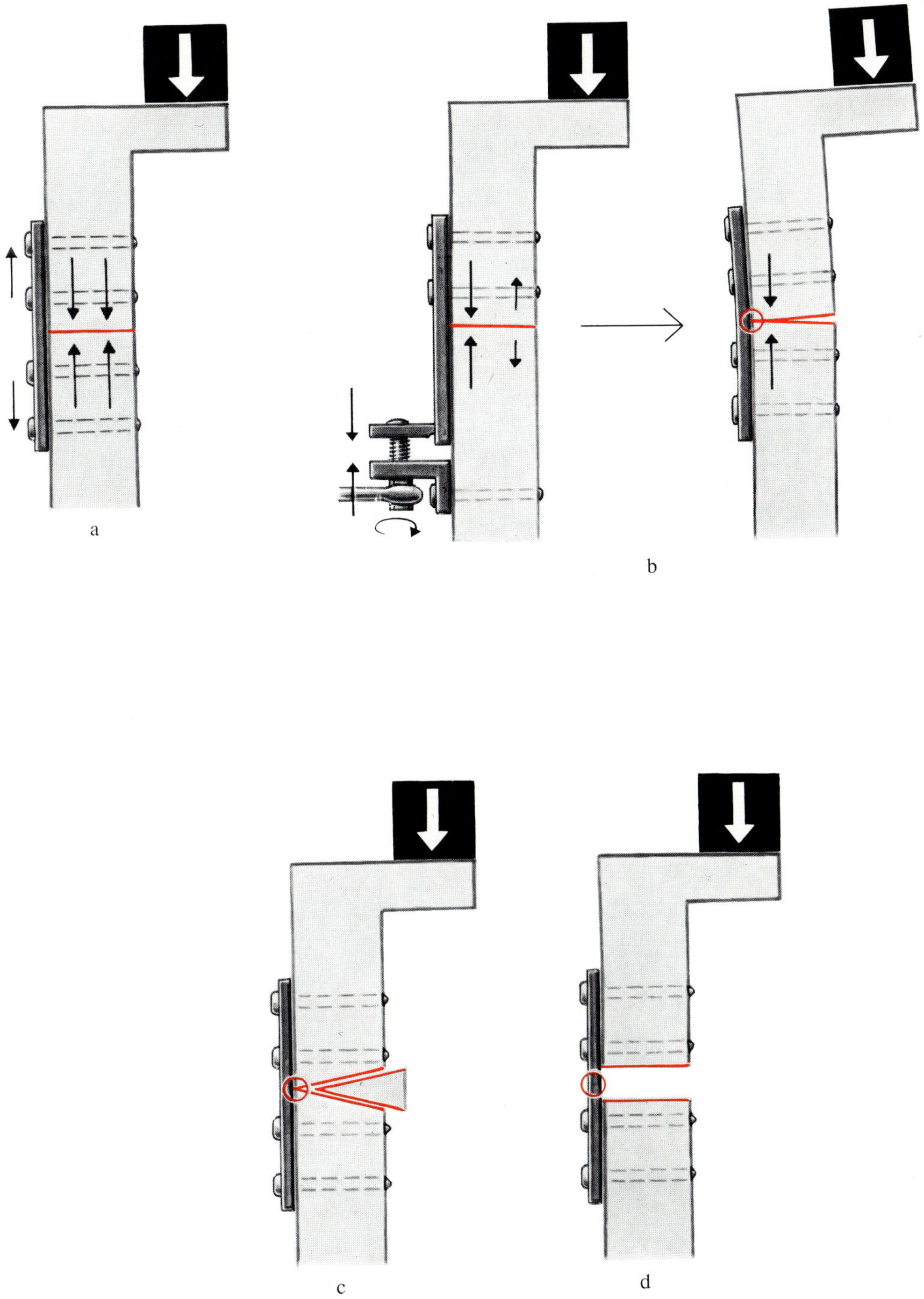
a
b
c
d

Abb. 110 Beispiele einer mangelhaften Abstützung der Gegenkortikalis, der zur alternierenden Biegebeanspruchung der Platte und damit zum Implantatbruch führen wird

Abb. 111 Zur Ausschaltung einer zyklischen Biegebeanspruchung können

a entweder eine zweite Platte auf der Gegenseite (s. Abb. 206/C3) oder

b autologe kortikospongiöse Knochenspäne medial angelegt werden. Diese übernehmen nach 6 Wochen die Funktion der zweiten Platte

110

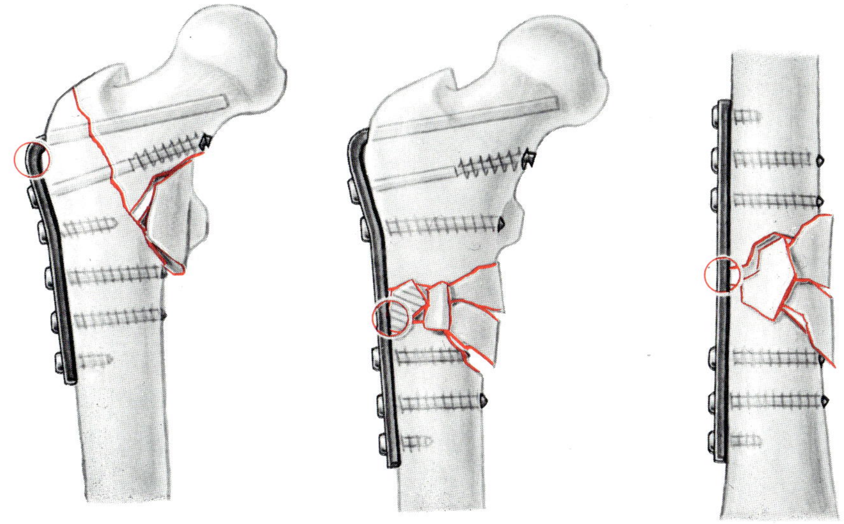

111

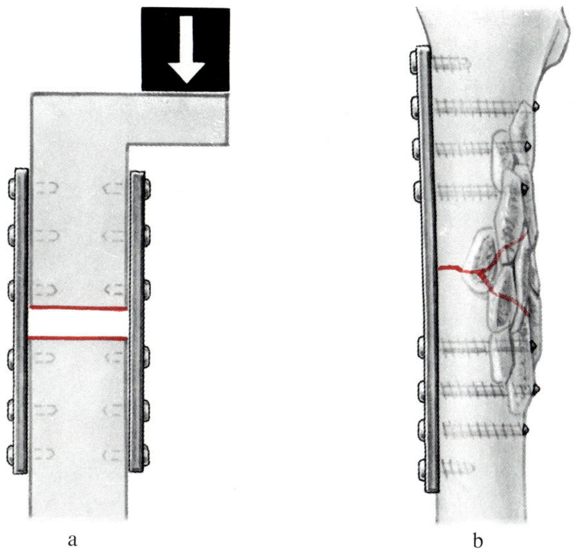

a b

3.8.1 Entfernung gebrochener Schrauben

Kommt es bei der Osteosynthese oder bei der Metallentfernung zu einer Zerstörung des Innensechskantes bzw. des Kreuzschlitzes oder zum Bruch des Schraubenkopfes oder kommt es im Verlauf der Heilung zum Bruch einer Schraube im Gewinde, so steht ein entsprechendes Instrumentarium zur Schraubenentfernung zur Verfügung. Sein Prinzip besteht darin, die Schraube mit einem Gegengewinde zu fassen und sie herauszudrehen (s. Abb. 113). Bei Zerstörung des Innensechskantes bzw. des Kreuzschlitzes wird vorerst mit einem Spezialhartbohrer der Schraubenkopf angebohrt und entfernt. Dann wird der restliche Schraubenanteil wie in Abb. 113 beschrieben entfernt.

3.8.2 Entfernung gebrochener Marknägel

Nicht nur Platten, sondern auch Marknägel erleiden bei zyklischer Überbeanspruchung Ermüdungsbrüche. Zur Entfernung des distalen Marknagelfragmentes wird nach Extraktion des proximalen Nagelanteiles der 3 mm-Führungsdorn in den Nagel eingeführt und der über dem Nagelstumpf liegende Markkanal mit Bohrköpfen und Motor bis 2 mm über dem Nageldurchmesser aufgebohrt. Danach Entfernen des Führungsdornes und Einführen des im Standard-Marknagelinstrumentarium vorhandenen langen Extraktionshakens. Der Haken soll über das Nagelende reichen. Der Extraktionshaken wird an der Hohlstange verschraubt. Extraktion mit dem Schlaggewicht.

Abb. 112 *Instrumente zur Extraktion gebrochener Schrauben*

a Hartbohrer zum Anbohren der Schrauben mit zerstörtem Innensechskant bzw. Kreuzschlitz

b Hohlfräser und Extraktionsbolzen für 3,5-Schrauben

c Hohlfräser und Extraktionsbolzen für 4,5-Schrauben

d Hohlfräser und Extraktionsbolzen für 6,5-Schrauben

e Hohlmeißel

Abb. 113 *Extraktion einer gebrochenen Schraube*

a Freilegen des Schraubenkanals und der abgebrochenen Schraube als Zentrierung für den Hohlfräser mit Kopfraumfräser oder speziellem Hohlmeißel je nach Höhe des Schraubenbruches

b Mit dem *linksdrehenden*, mit Zentrierbolzen versehenen Hohlfräser Zugang für den Extraktionsbolzen, Ausfräsen unter Beachtung der Schraubenrichtung. Zentrierbolzen entfernen, wenn der Schraubenstumpf erreicht ist. Weiterbohren mit Hohlfräser bis das Schraubengewinde auf 1 cm vom Knochen befreit ist

c Extraktionsbolzen mit Linksdrehung auf dem Schraubenstumpf einführen

d Ausdrehen des Schraubenstumpfes

112

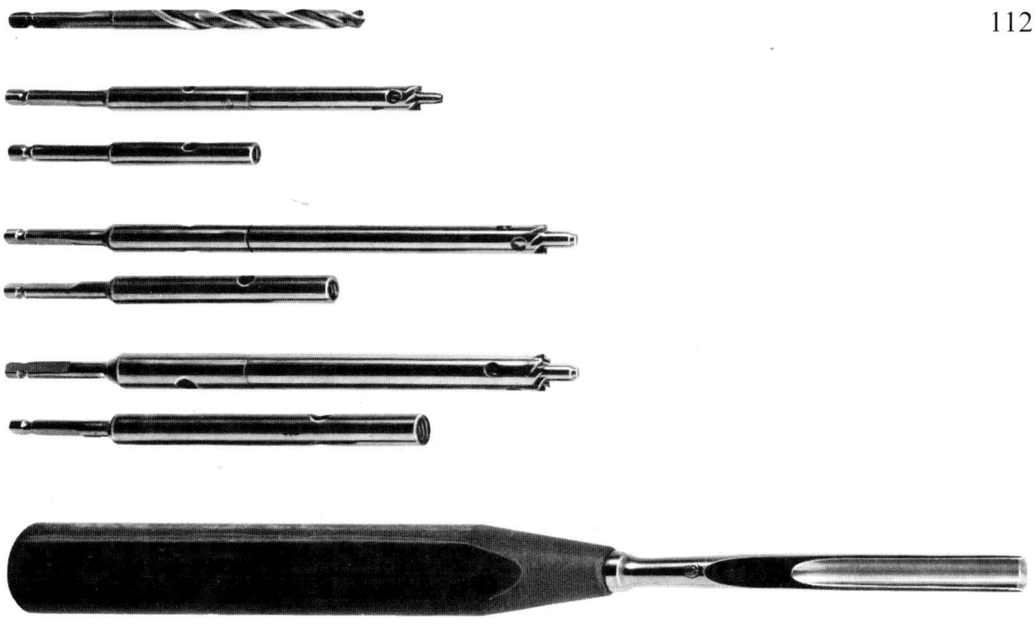

a

b

c

d

e

113

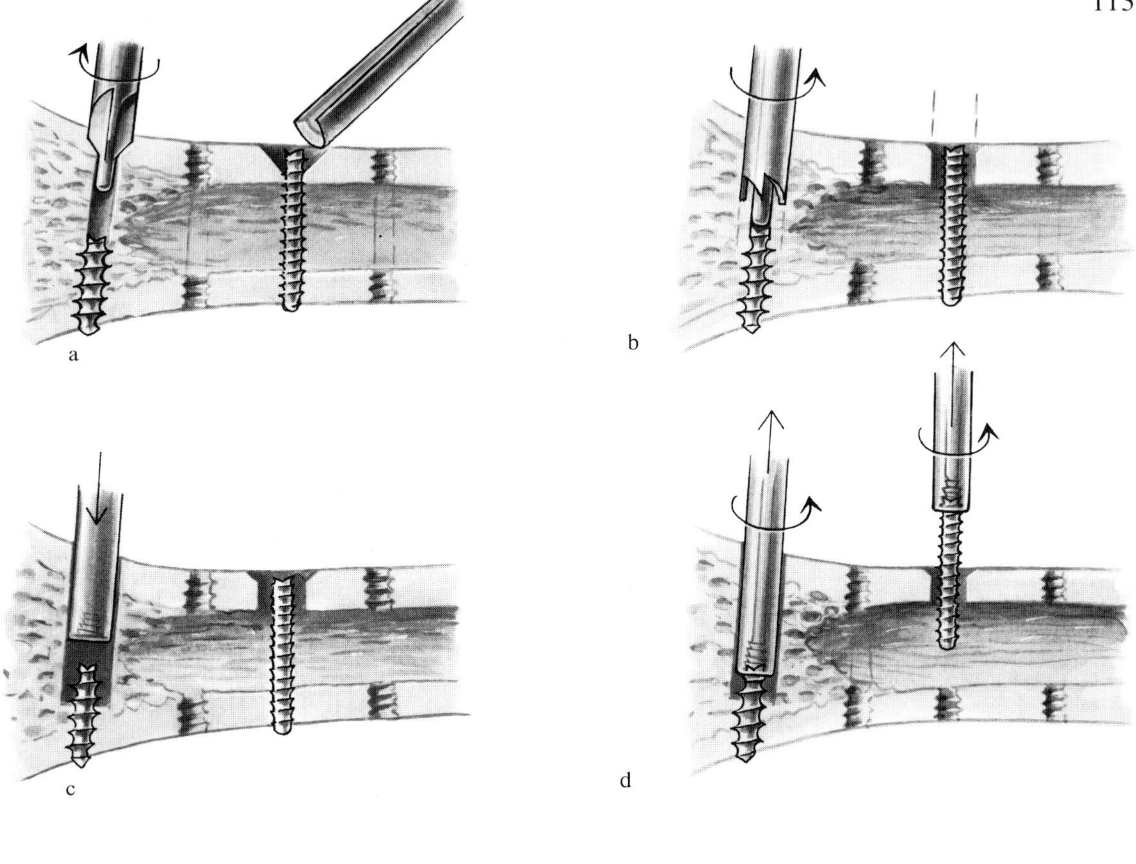

a b c d

SPEZIELLER TEIL

Osteosynthese der frischen Frakturen

Einleitung

In diesem speziellen Teil sollen auf der Grundlage der im allgemeinen Teil erörterten Technik die bewährten Osteosynthesemethoden für die häufigsten Frakturen besprochen werden.

Gleichzeitig wird auf die spezielle Operationstechnik, die Zugänge und die Nachbehandlung eingegangen.

Im folgenden soll das Vorgehen bei den geschlossenen Frakturen Erwachsener dargestellt werden. Die spezifischen Probleme der offenen Frakturen und der Kinderfrakturen werden gesondert besprochen.

Wiederherstellende Eingriffe am Skeletsystem sind in einem Anhang wiedergegeben.

Einteilung der langen Röhrenknochen

Die langen Röhrenknochen werden zweckmäßig in drei Regionen — proximal, Schaft und distal — und in sieben ungleichmäßige Abschnitte — Gelenk proximal und distal und Metaphyse proximal und distal, sowie Schaft proximal, Mitte und distal — unterteilt.

Abb. 114 *Einteilung der langen Röhrenknochen*

a Humerus: H. proximal (Kopf und pertuberkulär), H. Schaft, H. distal (suprakondylär und transkondylär)

b Vorderarm: Radius proximal (Kopf und subkapital), R. Schaft und R. distal (supraartikulär und transartikulär)
Ulna proximal (Olekranon, Processus coronoideus, subartikulär), U. Schaft und U. distal

c Femur: F. proximal (Kopf, Hals, pertrochanter), F. Schaft, F. distal (suprakondylär und transkondylär)

d Unterschenkel: Tibia proximal (Tibiakopf und subkondylär), T. Schaft, T. distal (supramalleolär, Pilon und transmalleolär)
Fibula proximal (Kopf und subkapital), F. Schaft, F. distal (supramalleolär und transmalleolär)

114

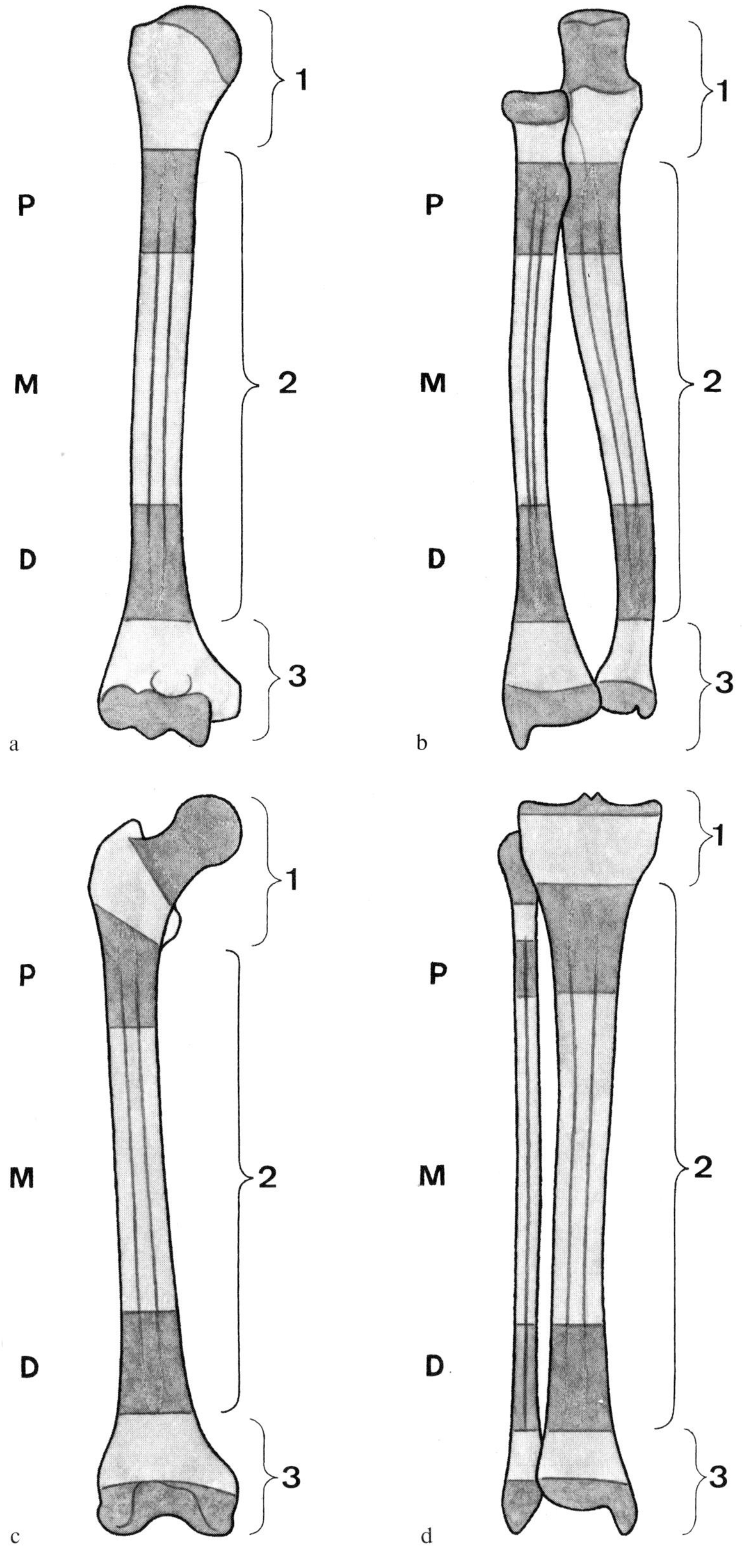

1 Geschlossene Frakturen beim Erwachsenen

1.1 Skapulafrakturen

Die Skapulafrakturen werden prinzipiell konservativ behandelt. Eine operative Versorgung kann aber bei Frakturen des Skapulahalses und der *Gelenkpfanne mit erheblicher Dislokation* der Fragmente angezeigt sein. Je nach Unfallmechanismus ist der dorsale, seltener der ventrale Gelenkanteil frakturiert bzw. imprimiert.

Dorsale Zugänge: Der schonungsvolle Zugang zwischen Mm. infraspinatus und teres minor (Abb. 115) kann bei lokalisierten Verletzungen genügen. Der Zugang von JUDET erlaubt aber die Gesamtdarstellung der Skapula (Abb. 116). Mm. deltoideus, infraspinatus und teres minor werden mitsamt Haut nach lateral distal beiseitegehalten. Der N. suprascapularis, der den M. infraspinatus innerviert, kann in der Incisura scapulae inferior leicht geschont werden. Nach Eröffnung der Gelenkkapsel von dorsal her gelingt die Reposition meist mühelos. Die Fixation erfolgt im allgemeinen mit einer Drittelrohrplatte, die auf dem wulstartigen lateralen Skapularand einen sicheren Halt findet (Abb. 117).

Ventraler Zugang: Gerader Schnitt parallel zum Gelenkspalt, 6–7 cm lang, zwischen Klavicula und Axilla. Der M. subscapularis wird möglichst lateral durchtrennt. Eine Osteotomie des Korakoids zur übersichtlichen Darstellung des ventralen Pfannenrandes kann notwendig sein. Dabei empfiehlt es sich, vor der Osteotomie ein 3,2 mm-Loch für das spätere Einsetzen einer Malleolarschraube zu bohren (Abb. 118).

Nachbehandlung: Desault-Verband bis Wundheilung, dann aktive Mobilisierung. Eine Fraktur oder eine äquivalente Osteotomie des Akromion wird meist mit einer Zuggurtungsdrahtnaht und 1–2 Spongiosaschrauben ∅ 4,0 mm fixiert.

Abb. 115 Zugang zwischen Mm. infraspinatus und teres minor

Abb. 116 *Zugang von* JUDET: Mm. deltoideus und infraspinatus werden von der Spina und vom medialen Skapularand 1 cm vom Ansatz durchtrennt und gesamthaft mitsamt Teres minor nach distal und lateral von der Skapula abgelöst. Die Nerven und Gefäße zum M. infraspinatus sind über der Pfanne erkennbar

Abb. 117 *Trümmerfraktur der Schultergelenkpfanne* (Zugang nach JUDET). Exakte Reposition und Fixation mit Drittelrohrplatte und fünf kleinen Kortikalisschrauben, die einen sehr guten Halt in dem wulstähnlichen lateralen Skapularand finden. Schmerzfreie Beweglichkeit nach 2 Wochen. Spitalaufenthalt: 1 Woche

Abb. 118 *Tangentialer ventraler Gelenkbruch der Skapula* versorgt mit zwei 4,0-Spongiosaschrauben. Zugang Abb. 122_1 mit Abmeißelung des Korakoid und Durchtrennung der Subskapularissehne

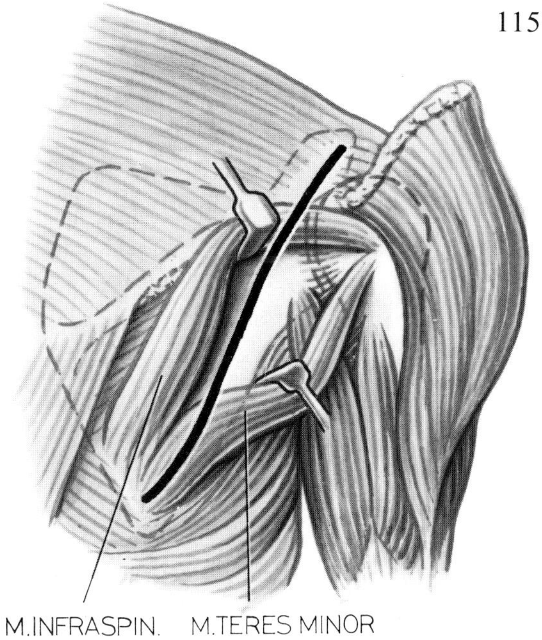

115

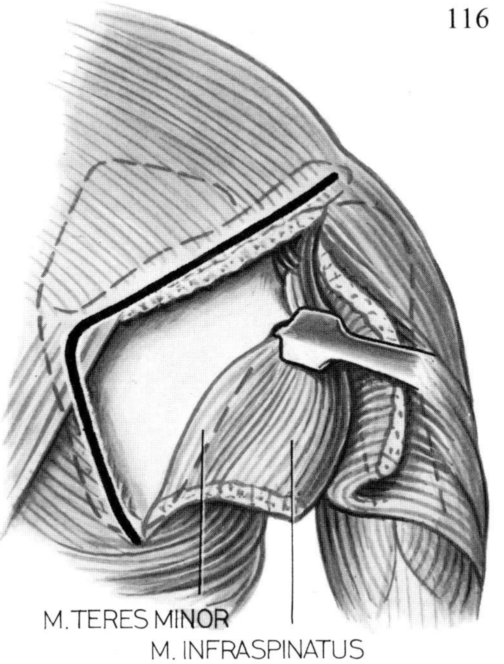

116

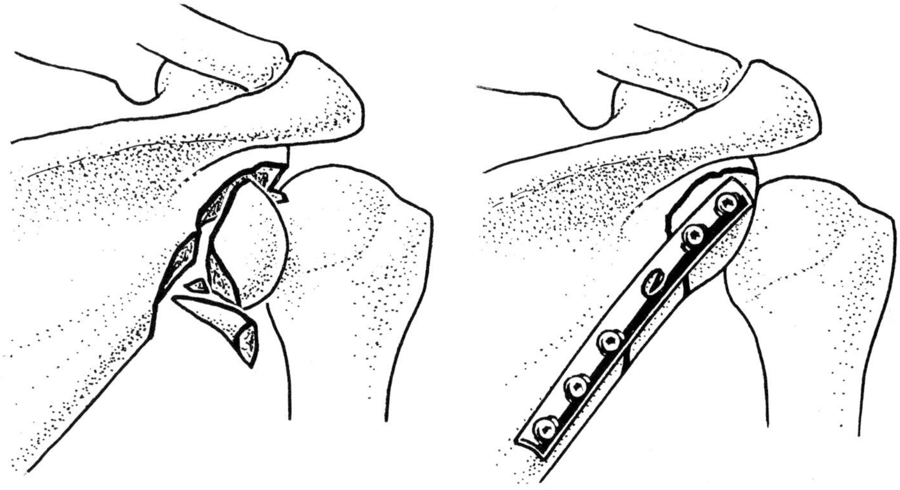

117

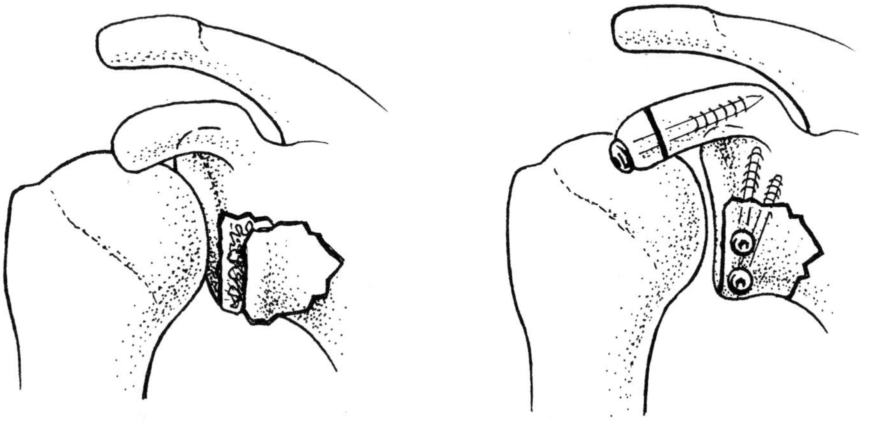

118

1.2 Klavikulafrakturen

Klavikulaschaftfrakturen heilen mit oder ohne Ruhigstellung und werden deshalb konservativ behandelt. Die Operation läßt oft unästhetische schmerzhafte Narbenbildungen zurück, und Pseudarthrosen sind nach Freilegung der Frakturen nicht selten. Bei erheblicher Stufenbildung oder Anspießung des Plexus brachialis durch ein Fragment und verzögerter Heilung kann eine Osteosynthese notwendig sein. Meist wird dann die 6-Loch-Halbrohr- bzw. kleine Spann-Gleitloch (DC)- oder bei graziler Klavikula die 6-Loch-Drittelrohrplatte verwendet. Diese wird je nach gewähltem Zugang auf der ventro-kaudalen oder dorso-kranialen Fläche der Klavikula fixiert.

Bei Frakturen im Bereich des lateralen Endes der Klavikula dagegen ist eine Osteosynthese oft angezeigt. Geht die Bruchlinie durch das Akromioklavikulargelenk, wird meistens eine Zuggurtung mit Kirschnerdrähten und Umschlingung durchgeführt (Abb. 121).

Bei Querfrakturen unmittelbar medial vom Akromioklavikulargelenk mit oder ohne Bruchlinie durch das Gelenk selbst kombinieren wir gerne eine Zuggurtungsdrahtnaht mit einer Malleolarschraube, die durch das Akromioklavikulargelenk von lateral her eingedreht wird. Zerrissene korako-klavikuläre Ligamente werden versorgt bzw. plastisch ersetzt. Bei der Naht dieser Ligamente ist darauf zu achten, daß das Lig. conoideum bzw. die Verschraubung eines abgerissenen Ligamentansatzes am Korakoid bei maximaler Abduktion des Armes, die Naht des Lig. trapezoideum dagegen bei maximaler Adduktion des Armes, d.h. bei Entspannung des Ligamentes erfolgt.

Schnittführung: Entweder wird der ästhetische kraniale Schnitt (Abb. 119) oder seltener der bogenförmige Schnitt 1–2 fingerbreit unterhalb der Klavikula gewählt.

Abb. 119 *Schnittführung zur Darstellung der Klavikula. a* Bogenförmiger Schnitt 2–4 cm von der Klavikula entfernt. *b* Schnitt fingerbreit über der Klavikula in der Fossa supraclavicularis, der kosmetische Vorteile aufweist

Abb. 120 *Querfraktur der Klavikula mit Ausbruchkeil.* Fixation mit einer Drittelrohrplatte über den kaudalen Klavikularand gelegt

Abb. 121 *Laterale intraartikuläre Klavikulafraktur.* Vorerst Fixation der zwei lateralen Fragmente mit 2 Kirschnerdrähten, dann gekreuzter Zuggurtungsdraht

119

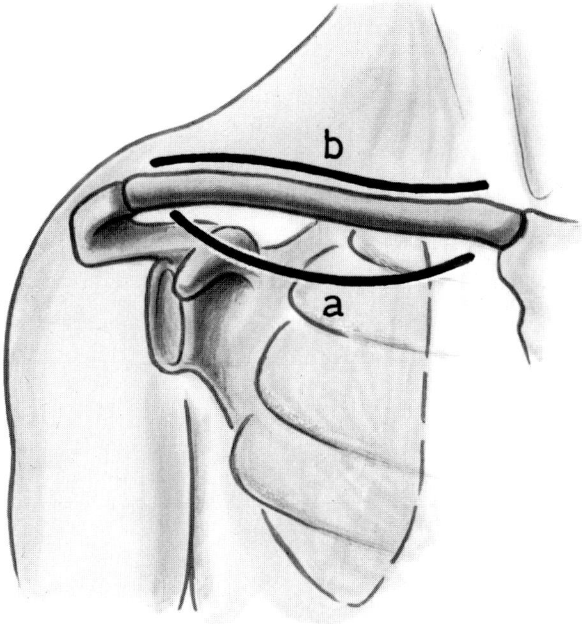

120

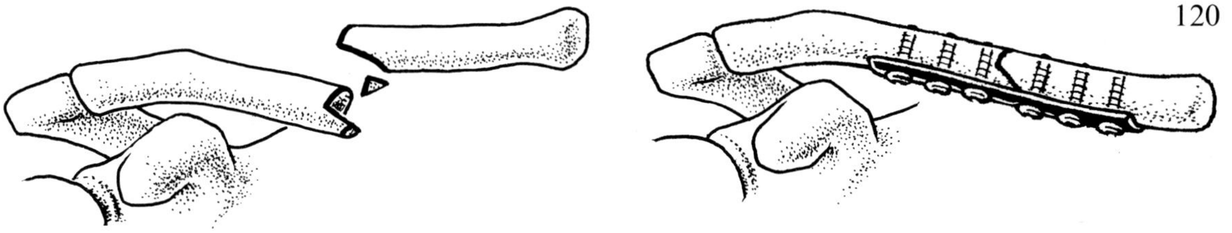

121

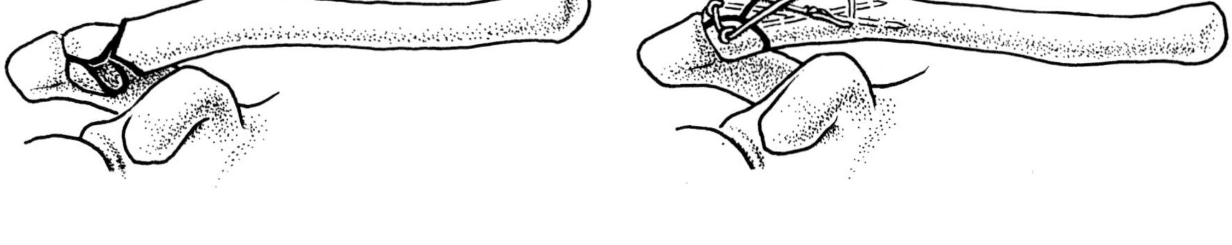

1.3 Humerusfrakturen

Im Bereich der proximalen zwei Drittel des Humerus werden die Frakturen grundsätzlich konservativ, im distalen Drittel vorwiegend operativ behandelt. Die spezifischen Indikationen bei den verschiedenen Frakturlokalisationen (s. betreffende Abschnitte).

Zugänge: In der proximalen Hälfte des Humerus erfolgt der Zugang grundsätzlich von ventral, distal grundsätzlich von dorsal. Für die Epikondylen wird ein lateraler resp. medialer Zugang gewählt.

Abb. 122 *Die drei Zugänge zu den verschiedenen Abschnitten des Humerus*

Schnitt 1: Übersichtlicher, kosmetisch akzeptabler Zugang zur Darstellung des proximalen Humerusdrittels. Der Schnitt beginnt am Akromioklavikulargelenk und verläuft in der vorderen Axillarfalte etwas über dem unteren Rand des M. pectoralis major, um von hier je nach Bedürfnis in Richtung Epicondylus ulnaris verlängert zu werden. Faszieneröffnung medial vom M. biceps (Cave: N. musculo-cutaneus!). Freilegen des Schaftes im Sulcus bicipitalis medialis

Schnitt 2, punktiert: Für muskulöse Patienten anstelle von Schnitt 1, kosmetisch ungünstiger, da oft Keloidbildung. Freilegen des Schaftes im Sulcus bicipitalis lateralis, des Kopfes im Bereich des vorderen Deltoideus-Randes.
Alle schwierigen Rekonstruktionen, die den Humeruskopf mitbetreffen, verlangen die Aufklappung des M. deltoideus, 1 cm von seiner kranialen Ansatzstelle an der Klavikula (Cave: N. axillaris, der leicht durch Druck geschädigt wird!)

Schnitt 2, ausgezogen: Standardzugang zum Humerusschaft. Schnitt im Sulcus bicipitalis lateralis, Längsspaltung des M. brachialis ventral an seiner dünnsten Stelle. (N. radialis verläuft im dorsalen Bereich dieses Muskels auf dem Septum intermusculare, seine Darstellung ist nicht notwendig)

Schnitt 3: Dorsaler Zugang zum Humerus. Drängt man Caput longum und Caput laterale des M. triceps stumpf auseinander, so stößt man direkt auf das Gefäß-Nerven-Bündel des N. radialis, etwa in Mitte des Humerus, und kann dieses anschlingen, ohne den Nerv zu denudieren. Die distalen Partien des M. triceps und seine sehnigen Ansätze werden in der Mediane nach unten gespalten, wodurch der Humerus breit freiliegt

122

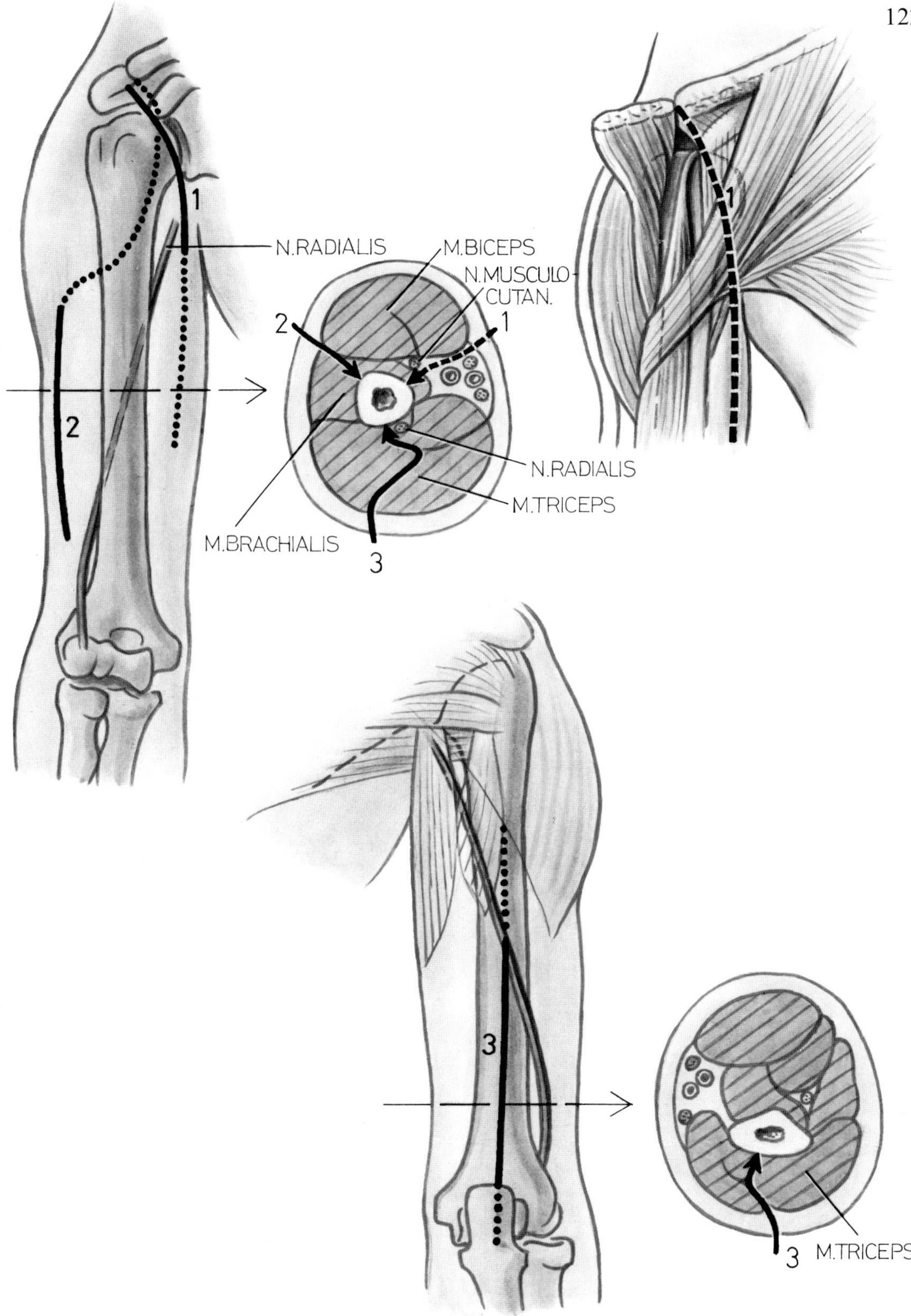

1
N.RADIALIS
M.BICEPS
N.MUSCULO-
CUTAN.
2
1
2
N.RADIALIS
M.TRICEPS
M.BRACHIALIS
3
1
3
3
M.TRICEPS

Hautschnitte zur Darstellung des distalen Humerusdrittels und des Ellbogens

Der Ellbogen muß um 140° gebeugt werden können, sowohl bei Lagerung des Patienten in Rücken- als auch in Bauchlage.

Abb. 123 *Standard-Darstellung des distalen Humerus ohne Abmeißelung des Olekranons*

a Dorsale gerade Schnittführung

b Querschnitt durch das Ellbogengelenk an der Basis des Olekranon. Der N. ulnaris muß zu Beginn der Operation dargestellt, umschlungen und zur Seite gehalten werden

c Das Trizepssehnenblatt wird zungenförmig inzidiert und nach distal zurückgeklappt. Weite Eröffnung des Gelenkes und Einsetzen von 2 kleinen Knochenhebeln beidseits des Humerusschaftes. Sobald das Gelenk um 140° oder 150° gebeugt wird, kommt die Gelenkrolle zur Darstellung

d Der N. radialis kann nur im oberen Bereich des Schnittes, dort wo er den Humerus kreuzt, verletzt werden

Abb. 124 *Zugang mit Abmeißelung des Olekranons* (nur selten notwendig)

a Vor Osteotomie Anlegen von 2 Kanälen mit dem 1,5 mm-Bohrer. Osteotomieebene des Olekranon auf Höhe der Trochlea leicht schräg von dorsal-distal nach volar-proximal

b Zustand nach erfolgter Osteotomie
Nach Beugung um 140° Übersicht über das gesamte Ellenbogengelenk

c Am Schluß des Eingriffes wird das Olekranon nach genauer Reposition durch 2 parallel eingeführte Spickdrähte fixiert. Ein Zuggurtungsdraht setzt die Osteotomie unter Druck

Abb. 125 *Zugang mit Schonung der Gelenkfläche und Schrägschnitt durch das Olekranon.* Eine spezielle Zuggurtung ist nicht notwendig, weil ein Kippen des schräggeschnittenen kleinen Fragmentes nicht zu befürchten ist

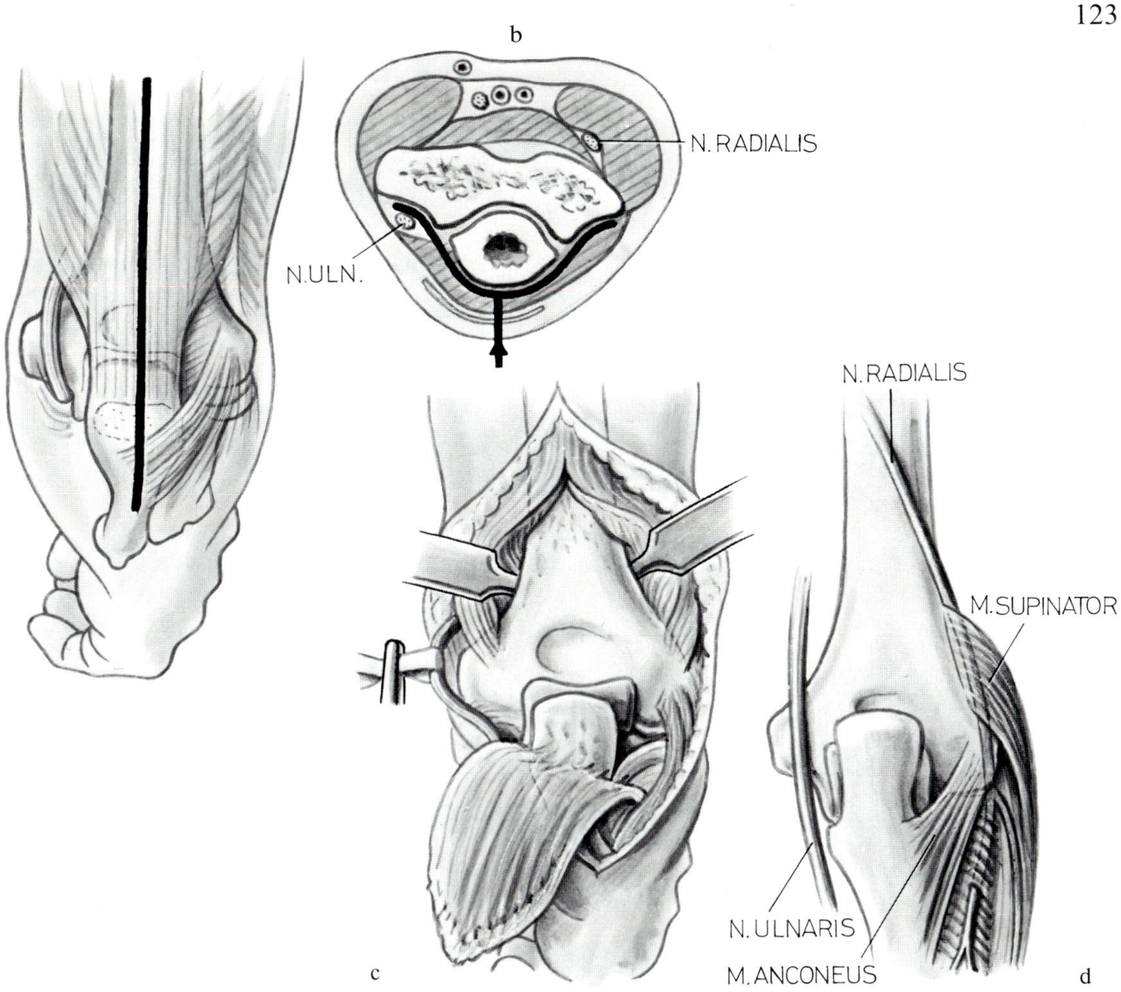

a c d

123

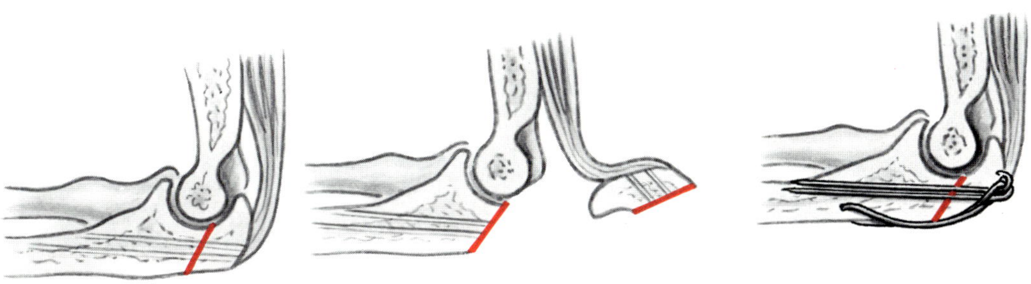

a b c

124

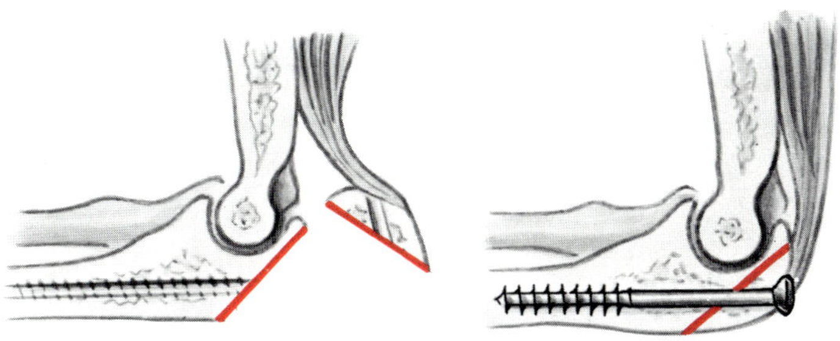

125

1.3.1 Proximaler Humerus

Operationsindikationen: Frakturen am proximalen Humerus lassen sich fast ausnahmslos konservativ behandeln. Indessen bestehen folgende Operationsindikationen:
- Luxationsfrakturen (axillär und subkorakoid).
- Mehrstückfrakturen des Humeruskopfes bei Patienten unter 50 Jahren
- Subkapitale Querfrakturen mit Dislokation des Schaftes in ganzer Breite
- Abrißfrakturen des Tuberculum majus mit Dislokation subacromial
- Epiphysäre Frakturen mit Repositionshindernis (lange Bicepssehne!)

Zugang: S. Abb. 122,1

Osteosynthese: Die verschiedenen Osteosyntheseverfahren sind in den Abb. 126 wiedergegeben. Man beachte: Fehlstellungen des Kopfes (falsche Rotation und Adduktion). Die Rekonstruktion der Rotatorenmanschette ist wichtig. Bei Impressionsfrakturen mit Verlust von Spongiosa ist unter Umständen der Wiederaufbau des Kopfes mit kortikospongiösen Spänen notwendig.

Postoperative Behandlung: Aufstehen am Operationstag. Ruhigstellung des Armes während zwei bis vier Tagen, dann Beginn der aktiven Bewegungsübungen: Pendeln, Rotieren, Sitzen mit abduziertem Arm. Unterstützte Bewegungen helfen mit, die aktive Bewegung durchzuführen. Ängstliche Patienten benötigen unter Umständen die Abduktionsschiene.

Abb. 126

a *Luxationsfraktur mit Dislokation des Humeruskopfes axillär.* Reposition und stabile Fixation mit T-Platte. Verschraubung des Limbus glenoidalis mit 2 Malleolarschrauben

b *Mehrfragmentenbruch* mit der Kleeblatt-Platte versorgt (eine Schulter der Kleeblattplatte wurde abgetrennt)

c *Subkapitale Humerusfraktur mit ad-latus-Verschiebung um mehr als Schaftbreite und Luxation der langen Bizepssehne*
Exakte Reposition und Fixation mit 2 kleinen Spongiosaschrauben beidseits des Sulcus bicipitalis. Gelenkeröffnung zur Sehneneinrenkung

d, e *Dislokation des abgerissenen Tuberculum majus unter das Akromion. Sperrmechanismus*
Reposition und Osteosynthese mit einer Spongiosaschraube oder mit Zuggurtung (e)

f *Abduktionsbruch mit Dislokation des Humerusschaftes nach ventral und medial um ganze Breite,* oft mit Interposition von Kapselanteilen und Bizepssehne kombiniert. Zugang einfach, da Humerusschaft meist den Sulcus zwischen Deltoideus und Pectoralis selber auseinandergedrängt hat und subkutan oder subfaszial liegt. Reposition mit einfachem Hebelgriff und Fixation mit T-Platte

126

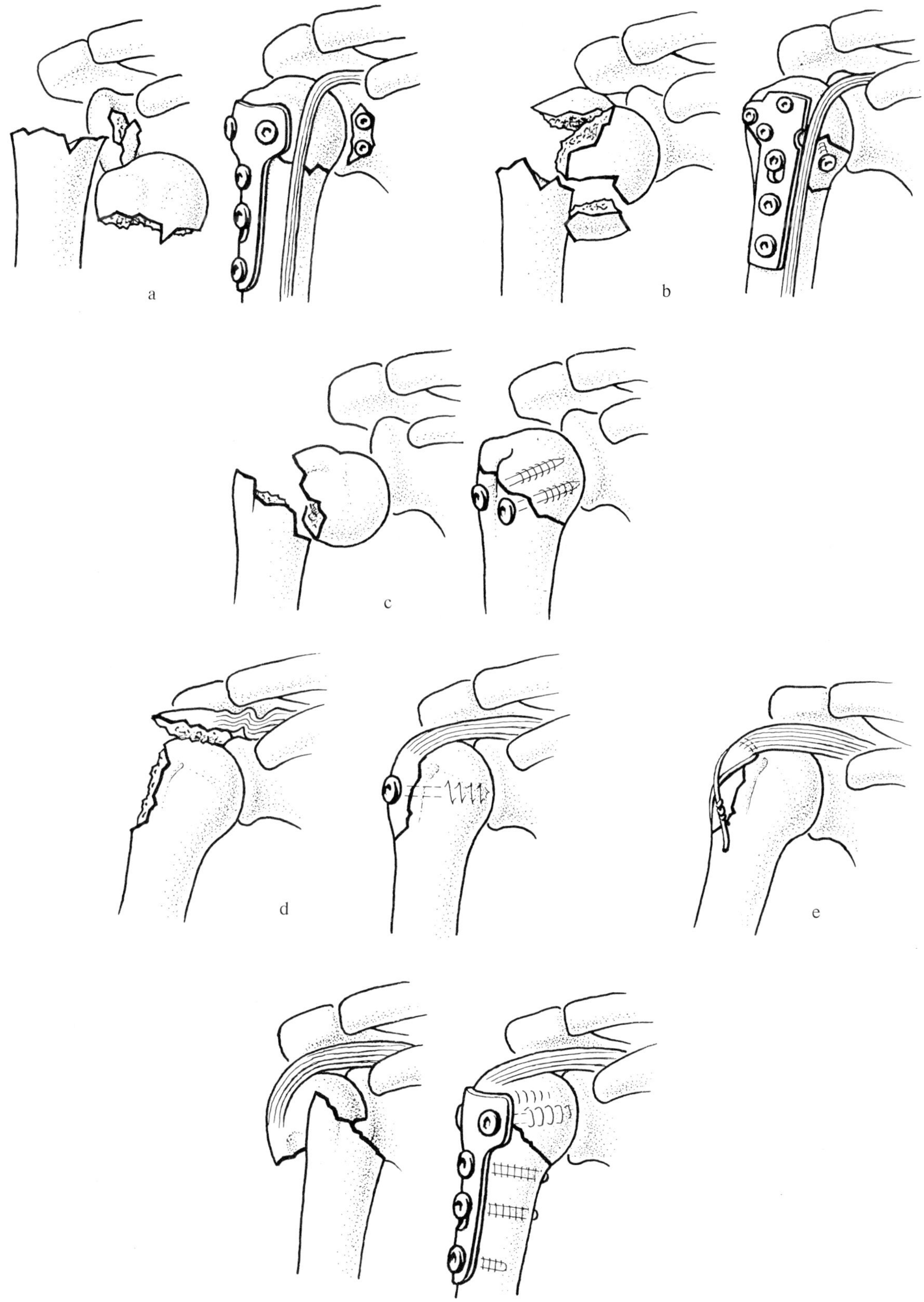

1.3.2 Humerusschaftfrakturen

Die konservative Behandlung besteht fast ausschließlich in Fixation an den Körper mit Desault- oder Velpeau-Verband. Die klinische Konsolidierung geschieht in der dritten bis vierten Woche, nachher funktionelle Behandlung mit aktiven Bewegungen.

Operationsindikationen:
- Doppelseitige Schaftbrüche
- Mehrfachverletzungen, welche Intensivpflege benötigen
- Sekundäre Radialislähmungen
- Primäre Radialislähmungen, deren Verletzungsart eine Kontinuitätsdurchtrennung wahrscheinlich erscheinen lassen
- Schmerzhafte, verzögerte spontane Konsolidation nach 6 Wochen
- Querbrüche des Schaftes
- Offene Frakturen (s. entsprechenden Abschnitt)

Zugänge: s. Abb. 122, Schnitt 2 und 3.

Osteosynthese:

Torsions- und Drehkeilfrakturen (sehr selten): Nie Verschraubung allein, sondern stets in Verbindung mit *breiter* Neutralisationsplatte, 6–8-Loch.

Kurze Schrägfrakturen: Ideale Indikation für breite Spann-Gleitloch (DC)-6–8-Loch-Platte, eine Schraube interfragmentär (s. auch Abb. 129).

Querfrakturen: Kompressionsosteosynthese mit Spann-Gleitloch (DC)-Platte wie bei kurzer Schrägfraktur oder Bündelnagelung nach HACKETHAL.

Bemerkung zur Radialisfreilegung: Nicht notwendig bei Zugang 1 und 2 (man denke aber immer an seine Lokalisation vor dem Septum intermusculare!). Bei Zugang 3 sowie bei den lateralen Zugängen im distalen Humerusbereich unbedingt erforderlich nach dem Motto: „Allez du connu vers l'inconnu", d.h. von der normalen Anatomie her zu der möglicherweise veränderten Anatomie der Frakturgegend.

Abb. 127 Reine Verschraubungen am Oberarm sind wegen der dünnen Kortikalis nicht empfehlenswert

Abb. 128 Mehrfragmentenbrüche werden nur ausnahmsweise operiert (s. Text). Kombination Zugschrauben und Spann-Gleitloch (DC)-Platte

Abb. 129 *Quer- und kurze Schrägfraktur.* Breite Spann-Gleitloch (DC)-Platte, wenn immer möglich interfragmentäre Schraube (s. auch Abb. 48)

Abb. 130 *Trümmerfraktur mit kleinen Splittern.* 6–8-Loch-Spann-Gleitloch (DC)-Platte in Kombination mit autologer Spongiosaanlagerung auf der Gegenkortikalis

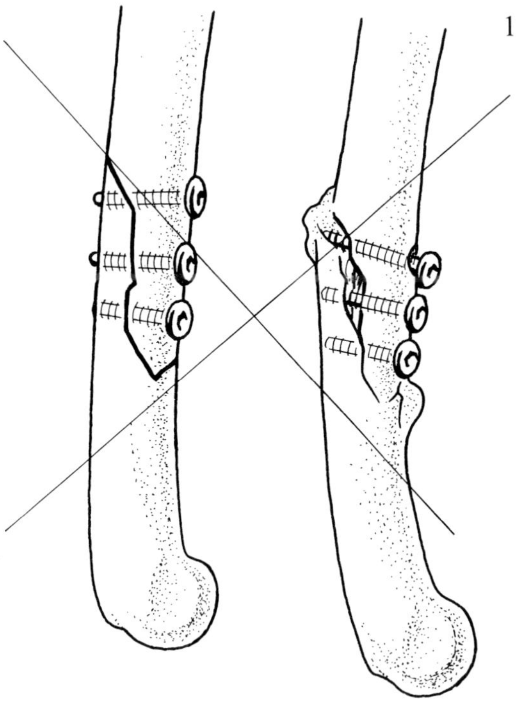
127

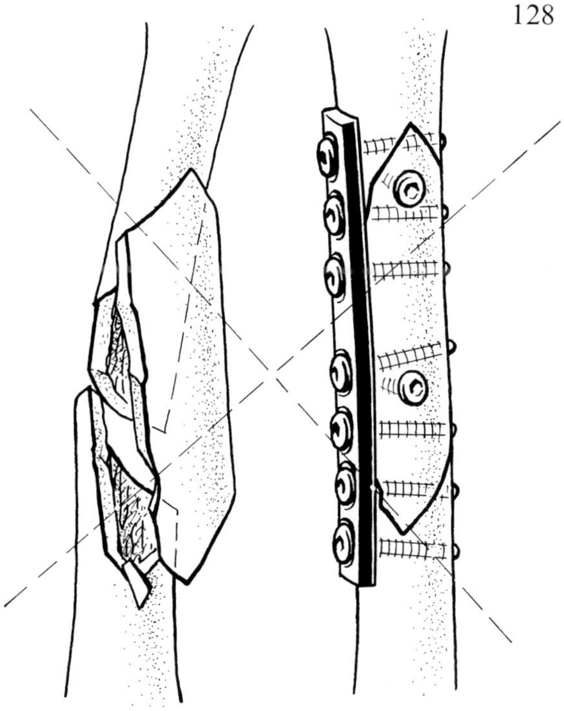
128

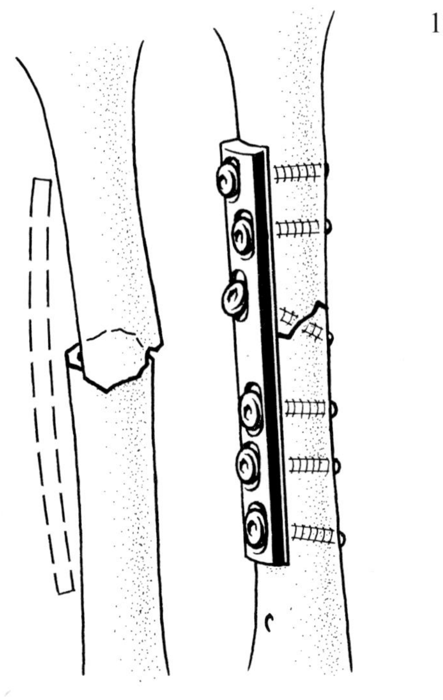
129

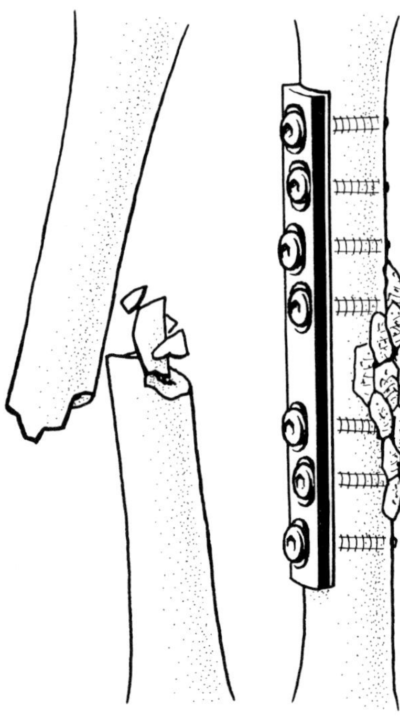
130

Distale Humerusfrakturen

Einteilung: Die Einteilung in drei Gruppen nach M.E. Müller analog der distalen Femurfrakturen hat sich auch am distalen Humerus bewährt:

A Extraartikuläre Frakturen: A1 Ligamentansatzausriß (Epicondylus), A2 suprakondylärer einfacher Bruch, A3 suprakondylärer Mehrfragmentenbruch.

B Intraartikuläre unikondyläre Frakturen: B1 Trochleafrakturen, B2 Kondylenfrakturen, B3 tangentialer Bruch entweder der Trochlea oder des Condylus radialis.

C Bikondyläre Frakturen: C1 Y-Fraktur, C2 Y-Fraktur mit suprakondylärem Mehrfragmentenbruch, C3 Einstauchungs- und Trümmerfrakturen.

Abb. 131

A1 Epicondylusausriß (Epicondylus ulnaris zwischen den Gelenkflächen nach Ellenbogenluxation)

A2 Suprakondylärer einfacher Bruch

A3 Suprakondylärer Mehrfragmentenbruch

B1 Trochleafraktur

B2 Kondylenfraktur

B3 Tangentialer Bruch der Trochlea

C1 Y-Fraktur

C2 Y-Fraktur mit suprakondylärem Mehrfragmentenbruch

C3 Trümmerfraktur

131

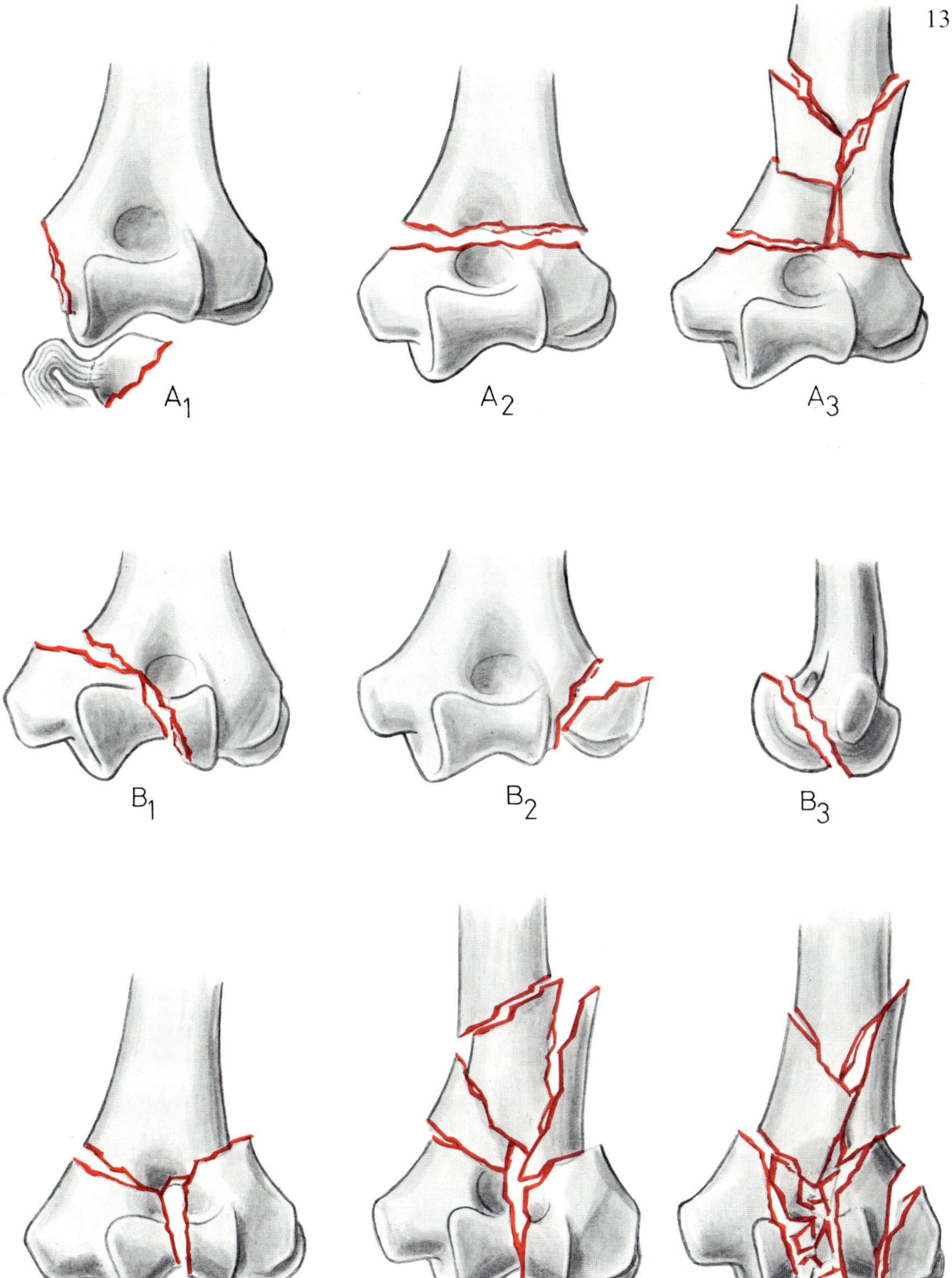

1.3.3 Distale extraartikuläre Humerusfrakturen (Typ A)

Wesentliche Hebelkräfte führen oft zu verzögerter Konsolidation und demzufolge zu Ellbogenteilversteifungen. Deshalb meist Operationsindikation gegeben.

Zugang: S. Abb. 123 = Standard-Dorsalzugang, abgesehen von den isolierten Abbrüchen des Epicondylus ulnaris oder radialis, die mit kurzen seitlichen Zugängen freigelegt werden. Beim Eingehen auf der Ulnarseite ist stets der N. ulnaris freizulegen.

Ausriß der Epikondylen: Fixation durch Zugschraube (kleine Spongiosa- oder Malleolarschraube), die möglichst in der Gegenkortikalis ankert. Ein Spalten des Fragmentes wird vermieden, indem – von der Frakturseite her – das epikondyläre Fragment mit einem 2 mm-resp. 3,2 mm-Bohrloch versehen wird.

Osteosynthese der extraartikulären distalen Humerusfrakturen: Grundsätzlich gleich wie im mittleren Schaftbereich. Bei distalen Frakturen Verwendung der Halbrohrplatte, wobei möglichst viele Plattenschrauben als Zugschrauben anzulegen sind (s. Abb. 133), oder auch der Spann-Gleitloch (DC)-Platte.

Abb. 132 *Ellbogenluxation mit Ausriß des Epicondylus ulnaris, interponiert im Gelenk (A1).* Fixation mit einer oder zwei 4,0-Spongiosaschrauben

Abb. 133 *Distale kurze Schrägfraktur (A2).* Fixation urch Halbrohr-, allenfalls Drittelrohrplatte, wobei möglichst viele Schrauben den Frakturspalt als Zugschrauben kreuzen. Eventuell Ventralverlagerung des N. ulnaris

Abb. 134 *Distale Schaft-Mehrfragmentenfraktur (A3).* Der solide distale kurze Schaftanteil ist für die dorsale Spann-Gleitloch (DC)-Platte oder für die T-Platte noch geeignet. Bei grazilem Knochen sind ausnahmsweise schmale oder gar kleine Spann-Gleitloch (DC)-Platten indiziert

132

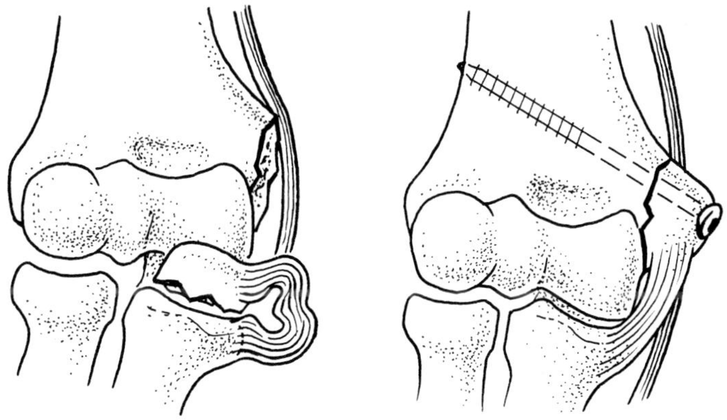

133

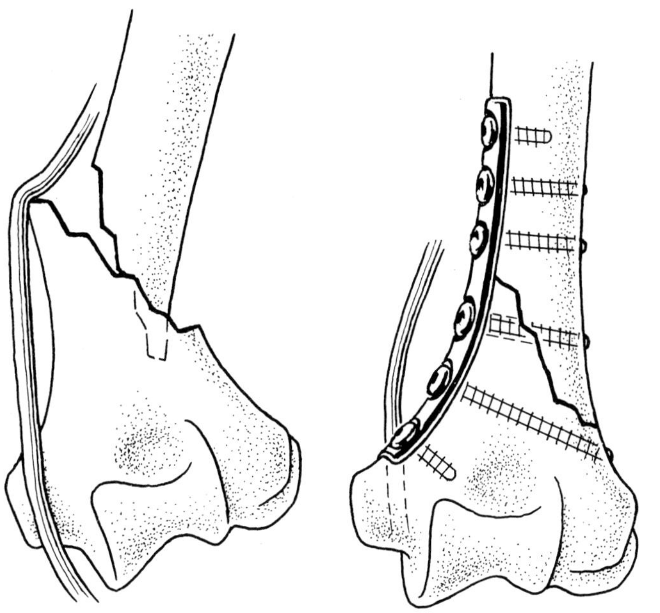

134

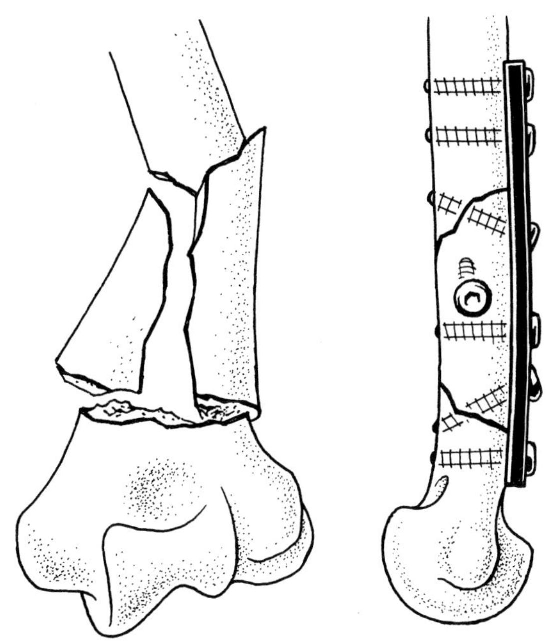

1.3.4 Distale intraartikuläre Humerusfrakturen

Der *Zugang* erfolgt ohne oder mit extra-, seltener intraartikulärer Osteotomie des Olekranon (s. Abb. 124). Wesentlich ist die Reposition und stabile Fixation der Trochlea. Bei tangentialem Trochleabruch ist die intraartikuläre Olekranonosteotomie unerläßlich.

Die *Technik* bei Y-Frakturen ist in Abb. 137a–d dargestellt.

Bei *Trümmerbrüchen* des distalen Humerusendes wird beim Aufbau der Trochlea zum vornherein auf die Reposition kleiner Fragmente verzichtet. Auf die anatomische Breite der Trochlea ist besonders zu achten. Sie wird mit einer Kortikalis-Stellschraube fixiert und bei Bewegungen des Ellbogens geprüft. Danach erfolgt die Reposition und Fixation der distalen Schaft- und Metaphysenfragmente. Am Schluß autologe Spongiosaplastik des zurückgebliebenen Knochendefektes. Eine primäre Arthroplastik unter Opferung beider Epikondylen sollte nicht in Betracht gezogen werden. Bei Osteosynthesen am distalen Humerusende dürfen die Fossa olecrani und Fossa coronoidea nicht durch Implantate beeinträchtigt werden.

Nachbehandlung: Aktive Übungsbehandlung ab 4. Tag. Nach Ellbogenverletzungen sind nur aktive Bewegungsübungen erlaubt. Passive Übungen sowie jede Art von physikalischer Therapie sind gefährlich und deshalb strikt zu unterlassen. Nach solchen Maßnahmen besteht erhöhte Gefahr von periartikulären Verkalkungen und Ellbogenversteifungen.

Abb. 135 *Fraktur des Condylus radialis.* Fixation mit zwei 4,0-Spongiosaschrauben. Technik wie Abb. 137a–c

Abb. 136 *Isolierte Trochleafraktur.* Freilegen des N. ulnaris, Legen eines Bohrloches in das ulnare Fragment vor der Reposition von der Bruchfläche aus. Fixation meist mit zwei Zugschrauben, hier einer Malleolar- und einer 4,0-Spongiosaschraube

Abb. 137 *Versorgung einer Y-Fraktur*

a Nach Freilegen des N. ulnaris und Säubern der Frakturflächen wird im Zentrum der Trochlea im radialen Fragment ein Loch mit dem 2,0 mm-Bohrer angelegt und ein entsprechender Kirschnerdraht eingesetzt

b Reposition der Trochlea und Fixation mit der Repositionszange mit Spitze. Eingehen von radial her. Herausziehen des Kirschnerdrahtes und Einbringen eines 2,0 mm-Bohrers. Durchbohren der Ulnarseite der Trochlea. Schneiden des Gewindes von radial her

c Fixation der Trochlea mit einer 4,0-Spongiosaschraube (bei Osteoporose mit Unterlagsscheibe). Reposition zwischen Gelenkmassiv und Schaft

d Fixation zwischen Gelenkmassiv und Schaft mittels Drittelrohrplatten oder

d′ Fixation mit zwei Malleolarschrauben, welche die Gegenkortikalis fassen

Abb. 138 *Osteosynthese einer intraartikulären Trümmerfraktur.* Bei Fehlen eines Mittelfragmentes der Trochlea wird eine 4,5-Kortikalis-Stellschraube verwendet. Verbindung des Gelenkmassivs mit dem Schaft nach dem Vorgehen bei Abb. 137d oder d′ bzw. mittels Y-Platte. Am Schluß Auffüllen des Defektes mit autologer Spongiosa

135

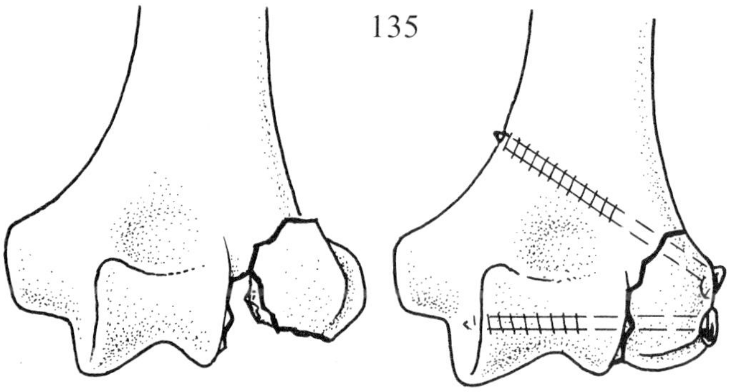

136

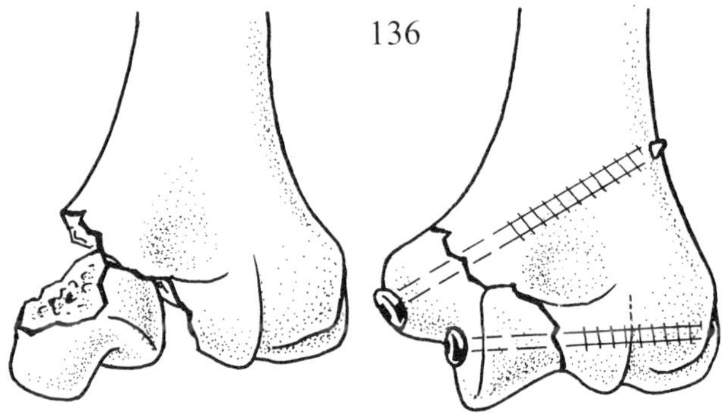

137

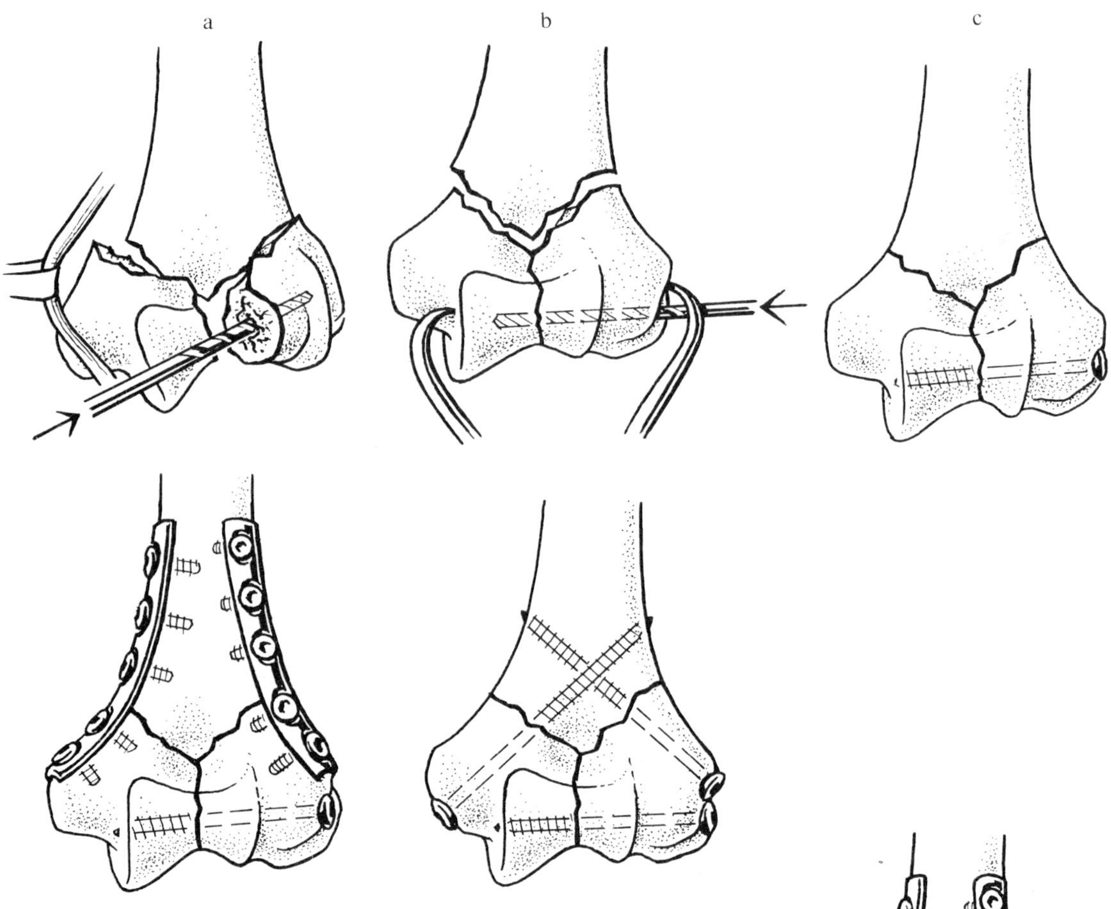

138

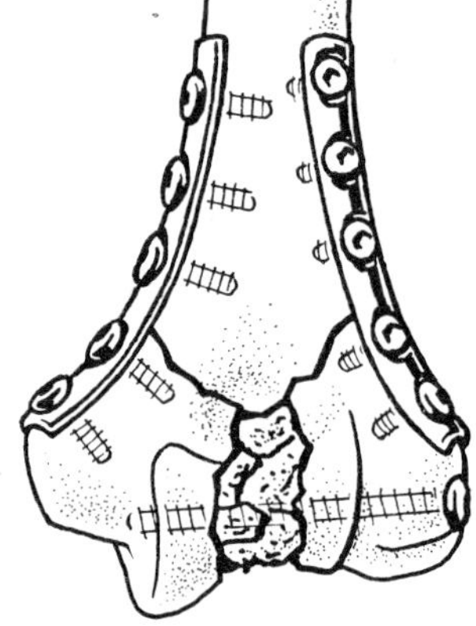

1.4 Vorderarmfrakturen

Der Radius dreht sich 160° um die Ulna. Deshalb ist bei Radiusschaftbrüchen die Zurückgewinnung einer einwandfreien Rotation des Vorderarmes nur nach anatomischer Reposition und Wiederherstellung der doppelten Radiuskrümmung möglich. Die Bruchheilung ist bei beiden Vorderarmknochen wegen der kleinen Kontaktflächen gefährdet, so daß eine zuverlässige Ruhigstellung der Fragmente besonders wichtig ist. Bei gleichzeitiger Verletzung der Membrana interossea ist bei konservativem Vorgehen die Entwicklung eines Brückenkallus nicht selten.

Der Radiusmarkraum ist eng und gebogen. Eine Markdrahtung ergibt keine Rotationsstabilität. Der Marknagel nach Ausbohrung der Markhöhle streckt den Radius. Eine nichtvorgespannte Platte (z.B. LANE-Platten) führt oft zu verzögerter Kallusbildung und zur Pseudarthrose. Eine vorgespannte, gut anmodellierte Platte erlaubt eine stabile Fixation der Fragmente und die aktive Frühmobilisation.

Schaftfrakturen: Am *Radius* wird, um eine Streckung der Fragmente zu vermeiden, die gewählte Platte zuvor etwas gebogen und auf der radio-dorsalen Seite angelegt. Wegen der runden Form des Knochens in Schaftmitte verwenden wir nach tadelloser Wiederherstellung des Kontaktes an der Gegenkortikalis bei Radiusschaftfraktur gern die Halbrohrplatte, die sich leicht den physiologischen Radiuskrümmungen anpaßt. Mit dieser Platte sowie den Spann-Gleitloch (DC)-Platten können die Fragmente ohne Spanngerät unter Druck gesetzt werden, was beim bekannten Platzmangel am Radius von Vorteil ist. Die Schrauben müssen auf jeder Seite mindestens vier, wenn möglich fünf Kortikales einwandfrei fassen. Es sollen also 5-Loch-, besser 6-Lochplatten verwendet werden.

Proximale Radiusschaftfrakturen werden von dorso-ulnar her (Schnitt nach BOYD) versorgt, damit es nicht zu einer Verletzung des Ramus profundus des N. radialis kommt (Abb. 141 d).

Im mittleren Drittel der geraden *Ulna* haben sich sowohl die Spann-Gleitloch (DC)- als auch die schmalen Rundlochplatten bewährt. Bei grazilem Knochen sind die kleinen Spann-Gleitloch (DC)-Platten mit 3,5-Schrauben besonders geeignet.

Sind *beide Knochen* im Schaft gebrochen, wird vorerst der leichter reponierbare, meist die Ulna, provisorisch fixiert. Die endgültige Stabilisierung erfolgt erst dann, wenn der andere Knochen reponiert und provisorisch stabilisiert worden ist und Pro- und Supination physiologische Ausmaße zeigen. Kleine Unstimmigkeiten können dann immer noch korrigiert werden. Manchmal ist eine exakte Reposition des zweiten Knochens erst möglich, nachdem die Osteosynthese am anderen Knochen teilweise wieder entfernt worden ist. Bei *Splitterfrakturen* beider Knochen ist ein Zugang nach THOMPSON, besonders in der proximalen Hälfte, zu wählen (Abb. 141 d). Dadurch gewinnt man eine gute Übersicht nicht nur auf den Knochen, sondern auch auf die Verletzung der Membrana interossea. Eine genaue Adaptation der devitalisierten Fragmente ist oft gar nicht möglich, und die Osteosynthese muß mit einer primären Spongiosaplastik kombiniert werden, wobei die Späne nicht auf der Membrana interossea liegen dürfen (Gefahr des Brückenkallus). Auf eine Wiederherstellung der physiologischen Radiuskrümmungen und auf die Fragmentfixation in korrekter Rotation muß bei Splitterfrakturen besonders geachtet werden. Die Wiederherstellung der korrekten Länge beider Knochen verhütet Beschwerden in den angrenzenden Gelenken. Bei Bruch beider Knochen sind die Vorteile der Kompressionsosteosynthese nach anatomischer Reposition der Fragmente besonders eindrucksvoll. Die Methode ist aber nicht leicht. Eine lange Operationsdauer mit erhöhtem Risiko läßt sich am besten durch genaue Kenntnis der Anatomie und durch ein entsprechendes Vorgehen vermeiden. Weder sensible noch motorische Nerven dürfen lädiert werden.

Gelenknahe Frakturen: Proximale Ulnafrakturen sind oft aufgesplittert; hier weist die Halbrohrplatte Vorteile auf, denn ihr Profil adaptiert sich gut an das proximale Ulnaende (Abb. 43b). Die Olekranonfrakturen sind Zugbrüche und entsprechend mit dem Zuggurtungsverfahren zu behandeln.

Bei *Radiusköpfchenfrakturen* ist die Osteosynthese nur dann indiziert, wenn eine erhebliche Stufenbildung einwandfrei reponiert und fixiert werden kann. Schraubenköpfe, die unter dem Lig. anulare zu liegen kommen, müssen versenkt werden. Bei Splitterfrakturen ist die frühzeitige Radiuskopfexzision vorzuziehen.

Am *distalen Radiusende* verwendet man, besonders bei SMITH-GOYRAND-Frakturen, gern die kleine T-Platte.

Postoperativ ist ein lockerer Verband anzulegen und der Vorderarm möglichst hochzulagern (Abb. 103c). Bei Verdacht auf eine beginnende ischämische Kontraktur infolge Ödembildung (nicht immer fehlt der Puls), was bei direktem Trauma immer wieder einmal vorkommt, sind vorerst alle Verbände zu entfernen. Erfolgt keine rasche Besserung, so sind alle Nähte sofort zu entfernen, die Faszien zu spalten und die Wunde offen zu lassen.

Zugänge für Olekranon und Radiuskopf

Abb. 139 *Zugang zur Olekranonfraktur:* Leicht geschwungene Inzision auf Radialseite des Olekranons in Richtung Dorsalkante der Ulna (1). Selten ist die Einkerbung des M. anconaeus notwendig. Eröffnung der Gelenkkapsel zur Inspektion des Gelenkinneren ist nur bei Mehrfragmentenfrakturen und Impressionen der Gelenkflächen notwendig. Die gestrichelte Linie (2) zeigt den Zugang sowohl zur proximalen Ulna als auch zum proximalen Radiusdrittel (s. ebenfalls Abb. 141 d). Gestrichelt der Zugang zum Radiusköpfchen

Abb. 140 *Zugang zum Radiusköpfchen:*

a Gerader dorsaler Hautschnitt am Epicondylus radialis humeri beginnend, 4–5 cm nach distal. Liegt ca. 1 cm radial der Olekranonkante

b Spalten der Muskelfasern der Extensoren unter Schonung des N. radialis profundus, der 4–6 cm distal vom Radiusköpfchen im M. supinator von volar nach dorsal verläuft

139

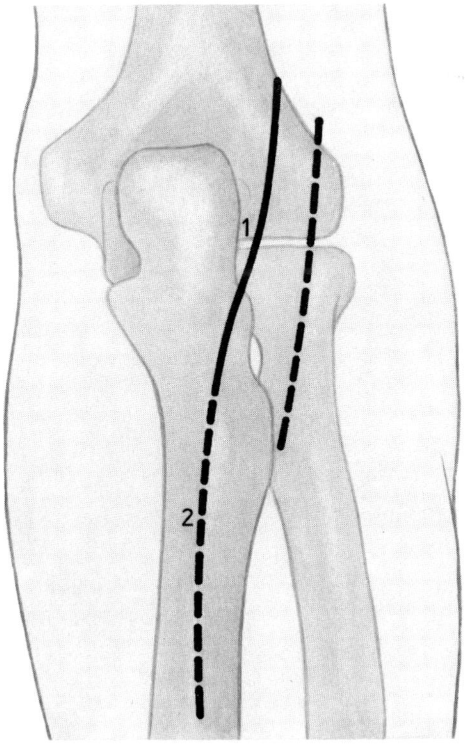

140

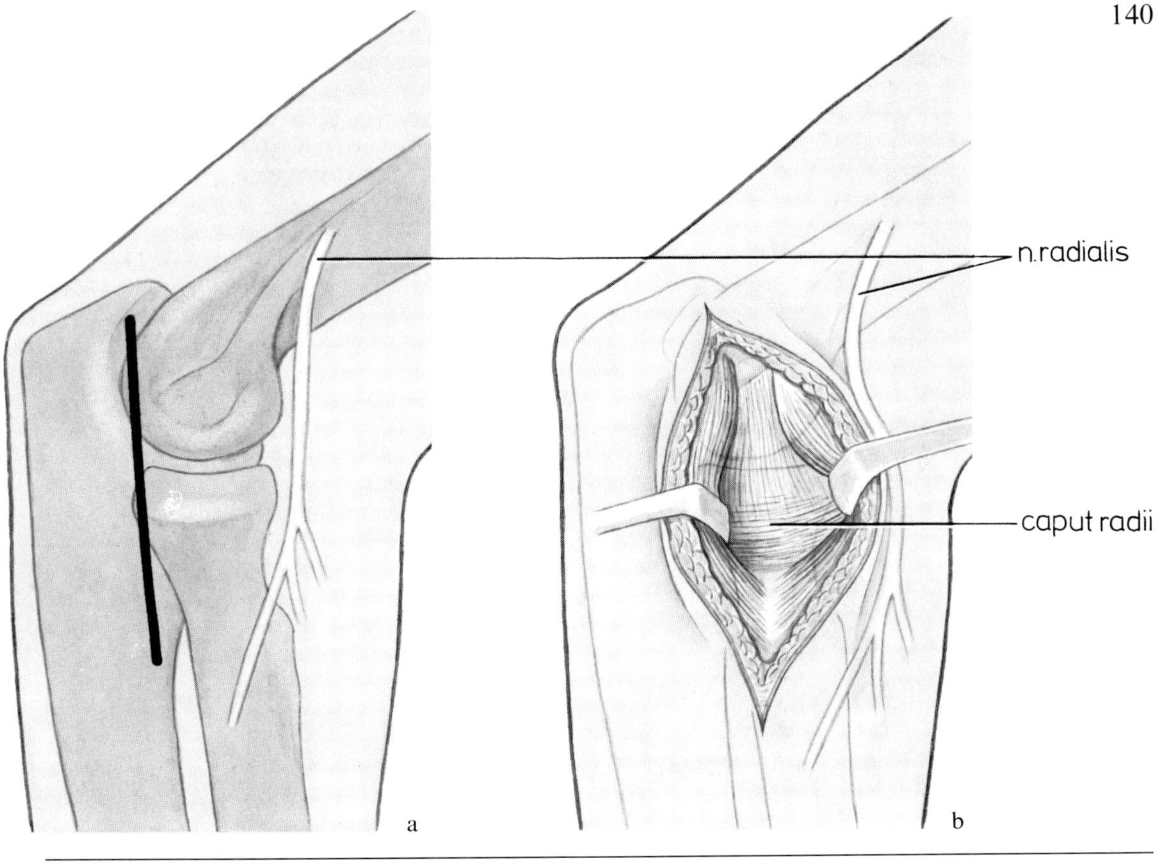

Dorsale Zugänge zum Vorderarm

Im allgemeinen sind die geraden dorsalen Zugänge direkt über den entsprechenden Knochen indiziert.

Der Übersichtszugang nach THOMPSON ist bei Mehrfragmenten- bzw. Trümmerbrüchen im proximalen und mittleren Schaftbereich angezeigt. Auch Läsionen der Membrana interossea können damit übersichtlich dargestellt und versorgt werden.

Bemerkung: Distaler volarer Zugang sowie Querschnitt des Vorderarmes im distalen Drittel s.S. 194.

Abb. 141 *Dorsale Zugänge zum Vorderarm*

a Schnittführungen am Vorderarm:
1 Übersichtszugang nach BOYD-THOMPSON: Proximal Zugang für Olekranonfraktur, distal in Richtung Processus styloideus radii verlängert
2 Zugang zum Ulnaschaft zwischen Mm. extensor und flexor carpi ulnaris
3 Zugang zum mittleren und distalen Drittel des Radius zwischen Mm. extensor carpi radialis brevis und extensor digitorum communis

b Querschnitt durch den Vorderarm in der Mitte des proximalen Drittels zeigt Zugang zum Radius von ulnar her sowie die Lage der Platten an Radius und Ulna

c Querschnitt des Vorderarmes in der Mitte zeigt die Zugänge zum Ulna- und Radiusschaft

d Übersichtsbild des Zuganges nach BOYD-THOMPSON zeigt den Zugang zum Radius im proximalen Bereich nach Teildurchtrennung des M. anconaeus und des M. supinator und Verschieben des M. supinator mitsamt N. radialis-Ästen nach radial. Weiter distal Eingehen zwischen M. extensor digitorum und M. extensor carpi radialis brevis

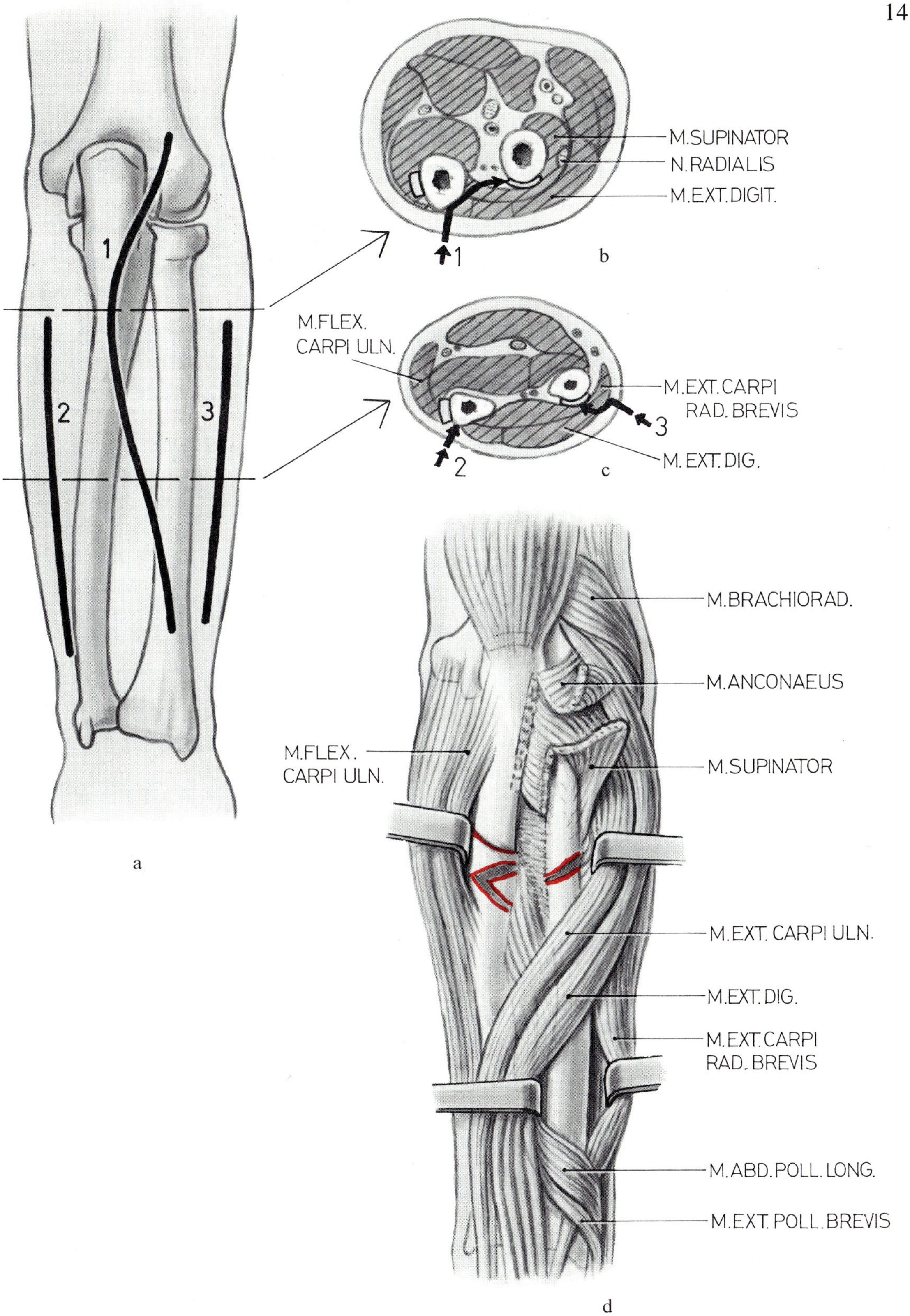
1
2
3
M.SUPINATOR
N.RADIALIS
M.EXT.DIGIT.
1
M.FLEX.
CARPI ULN.
M.EXT.CARPI
RAD.BREVIS
3
2
M.EXT.DIG.
M.BRACHIORAD.
M.ANCONAEUS
M.FLEX.
CARPI ULN.
M.SUPINATOR
M.EXT.CARPI ULN.
M.EXT.DIG.
M.EXT.CARPI
RAD.BREVIS
M.ABD.POLL.LONG.
M.EXT.POLL.BREVIS

a b c d

1.4.1 Olekranonfrakturen

Querbruch- und Abrißfrakturen der Olekranonspitze

Osteosynthese nach dem Prinzip des Zuggurtungsdrahtes mit zwei Kirschnerdrähten kombiniert (Weber, s. Abb. 26). Nur bei einfachen Frakturen kann man auf die rotationsstabilisierenden Drähte verzichten.

Zugang s. Abb. 139.

Technik: Exakte Reposition mit Einzinkhaken und Repositionszange mit Spitze. Axiale Spickung mit zwei parallel verlaufenden Kirschnerdrähten, die distal die Kortikalis wenn möglich knapp durchbohren. Anlegen eines Bohrloches quer durch die Ulnakante im distalen Fragment. Durchziehen eines 1,0 mm dicken Umschlingungsdrahtes. Kreuzen des Drahtes und Herumführen um die vorstehenden Enden der Kirschnerdrähte. Anspannen des Drahtes und Sicherung. Kürzen und vollständiges Umbiegen der Kirschnerdrahtenden zu kleinen Haken. Nachschlagen der Haken über den Zuggurtungsdraht hinweg in den Knochen.

Schrägbruch

Die Reposition wird provisorisch mit axialer Spickung oder mit einer Repositionszange mit Spitze fixiert. Osteosynthese entweder mit einer 6,5-Zugschraube, die in die Markhöhle eingeführt wird, oder dann mit zwei 3,5-Zugschrauben und Zuggurtungsdraht.

Mehrfragmentenfraktur

Bei Mehrfragmentenbrüchen mit Beteiligung des Gelenkes ist die Wiederherstellung des Gelenkes wesentlich. Oft wird zu diesem Zweck die Halbrohrplatte resp. die Drittelrohrplatte mit einer autologen Spongiosaplastik verwendet.

Abb. 142 *Olekranon-Querfraktur.* Kombination von Kirschnerdrähten und einer 8er-Schlinge, die als Zuggurtung wirkt. In diesem Falle hätte auch eine einfache Zuggurtungsdrahtschlinge genügt

Abb. 143 *Mehrfragmentenfraktur.* Ein Fragment wurde mit einer 2,7-Zugschraube fixiert. Nach Reposition Fixation mit 2 Kirschnerdrähten und Zuggurtungsdraht

Abb. 144 *Mehrfragmentenfraktur,* fixiert mit der Drittelrohrplatte und einer 2,7-Zugschraube

Abb. 145 *Schrägbruch des Olekranon, Trümmerfraktur im Bereich der proximalen Ulna.* Fixation mit Zugschraube und Halbrohrplatte sowie Spongiosaplastik

142

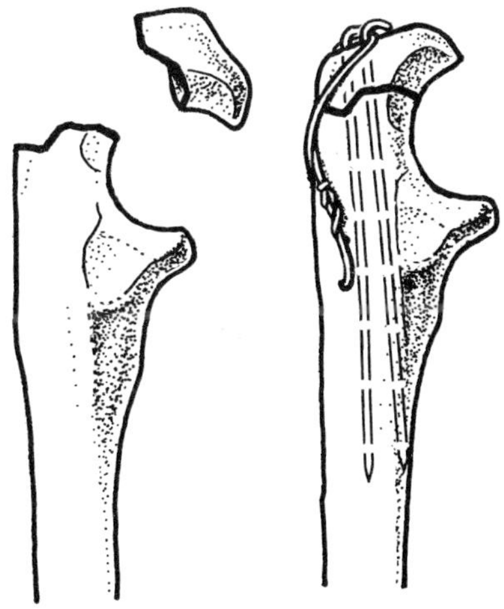

143

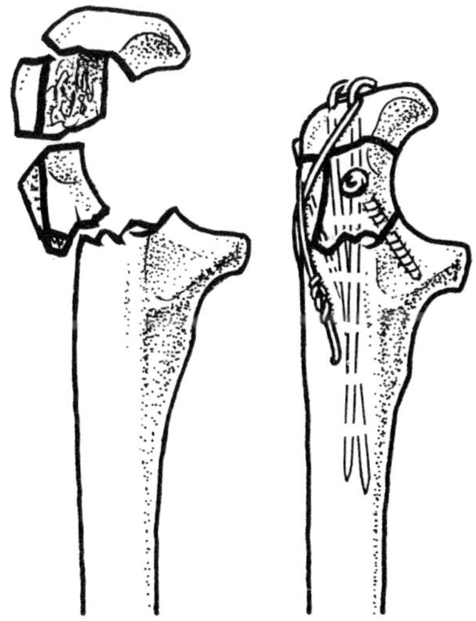

144

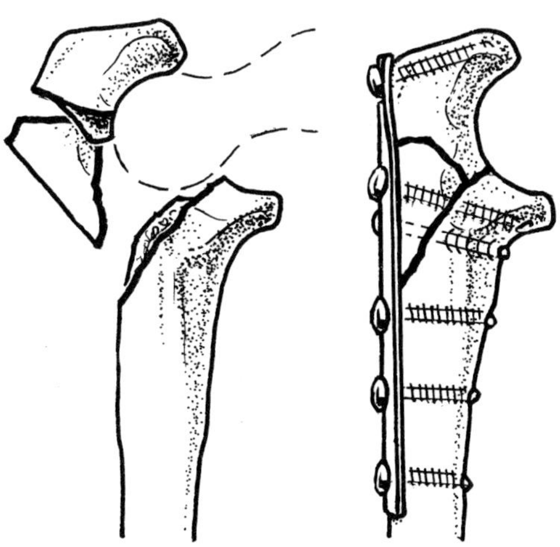

145

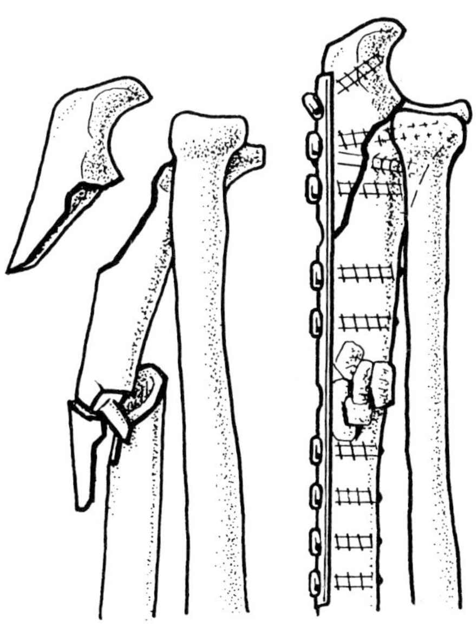

1.4.2 Frakturen des Radiusköpfchens

Bei Radiusköpfchenfrakturen werden praktisch nur die Spaltbrüche mit einer 4,0-Spongiosaschraube bzw. mit 2,7-Zugschraube fixiert. Trümmerfrakturen und Impressionsfrakturen des Erwachsenen bedürfen der proximalen Radiusresektion.

Fraktur des Processus coronoideus: Ist der M. brachialis-Ansatz kompromitiert, muß dieser vorerst reponiert und angeschraubt werden (Abb. 148). Bei kleineren isolierten Ausrißfrakturen ist dies nur mit einem volaren Zugang möglich. Größere Fragmente, besonders wenn das Radiusköpfchen reseziert wurde, können von ulnar her fixiert werden. Eine Pseudarthrose des Processus coronoideus führt zur habituellen Ellenbogenluxation.

Abb. 146 *Spaltbruch bzw. Meißelfraktur des Radiusköpfchens.* Fixation mit einer 4,0-Spongiosaschraube

Abb. 147 *Einfache Radiusköpfchenfraktur ungefähr in der Mitte,* fixiert mit zwei 2,7-Zugschrauben, deren Köpfe wegen des Lig. anulare versenkt werden müssen

Abb. 148 *Fraktur des Processus coronoideus und Trümmerfraktur des Radiusköpfchens.* Fixation des Processus coronoideus mit zwei Zugschrauben und Resektion des Radiusköpfchens unmittelbar proximal vom Ansatz der Bizepssehne

Abb. 149 *Monteggiafraktur.* Durch denselben ulnaren Zugang Versorgung der Ulnafraktur und des abgerissenen Lig. anulare. Nur der proximale Anteil des M. anconaeus muß durchtrennt werden

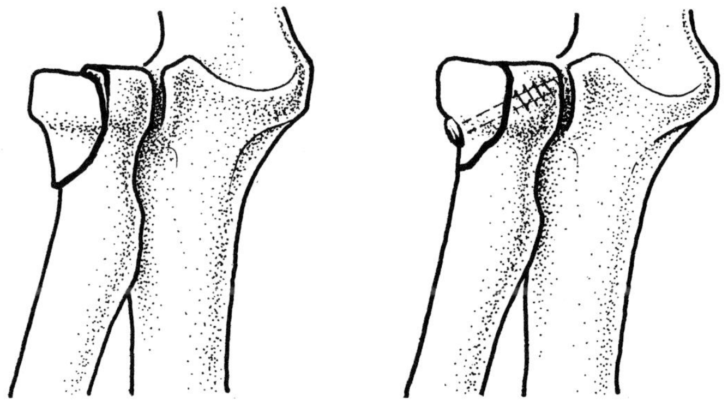

146

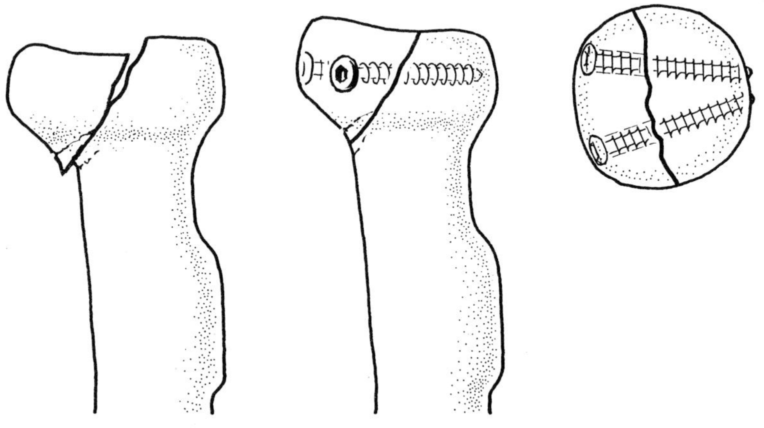

147

148

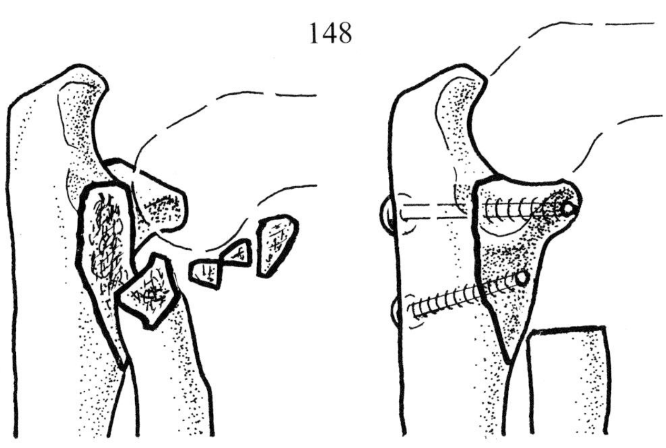

149

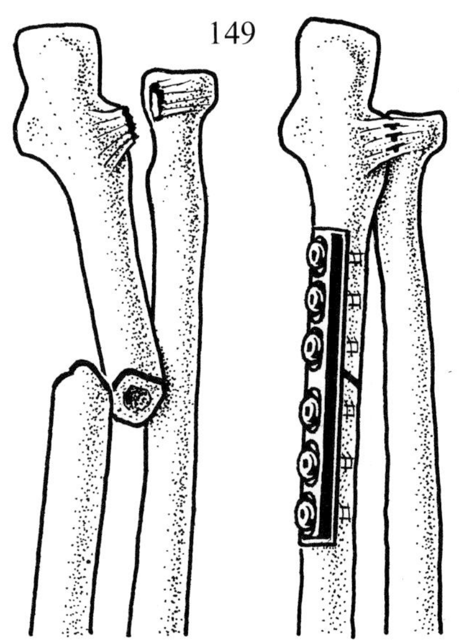

1.4.3 Vorderarmschaftfrakturen

Technik bei Frakturen beider Knochen in der Mitte oder etwas distal: Schnittführung bei Quer- und Schrägbruch durch zwei Schnitte (Abb. $141_{2,3}$). Bei Mehrfragmenten- bzw. Trümmerbrüchen durch den Schnitt nach THOMPSON (Abb. 141_1). Freilegen und Besichtigung beider Frakturen gleichzeitig. Reposition vorerst der Ulna, was meistens leicht gelingt, und Fixation einer kleinen Spann-Gleitloch (DC)- oder einer schmalen Platte vorerst proximal mit zwei Schrauben und distal mit einer Knochenfaßzange. Versuch der Einrichtung des Radius. Oft muß die temporäre Fixation der Ulna gelöst werden, bis die Reposition des Radius in maximaler Supinationsstellung erfolgt. Kontrolle des Umfangs der Pro- und Supination. Ulnar wird die Osteosynthese beendet; auch hier wenn möglich Zugschraube durch den Frakturspalt. Beendigung der Osteosynthese am Radius. Bei Trümmerfraktur ist stets eine autologe Spongiosaanlagerung erforderlich möglichst weit weg von der Membrana interossea.

Nachbehandlung: Aufstehen und Beginn der aktiven Bewegungsübungen am ersten postoperativen Tag. Wenn bei einer Splitterfraktur infolge Verkürzungsgefahr keine genügende axiale Kompression erzielt werden konnte, ist eine Oberarmgipsschienenfixation während drei bis vier Wochen empfehlenswert.

Abb. 150 *Einfache Ulnaschaftfraktur.* Quer- und Schrägbruch des Ulnaschaftes, versorgt mit einer kleinen 6-Loch-Spann-Gleitloch (DC)-Platte.

Abb. 151 *Torsionsfraktur des Radius.* Fixation mit einer separaten 2,7-Zugschraube und einer Halbrohrplatte

Abb. 152 *Frakturen beider Knochen.* Querfraktur beider Vorderarmknochen, mit zwei kleinen 6-Loch-Spann-Gleitloch (DC)-Platten stabilisiert

Abb. 153 *Trümmerfraktur beider Knochen.* Operiert mit dem Zugang nach THOMPSON. Kleine 6-Loch-Spann-Gleitloch (DC)-Platte und Spann-Gleitloch (DC)-Platte auf dem Radius. Naht der Membrana interossea. Zusätzliche Spongiosaplastik auf Höhe des Radius

Abb. 154 *Fraktur nach* GALEAZZI. Versorgung der Radiusfraktur mit einer Spann-Gleitloch (DC)-Platte oder einer Halbrohrplatte. Fixation des Processus styloideus ulnaris mit einer 4,0-Zugschraube

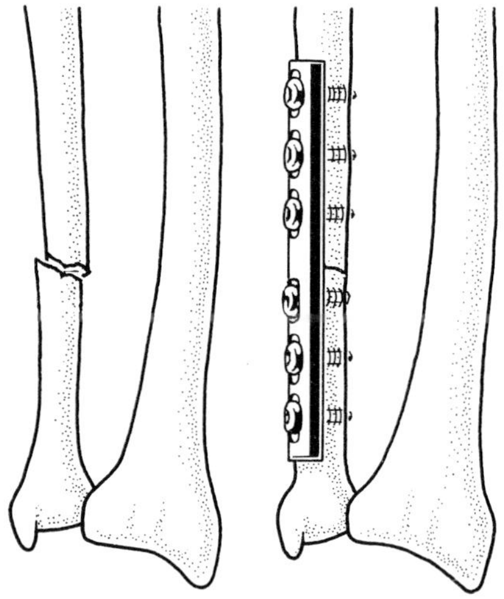

150

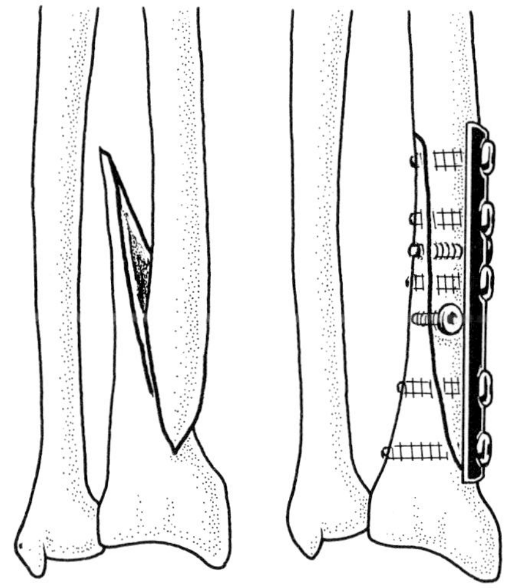

151

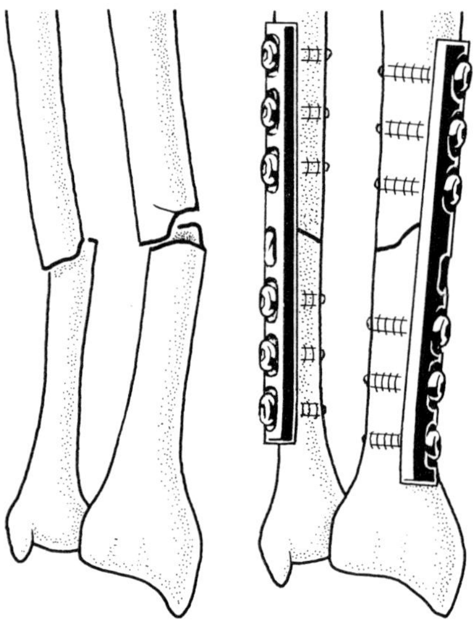

152

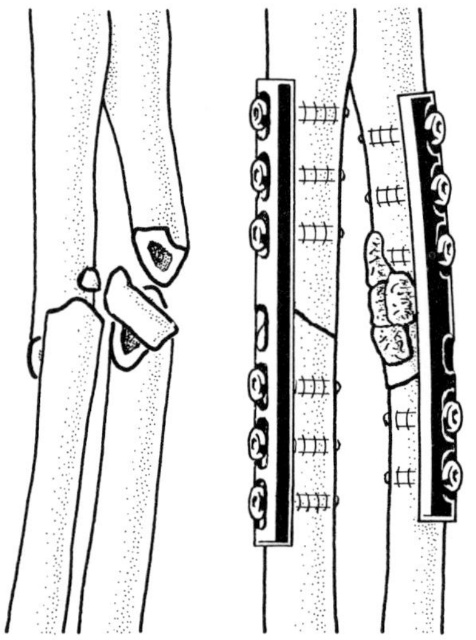

153

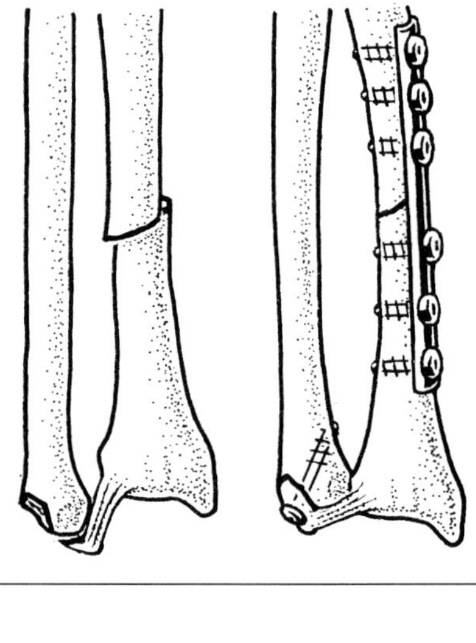

154

Volarer Zugang zum distalen Radius

Er ist besonders bei der Flexionsfraktur nach SMITH-GOYRAND (volarer Kantenabbruch) angezeigt.

Abb. 155 *Volarer Zugang zum distalen Radius*

a Hautschnitt volar, radial der gut tastbaren Sehne des M. flexor carpi radialis von der Handgelenkbeugefalte 6–8 cm proximal reichend. Spaltung der Vorderarmfaszie

b Querschnitt. Zugänge volar und dorsal sind durch Pfeile angegeben

c Flexor carpi radialis und Flexor pollicis longus werden nach ulnar, die Arteria radialis nach radial gehalten. Der M. pronator quadratus wird am radialen Ansatz dargestellt, durchtrennt und vom Knochen abgeschoben. Anschlingen des Radialanteiles des Muskels mit zwei Fäden

d Nach Einsetzen von zwei bis drei Knochenhebeln läßt sich die Fraktur einwandfrei überblicken

Abb. 156 *Technik der Osteosynthese einer Fraktur nach* SMITH-GOYRAND. Die Reposition erfolgt über einer harten Rolle (a). Die Platte wird vorerst distal mit zwei Schrauben fixiert wobei die Reposition im allgemeinen von selbst erfolgt (b, c). Fixation des volaren Fragmentes mit Zugschrauben (d)

155

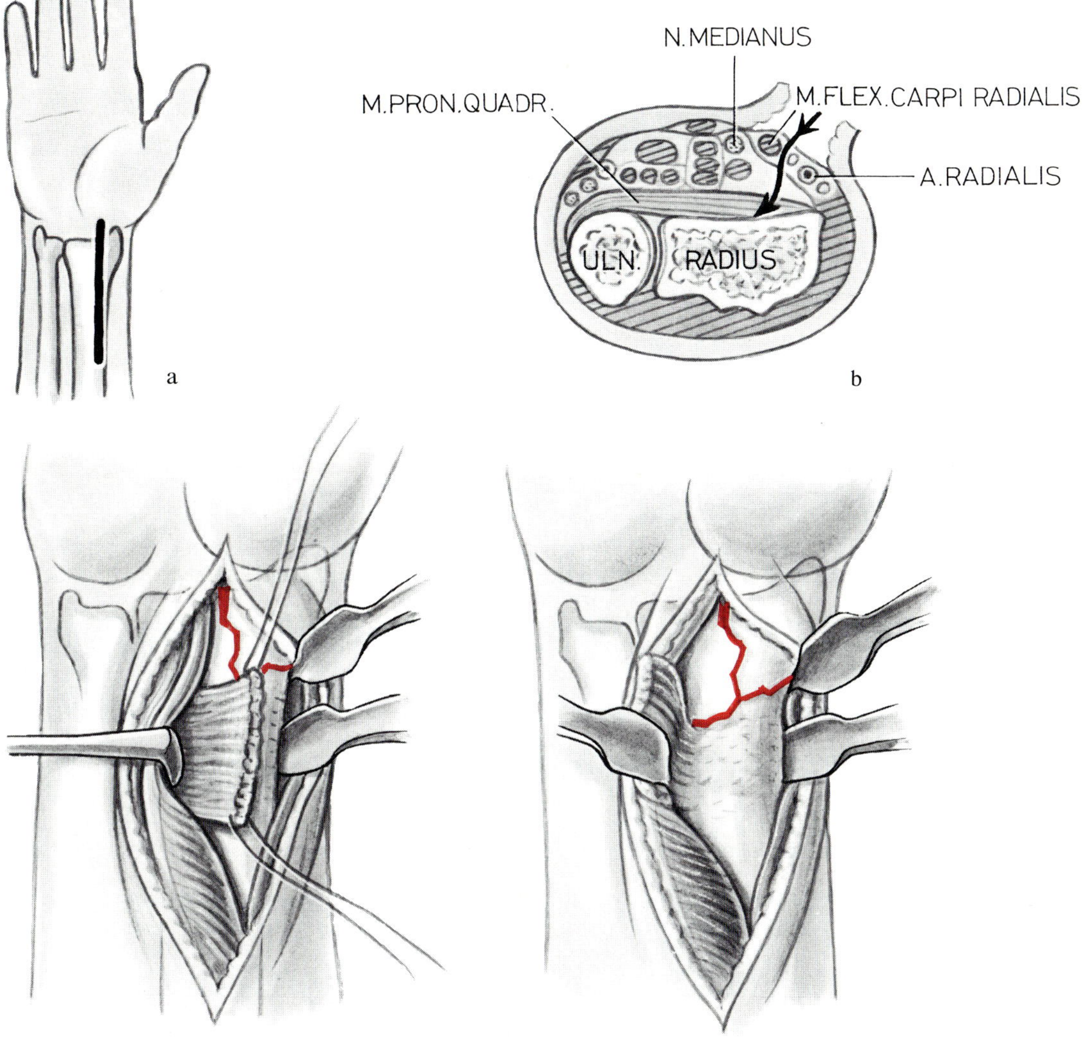

a b c d

156

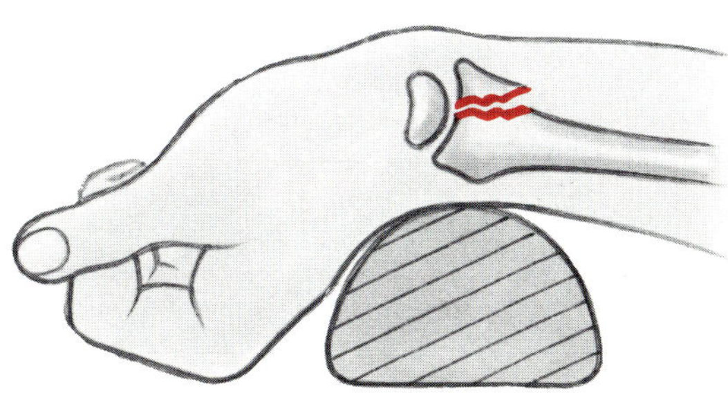

a

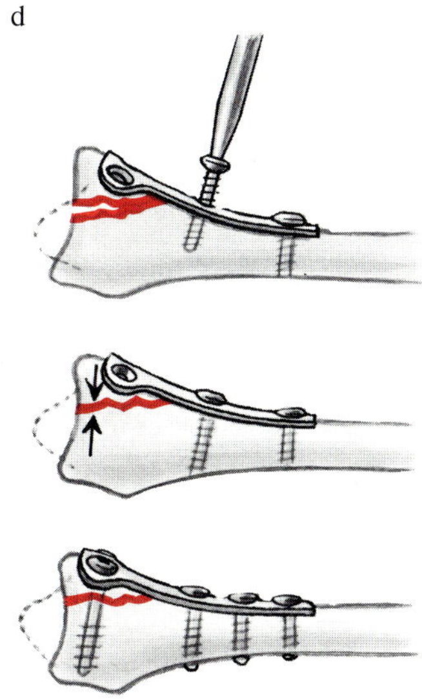

b c d

1.4.4 Frakturen im distalen Gelenkbereich

Distale Radiusfrakturen loco classico (Extensionsfrakturen nach Pouteau-Colles) mit Gelenkbeteiligung werden besonders bei jüngeren Patienten operiert und stabilisiert, wenn mit konservativen Maßnahmen die Kongruenz der Gelenkfläche nicht wiederhergestellt, die Achsenfehler und die Verkürzung nicht ausgeglichen werden können. Das gleiche gilt für instabile und offene Radiusbrüche. Manchmal ist die Stabilisierung nur mit einem kleinen Fixateur externe und Schanzschen Schrauben ∅ 3,0 mm möglich.

Technik der Versorgung der distalen Radius-Splitter- und -Stauchungsfrakturen: Axillarblock, Blutsperre. Gerader Schnitt, 6–7 cm lang, lateral über Radius. Der Ramus superficialis des N. radialis wird nach dorsal, die Sehne der Mm. extensor pollicis brevis und abductor pollicis longus nach palmar gehalten. Besichtigung der Fraktur. Reposition der Gelenkfläche mit Elevatorium und scharfen Haken. Fixation mit Zugschraube, danach Reposition des Schaftfragmentes und Fixation nach WILLENEGGER mit 2–3 Kirschnerdrähten (Abb. 158) oder mit der kleinen T-Platte. Bei Spongiosadefekt zuvor autologe Spongiosaplastik. Abbiegen und Kürzen der Drähte, die bei Jugendlichen meist aus der Haut ragen. Ruhigstellung während 4 Wochen im Oberarmgipsverband, dann Entfernen der Drähte und Beginn mit aktiven Übungen.

Die Flexionsfrakturen nach SMITH-GOYRAND: Diese sind bei schrägem Verlauf der Frakturlinie instabil und werden operativ versorgt. Meist ist der dorsale Rand des Radius intakt. (Zugang und Technik s. S. 194.)

Abb. 157 *Irreponible distale Radiusfraktur.* Das dislozierte Fragment kann sich zwischen den Sehnen der Daumenmuskeln verfangen und läßt sich konservativ nicht reponieren. Fixation mit einem Kirschnerdraht oder einer kleinen Spongiosaschraube. Zugang zwischen den Sehnen der Mm. extensor pollicis brevis und extensor carpi radialis longus. Abschieben des Ramus superficialis des N. radialis nach dorsal

Abb. 158 *Stauchungsfraktur Radius loco classico mit irreponibler Gelenkstufe bei jugendlichem Patienten.* Zugang zwischen Mm. extensor carpi radialis brevis und extensor pollicis longus. Spaltung des Retinaculum extensorum und Abschieben desselben vom Radius. Reposition der Gelenkfläche und Fixation mit einer 4,0-Spongiosaschraube. Reposition des Schaftfragmentes, wobei auf die Gelenkwinkel von 25° in der a.-p.-Richtung und 10° in der seitlichen Röntgenansicht geachtet werden muß. Dorsale Spongiosaplastik und Spickung mit Kirschnerdrähten. Eventuell auch Versorgung mit der kleinen T-Platte

Abb. 159 *Die drei Typen der Fraktur nach* SMITH-GOYRAND

a Wird konservativ behandelt. Operation indiziert, wenn das Repositionsergebnis trotz Extension der Hand nicht gehalten werden kann.

b Typus mit kleinem Fragment mit stark schräg verlaufender Bruchlinie.

c Mit großem distalem Radiusfragment und schräger Bruchlinie.
b und c sind instabil und werden operativ angegangen

Abb. 160 *Osteosynthese einer Fraktur nach* SMITH-GOYRAND mit zusätzlicher Spaltung des volaren Fragmentes. Fixation mit der kleinen T-Platte durch volaren Zugang

157

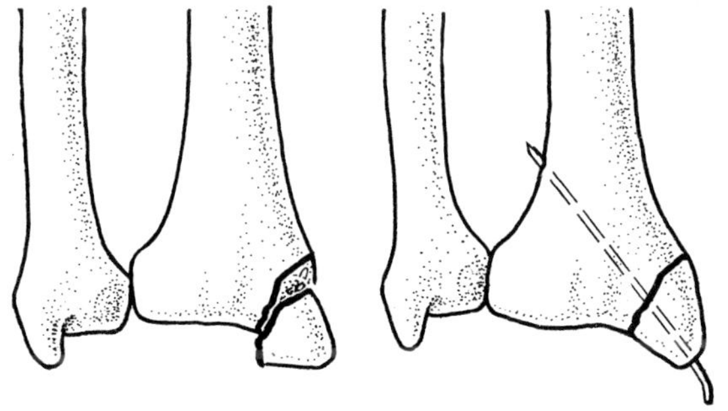

158

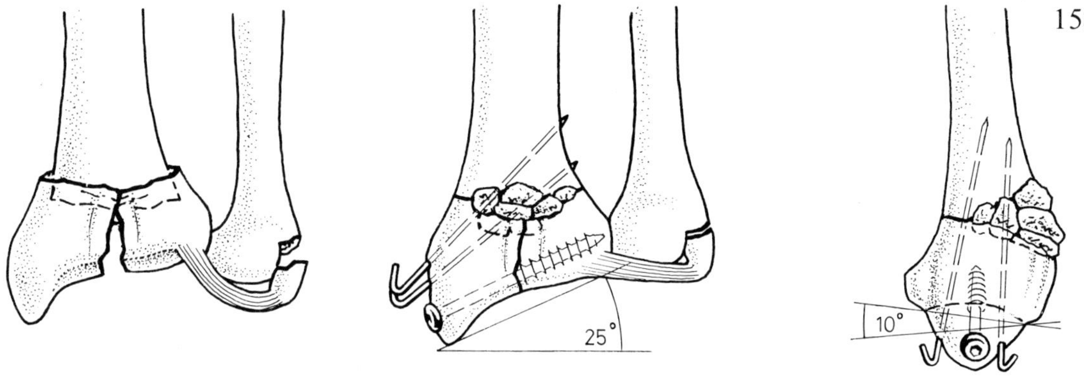

159

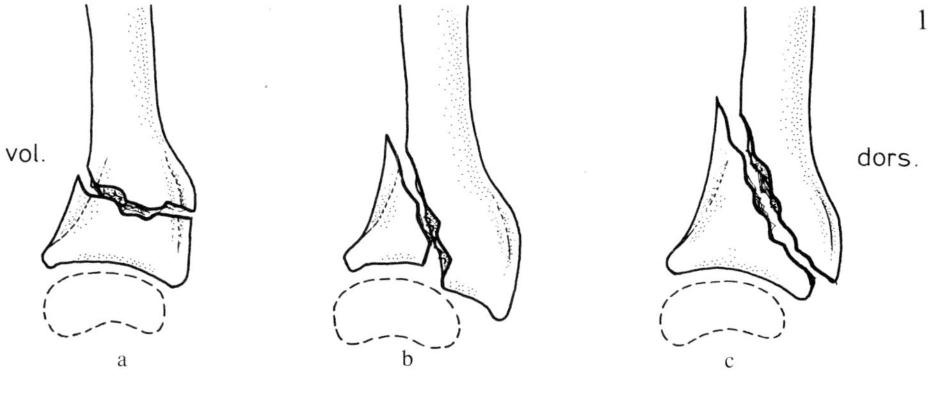

160

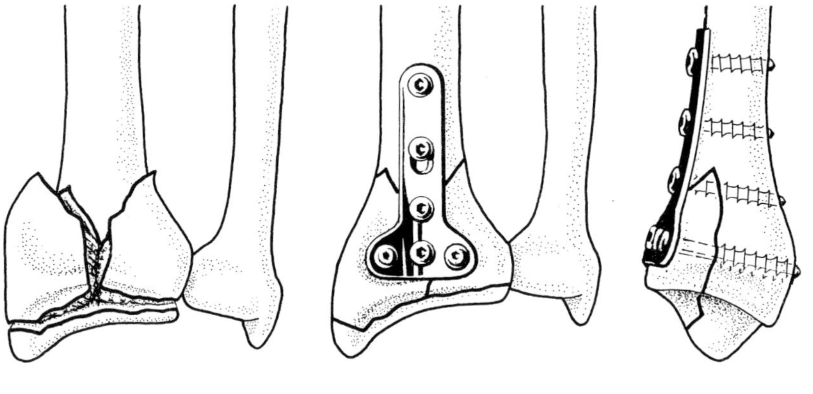

1.5 Handfrakturen

Die Mehrheit der Frakturen an der Hand werden konservativ behandelt. Irreponible und nicht retinierbare Frakturen sowie artikuläre Abrißfrakturen stellen Operationsindikationen dar. Die stabile Osteosynthese hat sich bei offenen Frakturen mit Begleitverletzungen von Sehnen und Nerven besonders bewährt. Kontraindikationen stellen arterielle Zirkulationsstörungen und gewisse Trümmerfrakturen dar.

Schnittführung: Aufgrund funktioneller und kosmetischer Überlegungen muß die Lage der Inzisionen überlegt und vorgängig auf die Haut eingezeichnet werden. An der Mittelhand erlauben gerade dorsale Schnitte die Darstellung von zwei Metacarpalia. Muß ein Gelenk besonders angegangen werden, können diese Schnitte türflügelartig verlängert werden. An den Phalangen wird die klassische dorso-laterale Inzision bevorzugt.

Abb. 161 *Schnittführung für Osteosynthesen an Mittelhand und Fingern*

1 Schnitt für Osteosynthese des Naviculare (nur bei Abscherfraktur)

2 Schnitt zur Darstellung des Sattelgelenkes

3 Dorsale Längsinzision mit türflügelartiger Verlängerung nach distal für Metacarpi II, III oder IV und V. Darstellung der Metacarpalfraktur (3′)

4 Schnittführung für Osteosynthesen an Phalangen:
Standardinzision als Zugang für MCP-Gelenk und proximale Grundphalanx. Die Hautränder werden möglichst wenig abgelöst

5 Schnittführung seitlich des Streckapparates:
Durch Flexion im PIP-Gelenk lassen sich die palmaren Strukturen überblicken und die Beugesehnenscheiden eröffnen.
Durch proximale Durchtrennung eines Kollateralbandes kann das PIP-Gelenk aufgeklappt und eingesehen werden. Es ist am Ende des Eingriffes durch transossäre Naht zu versorgen

161

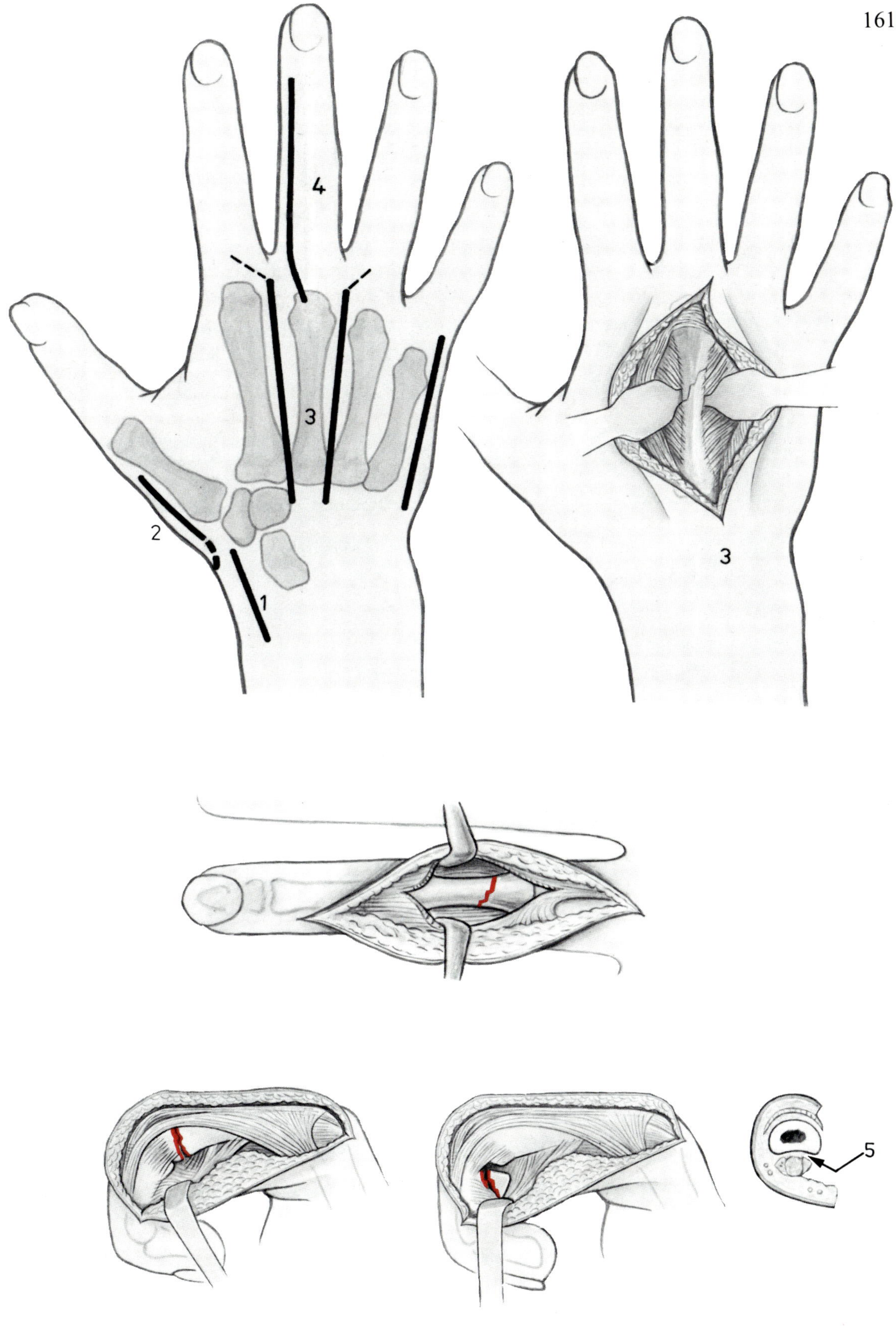

Technik der Osteosynthese an der Hand

Peinlich atraumatisches Operieren unter Schonung der Weichteile, insbesondere der verletzlichen Gleitschichten, der Venen und der Nerven, ist für ein gutes funktionelles Spätresultat entscheidend.

Die Fragmente sind meistens klein, kurz und manchmal schlecht zugänglich. Die provisorische Retention ist oft erschwert, die Osteosynthese schwierig. Starke Biege- und Scherkräfte, welche sich in der funktionellen Nachbehandlung auf die Fragmente auswirken werden, bedingen die sorgfältige Auswahl adäquater Implantate, die nach Möglichkeit in Zuggurtungsposition anzubringen sind.

Nachbehandlung: Im Vordergrund steht die Hochlagerung. Neben der Redondrainage wird der klassische Kompressionsverband mit konventioneller Drainage noch häufig angewendet. Die funktionelle Nachbehandlung hat sich der operativ erreichten Stabilität anzupassen. Meist sind aktive Bewegungsübungen postoperativ erlaubt. Wegen Gefahr von Überlastung und sekundärer Dislokation ist manchmal die Verwendung schützender abnehmbarer Schienenverbände für einige Wochen empfehlenswert.

Die Metallentfernung erfolgt nach gesichertem Durchbau ca. ab dem vierten Monat. Sofern noch Adhäsionen bestehen, kann gleichzeitig eine Tenolyse vorgenommen werden.

Abb. 162 *Typische Osteosynthesen am Handskelet*

a Stabilisierung einer dislozierten Naviculare-Vertikalfraktur (sog. Abscherfraktur) mit dorso-radial eingeführter 4,0-Spongiosaschraube

b Verschraubung einer Bennettschen Fraktur mit Hilfe einer 4,0-Spongiosaschraube

c Zuggurtungsosteosynthese einer Basisfraktur des 1. Metacarpale mit einem T-Plättchen. Analoge Versorgung einer Rolando-Fraktur, wobei der artikuläre Frakturanteil vorgängig reponiert und mit einer separaten Zugschraube stabilisiert worden ist

Abb. 163 *Typische Osteosynthesen an Metacarpalia und Phalangen.* Die Quer- und Schrägfraktur von M I, II und V werden bei Schaftbrüchen mit Viertelrohrplatte, bei gelenknahen Frakturen mit T-Plättchen oder 2,7-Schrauben fixiert.
Verschraubung von Diaphysären Torsions- oder artikulären Abrißfrakturen der Phalangen: Kortikalisschrauben ∅ 2,7 oder 2,0 mm.
Kleine Ausrisse werden mit 1,5-Schrauben stabilisiert

162

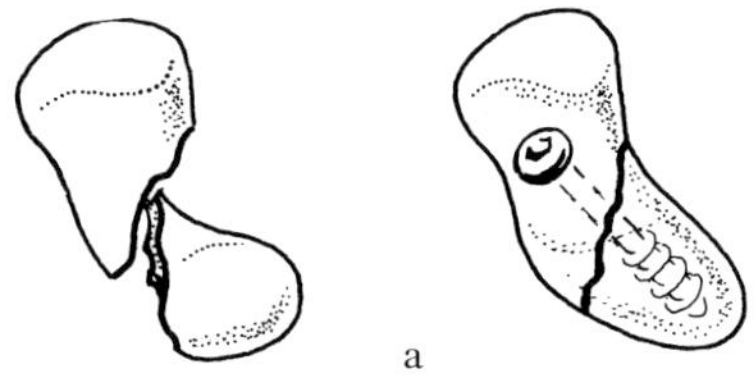

a

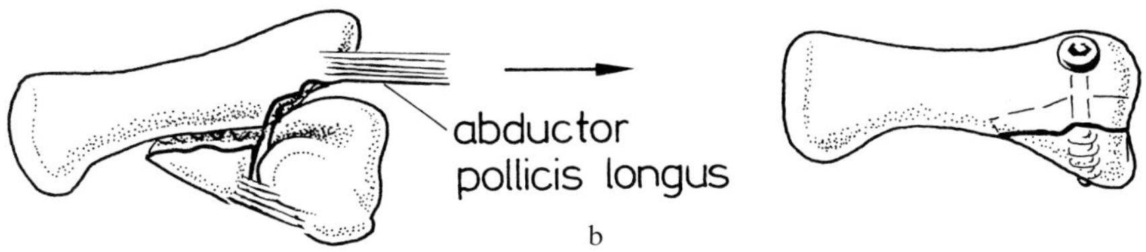

b

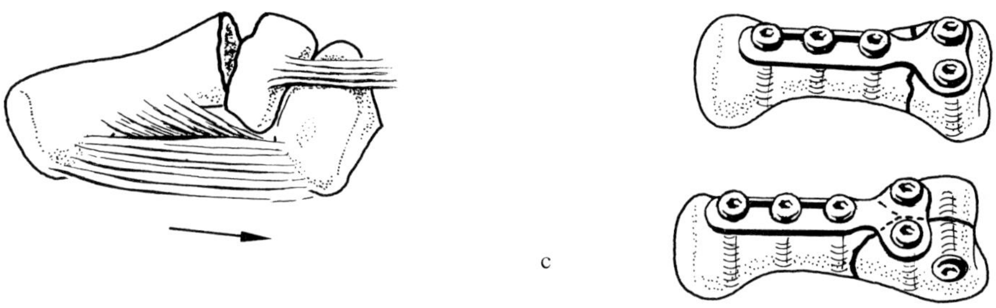

c

163

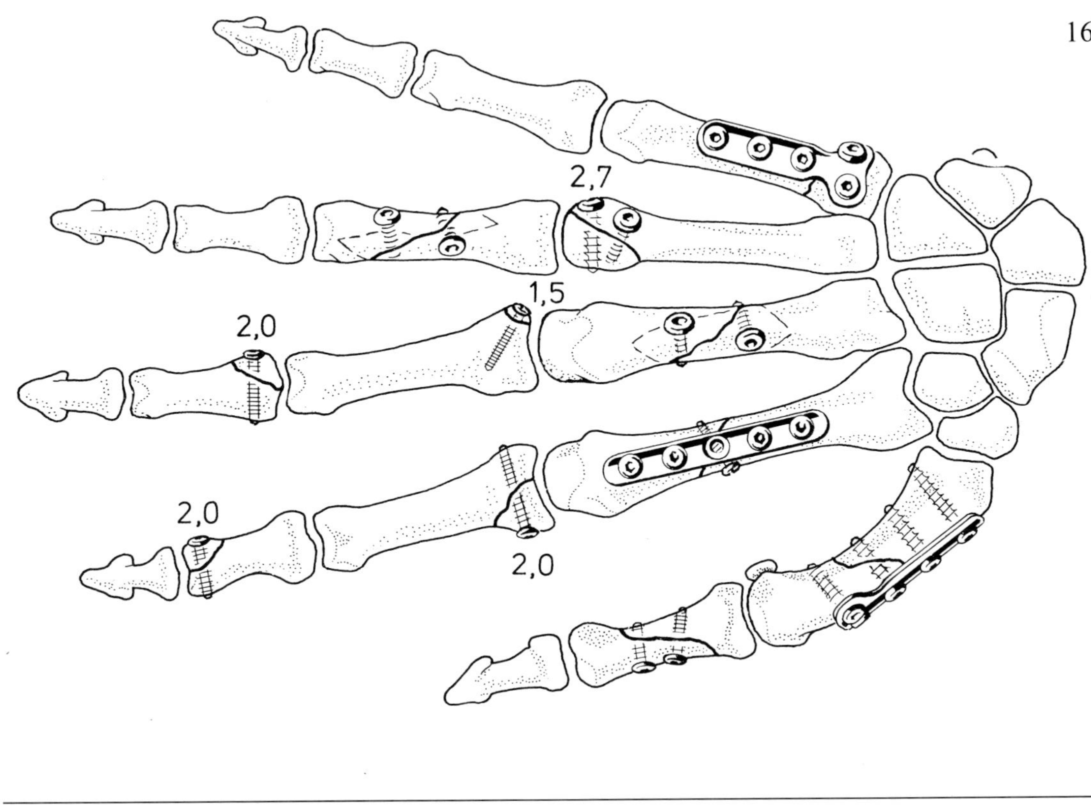

1.6 Frakturen der Hüftgelenkpfanne

Dislozierte Hüftgelenkpfannenbrüche führen infolge Inkongruenz der Gelenkkörper zu einer frühzeitigen posttraumatischen Coxarthrose. Durch anatomische Reposition und stabile Osteosynthese läßt sich die Prognose bei Inkongruenz der gewichttragenden Gelenkanteile wesentlich verbessern (JUDET und LETOURNEL). Die Osteosynthese der Pfeilerfrakturen (s. unten) stellt jedoch einen der schwierigsten Eingriffe in der Hüftchirurgie dar.

Die Operation soll in den ersten 10 Tagen unter optimaler Vorbehandlung des Patienten und entsprechender chirurgischer Kompetenz ausgeführt werden. Luxationen müssen allerdings notfallmäßig reponiert und mit suprakondylärer Steinmann-Nagel-Extension retiniert werden.

Vorzugsweise wird der Patient in Seitenlage operiert. Diese Lagerung gestattet freie Beweglichkeit des Beines, entsprechende Manöver zur Erleichterung der Reposition und ventralen und dorsalen Zugang ohne Umlagerung in gleicher Narkose. Eine sterile suprakondyläre Steinmann-Nagel-Extension erweist sich meistens als überaus nützlich. Die Beugung des Kniegelenkes während des ganzen Eingriffes entlastet den N. ischiadicus. Einfache Frakturen des dorsalen Pfannenrandes können auch in Bauchlage angegangen werden.

1.6.1 Zugänge

Nach Studium der vier Standard-Röntgenbilder wird der dorsale oder der ventrale Zugang gewählt (Abb. 164). In seltenen Fällen kann zur besseren Darstellung des Pfannendaches und der pfannennahen Ala iliaca die temporäre Osteotomie des Trochanter major mit Heraufschlagen der pelvi-trochanteren Muskulatur dienen. Besser hat sich die Darstellung beider Pfeiler durch gleichzeitige dorsale und ventrale Zugänge bewährt.

Abb. 164

a *Dorso-lateraler Zugang nach v.* LANGENBECK-KOCHER mit Scheitel über Trochanterspitze bis Spina iliaca posterior und stumpfem Auseinanderdrängen der Fasern des M. glutaeus maximus. Die kleinen Außenrotatoren werden 1–2 cm vom Trochanteransatz durchtrennt. Je nach Ausdehnung der Fraktur Darstellung des Pfannendaches, des dorsalen Pfannenrandes und der dorsalen Pfeilerbrüche bis hinunter zum Os ischii.
Geht die Bruchlinie durch die Ala ossis ilii, kann zwischen Mm. glutaeus maximus und medius, ohne Muskelgewebe zu durchtrennen, eingegangen werden (MÜLLER)

b *Ventraler ilioinguinaler Zugang nach* JUDET-LETOURNEL. N. femoralis und Femoralgefäße werden angeschlungen und beiseitegehalten. N. cutaneus femoris wird geschont. Optimale Darstellung des ventralen Pfannenpfeilers proximal und distal, des Pfannenbodens von der Beckeninnenfläche her und des oberen Schambeinastes. Dieser Zugang erlaubt die Fixation des ventralen Pfeilers und des ganzen oberen Schambeinastes. Manchmal genügt ein ilio-cruraler Zugang nach SMITH-PETERSEN

164

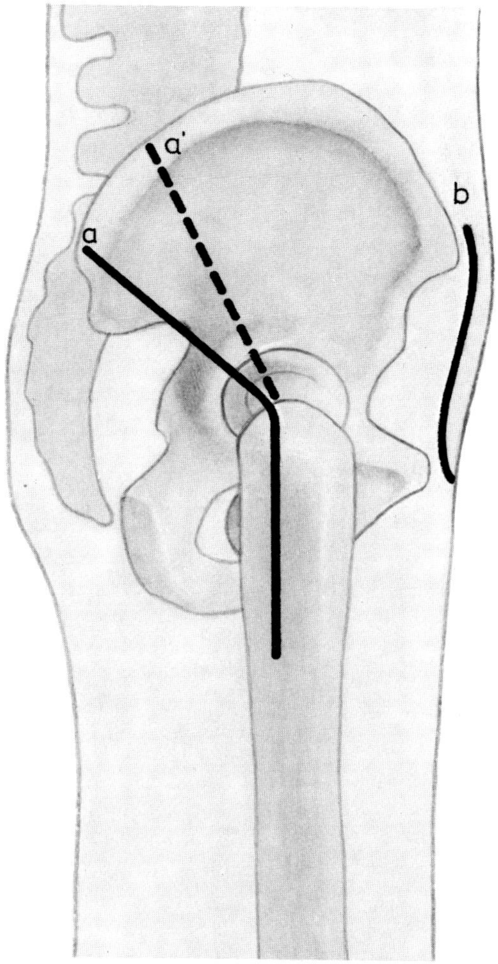

1.6.2 Diagnostik der Hüftpfannenbrüche

Im Zentrum der Hüftpfanne treffen sich Y-förmig drei Knochen (Abb. 165):
- von kranial her: Os ilii. Pfannendach
- von dorsal her: Os ischii. Hinterer Pfannenrand
- von ventral her: Os pubis. Vorderer Pfannenrand

Wird das Os ilii zweigeteilt (gestrichelte Linie auf Abb. 165), so können der eher grazile ventrale und der kräftige dorsale Pfeiler bildlich dargestellt werden.

Zur präoperativen Diagnostik der Knochenläsionen sind nach JUDET-LETOURNEL vier Röntgenbilder erforderlich (Abb. 166):

1. Beckenübersichtsbild zur Diagnose von bilateralen Verletzungen.
2. Hüfte a.-p. zur Analyse von sechs Elementen (s. Abb. 166a).
3. *Obturatum*-Schrägaufnahme mit Hebung der verletzten Hüfte um 45° (s. Abb. 166b). Sie erlaubt hauptsächlich das Studium des ventralen Pfeilers.
4. *Ala*-Schrägaufnahme mit Hebung der gesunden Seite um 45°. Darstellung des dorsalen Pfeilers.

Abb. 165 *Die drei Knochen des Hüftgelenkes*

A Os ilii = kraniales Pfannendach

B Os ischii = dorsaler Pfannenrand

C Os pubis = ventraler Pfannenrand

Die punktierte Linie trennt den dorsalen vom ventralen Pfeiler (schräg schraffiert)

Abb. 166 *Zur Röntgendiagnostik der Hüftpfannenbrüche*

Vorerst Beckenübersichtsbild, dann:

a *Hüfte a.-p.-Bild.* Die sechs Elemente, die analysiert werden müssen sind: Beckeneingangsebene (1), ilioischiadische Röntgenlinie (2), Tränenfigur von Köhler (3), ventraler Pfannenrand (4), dorsaler Pfannenrand (5), Pfannendach (6)

b *Obturatum-Aufnahme.* Beckenkippung um 45°, verletzte Seite gehoben. Ventraler Pfeiler (7), dorsaler Pfannenrand (5), Foramen obturatum (8), Pfannendachgegend (6)

c *Ala-Aufnahme.* Kippung 45° zur Verletzung, gesunde Seite gehoben. Dorsaler Rand des Os ischii (9), ventraler Pfannenrand (4)

165

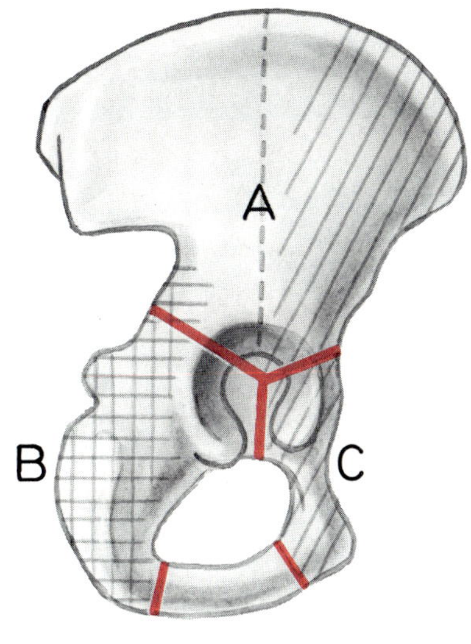

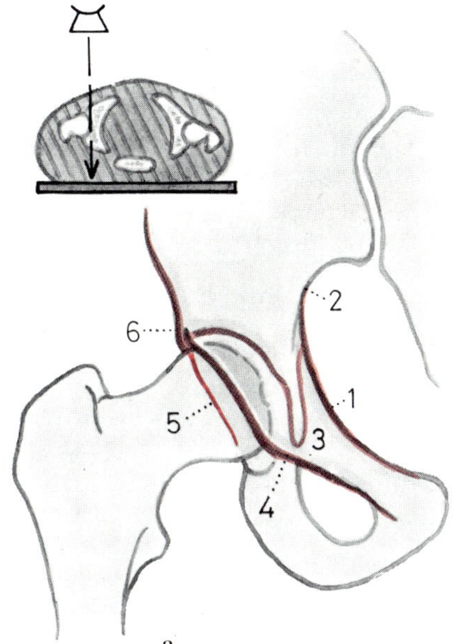

a

166

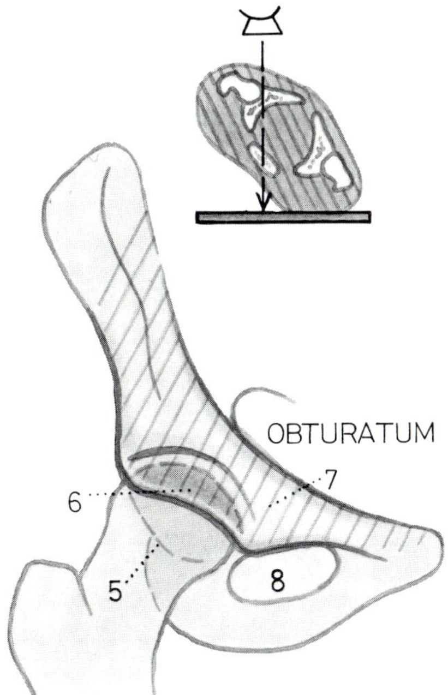

b

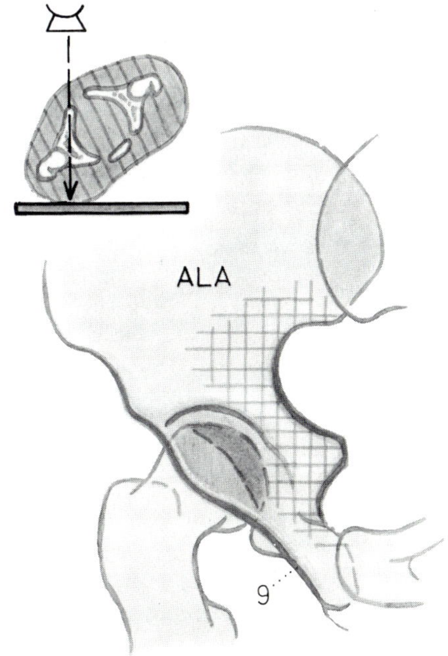

c

1.6.3 Einteilung der Hüftpfannenbrüche

Je nach Richtung und Ausmaß der indirekten Gewalteinwirkung entstehen drei Grundtypen von Pfannenbrüchen, die entweder allein oder kombiniert auftreten.

Die 3 Grundtypen (Abb. 167) (ca. 50%) sind die isolierte Pfannenrand-, die isolierte Pfeiler- und die Querfraktur durch beide Pfeiler.

A *Pfannenrand isoliert:*

A1 *Dorsale Pfannenrandfraktur* mit Subluxation-Luxation des Femurkopfes nach dorso-lateral sind die häufigsten Pfannenfrakturen. Unfallmechanismus: Schlag auf das Kniegelenk bei um 90° gebeugter Hüfte, nicht abduziert (sog. „dash-board fractures"). Bei Beugung um 90° oder weniger ist stets ein Teil des Pfannendaches betroffen. Bei Beugung um mehr als 90° ist der kraniale Teil des Os ischii mitbeteiligt. Die Größe des Fragmentes ist auf der Obturatum-Aufnahme ersichtlich.

A2 *Ventrale Pfannenrandfraktur.* Ist selten.

B *Pfeiler isoliert:*

B1 *Dorsale Pfeilerfraktur* mit Subluxation-Luxation des Femurkopfes nach dorsokranial.

B2 *Ventrale Pfeilerfraktur* mit Subluxation-Luxation des Femurkopfes nach ventromedial.

C *Reine Querfraktur durch beide Pfeiler:* Querfraktur durch den Pfannengrund mit Subluxation-Luxation des Femurkopfes nach zentro-medial Unfallmechanismus: Sturz auf Trochanter major.

Kombinierte Brüche (ca. 50%)

Auf einen Grundtyp kommt ein kombinierter Bruch, der aus den Elementen der Grundtypen zusammengesetzt ist, wobei am häufigsten die Kombination A1 und C und die schräge Fraktur beider Pfeiler B1 und B2 sind. Seltener sind Kombinationen von A2 und B2 und die sog. T-Fraktur mit intaktem Pfannendach.

Bemerkung: In einer Serie von 647 Pfannenfrakturen konnten JUDET und LETOURNEL finden: A1 30%, A2 2%, B1 und B2 je 5%, C 8%, Kombination A/C und Kombination B1/B2 je 20%, Kombination A2/B2 sowie T-Frakturen kamen in ca. 5% der Fälle vor.

Abb. 167 *Die Grundtypen der Pfannenbrüche*

A1 Fraktur des dorsalen Pfannenrandes

A2 Fraktur des ventralen Pfannenrandes

B1 Dorsaler Pfeilerbruch

B2 Ventraler Pfeilerbruch

C Querfraktur des Pfannengrundes durch beide Pfeiler

167

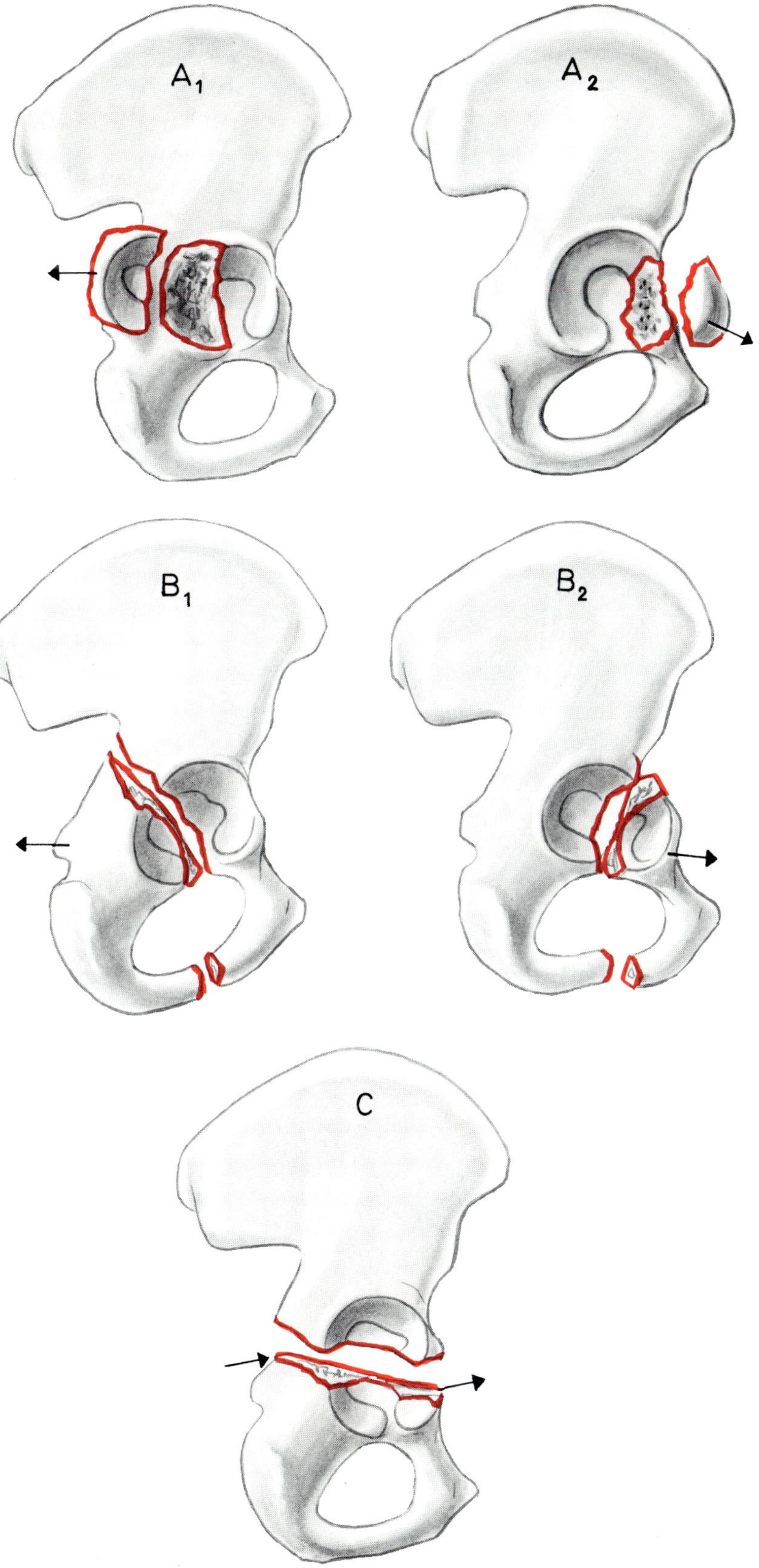

1.6.4 Operationstechnik

Biomechanisch am wichtigsten ist die Rekonstruktion des Pfannendaches und des dorsalen Pfannenrandes. Hier beginnt in der Regel die Rekonstruktion.

Bei *Pfannenbrüche* [A] werden Fragmente, die größer sind als reine Abrißleisten der Gelenkkapsel, verschraubt. Es soll aber peinlich darauf geachtet werden, daß keine Schraube ins Acetabulum zu liegen kommt. Es wird deshalb empfohlen, nach der Verschraubung die Schrauben samt Knochenfragment wieder zu entfernen, um den Verlauf der Schraubenkanäle zu kontrollieren.

Dorsale Pfeilerbrüche [B1] werden auf Höhe der Gelenkpfanne exakt reponiert und mit einer angebogenen 6- bis 7-Loch-Platte stabilisiert.

Ventrale Pfeilerbrüche werden nach Reposition mit einer angebogenen Platte entlang der Beckeneingangsebene stabilisiert.

Mit reinen *Querbrüchen* durch den Pfannengrund wird gleich wie bei B1 verfahren.

Kombinierte Brüche werden analytisch versorgt. Jede Komponente wird für sich individuell reponiert und stabilisiert. Bei Fraktur beider Pfeiler und bei T-Frakturen sind zwei gleichzeitige Zugänge empfehlenswert. Zur Reposition hat sich die von der AO übernommene Beckenfraktur-Repositionszange nach KNIGHT-JUNGBLUTH bewährt. Vor Reposition werden zwei Schrauben in beiden Hauptfragmenten eingedreht; die Backen der Zange fixieren den Schraubenkopf und ermöglichen die Distraktion, die Kippung und die Reposition der Fragmente.

1.6.5 Nachbehandlung

Die großen Wundhöhlen sind ausgiebig zu drainieren und anatomisch korrekt zu verschließen. Nach 48 Std werden die Drains entfernt.

3–4 Tage nach der Osteosynthese erfolgt die aktive Übungsbehandlung im Bett mit Unterstützung durch die Heilgymnastin.

1–2 Wochen nach der Osteosynthese Beginn mit unbelastenden Gehübungen, u.U. im Gehbad.

2–3 Monate später sind die Frakturen geheilt und voll belastbar.

Beispiele operativer Versorgung

Abb. 168 *Dorsale Luxationsfraktur oder dorsaler Pfeilerbruch.* Einzelfragmente werden verschraubt, Mehrfachfragmente erfordern meist die Stabilisierung mit einer angebogenen Platte

Abb. 169 *Querfraktur durch den Pfannengrund.* Stabilisierung dorsal mit einer Platte wie bei den Frakturen des dorsalen Pfeilers

Abb. 170 *Ventraler Pfeilerbruch.* Stabilisierung durch eine angebogene, ventral angelegte Platte

168

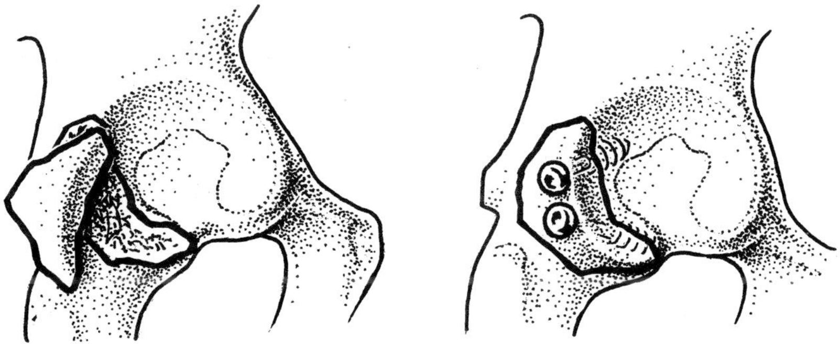

169

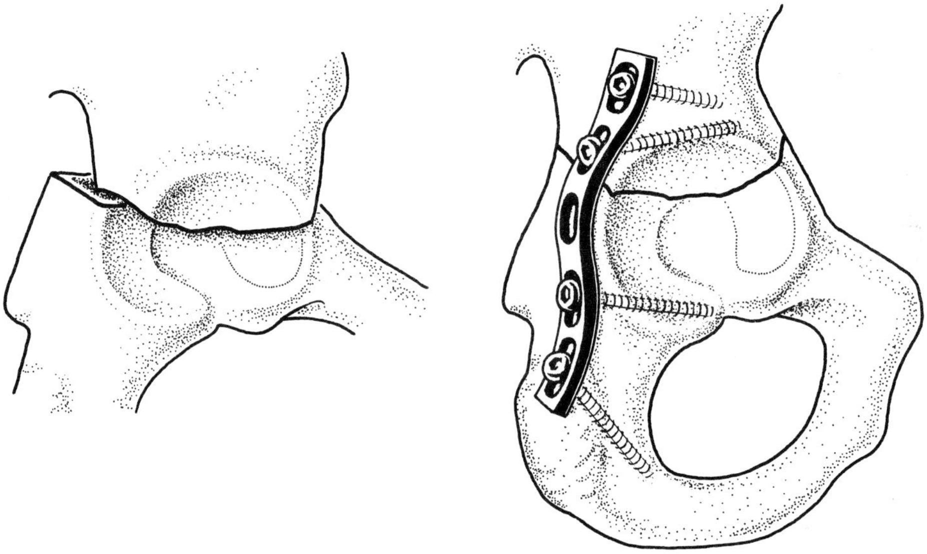

170

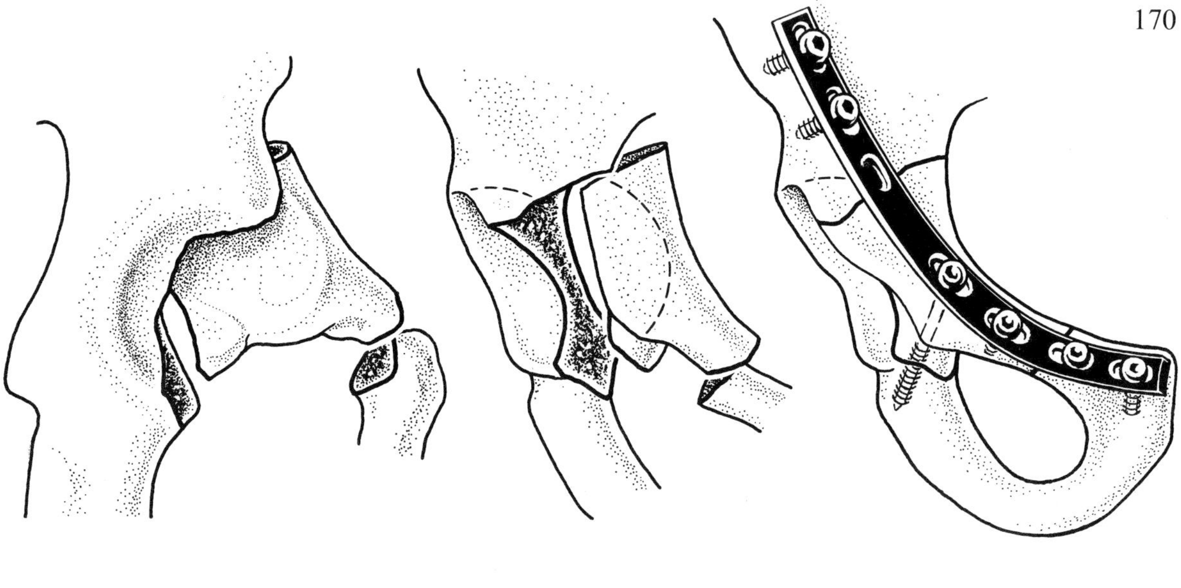

1.7 Femurfrakturen

Folgende Einteilung hat sich als zweckmäßig erwiesen:

Frakturen des proximalen Femurendes mit den Untergruppen Kopf-, Schenkelhals- und pertrochantere Frakturen.

Schaftfrakturen mit der Unterteilung in subtrochantere (Schaft P), mittlere (Schaft M) und distale Schaftfrakturen (Schaft D).

Frakturen des distalen Femurendes, entweder extraartikulär bzw. suprakondylär oder intraartikulär.

1.7.1 Frakturen des proximalen Femurendes

1. Schenkelkopffrakturen sind immer Teil einer Kombinationsverletzung. Sie werden praktisch nur nach dorsaler Hüftluxation oder Luxationsfraktur beobachtet. Neben den Impressionen sind die knöchernen Ausrisse des Lig. capitis femoris bei Jugendlichen sowie Abscherfrakturen eines Kopfsegmentes bekannt. Das Kopffragment kann dabei über das anhaftende Ligament durchblutet bleiben. Bei entsprechender Fragmentgröße ist die offene Reposition und Fixation mittels Zugschrauben gerechtfertigt. Die Prognose bleibt ungewiß. Kleinere Fragmente, die ein Repositionshindernis darstellen, werden entfernt.

2. Schenkelhalsfrakturen: Sie sind stets intraartikulär. Ihre Problematik liegt darin, daß sie die Blutzufuhr zum proximalen Fragment gefährden und zu einer mehr oder weniger ausgeprägten Schenkelkopfnekrose führen können. Man unterscheidet die subkapitalen, die medialen und die lateralen Schenkelhalsfrakturen. Nach dem Unfallmechanismus lassen sie sich in Abduktions-, Adduktions- und Abscherfrakturen einteilen.

Subkapitale und mediale Schenkelhalsfrakturen

Als *Abduktionsfrakturen* weisen sie eine Einstauchung und Verhakung der Fragmente kranial auf. Sie sind damit stabil und eine operative Versorgung ist nicht notwendig. Die Patienten können sofort unter Teilbelastung mobilisiert werden, das Heben des Beines ist jedoch kontraindiziert. Bei Kippung des Kopfes um 30° im Sinne einer Retrotorsion oder bei späterem Abgleiten erfordern jedoch auch diese Frakturen eine operative Versorgung (weniger als 5% der Fälle).

Als *Adduktionsfrakturen* weisen sie eine dorsale Einstauchung auf. Wegen der Varusstellung sind sie trotzdem instabil und müssen operiert werden. Ist eine Osteosynthese vorgesehen, sollte der Eingriff notfallmäßig, d.h. möglichst innerhalb der 6-Std-Grenze erfolgen. Danach ist die Gefahr einer Thrombosierung der noch nicht zerrissenen, aber abgeknickten dorso-kranialen Schenkelkopfgefäße erhöht.

Als *Abscherfrakturen* sind sie durch einen steilen Bruchverlauf charakterisiert. Eine Einstauchung liegt nicht vor. Sie sind ebenso instabil und die baldige Operation ist notwendig.

Ein *Implantat allein kann die einwirkenden Scherkräfte nicht neutralisieren.* Deshalb müssen vor der Fixation die Fragmente so ineinander gestaucht werden, daß die Bruchflächen nur unter Druck beansprucht werden und das Kopffragment auf dem kranialen Schenkelhalsrand wie „ein Hut auf dem Haken" (Weber) aufsitzt. Somit ist die *Einstauchung der Fragmente* bei Abduktion des Beines der wesentliche Schritt der Operation einer Schenkelhalsfraktur.

Für die Versorgung der Schenkelhalsfrakturen hat sich die 130°-Winkelplatte bewährt (s. S. 86 und 65). Das Plattensitzinstrument wird vor jeglichem Repositionsmanöver unter Sicht bis zum Frakturspalt im Schenkelhals eingesetzt. Mit diesem Hebel läßt sich das distale Fragment nach Wunsch führen. Nach Reposition und Einstauchung wird die Spitze mit größter Zuverlässigkeit ins untere Kopfsegment getrieben (Abb. 61). Eine zusätzliche Beeinträchtigung der Schenkelkopfdurchblutung ist weder durch den Zugang noch durch die Nagellage im Kopf zu befürchten.

Bei gleichzeitigem Vorliegen einer Koxarthrose sowie schlechtem Allgemeinzustand des Patienten und geringer Lebenserwartung verzichten wir auf eine Osteosynthese zu Gunsten des *prothetischen Ersatzes.*

Laterale Schenkelhalsfrakturen

Sie sind bei fester Spongiosa im Schenkelhals, d.h. in der Regel bei jüngeren Patienten, zu beobachten. Meistens handelt es sich um Abscherfrakturen. Nach exakter Reposition werden die Fragmente verschraubt (Technik und Beispiel s.S. 326). Bei Verwendung eines Nagels bzw. einer Winkelplatte besteht die Gefahr, daß die Fragmente auseinandergedrängt und die kopfernährenden Gefäße dabei zerrissen werden. Ähnliche Frakturen beim alten Menschen werden zu den pertrochanteren Frakturen gezählt.

3. Pertrochantere Frakturen: Im Gegensatz zu den Schenkelhalsfrakturen verlaufen diese häufigsten Frakturen des proximalen Femurendes extraartikulär, und die Schenkelkopfdurchblutung ist nicht gefährdet. Wichtigstes Beurteilungskriterium ist die Stabilisierungsmöglichkeit der jeweiligen Bruchform.

Die pertrochanteren Frakturen sind Frakturen des alten Menschen. Patienten mit pertrochanteren Frakturen sind durchschnittlich 6—12 Jahre älter als solche mit Schenkelhalsfrakturen. Die operative Versorgung dieser Frakturen erscheint uns zur Vermeidung einer längeren Bettlägerigkeit, die mit einer hohen Mortalitätsrate belastet ist, angezeigt.

Die Fixation muß besonders stabil sein, da sehr alte Patienten kaum entlasten.

Die einfachen, sog. *stabilen Frakturen* lassen sich nach Reposition und Einstauchung in Valgusstellung sowohl mit der 130°-Winkelplatte als auch mit der Kondylenplatte einwandfrei stabilisieren. Jede Varusstellung ist gleichbedeutend mit ungenügender, instabiler Osteosynthese.

Die *instabilen Brüche* mit einem einzigen großen medialen Fragment lassen sich relativ leicht reponieren und mit der Kondylenplatte stabilisieren. Bei Mehrfragmentenbrüchen mit mehr oder weniger hochgradiger Osteoporose ist oft die valgisierende Umlagerungsosteotomie angezeigt.

Bei pathologischen pertrochanteren Frakturen erlaubt die zusätzliche Verwendung von Knochenzement im Sinne einer Verbundosteosynthese eine bessere Verankerung des Osteosynthesematerials. Der prothetische Ersatz des Hüftgelenkes bei einer pertrochanteren Fraktur erscheint uns lediglich in Ausnahmefällen sowie bei gleichzeitig bestehender Koxarthrose gerechtfertigt.

Bemerkung: Federnägel sowie verschiedene Arten von Laschenschrauben finden bei einigen pertrochanteren Frakturen ebenfalls Verwendung.

4. Frakturen des proximalen Femurendes mit gleichzeitigen Schaftfrakturen: Vorrangig wird die proximale Fraktur versorgt. Bei einer hohen Schaftfraktur können beide Frakturen mit einer einzigen Platte, bei der Schenkelhalsfraktur mit einer langen 130°-Platte, bei der pertrochanteren Fraktur mit einer langen Kondylenplatte, versorgt werden (Abb. 189). Bei Schaftfrakturen im mittleren Drittel erfolgt die Fixation mit einer zusätzlichen geraden breiten Platte bei gleichzeitiger autologer Spongiosaplastik. Frakturen des distalen Femurdrittels werden wie üblich mit der Kondylenplatte versorgt (Abb. 205 A_3).

Postoperative Röntgenkontrolle orthograd a.-p. in Innenrotation sowie axial, wofür bei unveränderter Stellung des Röntgengerätes das Bein in der Hüfte um 90° flektiert und von der Mittellinie um 40° abduziert wird (Abb. 314). Leicht komprimierender Verband der ganzen Extremität. Lagerung des Beines in einer Schaumgummischiene in Neutralstellung der Hüfte. Beginn der Remobilisierung ab 1. postoperativem Tag mit Sitzen auf dem Bettrand. Gehwagen ab 2. postoperativem Tag, Gehen an zwei Krückstöcken sobald als möglich.

Bei Schenkelhalsfrakturen Teilbelastung des Beines von 5–10 kg während drei Monaten. Isometrisches Muskeltraining sowie aktive Bewegungsübungen ab erstem postoperativem Tag. Freies Heben des Beines nach vorn und der Seite sind jedoch untersagt. Nach drei Monaten erste Röntgenkontrolle und Beginn des Gehens an einem Krückstock.

Die Nachbehandlung der pertrochanteren Frakturen ist im Prinzip gleich. Bei ausgedehnter Ablösung des Vastus lateralis nach distal kann die gestreckte Lagerung des Beines Mobilisierungsprobleme des Kniegelenkes hervorrufen. In solchen Fällen ist die Rechtwinkellagerung wie für die Femurfraktur vorzuziehen (s.S. 142). Im Durchschnitt sind beim Gehen ab 3. Tag Belastungen von 15–20 kg erlaubt; alte, oft nicht kooperative Patienten belasten jedoch teilweise voll.

Einteilung der Schenkelhalsfrakturen

Bei den *subkapitalen Frakturen* entlang der Knorpelbegrenzung sind oft die hier im dorso-kranialen Bereich in den Schenkelkopf eintretenden Blutgefäße (Abb. 173b) zerrissen. Deshalb ist die Prognose bei der *medialen Bruchform* günstiger. Die instabile Adduktionsfraktur weist in der Regel eine ausgedehnte Dorsalkippung des Kopffragmentes mit Trümmerzone der Kortikalis und Einstauchung der Spongiosa auf.

Ebenso instabil ist der Abscherbruch (Abb. 172c), welcher durch axialen Stoß gegen das Femur entsteht und einen mehr oder weniger großen Kalkarsporn am proximalen Fragment aufweist.

Laterale Schenkelhalsfrakturen sind meist Abscherbrüche. Bei der basizervikalen Form verläuft der Bruch im dorsalen Bereich extraartikulär. Die in der Fossa trochanterica gelegene Arteria circumflexa femoris medialis bzw. deren Abzweigungen zum Schenkelkopf können bei erheblicher Dislokation dennoch mitverletzt sein.

Gefäßversorgung des proximalen Femurendes

Die Durchblutung des Hüftkopfes wird vorwiegend aus der Arteria circumflexa femoris medialis gewährleistet, die sich in der Fossa trochanterica in drei bis vier Äste aufteilt. Diese Gefäßäste verlaufen dann in den Umschlagsfalten der Pars reflecta der periostalen Synovialis fast bis zur Knorpelgrenze, wo sie in den Schenkelkopf eindringen.

Der aus der Arteria obturatoria abzweigende Ast des Lig. capitis femoris ernährt in der Regel nur einen kleinen Bezirk des Schenkelkopfes in nächster Nähe des Ligamentansatzes.

Zusätzlich besteht eine intraossäre Blutzufuhr zum Schenkelkopf aus der Metaphyse. Bei einer Schenkelhalsfraktur ist diese unterbrochen.

Der Trochanter major wird über den Ramus ascendens der Arteria circumflexa femoris lateralis versorgt. Dieser Ast anastomosiert kranial am Schenkelhals mit der Arteria circumflexa femoris medialis.

Abb. 171 *Knöcherner Ausriß des Lig. capitis femoris bei dorsaler Hüftluxation*

Abb. 172 *Schenkelhalsfrakturen*

a Subkapitale Abduktionsfraktur (spontan eingestaucht)

b Mediale Adduktionsfraktur

c Mediale Abscherfraktur mit Kalkarsporn am proximalen Fragment

d Laterale Abscherfraktur

Abb. 173 *Gefäßversorgung des proximalen Femurendes*

a Von ventral

b Von dorsal
(Nach Lanz-Wachsmuth: Untere Extremität, S. 164)

171

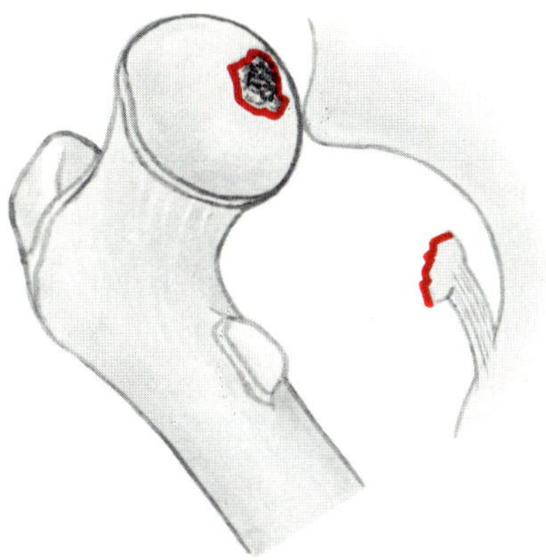

172

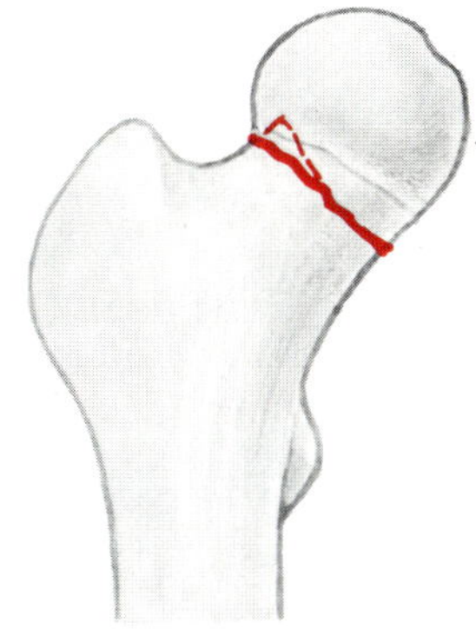

a

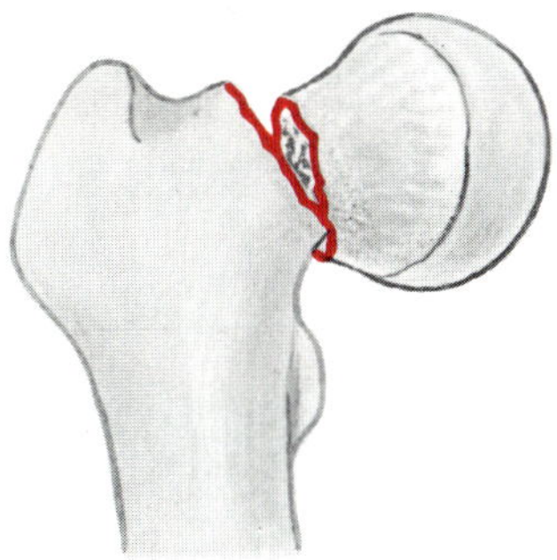

b

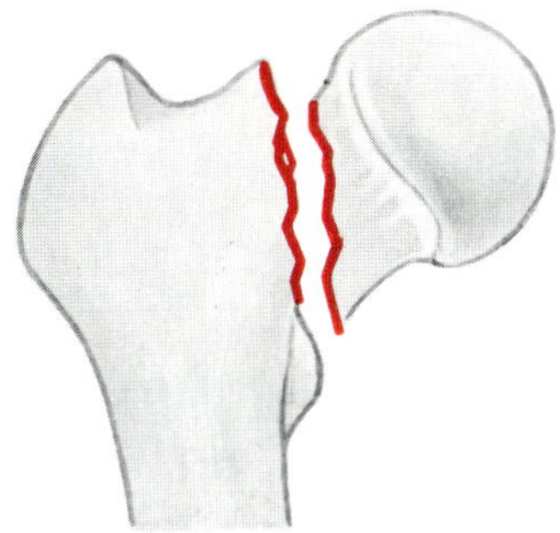

c

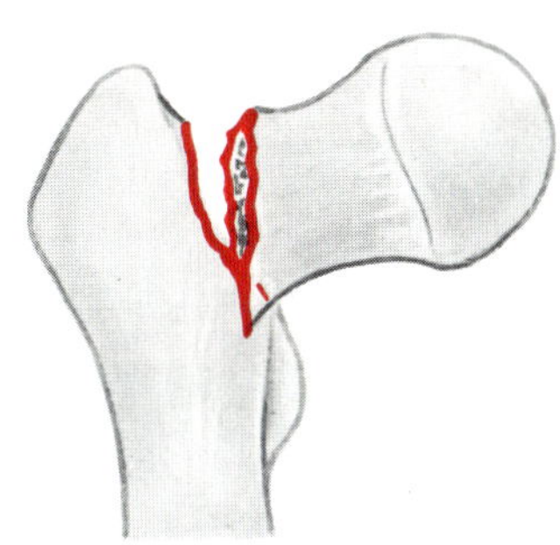

d

173

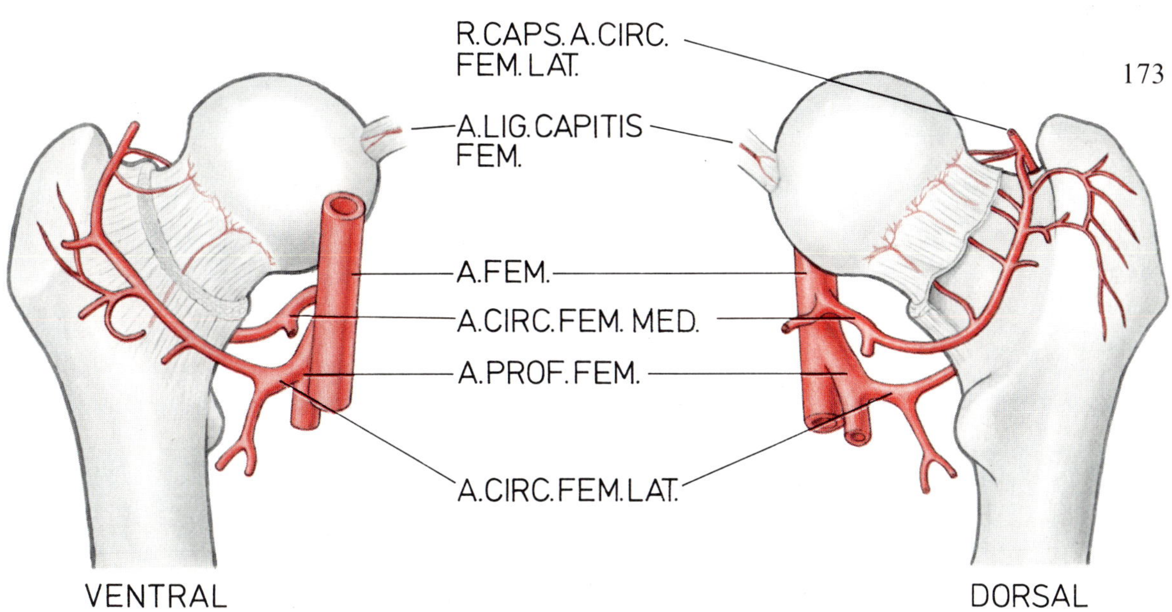

a b

Abb. 174 Bei der Schenkelhals-Adduktionsfraktur ist der Schenkelkopf in Varus und Retrotorsion abgekippt. Im dorsalen Frakturbereich ist die Spongiosa eingestaucht, die Kortikalisschicht mehr oder weniger zertrümmert

Abb. 175 Prinzip der Reposition

a Wird ein Schenkelhals-Adduktionsbruch lediglich reponiert und fixiert, so ist mit einer Instabilität zu rechnen. Auf Grund des Bruchverlaufes wirken vorwiegend Scherkräfte. Im dorsalen Bereich bleibt ein Substanzverlust bestehen, entsprechend ist die Kontaktfläche der Fragmente klein. Bei dieser Situation kann die Plattenklinge allein die ungünstigen Krafteinwirkungen nicht neutralisieren

b Durch Einstauchen der Fragmente nach idealer Reposition wird aus dem Adduktions- ein Abduktionsbruch und die Scherkräfte entsprechend in Druckkräfte umgewandelt. Axial gesehen resultiert ein genügend breiter Kontakt der Fragmentflächen bei leichter Überkorrektur der Antetorsion. Die Plattenklinge hat lediglich die Aufgabe einer Sicherung

c Optimale Lage der Spitze der Plattenklinge in der unteren Schenkelkopfhälfte, wo sie im Bereich der Kreuzungsstelle von Zug- und Drucklamellen den besten Halt findet

174

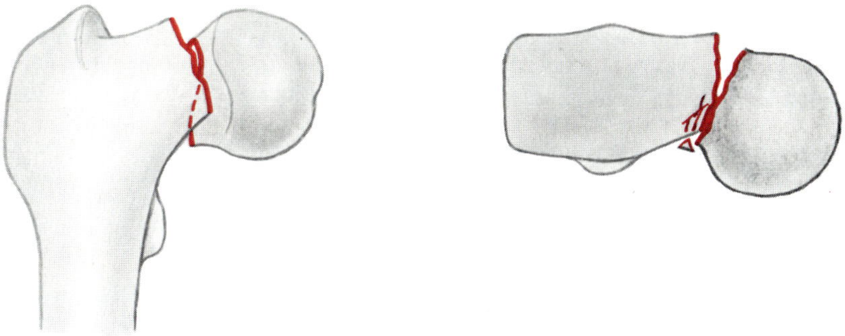

175

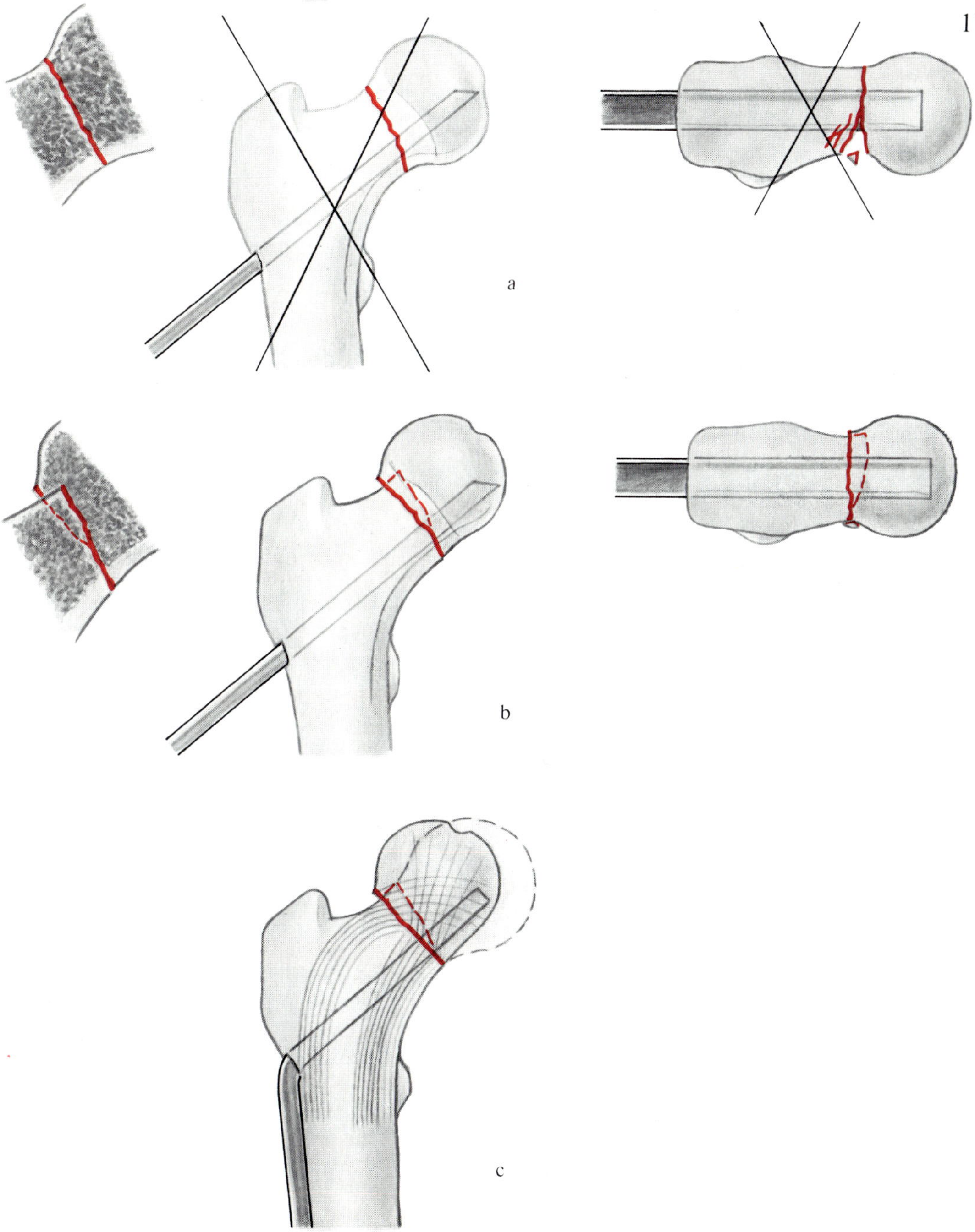

Schnittführung und Hauptschritte der Osteosynthese einer Schenkelhalsfraktur

Abb. 176

a *Antero-lateraler Zugang* (modifiziert nach WATSON-JONES). Spalten der Faszie in gleicher Richtung. Eröffnen des Spatium zwischen Mm. glutaeus medius und minimus einerseits sowie M. tensor fasciae latae andererseits unter Schonung des Nerves zum M. tensor fasciae latae. Freilegen der intertrochanteren Region durch L-förmige Inzision des Ansatzes des M. vastus lateralis

b Nach ventraler Längsspaltung der Gelenkkapsel Darstellen der Fraktur *mit drei Knochenhebeln.* Die Spitze des ersten 16 mm breiten Hebels mit *langer* Spitze sitzt über dem ventralen Pfannenrand, die kurze Spitze des zweiten Hebels wird kranial am Schenkelhals, ungefähr in der Mitte, in den Knochen eingestoßen, wodurch die Zirkulation des Schenkelkopfes nicht gefährdet wird. Ein dritter Knochenhebel umfährt den Schenkelhals von kaudal. In der kaudalen Hälfte des Schenkelkopfes kann nun die Spitze eines 8 mm breiten Hebels zur Stabilisierung des Kopfes zusätzlich eingestoßen werden

c Anlegen der Klingeneintrittsstelle. Einführen von zwei 2,5 mm dicken Kirschnerdrähten und des Plattensitzinstrumentes bis auf Frakturhöhe (Technik s.S. 96). Wichtig ist die Lage des Plattensitzinstrumentes dicht unter der ventralen Schenkelhalskortikalis

d Reposition der Fraktur, wobei Außenrotation und Adduktion die Fragmente zunächst entkeilen. Mit schonender Extension, Innenrotation und Abduktion wird dann die exakte anatomische Reposition erreicht. Das Ausweichen des proximalen Fragmentes beim Repositionsmanöver verhindert der Knochenhebel am ventralen Kopfbereich. Fixation des Kopffragmentes mit den 2,5 mm dicken richtunggebenden Kirschnerdrähten

e Kontrolle der exakten Reposition auf Höhe des Schenkelhalsspornes in 90° Flexion

f Einstauchen der Fragmente mit einem auf dem Trochanter major angelegten Schlitzhammer in Abduktion und Innenrotation des Beines. Dadurch wird die Adduktions- in eine Abduktionsfraktur umgewandelt. Die Innenrotation wird ein erneutes Abkippen des Kopffragmentes nach dorsal verhindern

g Nach erneuter Kontrolle der Reposition am Schenkelhalssporn Vortreiben des Plattensitzinstrumentes in den Kopf, in der Regel um 20 mm. Prüfen der freien Gelenkbeweglichkeit

h Ersetzen des Plattensitzinstrumentes durch die gewählte 130°-Platte mit 4-Loch-Schaft. Die Klinge ist in der Regel um 20–25 mm länger als der Abstand Bruchlinie/laterale Femurbegrenzung in der Klingenrichtung. Letzte Kontrolle des Repositionsergebnisses sowie der freien Beweglichkeit im Gelenk

176

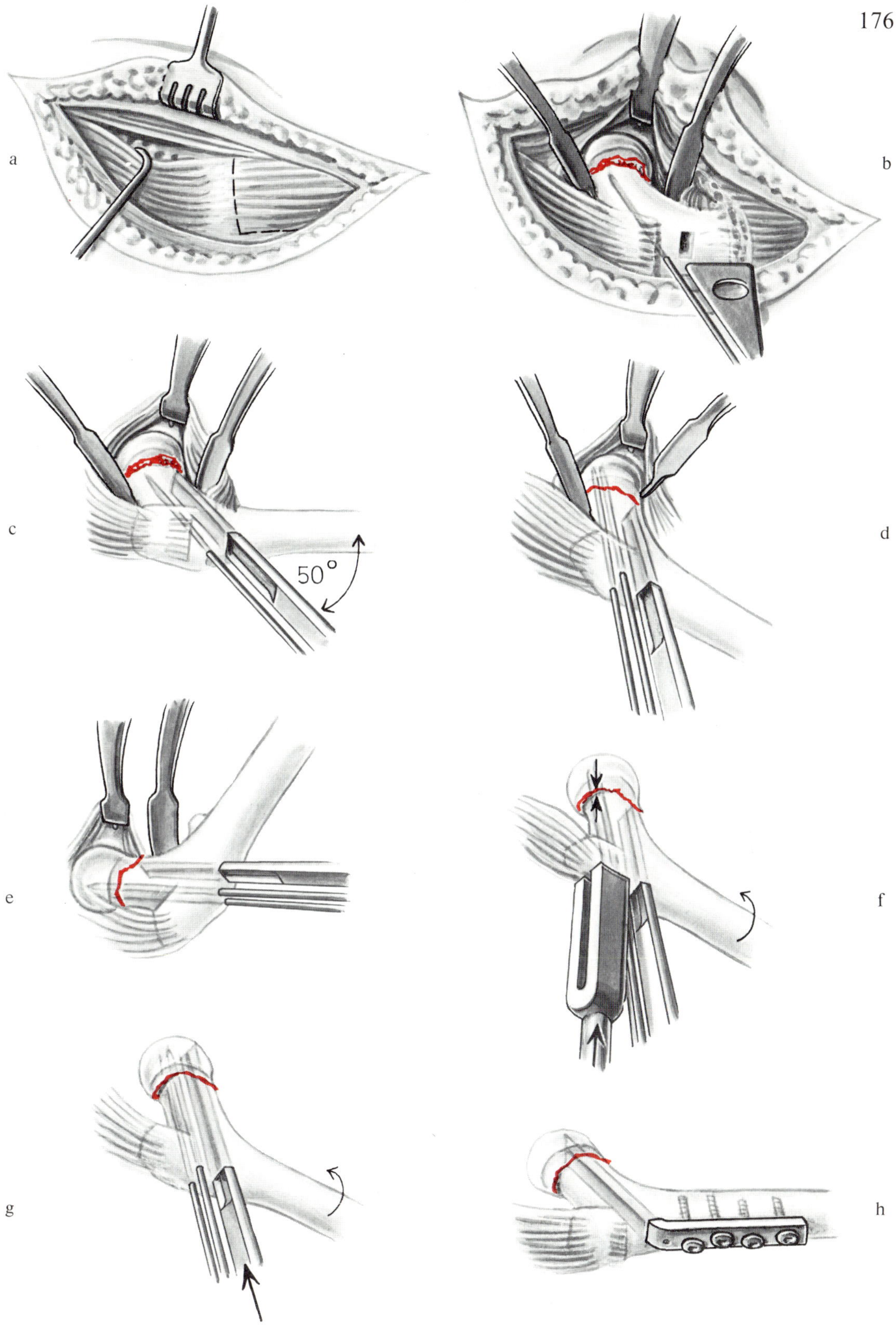

Beispiele von Schenkelhalsfrakturen

Abb. 177 *Subkapitale Schenkelhals-Adduktionsfraktur*

a Einstauchen der Fragmente mit Überkorrektur in Valgus und Antetorsion sowie Fixation mit 4-Loch-130°-Platte. Die Klingenspitze liegt im Bereich der Zug- und Drucklamellen in der unteren Schenkelkopfhälfte

b Bei großem Kopf zusätzliche Sicherung mit einer Spongiosaschraube mit Unterlagsscheibe. Sie dient lediglich der zusätzlichen Rotationssicherung und zeigt meist bei der nachträglichen Zusammensinterung der Fragmente die Tendenz, herauszugleiten. Sie sollte deshalb möglichst parallel zur Klinge eingeführt werden

Abb. 178 *Abscherfraktur*

a Bei medialer Abscherfraktur mit mäßig steilem Bruchverlauf wird ebenfalls die Einstauchung des proximalen Fragmentes in Valgusstellung und Antetorsion durchgeführt. Der Kalkarsporn kann nach erfolgter Impaktion leicht nach medial-kranial überragen. Fixation mit 4-Loch-130°-Platte

b Bei sehr steilem Bruchverlauf kann die Einstauchung der Fragmente und damit die Umwandlung der Scher- in Druckkräfte nicht ausreichend möglich sein. Hier werden vorzugsweise zunächst die Fragmente durch die Klinge einer doppelt abgewinkelten 120°-Platte fixiert und dann eine intertrochantere Umlagerungsosteotomie um 30–40° angeschlossen

c Laterale Schenkelhalsabscherfraktur. Vor der Reposition werden drei 2,5 mm-Kirschnerdrähte zunächst bis auf Frakturhöhe eingebracht. Nach erfolgter Reposition werden sie bis in den Schenkelkopf vorgetrieben und schlußendlich durch Spongiosazugschrauben mit Unterlagsscheiben ersetzt

177

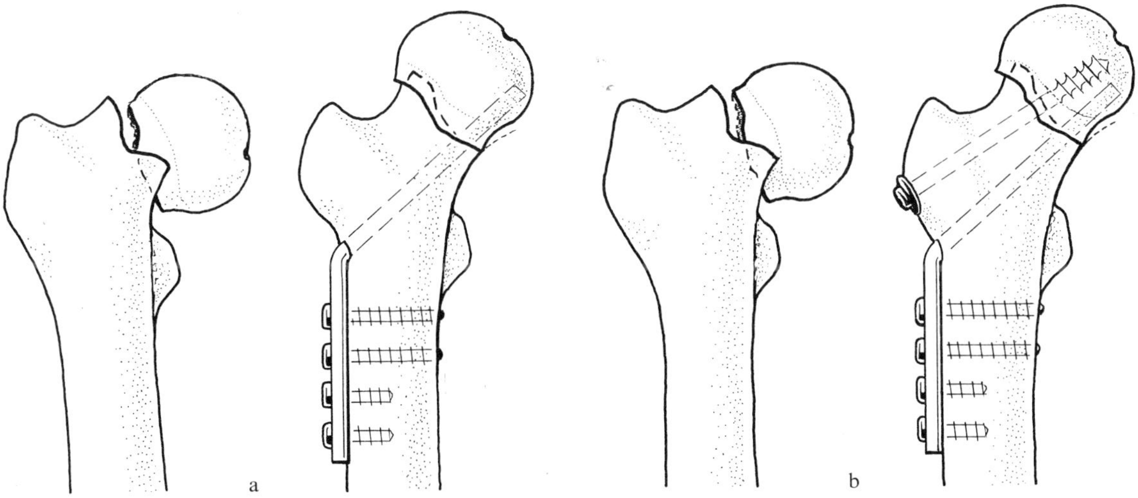

178

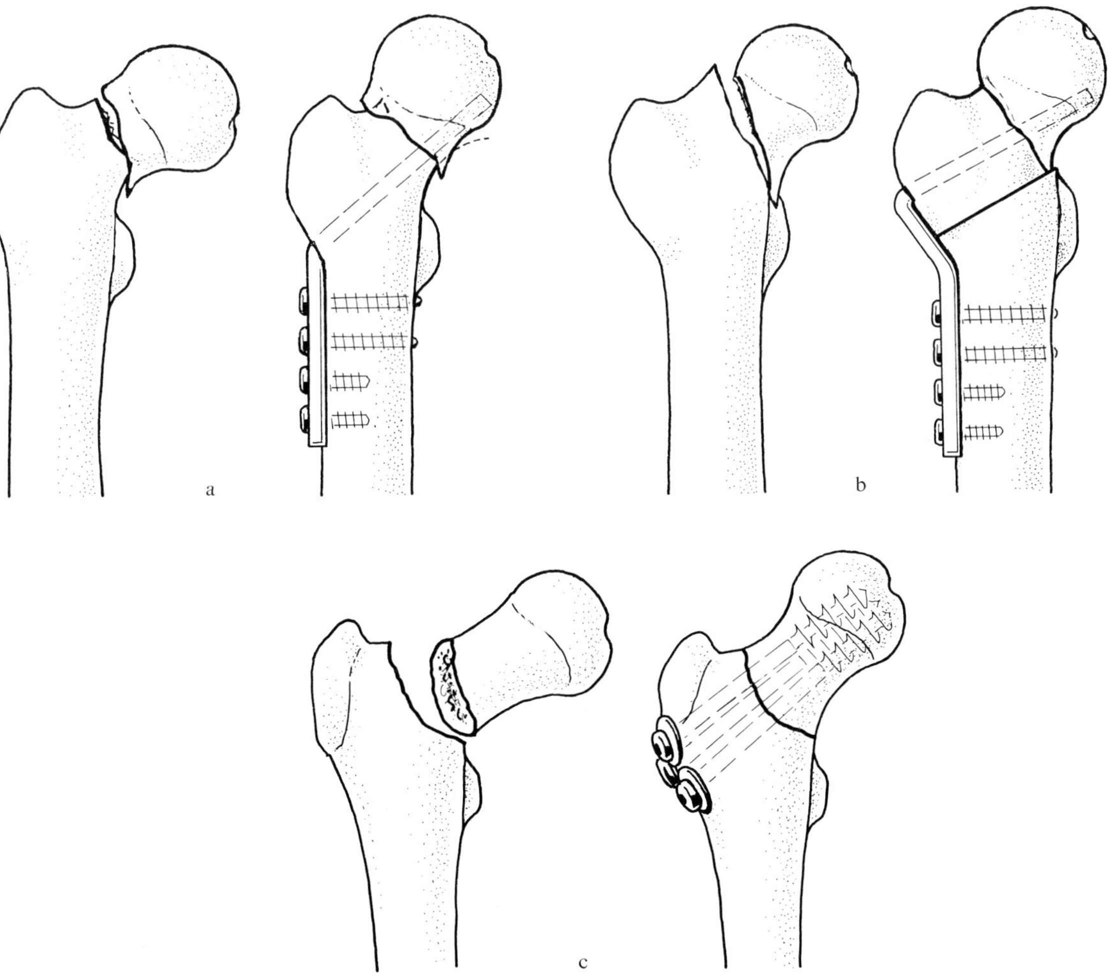

Einteilung der pertrochanteren Frakturen

Generell lassen sich die sog. *stabilen* bzw. einfach stabilisierbaren pertrochanteren Frakturen von den *instabilen* Brüchen unterscheiden (Abb. 180).

Bei der stabilen einfachen Bruchform (ca. 70% aller pertrochanteren Frakturen) ist die mediale Abstützmöglichkeit gewährleistet.

Bei instabilen pertrochanteren Frakturen besteht entweder ein großes mediales Fragment allein oder zusätzlich ist ein großes dorsales Fragment ausgebrochen (sog. 4-Fragmentenbruch).

In seltenen Fällen besteht ein Trümmerbruch.

Abb. 179 *Stabile Bruchform*

a Bruchverlauf vom Trochanter major schräg nach distal bis knapp oberhalb des Trochanter minor. Großer antero-medialer Kalkarsporn des proximalen Fragmentes. Häufig findet sich ein Ausrißfragment des Trochanter major. Das distale Fragment ist in der Regel außenrotiert, selten ist der Kalkarsporn tief in den metaphysären Bereich des distalen Fragmentes eingestaucht

b Isolierter Ausriß des Trochanter minor ohne Beeinträchtigung der medialen Abstützmöglichkeit

Abb. 180 *Instabile Bruchform*

a Der mediale Ausbruchkeil kann mehr oder weniger weit nach distal reichen und beinhaltet in der Regel den Trochanter minor. Bleibt das laterale Femurmassiv intakt, so resultiert daraus ein Trochanterhochstand auf Grund des Muskelzuges. Nicht selten ist zusätzlich ein größeres dorsales Fragment ausgebrochen. Gelegentlich bleibt medial ein sehr langer Kortikalissporn sowie der Trochanter minor mit dem proximalen Hauptfragment verbunden, so daß eine lange Schräg- bis Torsionsfraktur die Folge ist

b Ist das Trochantermassiv ebenfalls frakturiert, so bleibt der laterale Hochstand aus

c Die pertrochanteren Trümmerbrüche weisen neben einem Ausbruch des Trochanter minor sowie Abriß des Trochanter major eine mehr oder weniger ausgedehnte Trümmerzone dorsal und medial auf.

d Die intertrochanteren Brüche zeigen eine fast horizontal verlaufende Bruchlinie zwischen den beiden Trochanteren. Lateral findet sich häufig ein ventrales oder dorsales, gelegentlich auch beide Zwischenbruchstücke

e Pertrochantere Brüche mit umgekehrtem Frakturverlauf beginnen lateral oft weit im Schaftbereich. Medial befindet sich die Bruchlinie kranial des Trochanter minor. Häufig ist ein zusätzlicher Ausbruch des Trochanter major-Massives nachzuweisen.

Die Problematik der Frakturen d und e (ca. 5% der petrochanteren Frakturen) liegt in der durch Bruchform und Muskelzug bedingten besonders schwierigen Reposition und Stabilisierbarkeit.

179

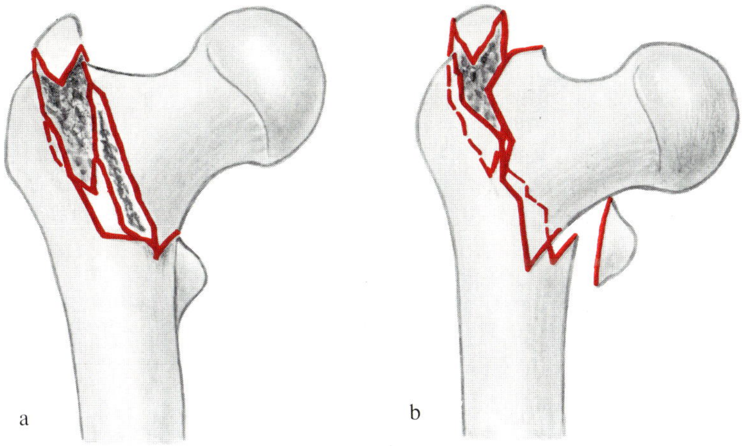

180

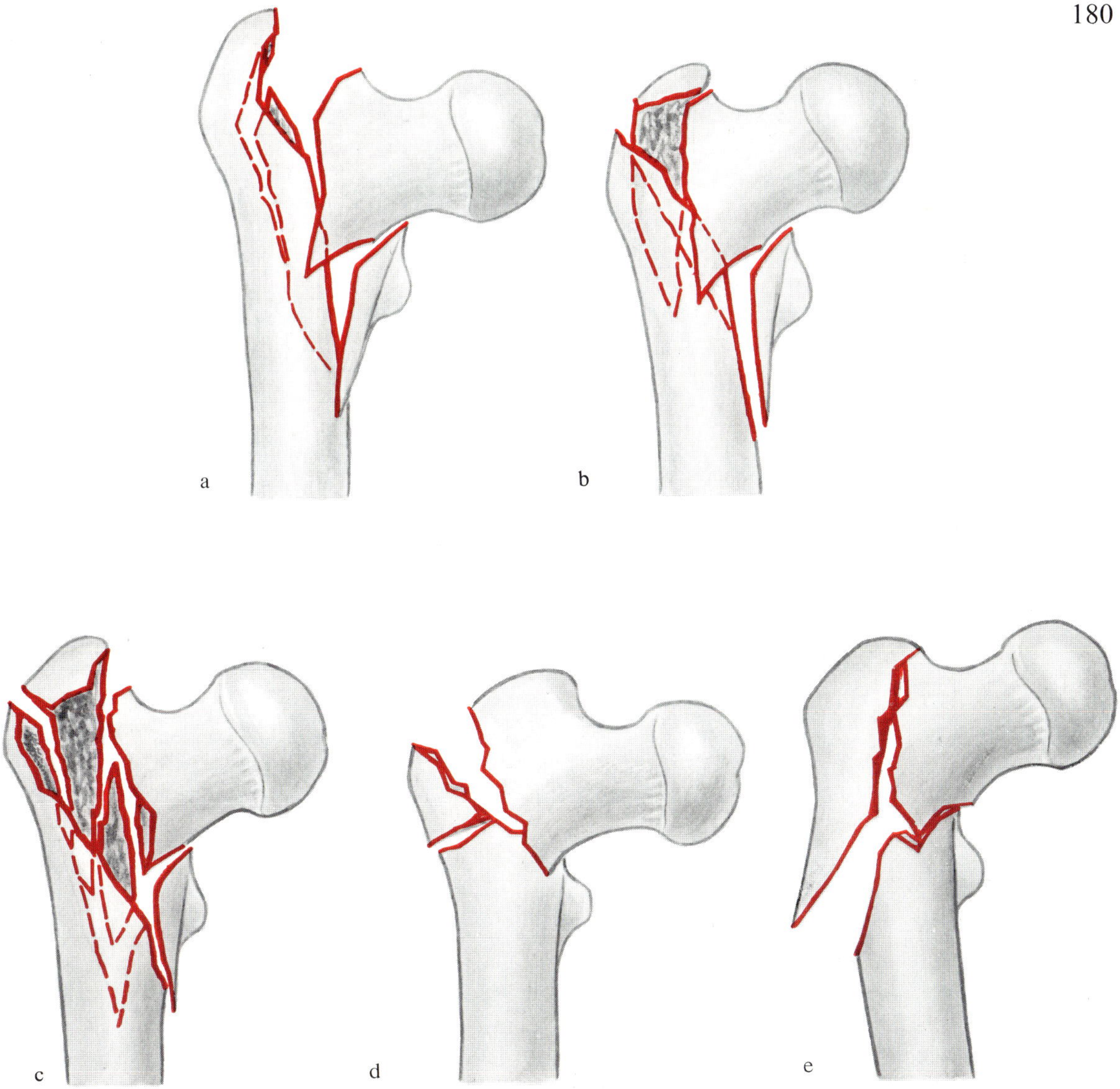

Operationstechniken bei pertrochanteren Frakturen

1. Osteosynthese mit der 130°-Winkelplatte. Diese Methode hat sich bei der stabilen Bruchform ohne Trochanter minor-Fragment bewährt. Nach anatomischer Reposition und provisorischer Fixation mit Kirschnerdrähten werden die Fragmente in Abduktion des Beines eingestaucht, um die gewünschte leichte Überkorrektur des Schenkelhalses in Valgus zu erreichen. Einsetzen und Lage der Platte, die normalerweise einen 4- bis 6-Loch-Schaft aufweist (s. unter Technik S. 96). Eine gute mediale Abstützung muß auf jeden Fall gewährleistet sein.

2. Osteosynthese mit der Kondylenplatte. Sie wird immer häufiger bei allen durch anatomische Reposition und Einstauchung stabilisierbaren Frakturen angewendet. Ihr großer Vorteil liegt in der Möglichkeit, auf Höhe des Kalkarspornes eine interfragmentäre Kompression mittels Schrauben durch die Platte und damit eine Dreieckverstrebung des proximalen Fragmentes zu erreichen. In der Regel verwendet man eine Platte mit 5- oder 7-Loch-Schaft entsprechend der Technik S. 94. Ein ausgebrochenes Trochanter minor wird immer mittels einer freien Zugschraube refixiert. Wiederherstellung der medialen Abstützung und Einstauchung in Valgus sind jedoch auch hierbei unbedingte Voraussetzung.

3. Umlagerung mit 130°-Winkelplatte. Ist eine anatomische Rekonstruktion wie bei Trümmerbrüchen oder eine genügende Stabilität wie bei einfachen Bruchformen verbunden mit hochgradiger Osteoporose nicht möglich, hat sich die Umlagerung mit starker Überkorrektur des proximalen Hauptfragmentes in Valgus bewährt. Meist ist eine trapezförmige Resektions-Osteotomie notwendig. Entsprechend einer präoperativen Planskizze wird das Ausmaß der Resektion unter Berücksichtigung einer seitengleichen Beinlänge bestimmt. Das Plattensitzinstrument wird wie bei der Kondylenplattenosteosynthese möglichst kranial in den lateralen Schenkelhalsstumpf gegen die kaudale Kopfhälfte eingeschlagen. Somit kann intraoperativ selbst nach Anlegen des Plattensitzes zwischen Kondylenplattenosteosynthese und Umlagerungsosteotomie entschieden werden. Nach Einsetzen des Plattensitzinstrumentes erfolgt zunächst die proximale Resektion. Unter Kontrolle der Beinrotation wird danach die schräg nach distal verlaufende Osteotomie des Schaftfragmentes angelegt. Wenn möglich wird die proximalste Schraube als interfragmentäre Zugschraube angelegt. Der Trochanter major wird mit einer Drahtzuggurtung befestigt, der Trochanter minor nicht berücksichtigt.

Abb. 181

a Einfache pertrochantere Femurfraktur

b Bevorzugte Fixation derselben mit einer 5-Loch-Kondylenplatte nach Einstauchung im Valgussinn. Klingenspitze in der kaudalen Kopfhälfte unter der Kreuzungsstelle der Zug- und Drucklamellen. Die zwei obersten Kortikalisschrauben sind Zugschrauben im Kalkarsporn

c Fixation der einfachen pertrochanteren Fraktur mit 130°-Platte nach Einstauchung in Valgus

Abb. 182 *Bei Ausbruch des Trochanter minor,* insbesondere aber, wenn die mediale Abstützung rekonstruiert werden muß, ist die Kondylenplatte indiziert. Ein langer medialer Ausbruchkeil wird vorgängig mit freien Zugschrauben an das distale Hauptfragment fixiert

Abb. 183 *Umlagerungsosteotomie und Osteosynthese mit 130°-Winkelplatte bei einem Trümmerbruch*

Resektion eines Trapezes vom distalen Hauptfragment, nach allfälliger Resektion des Kalkarspornes entsprechend der Planskizze. Die Überkorrektur in Valgus erfolgt um 30–50°. In der Regel genügt eine 50 mm lange Klinge. Die proximalste Plattenschraube verbessert als interfragmentäre Zugschraube insbesondere die Rotationsstabilität. Die gestrichelte Linie entspricht der Pause der gesunden Seite

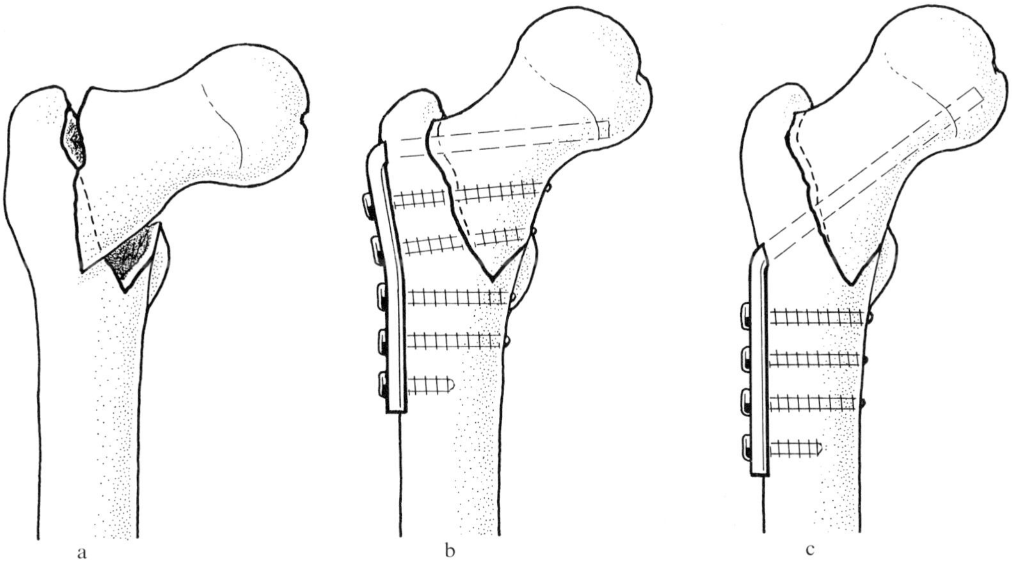

181

a b c

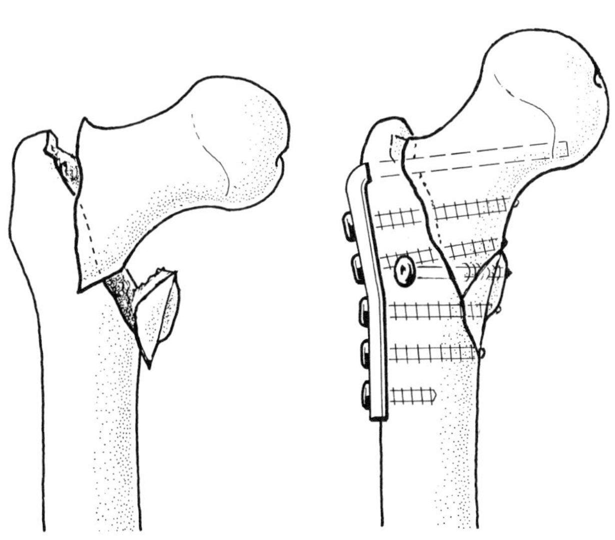

182

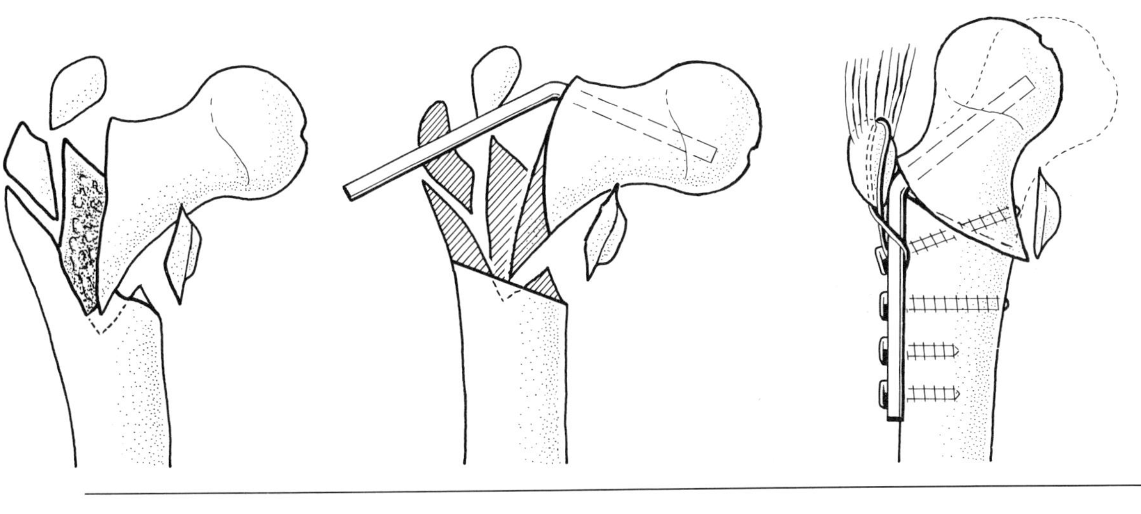

183

Beispiele von pertrochanteren Frakturen

Abb. 184 *Stabile pertrochantere Femurfraktur.* Nach Reposition leichte Überkorrektur im Valgussinn durch Einstauchen. Fixation mit Kondylenplatte

Abb. 185 *Stabile pertrochantere Fraktur mit Ausbruchfragment des Trochanter major.* Anatomische Reposition und Überkorrektur in Valgusstellung durch Einstauchen. Fixation mit 130°-Platte. Zusätzliche freie Spongiosa-Zugschraube durch das Trochantermassiv kranial der Plattenklinge. Fixation des Trochanter major mittels Drahtzuggurtung

Abb. 186 *Instabile pertrochantere Fraktur mit großem medialem Ausbruchkeil.* Zunächst Refixation des Ausbruchkeiles am distalen Hauptfragment mit separater Zugschraube, dann übliche Reposition, Überkorrektur durch Einstauchen und Fixation mit Kondylenplatte. Die beiden proximalen Kortikalisschrauben sind Zugschrauben im Kalkar. Die 3. und 4. Schraube sind ebenfalls Zugschrauben durch die Platte

Abb. 187 *Pertrochantere Trümmerfraktur.* Umlagerung und Fixation mit 130°-Winkelplatte. Die oberste Schraube durch die Platte bewirkt eine interfragmentäre Kompression und wirkt vor allem rotationsstabilisierend. Refixation des Trochanter major mittels Drahtzuggurtung um die proximalste Schraube

Abb. 188 *Pertrochantere Fraktur mit lateral-ventralem Ausbruchkeil.* Bei der intertrochanteren Fraktur kann die Reposition schwierig sein. Oft ist sie erst nach Einschlagen der Plattenklinge unter Verwendung des Plattenschaftes als Repositionshilfe möglich. Wichtig ist die mediale Abstützung. Bei genügend großer Knochenbrücke lateral unter der Plattenklinge wird die Platte vorgespannt. Refixation des Ausbruchfragmentes mit einer separaten Zugschraube

Abb. 189 Bei der *"reversed fracture"* können ähnliche Repositionsprobleme wie bei subtrochanteren Frakturen bestehen. Dann wird ebenfalls vor der Reposition die Plattenklinge eingetrieben, die Platte am proximalen Fragment verschraubt und schließlich die Reposition an der Platte durchgeführt. Wichtig ist auch hier die Rekonstruktion einer medialen Abstützung, eventuell ist eine Spongiosaplastik notwendig. Die beiden proximalen Schrauben durch die Platte bewirken eine interfragmentäre Kompression

184

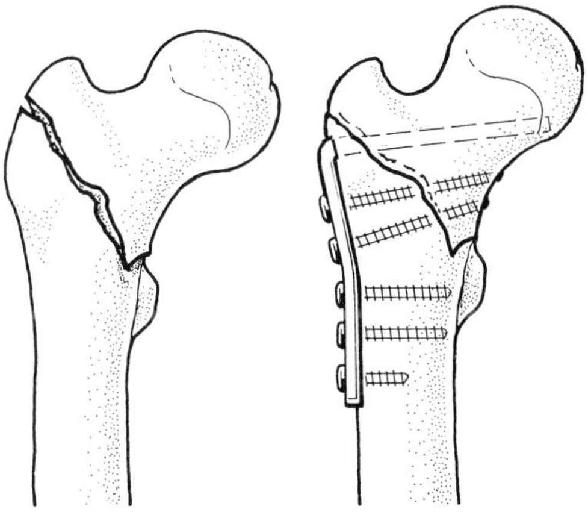

185

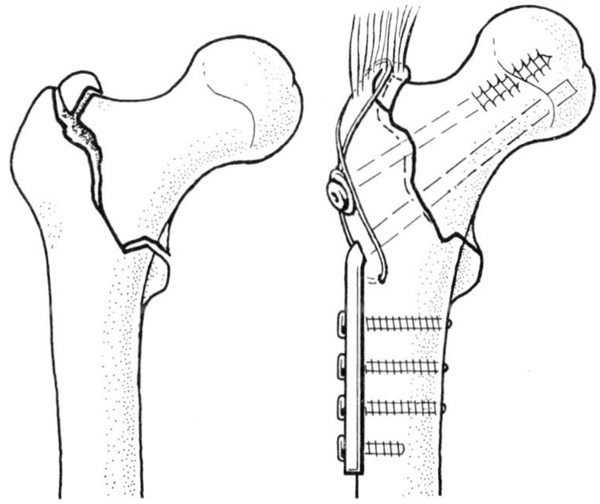

186

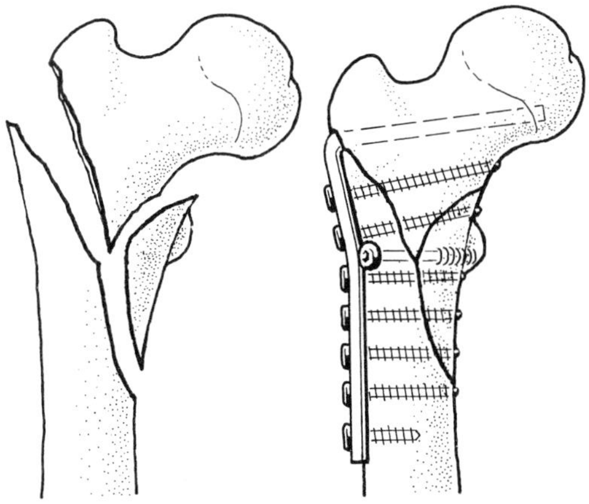

187

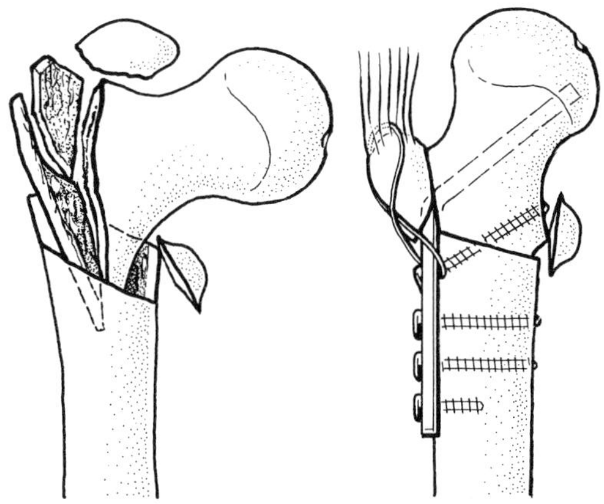

188

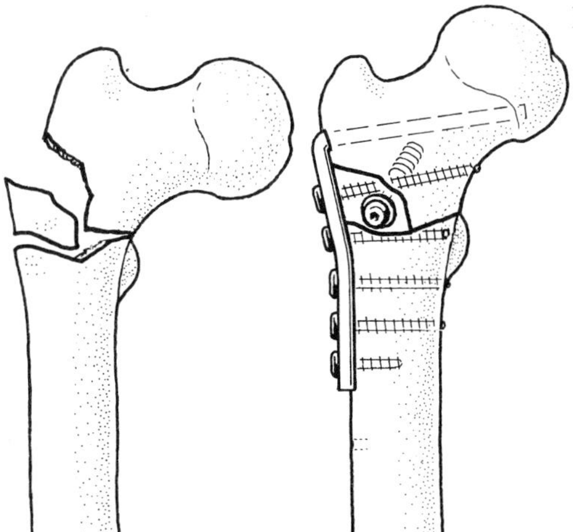

189

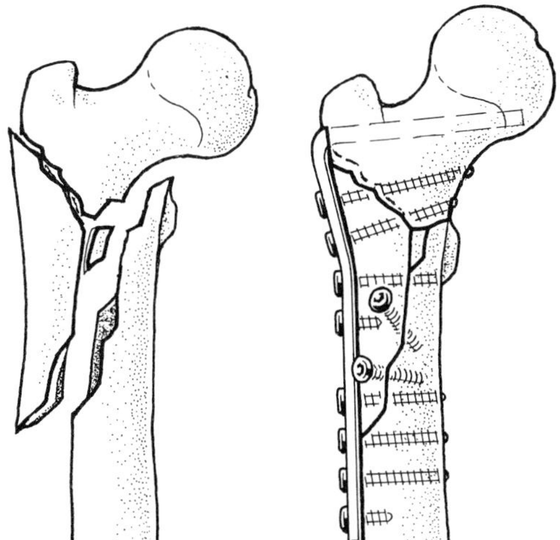

1.7.2 Femurschaftfrakturen

Bei den Femurschaftfrakturen sind die Vorteile der stabilen Osteosynthese besonders eindrücklich. Bei konservativer Behandlung ist eine Extension während 2–4 Monaten notwendig, und selbst danach sind erhebliche Achsenfehlstellungen und verzögerte Konsolidierung nicht selten. Zudem beansprucht die Rehabilitation zur Wiedererlangung einer guten Kniegelenkbeweglichkeit Monate und Jahre.

Deshalb operieren wir grundsätzlich alle Femurschaftfrakturen beim Erwachsenen. Für das mittlere Drittel wählt man mit Vorteil den dicken Marknagel nach Ausbohren der Markhöhle, für den proximalen und distalen Schaftanteil eine Kondylenplatte oder eine breite Spann-Gleitloch (DC)-Platte. Gerade Platten liegen latero-dorsal unter Vorspannung und entfalten somit einen Zuggurtungseffekt. Beim geringsten medialen Kortikalisdefekt ist eine Spongiosaanlagerung erforderlich. In den Hauptfragmenten sollten die Schrauben wenn möglich 7 Kortikales fassen.

Zur Reposition aller Femurschaftfrakturen hat sich das Distraktionsgerät der AO bewährt. Eine Kombination von Marknagel und Platte bei Trümmerfrakturen ist nur dann zu empfehlen, wenn die Reposition so mit dem Distraktor erfolgt, daß die Einzelfragmente noch mit der Muskulatur verbunden sind (Abb. 87).

Lagerung: Bei Marknagelung Seitenlage (Abb. 83), bei Verplattungen Rücken- oder Seitenlage.

Bemerkung: Bei Trümmerfrakturen kann die Operation unter Extension am Tibiakopf ($^1/_7$ des Körpergewichtes) um 1–2 Wochen hinausgeschoben werden. Nach Atrophie der Muskulatur ist die Reposition einfacher, und infolge lokaler Hyperämie besteht meist ein gewisser Fragmentumbau, der für die spätere Einheilung förderlich sein kann.

Abb. 190 *Hautschnitte am Oberschenkel*

1 Für die Marknagelung führt man die Längsinzision von der Trochanter-major-Spitze nach kranial

2 Proximaler lateraler Schnitt = laterale Standardinzision zur Behandlung einer pertrochanteren Fraktur oder für eine intertrochantere Osteotomie. Dabei wird stets dorsal vom M. vastus lateralis eingegangen

3 Lateraler Zugang auf der Linie Trochanter major-Spitze-Epicondylus lateralis. Briefkasten-Zugang zum Schaft dorsal vom M. vastus lateralis. Die Arteriae perforantes werden präliminär ligiert, so daß der Blutverlust gering bleibt. Ein ventraler Zugang führt zu Verklebungen der verschiedenen Quadricepsanteile oder gar zur Zerstörung der arteriellen Blut- und Nervenversorgung des M. vastus lateralis

4 Schnittführung im distalen Bereich des Oberschenkels. Bei tangentialem medialen Kondylenbruch ist eine Gegeninzision medial der Patella (5) erforderlich

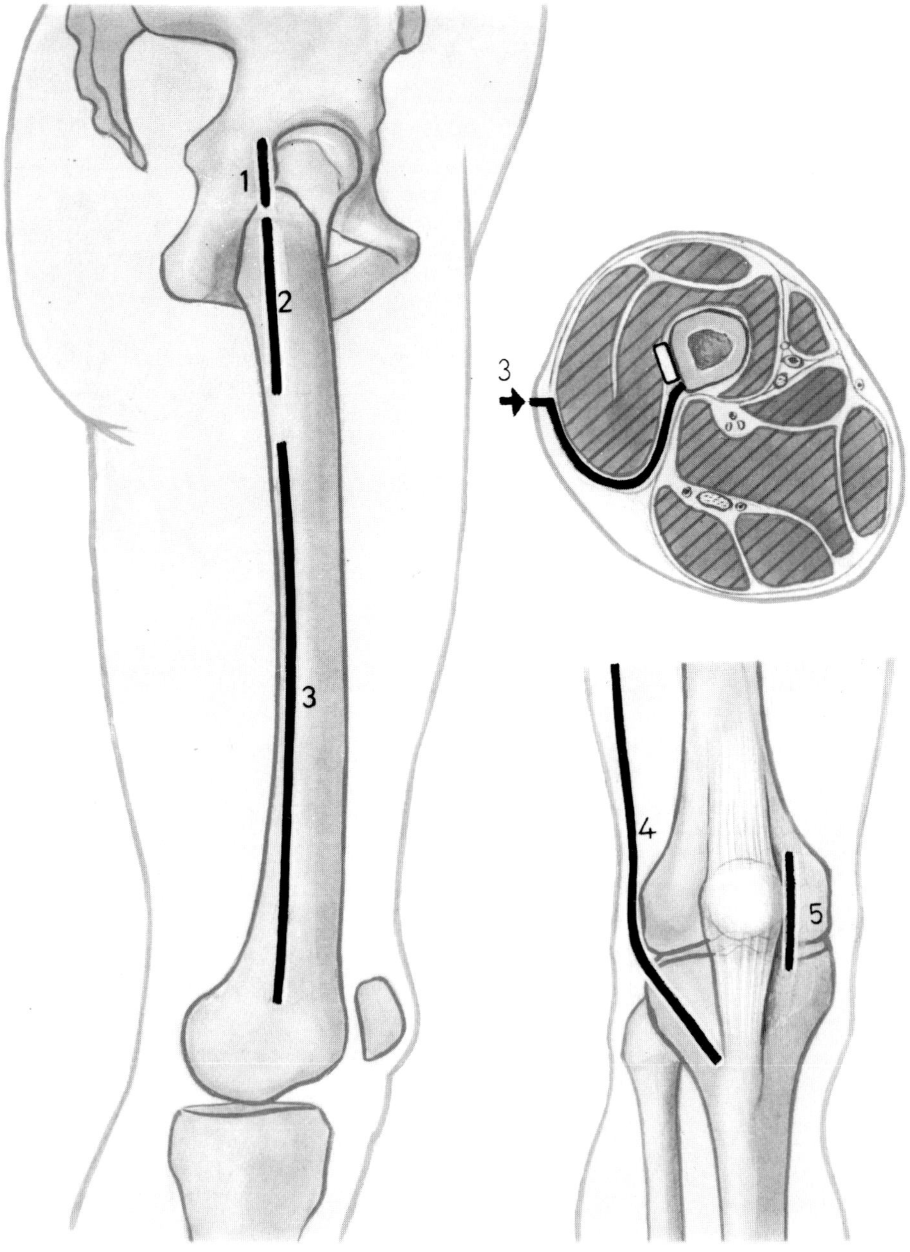
1
2
3
3
4
5

Subtrochantere Frakturen (= Schaft P)

Die vorgeschlagene Einteilung will Prognose und Schwierigkeiten der Osteosynthese beinhalten.

Die *einfache Fraktur* (A) wird reponiert und mit einer Zugschraube fixiert, dann wird die Kondylenplatte eingesetzt.

Die *Frakturen mit Drehkeil* (B1 äußere, B2 innere Drehkeile) werden mit einer oder zwei Zugschrauben zu einer einfachen Fraktur gestaltet. Dann Reposition und temporäre Fixation mit Knochenhaltezangen, Einsetzen von Plattensitzinstrument und Kondylenplatte.

Die *Mehrfragmenten- und Trümmerfrakturen* werden vorerst nicht reponiert, sondern Plattensitzinstrument und Plattenklinge werden vor der Reposition mit dem Distraktor im proximalen Fragment eingesetzt.

Die Operationsplanung erfolgt auf einer Skizze der gesunden Seite, in die die verschiedenen Frakturen und die richtige Reihenfolge der Implantate eingezeichnet werden.

Abb. 191 *Einteilung der subtrochanteren Frakturen*

a Einfache subtrochantere Schräg-, Quer- oder Torsionsfraktur

b Lateraler Keil

c Medialer Keil

d Mehrfragmentenbruch

e Trümmerbruch

191

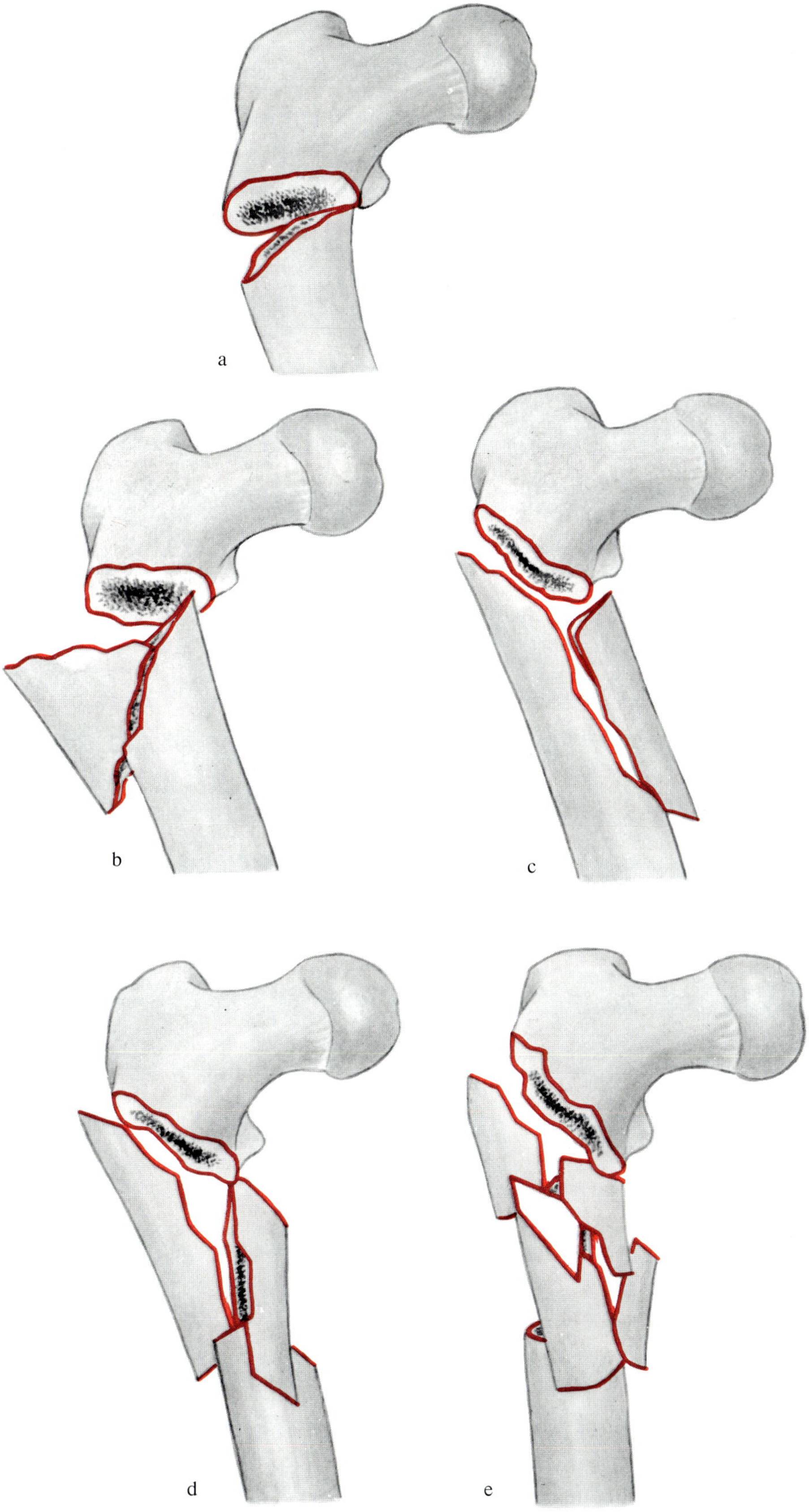

Subtrochantere Frakturen ohne und mit Torsionskeil

Technik der Verplattung einer einfachen subtrochanteren Fraktur: 20 cm langer Längsschnitt (Abb. 160). Eingehen hinter dem M. vastus lateralis, der nach ventral verschoben wird. Einsetzen von drei Knochenhebeln (Abb. 176b). Freilegen der Fraktur und des Schenkelhalses. Reposition und Verschraubung von ventral her. Ein Knochenhebel wird nun am Adambogen, ein anderer dorsal in der Trochantergegend eingesetzt und die Spitze eines kleinen Hohmannhebels liegt kranial im Schenkelhals. Einschlagen der Plattenklinge wie auf Abb. 192: Einsetzen von Kirschnerdrähten entsprechend Schenkelhalswinkel und Antetorsion, Einschlagen des Plattensitzinstrumentes mit seinem Zielgerät, Einführen der Plattenklinge. Zusätzliche Dreieckverstrebung im proximalen Fragment mit zwei Kortikalisschrauben, die durch den Kalkar geführt werden. Vorspannung der Platte mit Hilfe der ovalen Spann-Gleit (DC)-Löcher oder des Plattenspanners. Verschraubung der Platte, sobald die einwandfreie Reposition kontrolliert worden ist.

Bei einem einzelnen Torsionskeil wird dieser am distalen Fragment verschraubt, dann werden die Hauptfragmente reponiert und temporär mit einer Knochenhaltezange fixiert. Danach Vorgehen wie oben.

Abb. 192 *Ablauf der Operation je nach Frakturtyp*

A Reposition, Zugschraube (1), Kondylenzielgerät, richtunggebende Kirschnerdrähte, Platteneintrittsstelle, Kondylenplatte (2), Verstrebungs-Kortikalisschraube im Kalkar (3), axiale Kompression (4)

B1, B2 Reposition von Drehkeil auf proximales oder distales Fragment mit Zugschraube (1). Reposition der Hauptfragmente und temporäre Fixation mit Knochenhaltezange. Plattensitz und Klinge der Kondylenplatte (2) im Schenkelhals. Dreieckverstrebung mit Kortikalisschrauben im Kalkar (3). Kompression mit Spanner oder Spann-Gleit (DC)-Löchern (4). Proximale Zugschraube (5) und Einsetzen der übrigen Schrauben

192

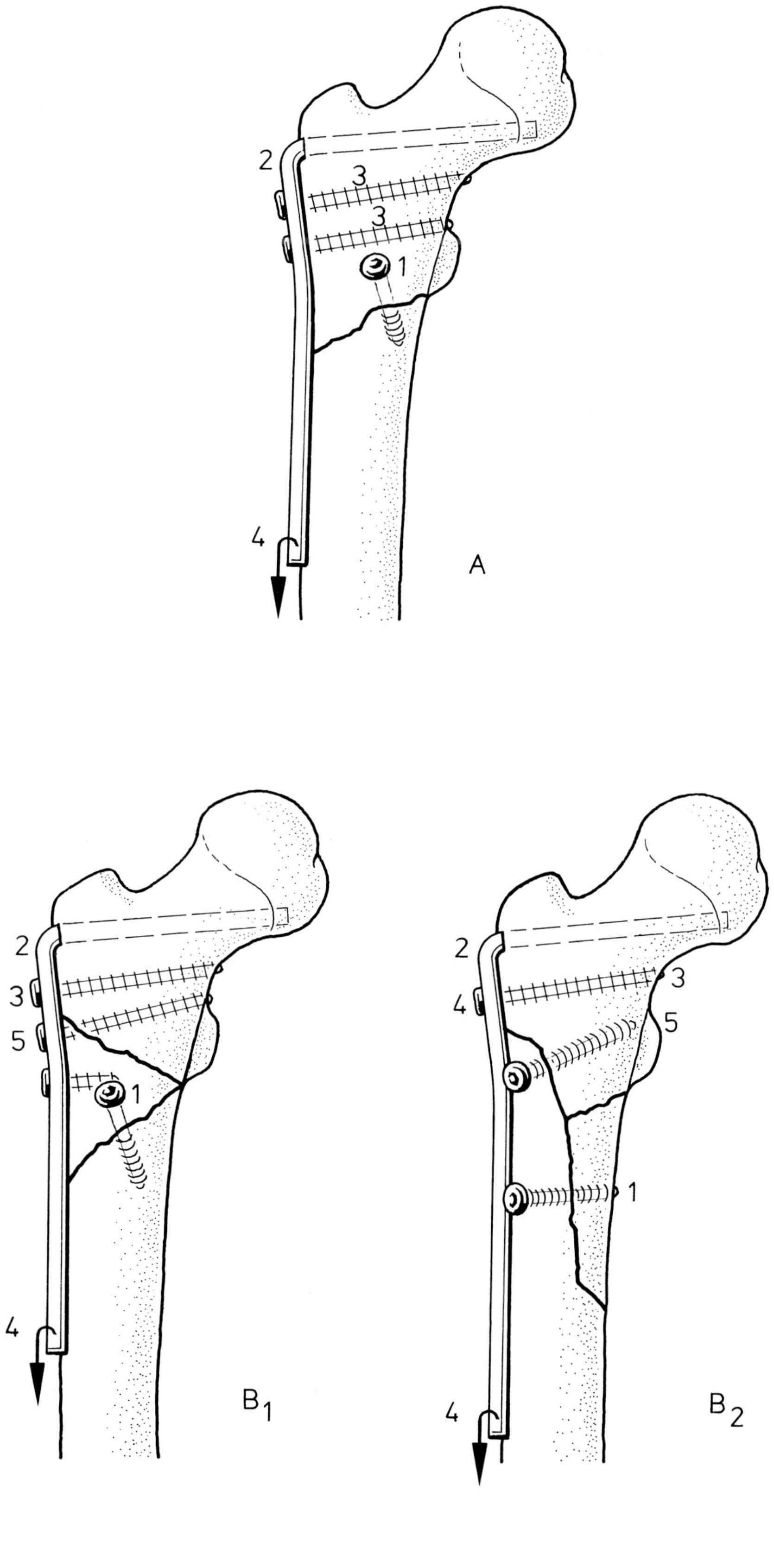

Subtrochantere Mehrfragmentenbrüche und Trümmerbrüche

Das proximale Femur wird vor der Reposition der Fraktur mit der Klinge der Kondylenplatte fixiert und die Reposition erfolgt mit dem Distraktor. Die exakte Lage der Klinge der Platte im Schenkelhals wird präoperativ auf Grund einer Skizze der gesunden Seite berechnet und eingezeichnet.

Technik: Nach Einführen des Plattensitzinstrumentes und danach der Plattenklinge wird das proximale Femur zusätzlich mit einer oder zwei Kortikalisschrauben fixiert. Der proximale Verbindungsbolzen des Distraktors wird in einem Bohrloch durch ein Plattenloch eingesetzt und die Fraktur mit dem Distraktor je nach Fragmentzahl mehr oder weniger gut reponiert. Danach Fixation der Platte distal mit einer kurzen Schraube und Testung der Rotationsstellung. Die großen Zwischenfragmente werden an die Platte verschraubt. Zusätzlich ist eine ausgedehnte autologe Spongiosaanlagerung angezeigt.

Abb. 193 *Ablauf der Operation*

C1, C2 Wenn möglich vorerst Fixation eines proximalen lateralen Fragmentes mit einer Zugschraube (1). Plattensitz und Kondylenplatte (2), Kortikalisschrauben im Kalkar (3), Bohren eines 4,5 mm-Loches im zweiten Loch der Kondylenplatte und Eindrehen des Verbindungsbolzens (4). Ansetzen des Distraktors (5), Distraktion (6). Reposition und bei Wiederherstellung einer lateralen oder medialen Kontinuität Vorspannung der Platte. Fixation der Platte mit kurzer Schraube (7) und Kontrolle der Reposition. Zugschraube (8) und kurze und lange Fixationsschrauben (9)

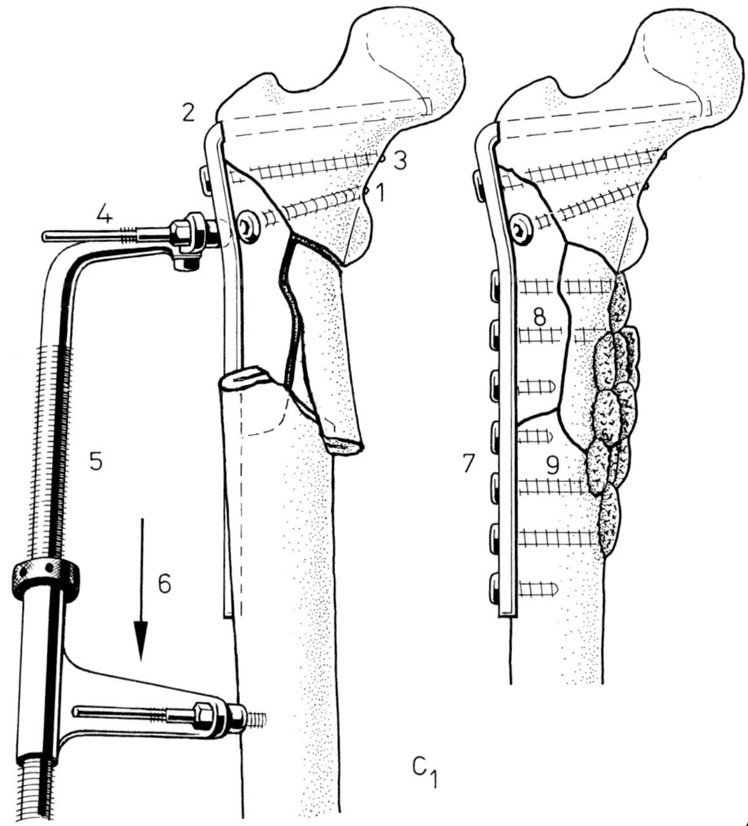

C_1

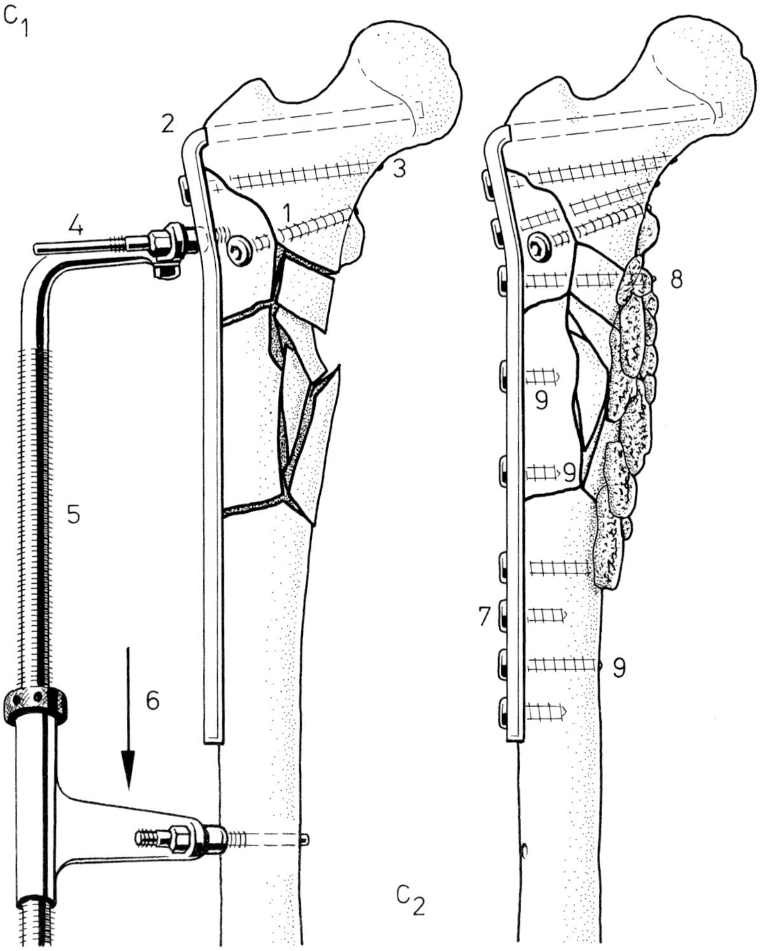

C_2

Beispiele von subtrochanteren Frakturen

Abb. 194 *Einfache subtrochantere Fraktur.* Versorgung mit einer Kondylenplatte. Vorerst Reposition und Fixation mit einer Zugschraube. Die Klinge liegt im Schenkelhals an der errechneten Stelle. Eine Kortikalisschraube stabilisiert das proximale Fragment mit der Platte. Die zweite proximale Schraube wirkt als Zugschraube. Sie wird erst nach dem Vorspannen der Platte eingesetzt

Abb. 195 *Subtrochanterer Ausbruchskeil.* Vorerst interfragmentäre Kompression mit Zugschrauben, dann Einsetzen der Kondylenplatte. Einige Schrauben sind kurz

Abb. 196 *Subtrochantere Splitterfraktur mit ungenügendem medialem Halt.* Vorerst Einführen der Plattenklinge im proximalen Fragment und Verschraubung des Kalkar. Dann Reposition mit dem Distraktor und Fixation der verschiedenen Fragmente an der Platte unter Zug. Nach Anfrischung des Knochen medial erfolgt die zuletzt notwendige autologe Spongiosaplastik. Eine postoperative Entlastung während 6–8 Wochen ist notwendig, um in dieser Zeit den Spänen medial die Möglichkeit der Brückenbildung zu geben

194

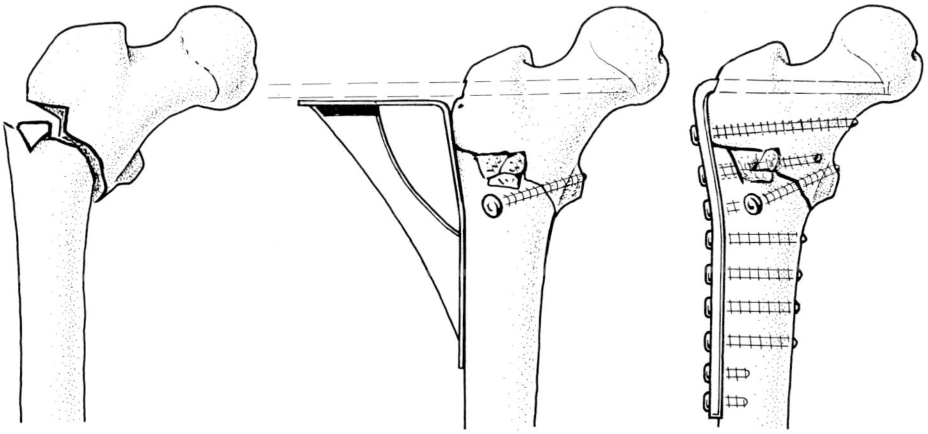

195

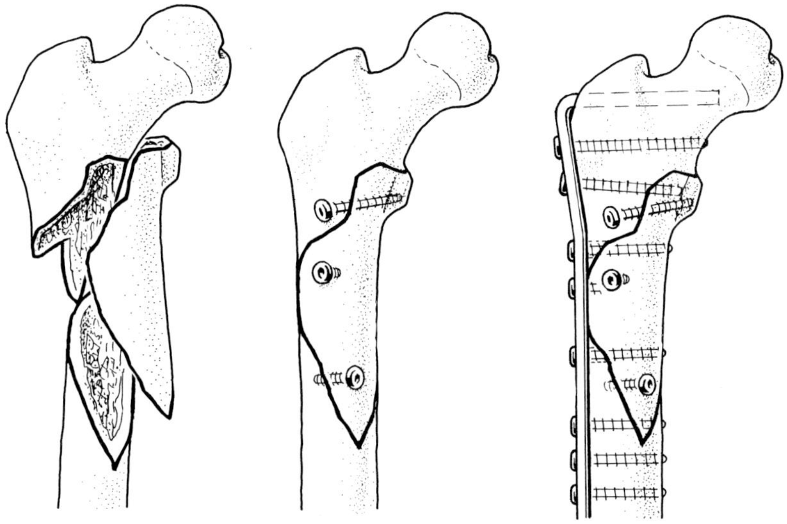

196

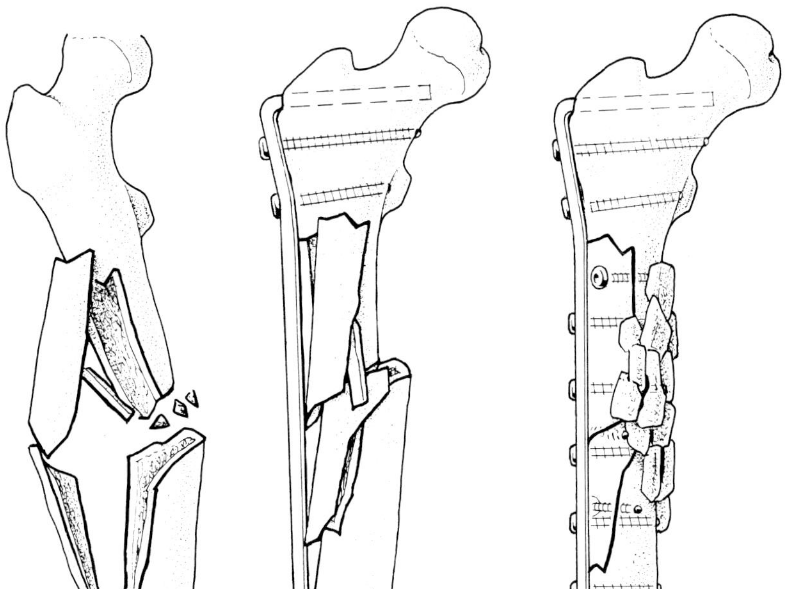

Femurschaft mittleres Drittel (= Schaft M)

Das mittlere Drittel des Femurschaftes ist die Domäne der Marknagelung nach Ausbohrung der Markhöhle (Abb. 84), bei Trümmerbrüchen in Kombination mit Schrauben, Cerclage oder schmaler Platte (Abb. 87f). Wird eine Platte allein verwendet, so ist immer eine Spongiosaanlagerung auf der Gegenkortikalis erforderlich.

Lagerung und Schnittführung s. Abb. 83.

Marknagelung: Technik der offenen Marknagelung s. Abb. 84, der gedeckten Marknagelung s. Abb. 89. Meistens wird zur Reposition bei der offenen Marknagelung der Distraktor verwendet (Abb. 87). Eingehen auf den Knochen zwischen Septum intermusculare und M. vastus lateralis. Zum Ausbohren der Markhöhle wird entweder der Schnitt nach proximal verlängert oder ein separater Längsschnitt über der Trochanter-major-Spitze angelegt.

Nachbehandlung: Stets Rechtwinkellagerung während 5–6 Tagen (Abb. 103b).

Abb. 197 *Einfache Femurschaftfraktur.* Aufbohren bis 15 mm. Einschlagen eines 15 mm-Nagels, da es sich hier um einen Mann handelt. Für eine Frau genügt meist Ausbohren bis 13 mm und Nagel von 13 mm (s. S. 106)

Abb. 198 *Stückfraktur.* Beide Frakturen liegen im mittleren Drittel. Aufbohren nach Reposition und vorläufige Fixation des mittleren Fragmentes mit Verbrugge-Zangen. Aufbohren nur bis 12 oder 13 mm. Verwendung eines 12–13 mm-Nagels, da die Aufbohrung in mäßigen Grenzen zu halten ist, um das mittlere Fragment nicht zu rotieren

Abb. 199 *Splitterfraktur.* Technik s. Abb. 87. Verwendung des Distraktors über dem Marknagel s. S. 120. Ausbohren der Markhöhle bis 15 mm und Einschlagen eines entsprechenden Marknagels. Verschraubung der mittleren großen Fragmente mit zwei Schrauben, dann Entfernung des Distraktors. Zusätzliche Fixation mit schmaler Platte s. Abb. 87f

Abb. 200 *Spann-Gleitloch (DC)-Platte bei Schrägfraktur.* Stets Zugschrauben durch Fraktur und Spongiosaanlagerung auf Gegenkortikalis

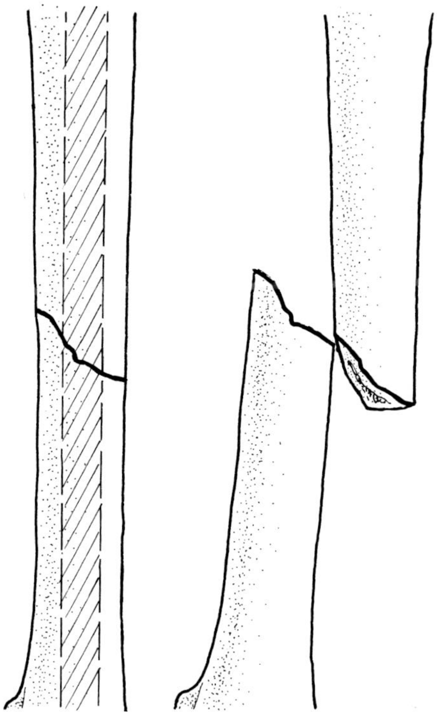

197

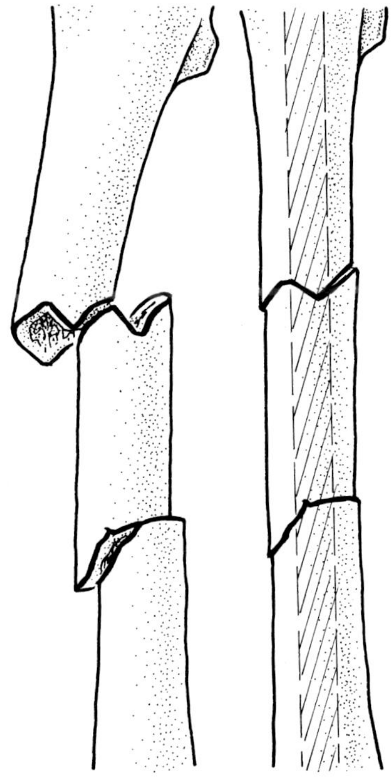

198

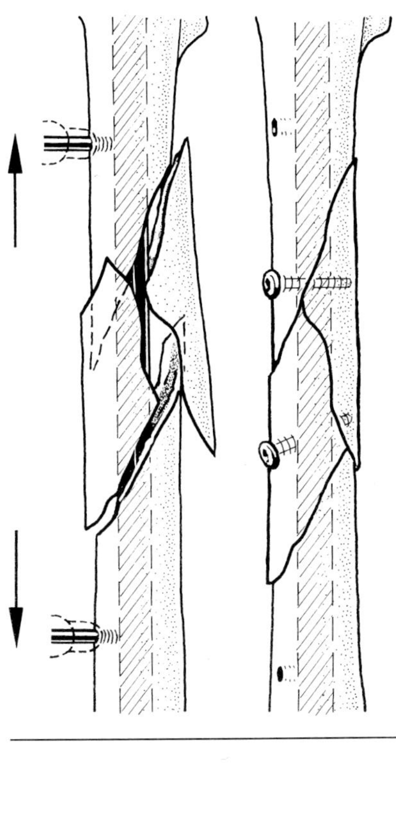

199

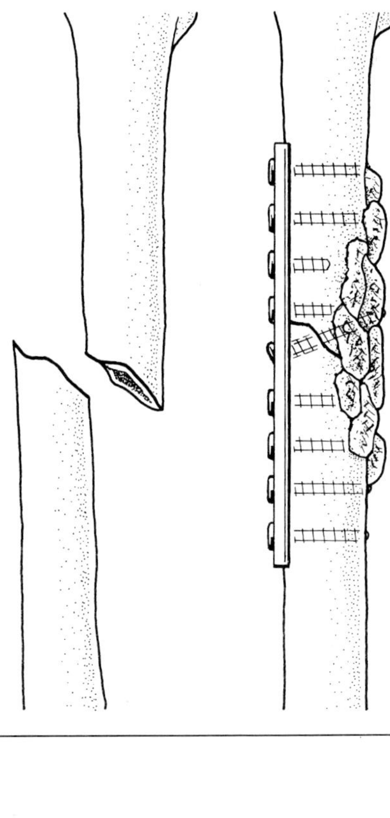

200

Femurschaft distal (= Schaft D)

Der Marknagel kann sich im trompetenförmigen distalen Femuranteil nicht einklemmen, auch nicht nach Ausbohren der Markhöhle. Um bei einer Fraktur, die sich einrastert, einen genügenden Halt zu erhalten, ist es notwendig, den Nagel bis 2 cm proximal von der femoro-tibialen Gelenkfläche einzutreiben. Wenn dies nicht möglich ist, sollte eine zusätzliche Platte zur Sicherung der Rotation (Abb. 202) neben dem Marknagel eingesetzt werden. Ein Ausbohren der Markhöhle ist an sich überflüssig oder sollte in engen Grenzen erfolgen.

Wird eine Platte eingesetzt, muß immer eine Spongiosaanlagerung an der Gegenkortikalis gleichzeitig zur Durchführung kommen. Wenn möglich soll eine Zugschraube den Frakturspalt kreuzen.

Splitterfrakturen s. distale Femurfrakturen (Abb. 205 A3).

Abb. 201 *Distale quere Femurfraktur.* Nach der Reposition rastern sich die Fragmentenden ineinander. Verwendung eines 14 mm-Marknagels nach Aufbohren der Markhöhle. Nagel geht bis knapp oberhalb des femoro-tibialen Gelenkes

Abb. 202 *Mehrfragmentenbruch links,* versorgt mit Marknagel, schmaler Neutralisationsplatte und medialer Spongiosaplastik

Abb. 203 *Schräge Fraktur zwischen medialem und distalem Drittel* bei einem jugendlichen Patienten. Versorgung mit Spann-Gleitloch (DC)-Platte, Zugschraube und Spongiosaanlagerung

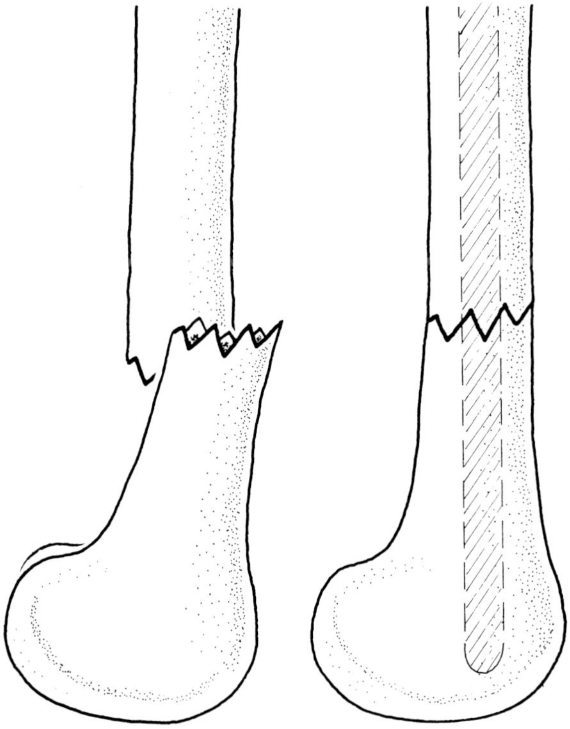

201

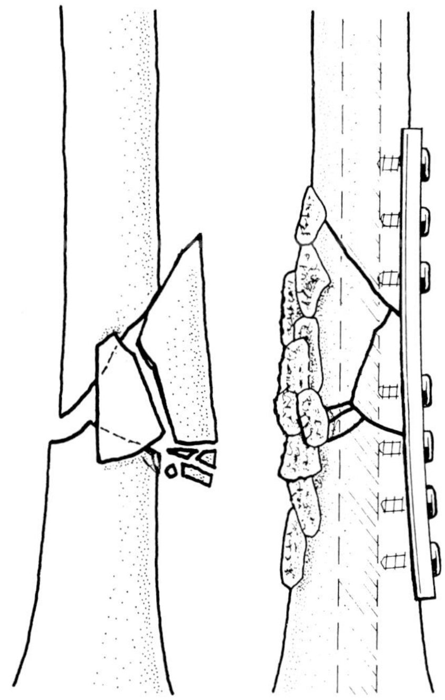

202

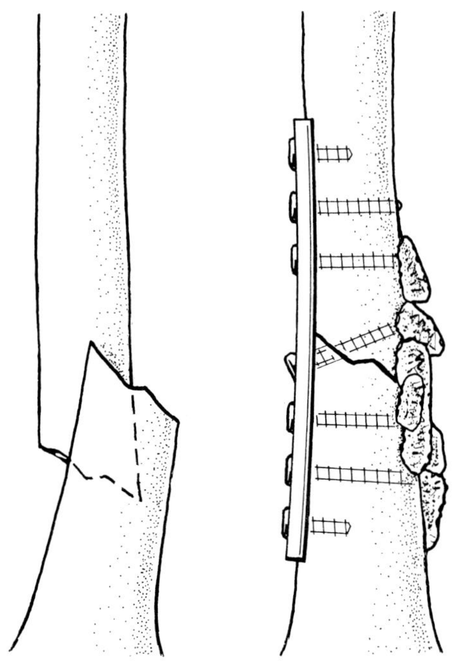

203

1.7.3 Frakturen des distalen Femur (metaphysäre und transkondyläre Frakturen)

Eine ähnliche Einteilung wie beim distalen Humerus gibt Auskunft über Diagnose, Prognose und notwendige Osteosynthesen.

Abb. 204 *Einteilung* (nach M.E. MÜLLER)

A1 Ausriß des medialen proximalen Bandansatzes

A2 Einfache suprakondyläre Fraktur

A3 Suprakondyläre und distale Femur-Tümmerfraktur

B1 Unikondyläre Fraktur (jugendlicher und osteoporotischer Knochen)

B2 Unikondyläre, bis Femurschaft reichende Fraktur mit intaktem vorderem Kreuzband am abgetrennten Fragment

B3 Tangentiale dorsale Fraktur einer oder beider Femurkondylen = Hoffa-Fraktur

C1 Inter- und suprakondyläre Fraktur, sog. T- oder Y-Fraktur

C2 Bikondyläre und distale Femur-Trümmerfraktur (Anlehnung an A2)

C3 Bikondyläre und distale Femur-Trümmerfraktur mit tangentialer ventraler Fraktur einer oder beider Kondylen

204

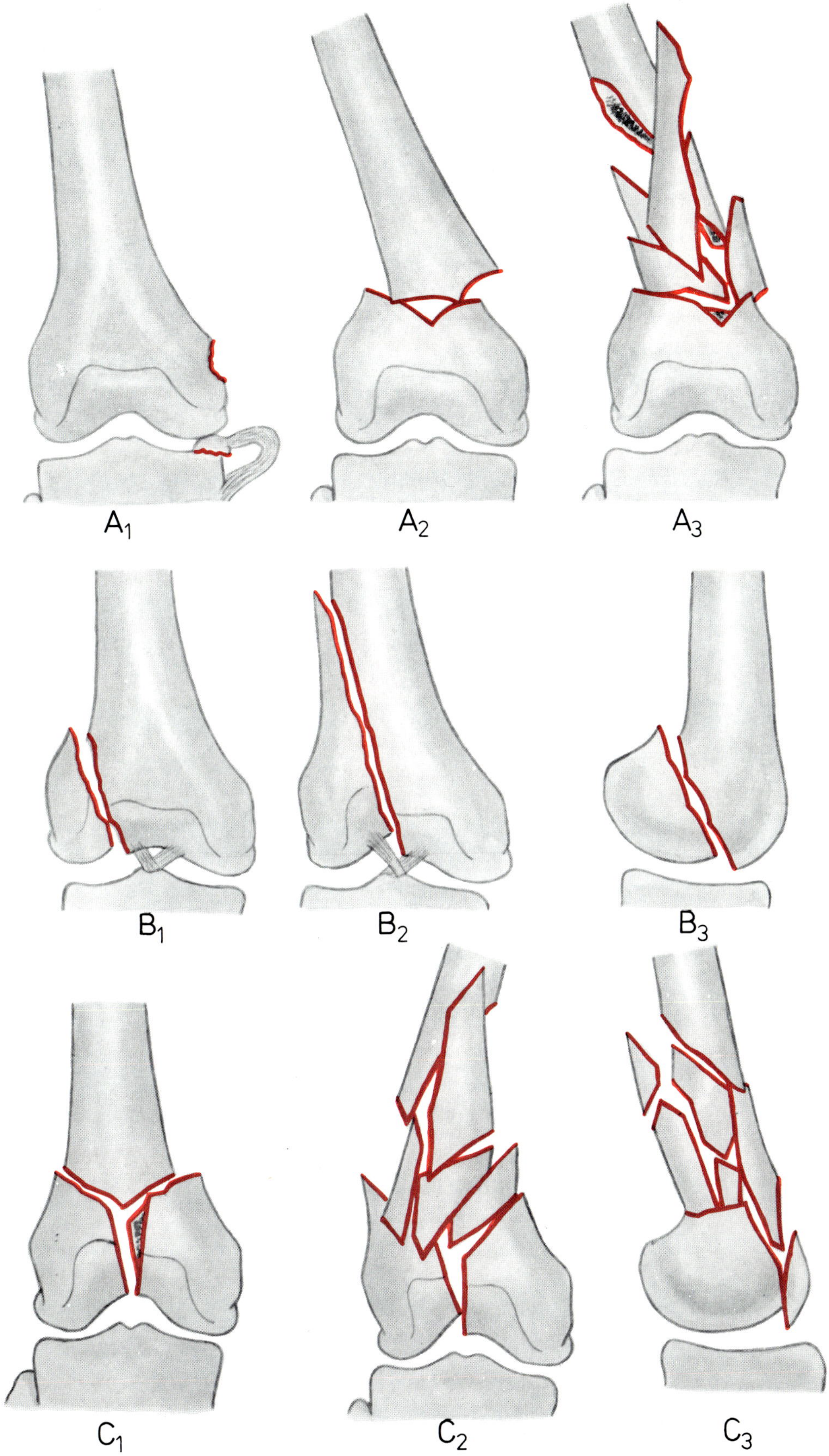

Therapie der distalen Femurfrakturen

Die Technik der Handhabung der Kondylenplatten und des dazugehörigen Instrumentariums sowie das korrekte Einsetzen des Plattensitzinstrumentes parallel zum Kniegelenkspalt und zum Femurschaft werden auf den S. 98 u. 100 eingehend erörtert. Die Hautschnitte sind auf S. 228 beschrieben.

Lagerung des Patienten: Während bei einfachen Frakturen die Rückenlage mit Kissen unter dem Kniegelenk genügen kann, raten wir in allen schwierigen Fällen zur Rechtwinkellagerung des Kniegelenkes auf einer Stütze, die auf Wunsch heruntergelassen werden kann. Das Einsetzen der richtunggebenden Kirschnerdrähte ober- und unterhalb der Patella (Abb. 69) wird dadurch einfacher. Die Reposition der Schaftfragmente kann durch den Extensionseffekt, welcher das Heben der Stütze beim Hinunterdrücken des Unterschenkels hervorgerufen wird, erleichtert.

Die *Technik der Osteosynthese* hängt vom diagnostizierten Frakturtyp ab und ist aus Abb. 205 ersichtlich.

Abb. 205 *Therapie der distalen Femurfraktur*

A1 Proximaler Ausriß des Seitenbandes fixiert mit 4,0-Spongiosaschraube mit Unterlagsscheibe mit Spitzen

A2 *Einfache suprakondyläre Fraktur:* Reposition, Fixation mit Kirschnerdrähten. Vorgesehene Plattensitzeintrittsstelle anbohren. Kondylenzielgerät anlegen, richtunggebende Kirschnerdrähte, Plattensitzinstrument einführen. 5-Loch-Kondylenplatte mit 50- oder 60-mm-Klinge und 1–2 Spongiosaschrauben im distalen Fragment (Dreieckverstrebung). Kompression mit Plattenspanner oder Spann-Gleit (DC)-Löchern

A3 *Suprakondyläre und distale Femur-Trümmerfraktur:* Keine Reposition. Rechtwinkellagerung. Richtunggebende Kirschnerdrähte. Anbohren der Plattensitz-Eintrittsstelle. Einführen des Plattensitzinstrumentes parallel zum Kniegelenk mit Führungsplatte parallel zur vermuteten Schaftrichtung. 9- bis 12-Loch-Kondylenplatte. Fixation der Platte am Femurschaft unter Druck auf Unterschenkel. Kontrolle der Rotation nach Einsetzen der ersten Schraube. Keine exakte Reposition der Zwischenfragmente, breite Kortikospongiosaplastik. Selten ist eine zweite Abstützplatte (lange T-Platte oder Spann-Gleitloch (DC)-Platte) medial notwendig

B1 *Unikondyläre Fraktur:* Bei jungen Patienten Verschraubung mit Spongiosaschraube mit langem Gewinde und Unterlagsscheibe nach exakter Reposition und temporärer Fixation mit Kirschnerdrähten.
Bei Osteoporose T-Platte als Abstützplatte. Nach Reposition temporäre Kirschnerdrahtfixation und definitive Fixation der anmodellierten T-Platte mit 2 Spongiosaschrauben

B2 Bei Vorliegen einer *sehr langen, schrägen Kondylenfraktur* bei hochgradiger Osteoporose ist eine lange T-Platte zu verwenden. Temporäre Fixation mit Repositionszange

B3 *Tangentiale dorsale Fraktur einer oder beider Femurkondylen = Hoffa-Fraktur:* Fixation mit Spongiosaschrauben mit 16 mm-Gewinde von ventral nach dorsal, möglichst rechtwinklig zur Beinachse. Schraubenköpfe möglichst lateral extraartikulär oder, wenn durch knorpelige Gelenkfläche, Schraubenkopf versenken bis unter die femoro-patellare Gelenkfläche

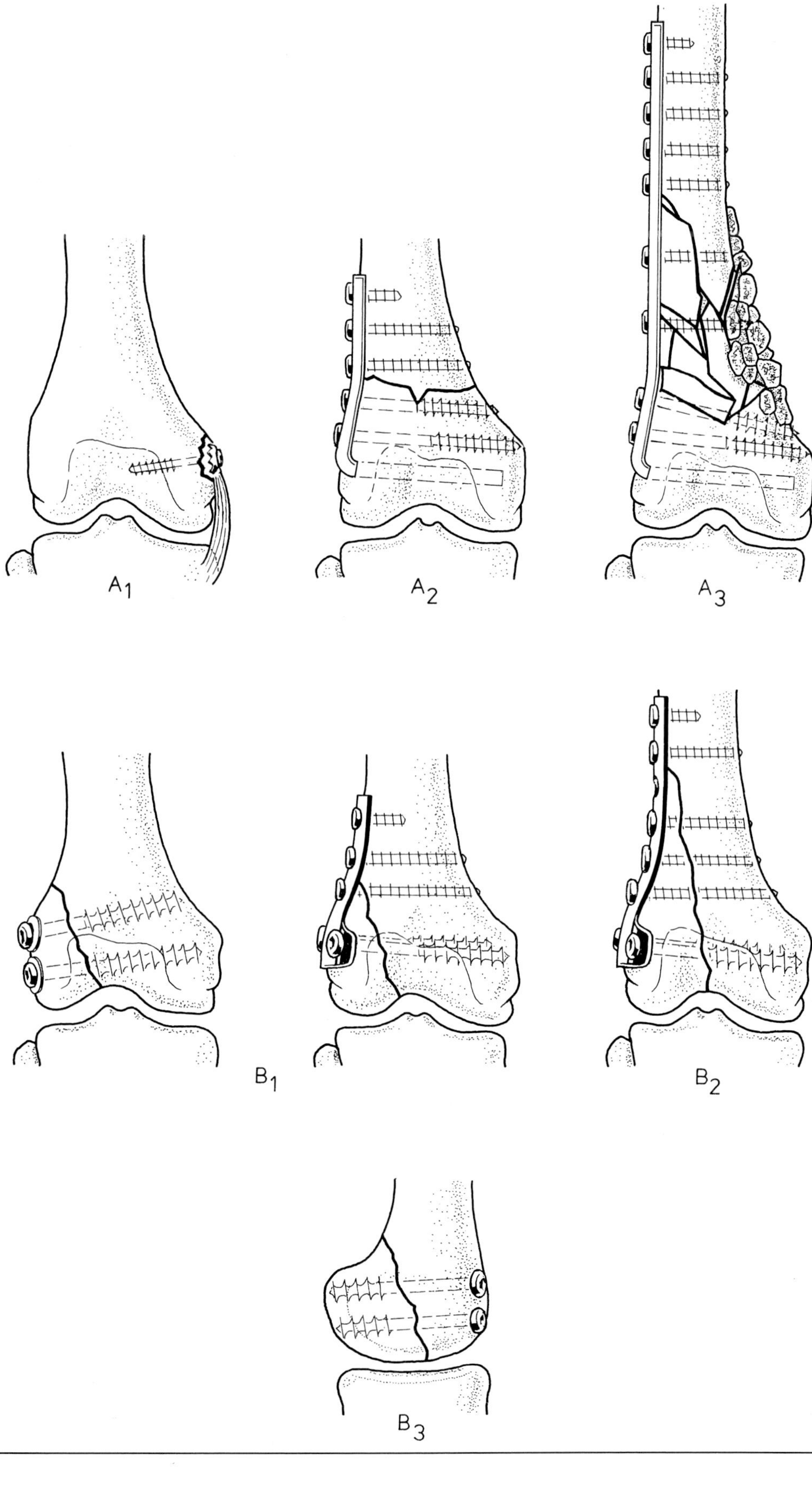
A1
A2
A3
B1
B2
B3

Nachbehandlung

Bei allen Operationen im mittleren und distalen Femurdrittel ist die Rechtwinkellagerung des Kniegelenkes während 5 Tagen angezeigt (Abb. 103b). Nach 5 Tagen kann der Patient auf dem Bettrand sitzen, und normalerweise ist die Gehfähigkeit nach weiteren ein bis zwei Tagen mit zwei Krückstöcken und leichter Belastung möglich. Allfälliges Hämarthros ist zu punktieren.

Abb. 206

C1 *Inter- und suprakondyläre Fraktur, sog. T- oder Y-Fraktur:* Festlegen der Plattensitz-Eintrittsstelle. Reposition der Kondylen in Rechtwinkelstellung des Kniegelenkes, wobei oft einzelne Kortikalisfragmente aus der zusammengestauchten Spongiosa herausgezogen werden müssen. Temporäre Spickung, dann Verschraubung mit 2 Spongiosaschrauben mit 32 mm-Gewinde und Unterlagsscheiben beidseits der vorgesehenen Eintrittsstelle. Vorbohren für das Plattensitzinstrument. Beim Einschlagen desselben genau parallel zum Kniegelenkspalt muß der Assistent einen festen Gegenhalt medial ausüben. Diese Fraktur kann auch wie eine suprakondyläre Fraktur behandelt werden, d.h. die Reposition des Schaftfragmentes erfolgt vor Einschlagen des Plattensitzinstrumentes. Dann kann das Kondylenzielgerät Verwendung finden

C2 *Bikondyläre und distale Femur-Trümmerfraktur:* Operation in Rechtwinkellagerung des Kniegelenkes. Exakte Revision der Bruchflächen und Heben der eingestauchten Spongiosa. Die Kondylen werden reponiert und verschraubt wie bei Fall C1. Klinge der gewählten 9- bis 12-Loch-Kondylenplatte wird parallel zum Kniegelenk eingeführt. Fixation am Schaft mit einer Schraube und Kontrolle der Rotation und der Streckung. Ausgedehnte Kortikospongiosaplastik. Wenn medial ein großer Defekt bzw. eine ausgedehnte Trümmerzone besteht, Überbrückung derselben mit einer langen T-Abstützplatte

C3 *Bikondyläre und distale Femur-Trümmerfraktur mit tangentialer ventraler Fraktur einer oder beider Kondylen:* Ein zusätzlicher Hautschnitt medial ist unerläßlich, wenn der tangentiale Bruch den medialen Kondylus betrifft. Wenn beide Kondylen tangential gebrochen sind, kann die Einführung des Plattensitzinstrumentes wegen der ventro-dorsalen Schrauben Schwierigkeiten bereiten. Dann schafft die lange Kondylenabstützplatte Abhilfe. Man achte besonders auf Fehlstellungen in der Frontal- und Sagittalebene. Bei medialem Defekt stets eine T-Abstützplatte medial fixieren und ausgedehnte Kortikospongiosaplastik. Vor Fixation der lateralen langen Kondylenabstützplatte werden Tangentialbrüche verschraubt, dann die Kondylen reponiert und temporär mit 3–4 Kirschnerdrähten fixiert. Die Platte wird appliziert und alle Zugschrauben werden durch die Plattenlöcher gebracht. Nach Extension und Fixation des Schaftes ausgedehnte Spongiosaplastik

206

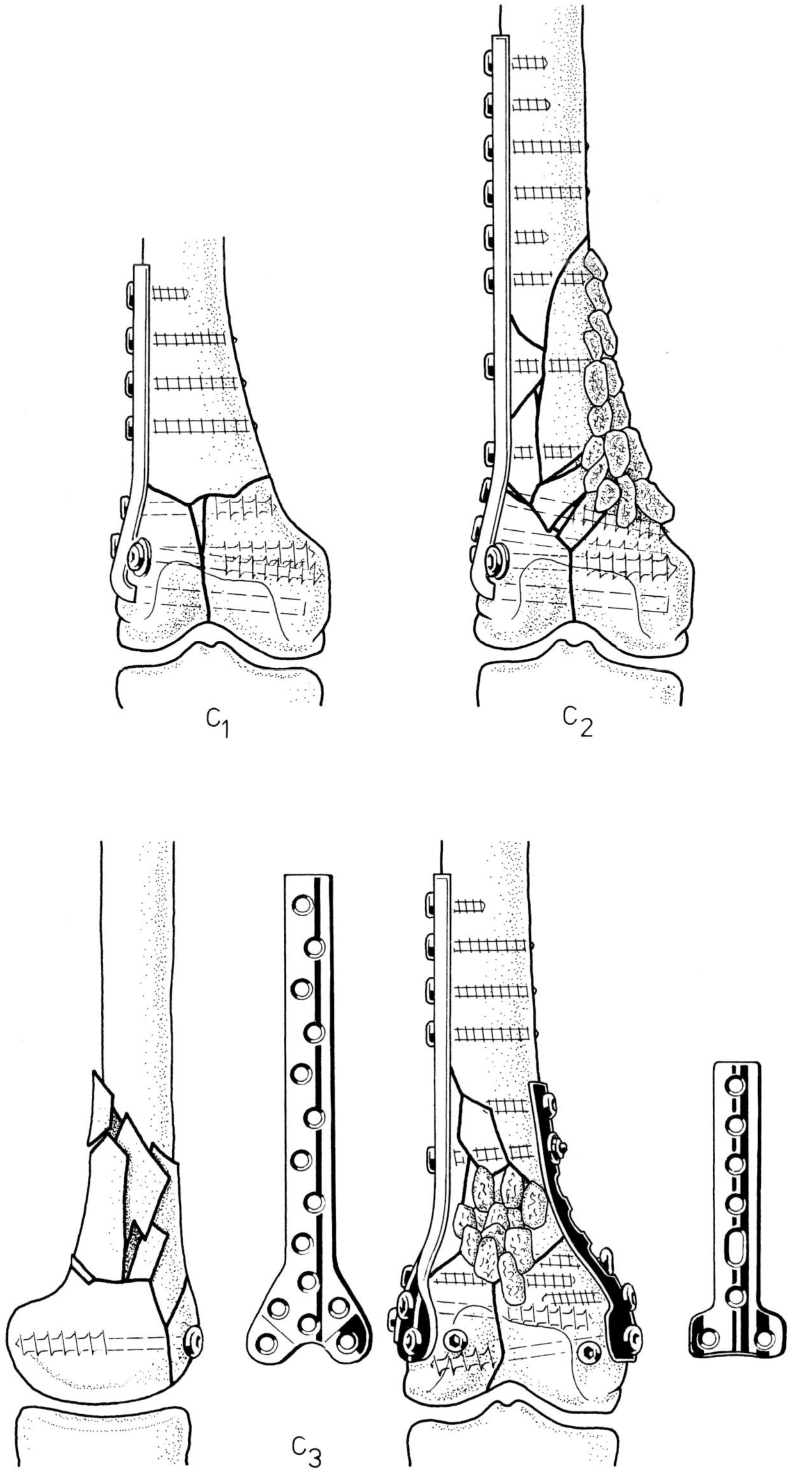

1.8 Patellafrakturen

Das Prinzip der Zuggurtung mit einer Drahtnaht wurde an der Patella von PAUWELS demonstriert und gilt als Methode der Wahl. Bei einwandfreier Technik erlaubt sie die sofortige Mobilisierung des Kniegelenkes, die schon deshalb erstrebenswert ist, weil die Patella mit der Femurkondylenfläche bei einer Beugung von 45° zu artikulieren beginnt. Erst bei Beugung von 90° und mehr ist die Unterfläche der Patella mit der Kondylenfläche weitgehend kongruent. In Streckung weist nur der distale Patellapol einen Kontakt mit den Kondylengelenkflächen auf.

Eine ventral gelegene Zuggurtungsdrahtnaht fängt alle einwirkenden Zugkräfte auf und verwandelt sie in Druckkräfte. Eine leichte Überkorrektur ist erstrebenswert (Abb. 24). Parallelliegende Kirschnerdrähte, nach Reposition eingeführt, ermöglichen eine einwandfreie Drahtverankerung (Abb. 32a). Bei Mehrfragmentenbrüchen, wenn der distale Pol und das proximale Patelladrittel intakt sind, werden die Zwischenfragmente exzidiert, die Fragmente mit Zugschrauben fixiert, und zusätzlich erfolgt die Zuggurtungsdrahtnaht (Abb. 209).

PAUWELS hat seinerzeit bewiesen, daß Trümmerfrakturen der Patella ohne Verletzung der Gelenkkapsel oder der Retinacula patellae (direkter Bruch) mit einer losen Zuggurtungsdrahtnaht und sofortiger Mobilisation mit erstaunlich gutem Ergebnis, trotz etwas verlängerter Patella, heilen können. Die Patellektomie kann nahezu immer vermieden werden.

Bei Abriß der Patellaspitze ist die zuverlässige Fixation manchmal erst nach einer Verschraubung mit einer kleinen Spongiosaschraube (Abb. 210) möglich. Bei Sehnenabriß des Lig. patellae kann die Zuggurtungsdrahtnaht bei osteoporotischen Knochen auf einer Querschraube in der Tuberositas tibiae fixiert werden (Abb. 211).

Nicht dislozierte Längsbrüche der Patella werden üblicherweise konservativ behandelt, bei Dislokationen operativ mit zwei Zugschrauben.

1.8.1 Zuggurtungsdrahtung an der Patella

Technik bei einfacher Querfraktur: Gerade Längsinzision über medialem Rand der Patella. Besichtigung der Fraktur und der Kondylenfläche. Abschieben des Sehnengewebes beidseits der Fraktur mit einer Distanz von 2–3 mm. Exakte Reposition und vorläufige Fixation mit Repositionszangen. Die erste Drahtnaht geht tief durch die Ansätze der Patellar- und der Quadricepssehne, möglichst nah am Knochen. Am besten wird eine abgebogene Kanüle dicht am Knochen eingeführt und der Draht in die Öffnung der Kanüle eingeklemmt. Diese wird zurückgezogen, und der Draht liegt dann knochennah. Der zweite Draht wird gerade noch durch die Sharpey-Fasern geführt. Leichte Überkorrektur. Statt einer Drahtquirlung ziehen wir die Verwendung der Drähte mit Ösen und des AO-Drahtspanners vor. Beugung des Kniegelenkes. Die Überkorrektur verschwindet, und die Bruchflächen liegen, nicht nur bei Beugung, sondern ebenfalls bei Streckung fest aufeinander. Kapselnaht beidseits der Patella, zwei Redondrains.

1.8.2 Patellaosteosynthese mittels zwei Kirschnerdrähten und Zuggurtung

Der einfache Zuggurtungsdraht hat sich besonders an der Patella bewährt und gilt als Methode der Wahl. Schwierig bleibt die möglichst knochennahe Drahtfixation. Wird der Draht zu weit von der Ansatzstelle durch die Ligamente gezogen, besteht die Gefahr der Schrumpfung des Lig. patellae und der Entstehung einer tiefen Patella. Deshalb verankert man in zunehmendem Maße die Zuggurtungscerclage über Kirschnerdrähten. Die Methode ist zuverlässig und verhältnismäßig einfach, will jedoch genau erlernt werden. Sie erlaubt die postoperative Lagerung in Rechtwinkelbeugung des Kniegelenkes und die sofortige aktive Mobilisierung des Kniegelenkes.

Die Methode ist nicht nur bei Quer-, sondern auch bei Mehrfragmentenbrüchen (evtl. zusammen mit Querschraube) und sternförmigen Trümmerfrakturen der Patella anwendbar. In beiden letzteren Fällen ist die Rechtwinkellagerung des Kniegelenkes zur Reposition besonders wichtig. Meist sind bei diesen direkten Frakturen die Retinacula intakt. Die mittlere Trümmerzone kann evtl. entfernt, beide Patellafragmente mit der Säge geglättet werden, danach gleiches Vorgehen wie Abb. 207.

1.8.3 Nachbehandlung

Druckverband für 48 Std. Lagerung mit Beugung des Kniegelenkes um 60° in einer Schaumgummischiene. Quadricepsübungen und Übung der Streckung vom 1. Tag an. Sitzen auf dem Bettrand ab 3. oder 4. Tag. Evtl. Kniepunktion nach Bedarf.

Während wir früher zu vorsichtig waren, sind wir prinzipiell zur Frühmobilisierung übergegangen. Wenn die Drahtnähte zuverlässig eingesetzt wurden, ist nicht mit einer Verschiebung der Fragmente zu rechnen. Nur nach einer ungenügenden Osteosynthese kann eine Gipsfixation nach 8–10 Tagen für 4–6 Wochen erforderlich sein.

Abb. 207 Blutsperre. Lagerung Knie rechtwinklig über Rolle, denn nur bei mehr als rechtwinklig gebeugtem Kniegelenk (110–120°) entspricht die dorsale Patellafläche der interkondylären Gelenkfläche. Schnitt quer, genau in Mitte der Patella, oder längs gerade. Freilegen des Bruches und Säubern der Bruchflächen. Evtl. Impression heben und mit Spongiosa unterfüttern

a Mit Bohrer ∅ 2,0 mm zwei parallele Bohrkanäle 5–6 mm von ventraler Patellaoberfläche im proximalen Fragment anlegen. Distanz zwischen beiden Kanälen 20–25 mm. Meist wird dabei die Patellahälfte mit der Repositionszange von der Seite gehalten und etwas gekippt. Nach Bohren des ersten Kanales wird ein Kirschnerdraht ∅ 1,6 mm hindurchgestoßen, damit die Parallelität des zweiten Bohrkanals gesichert ist

b 15 cm lange Kirschnerdrähte, 1,6 mm dick rückwärts in die Kanäle geschoben

c Sie werden durch zwei Bohrer ∅ 2,0 mm ersetzt

d Nach Kontrolle der Reposition Bohren der beiden Kanäle im distalen Fragment. Exakte Reposition und Fixation mit der Repositionszange mit Spitzen

e Zwei Kirschnerdrähte ∅ 1,6 mm ersetzen die zwei Bohrer. Mit der Drahtbiegezange wird das proximale Drahtende um 180° hakenförmig abgebogen und schräg abgeschnitten

f Draht mit Öse, 1,2 mm dick, wird um die Kirschnerdrähte geführt: Die Öse wird aus Gründen der späteren Metallentfernung zweckmäßig lateral des proximalen Kirschnerdrahtendes gebracht

g Draht wird mit Drahtspanner gespannt und das Drahtende umgebogen, abgeschnitten und in die Weichteile tief versenkt. Nochmalige Kontrolle der Reposition. Die Kirschnerdrähte werden um 180° gedreht, nach distal gezogen und in die Patella hineingehämmert. Drahtenden distal nur wenig krümmen, damit spätere Extraktion von proximal her keine Schwierigkeiten bereitet, und 10 mm von der Knochenaustrittstelle entfernt abklemmen. Naht der Gelenkkapsel und der Retinacula patellae beidseits der Patella.
Lagerung rechtwinklig mit Beginn der aktiven Knieübungen unter Anleitung ab 1. postoperativem Tag. Aufstehen meist am 5. Tag

207

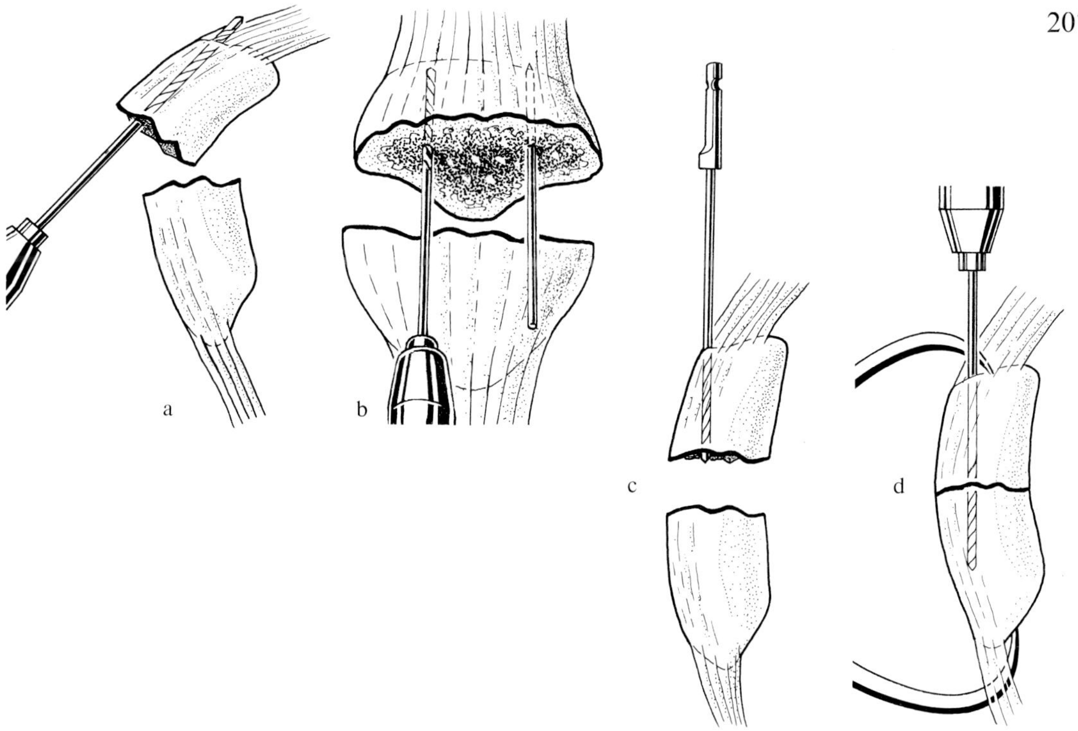

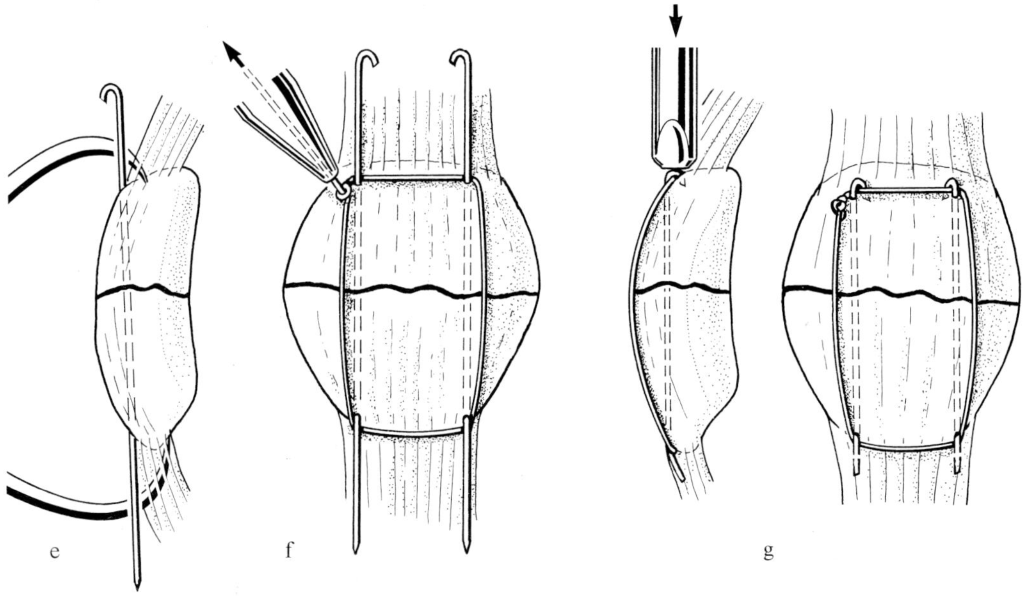

251

Beispiele stabil fixierter Patellafrakturen

Abb. 208 *Einfache Querfraktur.* Zuggurtungsdrahtnaht und Sicherungsdraht liegen vor der Patella. (Alternative zum Vorgehen s. Abb. 207)

Abb. 209 *Mehrfragmentenbruch.* Oberes Patellafragment und distaler Patellapol werden mit der Säge zurechtgeschnitten, so daß beide Flächen aufeinander gebracht werden können. Nach der Verschraubung wird als Entlastung und Sicherung eine Zuggurtungsdrahtnaht durch die Sehnenansätze gezogen

Abb. 210 *Spitzenabriß.* Bei einem Abriß der Spitze der Patella würde die Zuggurtungsdrahtnaht eine Kippung zur Folge haben. Deshalb Fixation mit einer keinen Spongiosaschraube, danach Sicherung mit einem Zuggurtungsdraht

Abb. 211 *Ligamentabriß.* Bei Abriß der Patellarsehne kann bei hochgradiger Osteoporose in der Tuberositas tibiae eine Querschraube unmittelbar distal vom Patellarsehnenansatz zur Sicherung des gekreuzten Zuggurtungsdrahtes eingeführt werden. Dadurch wird eine Entlastung der Patellarsehne erreicht, und die abgerissene Sehne kann mit resorbierbarem Nahtmaterial zuverlässig vernäht werden. Entfernung der Drahtnaht nach 6 Monaten

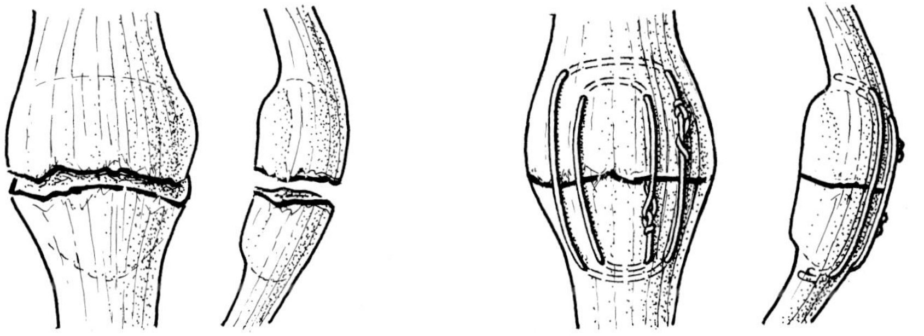
208

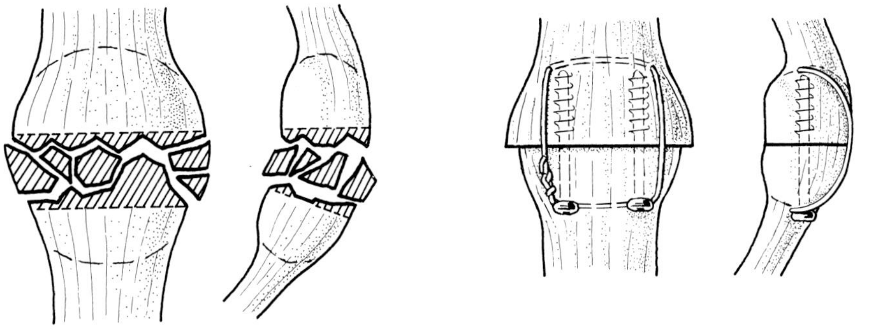
209

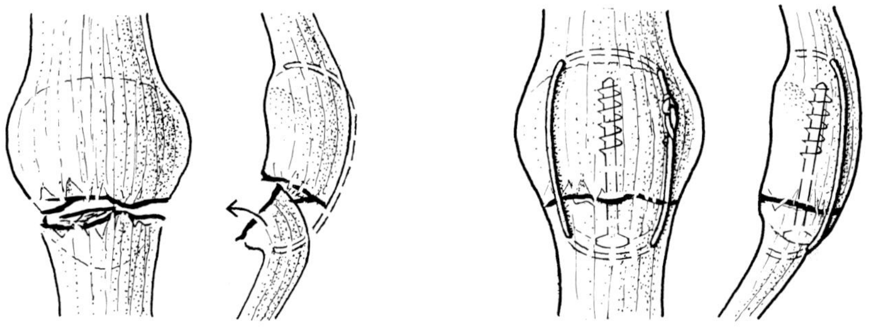
210

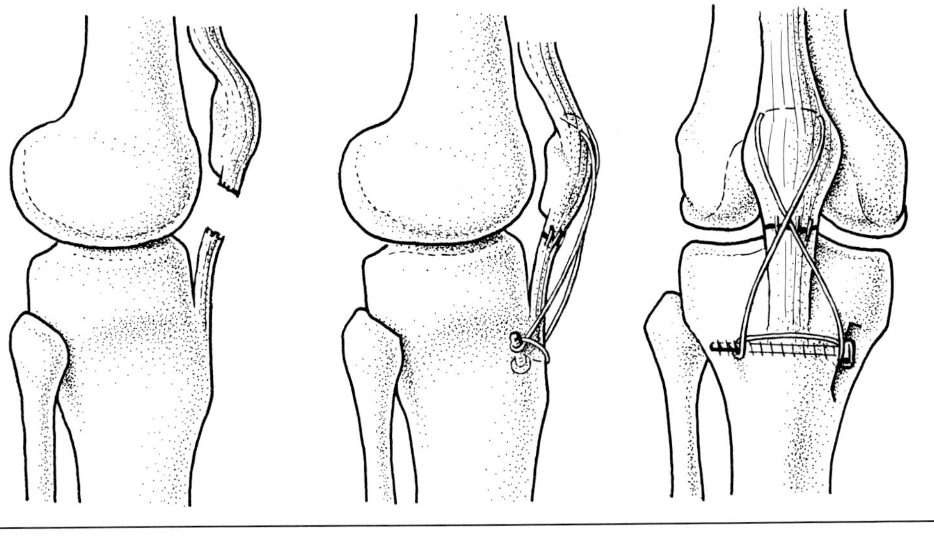
211

1.9 Tibiafrakturen

Eine Unterschenkelfraktur zeigt ihre Problematik – insbesondere die Verkürzungstendenz – sofort nach dem Unfall. Ist sie wenig verkürzt und leicht reponierbar, so kann sie nach dem von Böhler festgelegten und von Dehne sowie Sarmiento weiterentwickelten Grundsätzen behandelt werden: Oberschenkelgips nach Dehne während 6–8 Wochen, nachher „patella-tendon-bearing plaster" (PTB-Gips) nach Sarmiento. Unstabile Unterschenkelfrakturen bedürfen bei konservativem Vorgehen der Kombination von Extension und Gipsbehandlung, die nicht selten permanente Schäden infolge Fehlstellung und Teilversteifung der Gelenke hinterläßt.

Indikation zur Osteosynthese

Eine Osteosynthese steht nur dann zur Diskussion, wenn alle S. 134 geforderten personellen und organisatorischen Voraussetzungen gegeben sind. Sie ist für uns zwingend bei irreponiblen Gelenkfrakturen. Bei Schaftfrakturen inklusiv Schuhrandbrüche beim Erwachsenen ist sie unter folgenden Umständen gegeben:

- Instabile Frakturen mit Dislokation der Hauptfragmente um ganze Schaftbreite.
- Verkürzungen von mehr als 1 cm.
- Frakturen, die nach primärer Reposition und Gipsbehandlung innerhalb weniger Tage wiederum dislozieren. Diese Frakturen liegen meist zwischen mittleren und unterem Drittel, und die Instabilität beruht auf Interpositionen von Muskeln und Sehnen, insbesondere der Sehne des M. tibialis posterior.
- Isolierte Tibiafrakturen mit Varusdeformität von mehr als 5°.
- Alle Schaftfrakturen polytraumatisierter Patienten, die Intensivpflege benötigen.
- Offene Frakturen des zweiten und dritten Grades (s.S. 306).
- Stückfrakturen.

Ausgedehnte Trümmerfrakturen ohne Gelenkbeteiligung können erhebliche technische Probleme darstellen, so daß es ratsam ist, sie vorerst konservativ bzw. mit „fixateurs externes" zu behandeln. Stellen sich im Verlauf dieser Behandlung Probleme ein – verzögerte Heilung oder Pseudarthrose – so ist meist nur noch ein Frakturabschnitt problematisch und wesentlich leichter operativ anzugehen.

In einer chirurgischen resp. orthopädischen Ausbildungsstätte kann bei kundiger Anleitung die Indikation im Interesse der Schulung ohne Gefährdung des Patienten weiter gestellt werden. Es ist außerordentlich schwierig und für die Patienten gefährlich, Osteosynthesen nur an schwierigen Fällen zu unterrichten und zu lernen!

Wahl des operativen Vorgehens

Generell gilt, daß die geschlossene, kurze Schräg- und Querfraktur im mittleren Drittel mit dem Marknagel, die übrigen Frakturen des Schaftes mit Zugschrauben und Neutralisationsplatten zu behandeln sind. Wenn immer eine kurze schräge (u.U. sogar eine quere) Fraktur mit einer Platte behandelt wird, so soll der Frakturspalt mit einer durch die Platte gehenden Zugschraube stabilisiert werden (s.S. 74). Die Wahl des Verfahrens bei proximalen und distalen Gelenkfrakturen wird bei den entsprechenden Abschnitten besprochen (s.S. 258 u. 280).

1.9.1 Tibiakopffrakturen

Zugänge

Soll nur ein Plateau angegangen werden, so eignet sich entweder ein parapatellarer, lateraler Längsschnitt oder ein in Mitte zwischen Patellaunterrand und Tuberositas tibiae um 120° abgewinkelter Schnitt. Sind beide Plateaus anzugehen, so wird dem 120°-Schnitt ein dritter Schenkel aufgesetzt (sog. Mercedes-Inzision), so daß alle Schnitte sich im Winkel von 120° treffen. Der Treffpunkt liegt in der Mitte zwischen Tuberositas tibiae und distalem Patellaende – nie auf der Tuberositas tibiae oder der Patella, da sonst Nekrosegefahr der Haut besteht. Vor Lappenbildungen, welche über die Medianlinie hinweggehen, ist zu warnen, da nur wenige Gefäße die Mediane kreuzen!

Bei den Tibiakopffrakturen des Typus II und III ist es wichtig, Übersicht über das laterale Tibiaplateau zu gewinnen. Dabei muß sowohl das knorpelige Plateau wie auch die Kortikalis des lateralen Tibiaplateaus in ihrer Verbindung zum Schaft angegangen werden können. Dazu ist folgendes Vorgehen notwendig: Ablösen der proximalen Ansätze der Fußextensoren am Tibiakopf und Freilegen der Kopfkortikalis. Loslösen und Hochklappen des lateralen Meniskus, und zwar so, daß sowohl am Tibiakopf wie unter dem Meniskus für die spätere Kapselnaht noch ein Teil der Kapsel anhaftet. Das Anheben des Meniskus gestattet einen guten Einblick auf die knorpelige Gelenkfläche.

Begleitverletzungen von Kapsel, Bandapparat und Binnenstrukturen

Voraussetzung für das Entstehen der Frakturtypen II und III (Einstauchung lateral) ist, daß Bänder und Kapsel medial mindestens zu Beginn erhalten sind, da sonst die Kompressionswirkung lateral nicht zustandekommt. De facto zeigen aber etwa 20% der lateralen Stauchungsbrüche einen Bandschaden medial, insbesondere einen Ausriß oder Durchriß des Seitenbandes und der hinteren Kapselanteile. Nach Rekonstruktion des lateralen Plateaus ist deshalb die Stabilität der medialen Band- und Kapselverbindungen in Streckstellung und in 30° Beugung zu prüfen! Menisken und Kreuzbänder sind ebenfalls zu prüfen.

Abb. 212 *Zugänge am Tibiakopf*

a Parapatellarer Zugang

b Abgewinkelter Zugang

c „Mercedes-Inzision" für die Rekonstruktion des gesamten Tibiaplateaus. Die Haut und das gesamte Unterhautfettgewebe müssen in Zusammenhang bleiben. Die Hautlappen sind vor Quetschung und vor Abknickung zu schützen!

Abb. 213 *Zugang zum Tibiaplateau (lateral)*

a Bildung des Hautlappens und Darstellen des Tractus ileotibialis

b Inzision des Tractus ileotibialis, weitgehend parallel den Fasern

c Zugang zum lateralen Plateau unter Inzision der Kapsel und Anheben des lateralen Meniskus

212

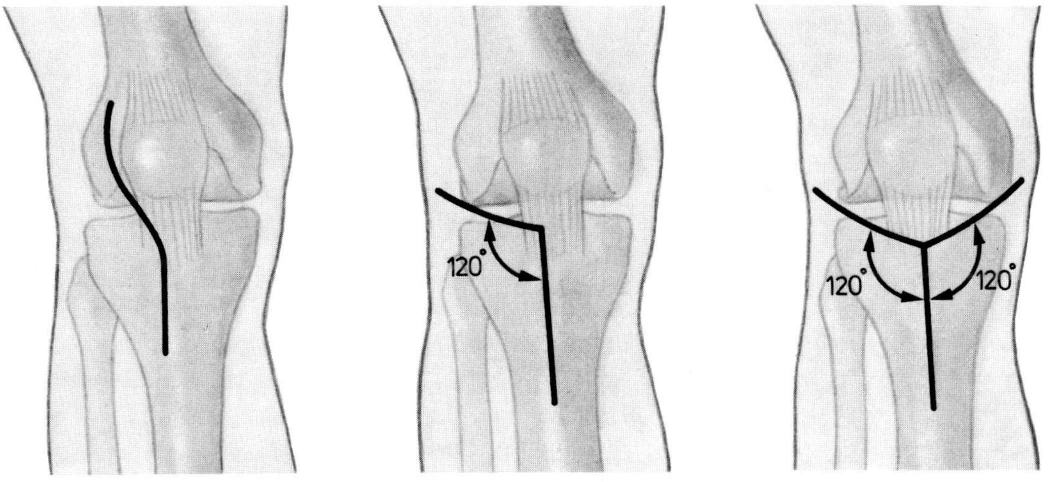

a b c

213

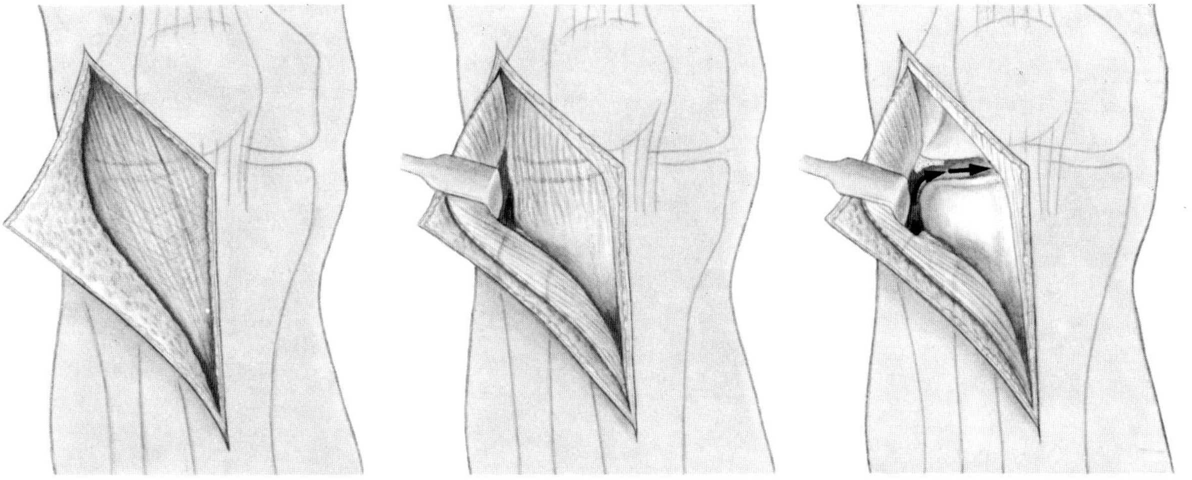

a b c

Einteilung der Frakturtypen am Tibiakopf

I Reine Spaltbrüche. Sie sind relativ selten und finden sich meist lateral oder dorsal, medialseits geben sie leicht zu entsprechender Varusdeformität Anlaß. Der Spaltbruch kann in sagittaler oder in frontaler Ebene verlaufen.

II Umschriebene Impressionsbrüche nach valgisierender Krafteinwirkung. Die Impression des lateralen Tibiaplateaus erfolgt stempelartig durch den lateralen Femurkondylus, der Tibiakopf wird dadurch nicht verbreitert.

III Mischform I und II mit Gelenkimpression und Ausbruch der lateralen Kortikalisschale. Im a-p Bild erscheint das Tibiaplateau immer verbreitert, während im lateralen Strahlengang die Gelenkfläche entweder ventral oder dorsal intakt bzw. imprimiert erscheint.

IV Y- und T-Brüche, Trümmerbrüche beider Kondylen, nicht selten mit Ausriß der Eminentia intercondylica. Das laterale Plateau ist meist mehr zerstört als das mediale. Bei diagnostischen Unklarheiten empfiehlt sich die Tomographie a-p und seitlich.

Osteosynthese der verschiedenen Frakturtypen des Tibiakopfes

Typus I (Spaltbruch) (Abb. 214a): Nach Freilegung des entsprechenden Tibiakondylus erfolgt die genaue Inspektion der Frakturlinie und die anatomische Reposition. Retention mit zwei Spongiosaschrauben und Unterlagsscheiben. Im Hinblick auf die valgisierenden resp. varisierenden Kräfte kann auch eine Abstützplatte verwendet werden. Je nach Fraktursituation eignet sich dazu eine schmale Spann-Gleitloch (DC)- oder Rundlochplatte, eine T- oder eine L-Platte. Ihre Aufgabe ist die Schaffung einer festen Verbindung und Abstützung am Tibiaschaft. Eine Inspektion des Gelenkinnern ist nach anatomischer Reposition des Frakturspaltes nicht notwendig.

Abb. 214 *Die Frakturtypen der Tibiakopffraktur*

a Spaltbruch (nicht selten auch medial): Typus I

b Impressionsbruch (fast immer lateral): Typus II

c Impressions- und Spaltbruch kombiniert: Typus III

d Y- und T-Frakturen, Trümmerfrakturen: Typus IV

Abb. 215 *Vorgehen bei den verschiedenen Spaltbrüchen*

a Lateraler Spaltbruch, der mit der unteren Kortikalisschraube an der Spitze des Fragmentes abgestützt wird und durch die obere Spongiosaschraube reponiert und angepreßt wird

b Osteosynthese mit Abstützplatte

c Osteosynthese bei dorsalem Spaltbruch (selten)

214

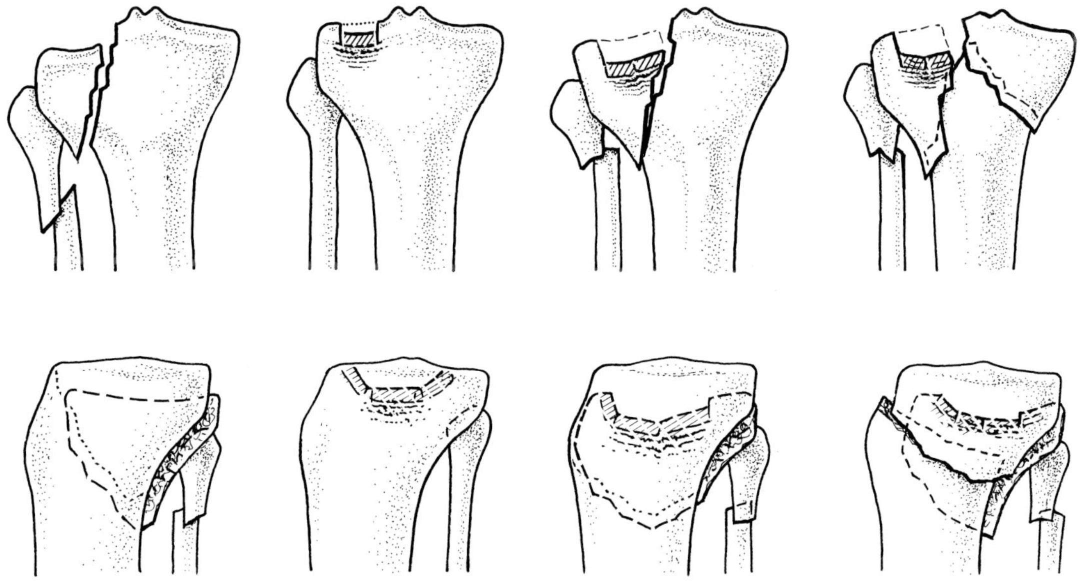

I II III IV

a b c d

215

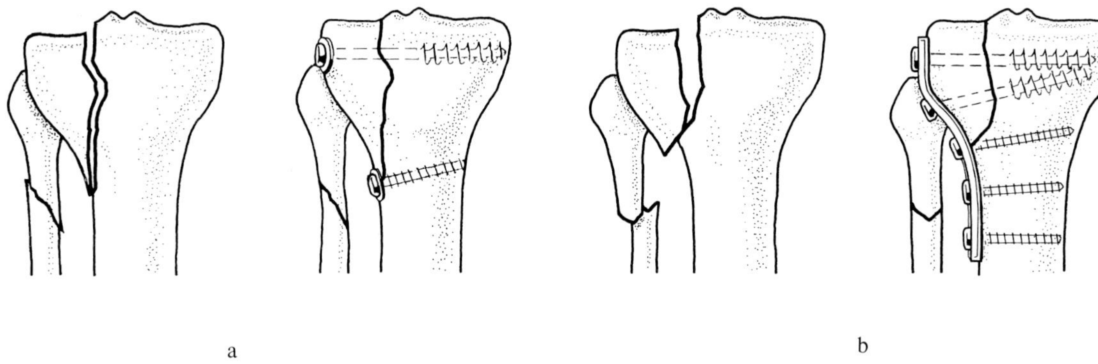

a b

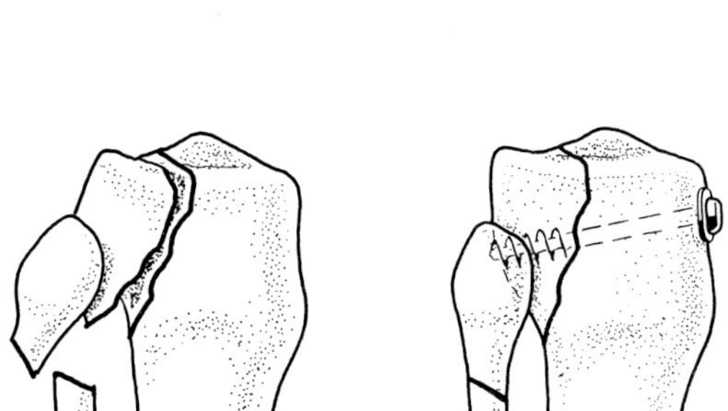

c

Typus II: Herstellen eines Kortikalisfensters ventral der Fibula in den Kondylus der Tibia und Einführen eines Elevatoriums von unten. Dies erlaubt die Reposition der imprimierten Gelenkoberfläche.

In den Hohlraum unter der Gelenkfläche wird reichlich Spongiosa aus dem gleichseitigen Trochanter oder aus dem Becken eingepreßt. Es genügt meist, die erfolgreiche Reposition mit ein bis zwei queren Spongiosaschrauben mit Unterlagsscheiben zu stabilisieren.

Typus III (Mischform I+II) (Abb.217): Analoges Vorgehen wie II. Das Knochenfenster am Tibiakondylus läßt sich leicht herstellen, und zwar im Bereich der Schalenfraktur, welche etwas erweitert wird. Die provisorische Retention der lateralen Schale erfolgt entweder mit Spongiosaschraube wie bei II oder noch besser mit ein bis zwei Spickdrähten. Es erfolgt dann das Unterfüttern der hochgehobenen Gelenkfläche mit Spongiosa und hernach das Anbringen einer Abstützplatte. Oft genügt eine gut angepaßte schmale Platte. Die T- und L-Abstützplatten entsprechen den anatomischen Gegebenheiten besonders gut (s. Abb. 54).

Abb. 216

a Frakturtypus II mit Kompression im Bereich des lateralen Tibiaplateaus.

b Bildung des Knochenfensters im Bereich des Tibiakopfes lateral und Reposition des imprimierten Fragmentes

c Schlußstatus nach Einbringen von Spongiosa und Kompressionsosteosynthese mit 1–2 Spongiosaschrauben

Abb. 217

a Frakturtypus III: Kombination von Spaltfraktur und Kompressionsfraktur

b Provisorische Reposition und Retention mit Kirschnerdrähten

c Unterfütterung mit autologer Spongiosa

d Anbringen einer Abstützplatte (gewöhnliche Spann-Gleitloch (DC)-Platte, T-Platte oder L-Platte kommen in Frage)

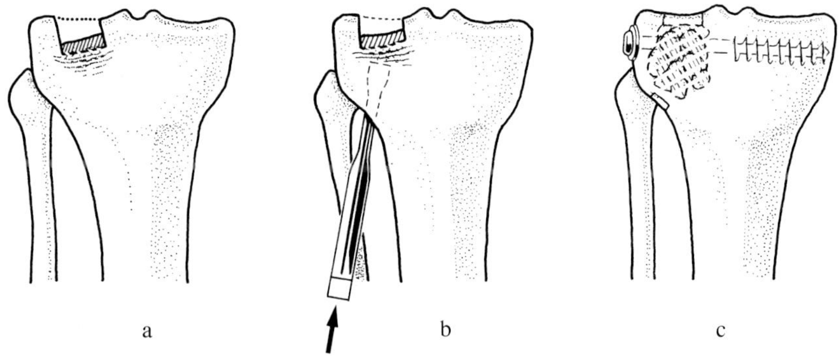

216

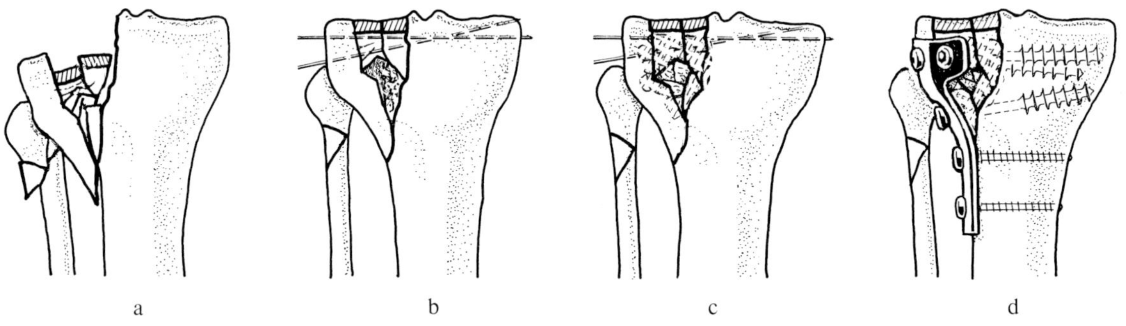

217

Typus IV (Y- und T-Brüche, Trümmerbrüche) (Abb. 218)

Meist ist das mediale Plateau ohne wesentliche Gelenkimpression en bloc mitsamt der Eminentia intercondylica und dem Pes anserinus abgelöst. Das erlaubt die Fixation an die Tuberositas tibiae. Lateral findet sich dagegen meist eine ausgesprochene Zertrümmerung des Plateaus, welches entsprechend Typus C rekonstruiert wird. Als Zugang dient in diesem Falle der Y-Schnitt. Ist die Eminentia intercondylica ausgerissen, so ist ein breiter Zugang unter Hochklappen der Menisken möglich. Das Ligamentum patellae wird Z-förmig durchtrennt und die Menisken mitsamt Hoffaschem Fettkörper hochgeschlagen (Abb. 213c).

Eine andere Möglichkeit ist das Abmeißeln der Tuberositas tibiae. Wenn irgend möglich, wird weder der mediale noch der laterale Meniskus geopfert. Einrisse des Meniskusansatzes an der Kapsel werden mit resorbierbaren Nähten (Dexon oder Vicryl) wiederum genäht. Das Ziel der Gelenkrekonstruktion besteht darin, die hauptsächlichen gewichtstragenden Gelenkanteile wieder zu reponieren und den als Stoßdämpfer wirkenden Meniskus zwischen Femurkondylus und rekonstruiertem Tibiaplateau in normaler anatomischer Lage zu erhalten.

Das taktische Vorgehen der Osteosynthese besteht wie bei jeder Gelenkfraktur vorerst in zwei wichtigen Schritten: Rekonstruktion des Plateaus als erster und Verbindungen des Plateaus mit dem Schaft als zweiter Schritt. Für die provisorische Retention erweisen sich Spickdrähte als besonders nützlich. Für die endgültige Stabilisierung müssen Abstützplatten sowie gelegentlich Schrauben mit Gegenmuttern in Anwendung gebracht werden.

Als zwei weitere grundsätzliche Schritte haben das Ausfüllen des Spongiosadefektes und die Kontrolle resp. Behebung der Band- und Meniskusschäden zu gelten.

Es ist noch darauf hinzuweisen, daß dic Impressionen im Bereich des medialen Plateaus meist gering sind. Wenn im späteren Verlauf eine Arthrose des lateralen Tibiaplateaus auftritt, so kann eine entsprechende Umstellungsosteotomie mit Verlagerung der Belastung auf die Medialseite noch über Jahre eine gute Gehfunktion gewährleisten. Die Osteosynthese muß deshalb jede Gefährdung des medialen Plateaus besonders sorgfältig vermeiden. Größte Gewebeschonung und Vermeidung von Abknickungen im Bereich der Hautlappen sind bei dieser ausgedehnten Freilegung besonders wichtig.

Nachbehandlung der Tibiakopffrakturen

Lagerung in einem Winkel von 45°, unterstützte Bewegungen ab sofort zwischen 0–60°. Abrollen des Fußes je nach Stabilität der Osteosynthese 1–4 Wochen nach Operation. Danach relativ rasche Steigerung der Belastung, da die Frakturen im spongiösen Bereich bei guter Auffüllung der Spongiosadefekte sehr rasch konsolidieren. Volle Belastung nach 2–4 Monaten.

Abb. 218

a,b Frakturtypus IV

c Status nach Rekonstruktion und Anbringen einer kleinen medialen und einer größeren lateralen Abstützplatte: Cave-Gefährdung des meist weitgehend intakten medialen Kopffragmentes!

218

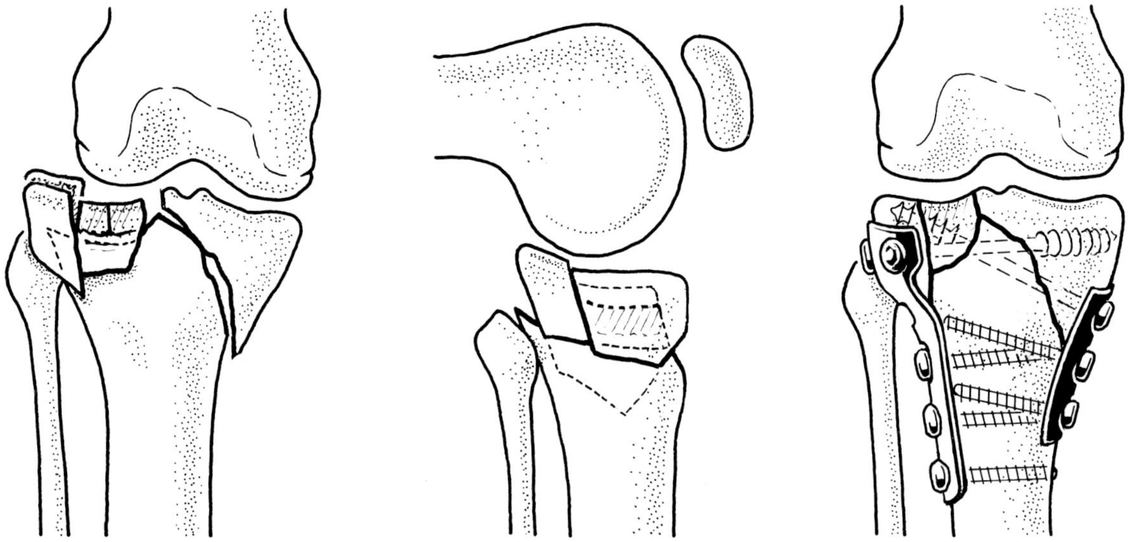

a b c

1.9.2 Tibiaschaftfrakturen

Zugänge zum Tibiaschaft (Abb. 219)

Der weitaus häufigste Zugang zum Unterschenkel liegt 1 cm *lateral der vorderen Tibiakante*. Entsprechend den Spaltlinien in der Haut ist dieser Schnitt vollständig gerade und biegt erst distal zum Malleolus medialis bogenförmig nach medial hinten ab. Grundsätzlich sollte die Inzision lang genug sein, denn gerade Schnitte ergeben am Unterschenkel bei sorgfältiger Hautnaht nahezu unsichtbare Narben. Vorsichtiges Abschieben des Periostes von der medialen Tibiafläche, soweit Frakturlinien vermutet werden. Es erfolgt das Reinigen der Frakturflächen mit dem Sauger und mit feinen Raspatorien. Nach Klarlegung der Fraktursituation wird das nach dem Röntgenbild provisorisch festgelegte Osteosyntheseverfahren endgültig gewählt.

Man legt die Inzision in den seltenen Fällen ausgedehnter Trümmerzonen des Schaftes mit Substanzdefekten *in die Mitte der medialen Tibiafläche*, sofern man eine Doppelplatten-Osteosynthese mit Halbrohrplatten auf der vorderen und hinteren medialen Tibiakante beabsichtigt.

Noch seltener wird die *Haut über der dorso-medialen Tibiakante* inzidiert.

Bei der *offenen Fraktur* richtet sich der operative Zugang nach der Verletzung. Jede zusätzliche Devaskularisierung von Weichteilen oder Knochen ist tunlichst zu vermeiden (s. Kapitel der offenen Frakturen).

Bei der *Marknagelung* wählen wir eine quere Inzision in der Mitte zwischen Patella und Tuberositas tibiae. Die Patellarsehne wird längs gespalten (s. Abb. 219b und Kapitel über Marknagelung).

Abb. 219

a Standardzugang zum Tibiaschaft für Verschraubung und Verplattung

b Zugänge für Marknagelung:
  1 Zur Einführung des Marknagels Querinzision in der Mitte zwischen distaler Patellaspitze und Tuberositas tibiae, Längsspalten des Lig. patellae, etc. (Abb. 82b)
  2 Zugang für Reposition und Entfernung der Knochenbohrspäne

c Zugänge im Querschnitt des Unterschenkels:
  1 Antero-lateraler Standardzugang
  2 Zugang in Mitte der medialen Tibiafläche für die seltene Indikationen der Doppelplatte bei Substanzverlust und gewissen Frakturen der Metaphyse
  3 Medio-dorsaler Zugang bei offenen Frakturen („Briefkastenzugang") zur Anlage einer dorsalen Platte

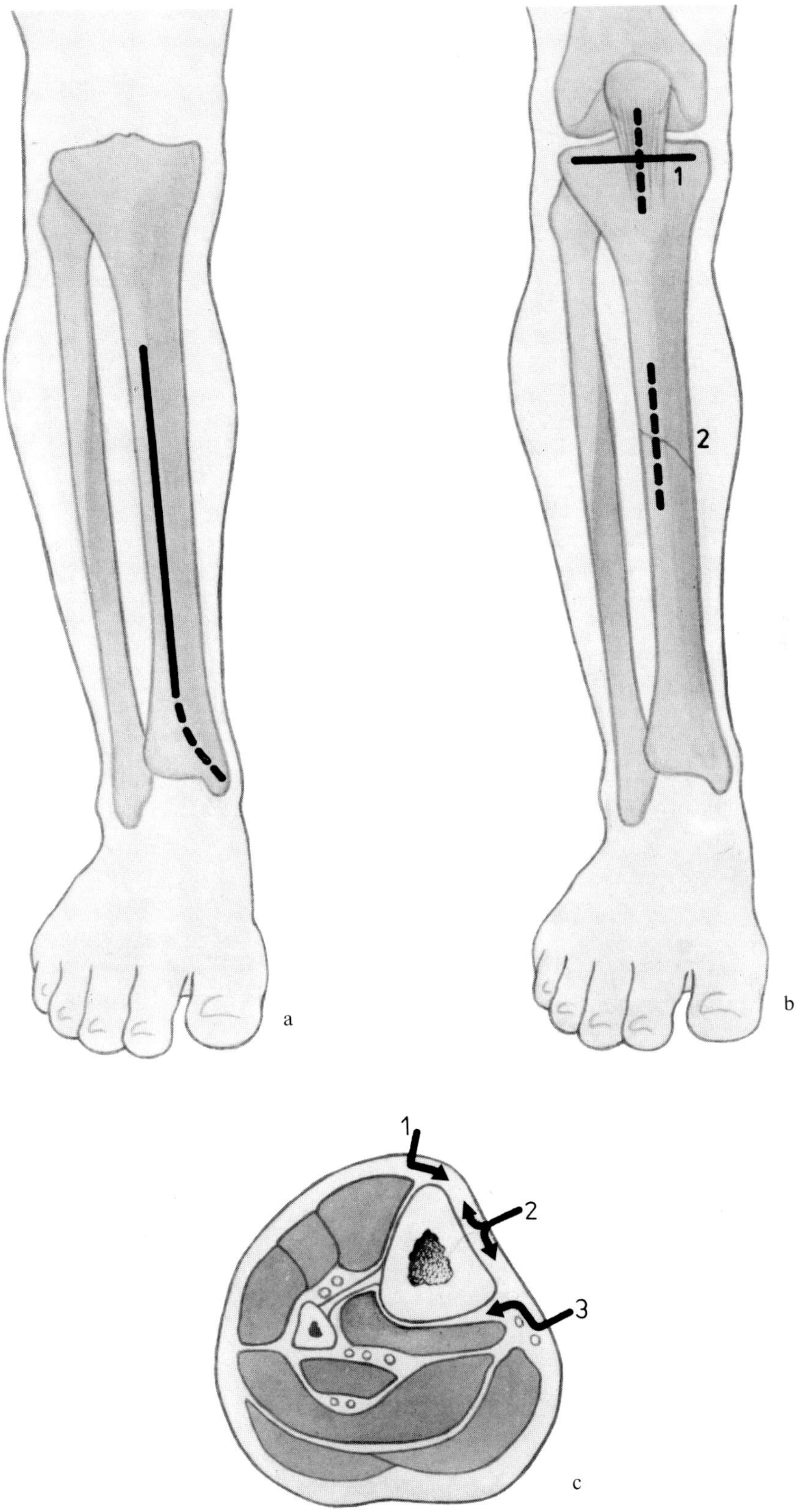
1
2
a
b
1
2
3
c

Quer- und kurze Schrägbrüche im mittleren Drittel der Diaphyse

Kurzer Schrägbruch: Frakturfläche kürzer als der doppelte Schaftdurchmesser. Stellt im mittleren Tibiadrittel ideale Indikation für Marknagelung dar (s.S. 116).

Verbesserung der Rotationsstabilität proximal: a.-p.-Schraube durch den Nagel (Abb. 220c), distal Ausklinkdrähte (Abb. 220d).

Man merke: Je weiter man sich von der Schaftmitte entfernt, um so problematischer wird die Marknagelung. Torsionsfrakturen sind schlechte Marknagelindikationen, weil unter Belastung sekundäre Rotationsfehler und Verkürzung eintreten können.

Kurze Schräg- und Querbrüche im proximalen resp. distalen Drittel

Im Bereich der proximalen Metaphyse stellen sie eine der wenigen Indikationen für *Doppelplatten* dar (starke Hebelkräfte!). Fixation z.B. mit zwei Halbrohrplatten auf der ventralen resp. medial hinteren Tibiakante.

Kurze Schrägfrakturen am Übergang vom mittleren zum distalen Drittel: Kombination von axialer Kompression durch Platte mit interfragmentärer Kompression durch Zugschrauben.

Abb. 220 *Marknagelung der Tibia*

a, b Kurze Schräg- und Querfraktur: ideale Indikation

c Verbesserte Rotationsstabilität proximal durch Schraube in sagittaler Richtung (entsprechender Nagelschlitz vorhanden)

d Verbesserte Rotationsstabilität distal durch Ausklinkdrähte

Abb. 221 *Hohe kurze Schrägfraktur.* Zwei Halbrohrplatten sind mit kurzen Schrauben an den Tibiakanten befestigt. Ventrale Platte wirkt als Zuggurtung (obere Begrenzung für ventrale Platte: Tuberositas tibiae). Zugang: Mitte der medialen Tibiafläche (s. Abb. 219c2)

Abb. 222 *Fixation kurzer Schrägfrakturen [außerhalb des mittleren Drittels]* mit Spann-Gleitloch-Platte (DCP)
1. Schritt: Provisorische Reposition, Anbringen des Gleitloches zwischen den Hauptfragmenten, Einführen der Steckhohebüchse 3,2 mm durch das Plattenloch.
2. Schritt: Einführen von Schraube 2 in Neutralstellung.
3. Schritt: Einführen von Schraube 3 in Spannstellung und festes Anziehen von Schrauben 2 und 3.
4. Schritt: Bohren des Gewindeloches, Einbringen der schrägen Zugschraube zwischen den Hauptfragmenten und festes Anziehen

Abb. 223 *Kurze Torsionsfraktur im distalen Tibiabereich.* Fixation mit plattenunabhängiger Zugschraube und Neutralisationsplatte (Schrauben, welche Frakturflächen queren, als Zugschrauben einbringen!)

220

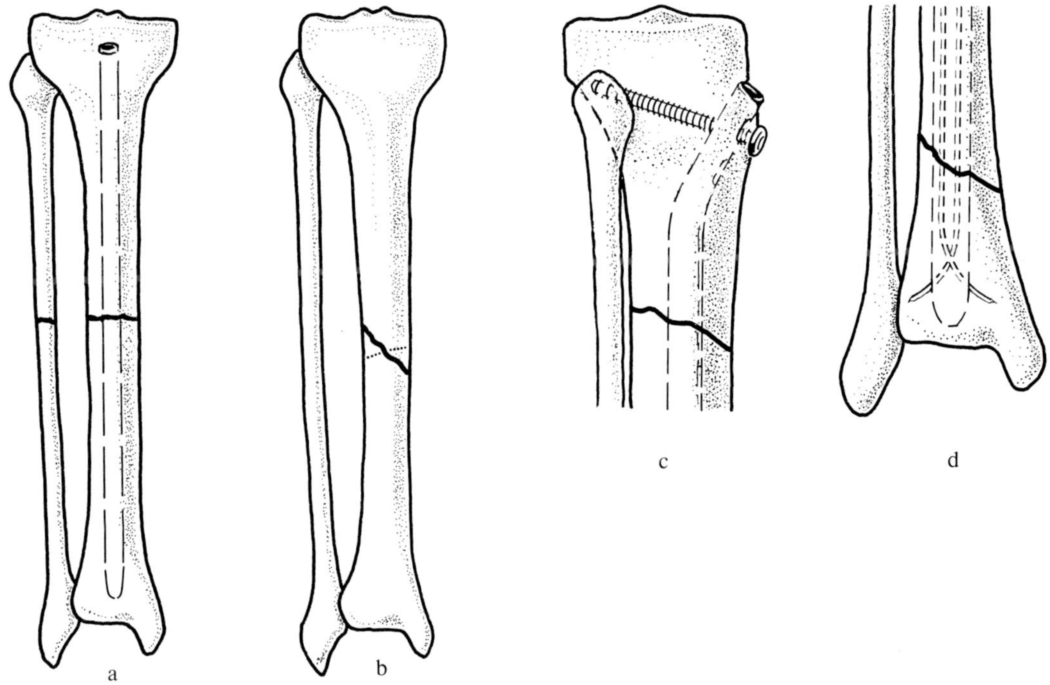

a b c d

221

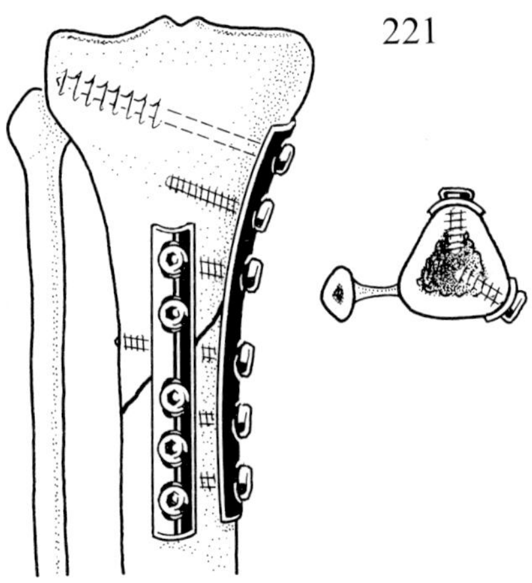

222

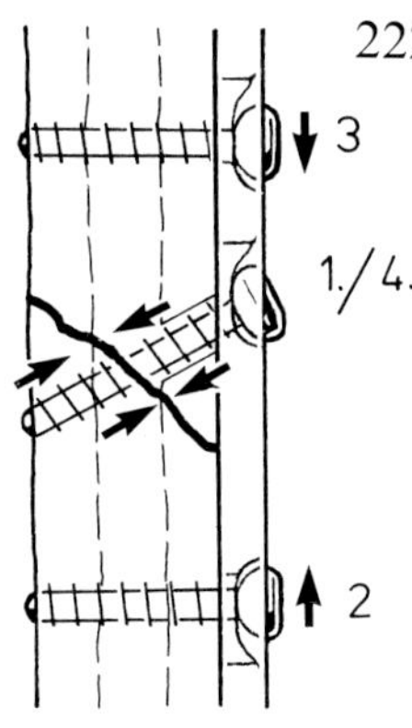

223

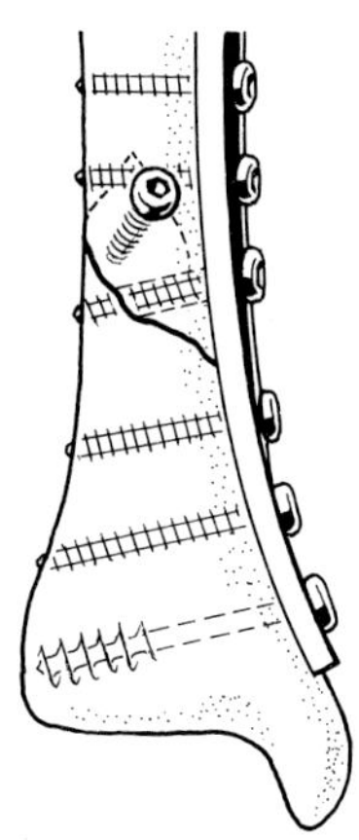

Drehbrüche

Frakturtypen

Torsionskräfte ergeben Frakturen mit lediglich zwei Fragmenten. Der Anriß führt zur senkrechten Spaltbildung im Knochen, dessen Enden durch Torsionsspirale verbunden sind (Abb. 224).

Torsion in Verbindung mit Biegung: Ausbrechen eines dritten Fragmentes: *Drehkeilfraktur.* Es sind drei Drehkeiltypen zu unterscheiden: *ventraler, dorso-medialer* und *dorso-lateraler Drehkeil.*

Operative Taktik bei reinen Torsions- und Drehkeilfrakturen

Reinigen und genaue Inspektion der Frakturflächen.

1. Frage: Verschraubung oder Verschraubung in Verbindung mit Neutralisationsplatte? Kontaktflächen der Hauptfragmente von mehr als zweimal Schaftbreite erlauben Verschraubung. Schraubenlage s. Abb. 21. Drehkeilfrakturen benötigen meist zusätzliche Neutralisationsplatten (Ausnahme: Fraktur mit ventralem Drehkeil und langem Kontakt der Hauptfragmente).

2. Frage: Anbringen der Gleit- resp. der Gewindelöcher vor oder nach Reposition? (s.S. 36 u. 38).

Reposition: Problemlos bei reiner Torsionsfraktur und Frakturen mit ventralem Drehkeil: Ansetzen einer Faßzange. Bei Frakturen mit dorsalem Drehkeil eventuell temporäre Cerclage dicht am Knochen.

Fixation: Vorerst wenn immer möglich mit Zugschrauben dann zusätzliche Neutralisationsplatte. Liegt eine Zugschraube im Plattenbett, so wird sie temporär entfernt und durch die Platte hindurch erneut eingesetzt.

Abb. 224

a Einfache Torsionsfraktur: Immer auf unvollständige Drehkeile achten (in der Abb. an typischer Stelle mit Kreuzen angedeutet). Die Reposition gelingt meist leicht mit einer Faßzange

b Die Schrauben stehen senkrecht zum Schaft und sind gegeneinander versetzt (s. auch Abb. 225)

Abb. 225 *Fraktur mit ventralem Drehkeil*

a, b Frakturtypus a.-p. und seitlich

c Fixation zwischen Drehkeil und den beiden Hauptfragmenten mit je einer Zugschraube. 6-Loch-Neutralisationsplatte, wobei die drittoberste Schraube als Zugschraube die Frakturfläche ebenfalls komprimiert

d Seitenbild

e Querschnitt. Gezeigt ist eine die hauptsächliche Frakturfläche querende Plattenschraube als Zugschraube eingesetzt, und dann, auf die gleiche Ebene projiziert, eine der plattenunabhängigen Drehkeilschrauben

224

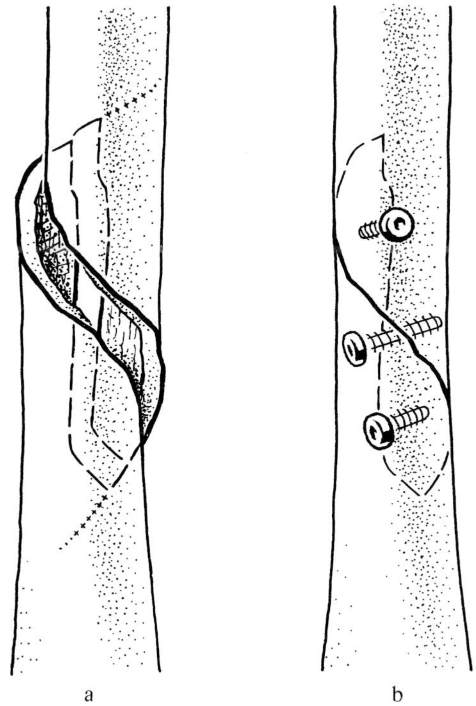

225

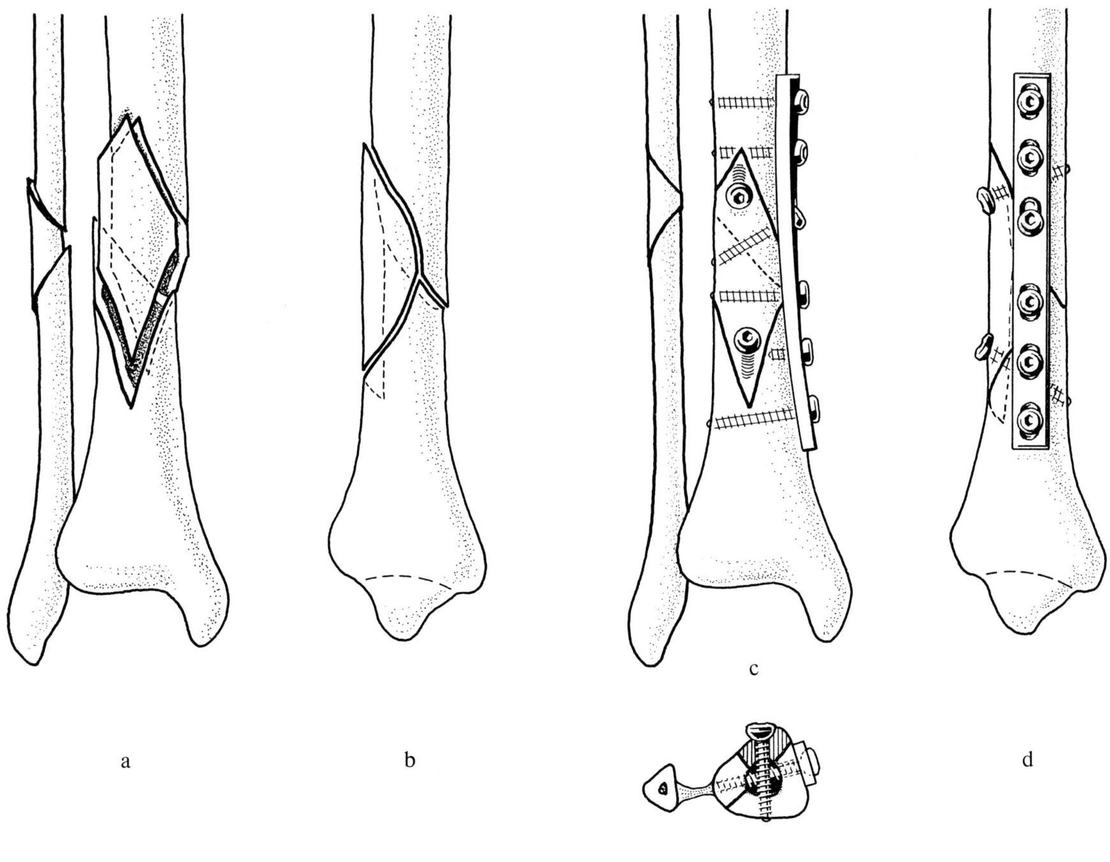

Lage der Neutralisationsplatten bei Unterschenkelosteosynthesen

Am Unterschenkel ist keine eindeutige Zugseite vorhanden — sie wechselt je nach Geh- und Belastungsphase. Neutralisationsplatten können deshalb an der am leichtesten zugänglichen medialen Tibiaseite angebracht werden! Folgende Ausnahmen diktieren eine laterale Plattenanlage:

- Schlechte Weichteile über der medialen Tibiafläche,
- Pseudarthrosen mit Varustendenz,
- evtl. hinterer medialer Drehkeil.

Jede Plattenschraube, welche eine Frakturebene quert, muß als Zugschraube eingebracht werden. Überbrückt eine Platte einen langen Drehkeil, so werden nur wenige Plattenlöcher mit Schrauben versehen (Abb. 229).

Merke: An der Tibia werden ausschließlich schmale Platten verwendet. Die Prognose der Frakturheilung liegt nicht in der plattennahen, sondern in der plattenfernen Kortikalis! Knochendefekte in der Gegenkortikalis und denudierte Knochenanteile sind deshalb durch primäre Spongiosaanlage abzusichern.

Abb. 226 *Dorso-lateraler Drehkeil*

a, b Frakturbilder

c Provisorische Retention mit präliminärer Cerclage: Diese erlaubt es, den „unsichtbaren Drehkeil" unter Extension einzupassen

d, e Status nach Abschluß der Osteosynthese

Abb. 227 *Dorso-medialer Drehkeil*

a, b Frakturtypus

c Fixation des Drehkeils mit 2 plattenunabhängigen Schrauben und Verbindung der Hauptfragmente mit Neutralisationsplatte medial

d Drehkeilfixation mit Zugschrauben in a.-p.-Richtung und Fixation zwischen den beiden Hauptfragmenten durch Plattenanlage lateral: Dadurch kann eine etwas kürzere Platte gewählt werden und der Drehkeil nimmt lediglich die kleineren Gewindelöcher auf.

e Seitenansicht nach Osteosynthese

226

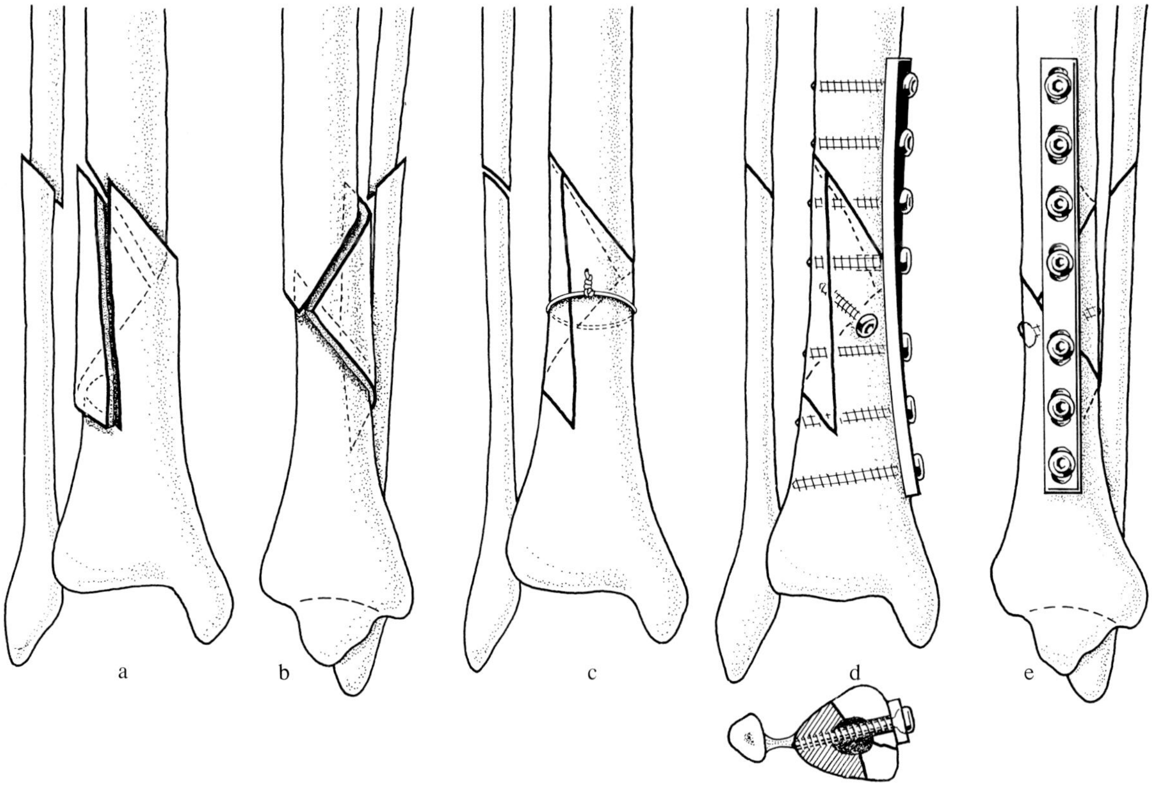

227

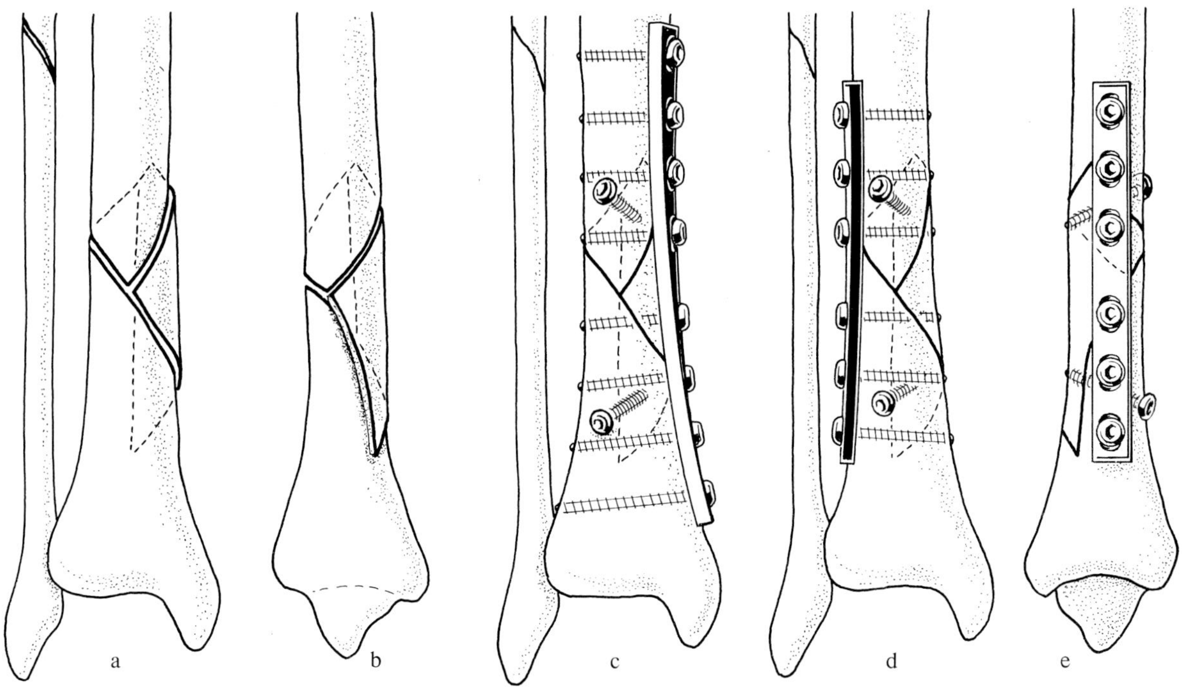

Biegungsfraktur mit Aussprengung eines Biegungskeiles

Biegungskeile sind heimtückisch, da sie meist ihre Blutversorgung verloren haben und beim Aufbohren für die Marknagelung leicht ausbrechen. (Kleiner ausgebrochener Biegungskeil wird bei Marknagelung vorteilhaft durch Spongiosa ersetzt!)

Plattenosteosynthese: Standard-Vorgehen zwischen den Hauptfragmenten gemäß Abb. 228. resp. Abb. 229. Einpassen des Biegungskeiles mit zwei 3,5-Kortikalis-Zugschrauben.

Mehrfragmentenfrakturen

Je mehr Fragmente vorhanden und je geringer die Dislokation, um so eher ist konservatives Vorgehen angezeigt. Ist die Heilung nach 12 Wochen nicht erfolgt, so bleibt meist nur *eine* problematische Frakturzone zurück, die mit relativ einfachen Osteosynthese-Verfahren stabilisiert werden kann.

Bei gestellter Indikation: Entweder sukzessiver Aufbau der Fragmente von unten nach oben mit Zugschrauben oder provisorische Reposition mit zwei Cerclagen. Überbrükken der ganzen Frakturzone durch lange Neutralisationsplatte: Alle Plattenschrauben, die Frakturzonen kreuzen, sind als Zugschrauben einzubringen! Spongiosaanlagerung bei Defekten und vermutlich avitalen Zonen.

Abb. 228 *Biegungsbruch*

a, b Frakturbilder

c Rekonstruktion durch plattenunabhängige Fixation des Drehkeiles mit kleinen Kortikalisschrauben. Neutralisationsplatte zwischen den beiden Hauptfragmenten, wobei eine Plattenschraube den hauptsächlichen Frakturspalt quert und komprimiert

d Seitenansicht

e Alternative: Ersatz des avaskulären Biegungskeiles durch primäre Spongiosaplastik (dies ist auch bei Marknagelung unter Umständen empfehlenswert)

Abb. 229 *Mehrfragmentenfraktur*

a, b Fraktursituation

c Status nach Reposition und provisorischer Retention mit einer provisorischen Cerclage und zwei Zugschrauben

d Seitenansicht

e Status nach Abschluß der Osteosynthese mit langer Platte und drei plattenunabhängigen Zugschrauben. Alle Plattenschrauben, welche eine Frakturfläche queren, sind als Zugschrauben eingebracht!

228

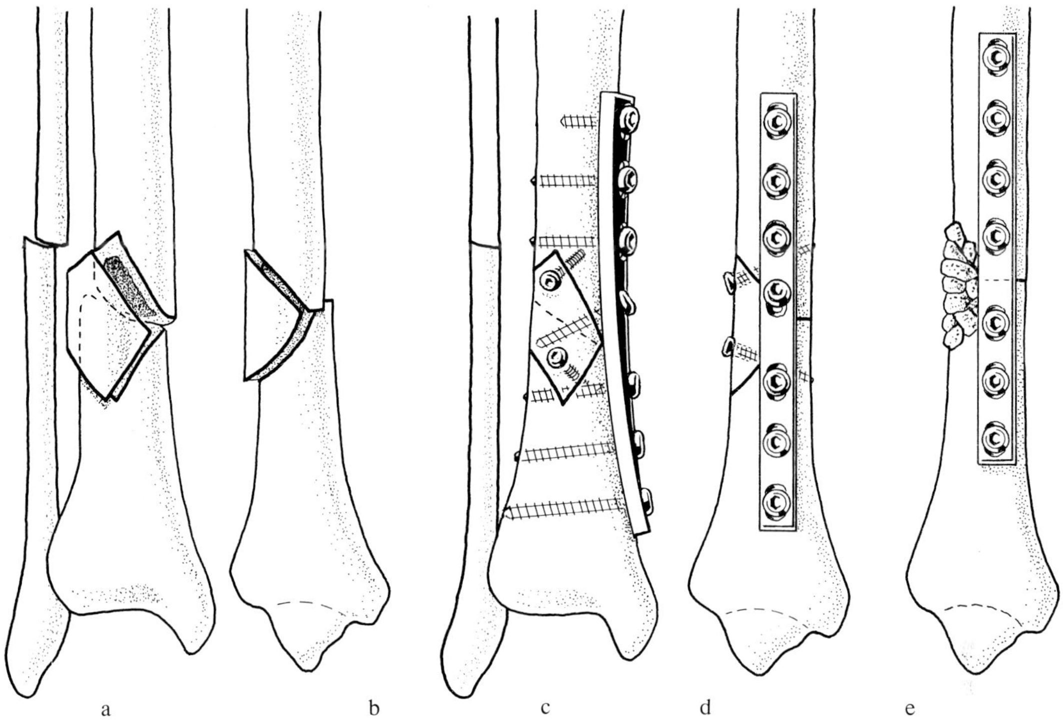

a b c d e

229

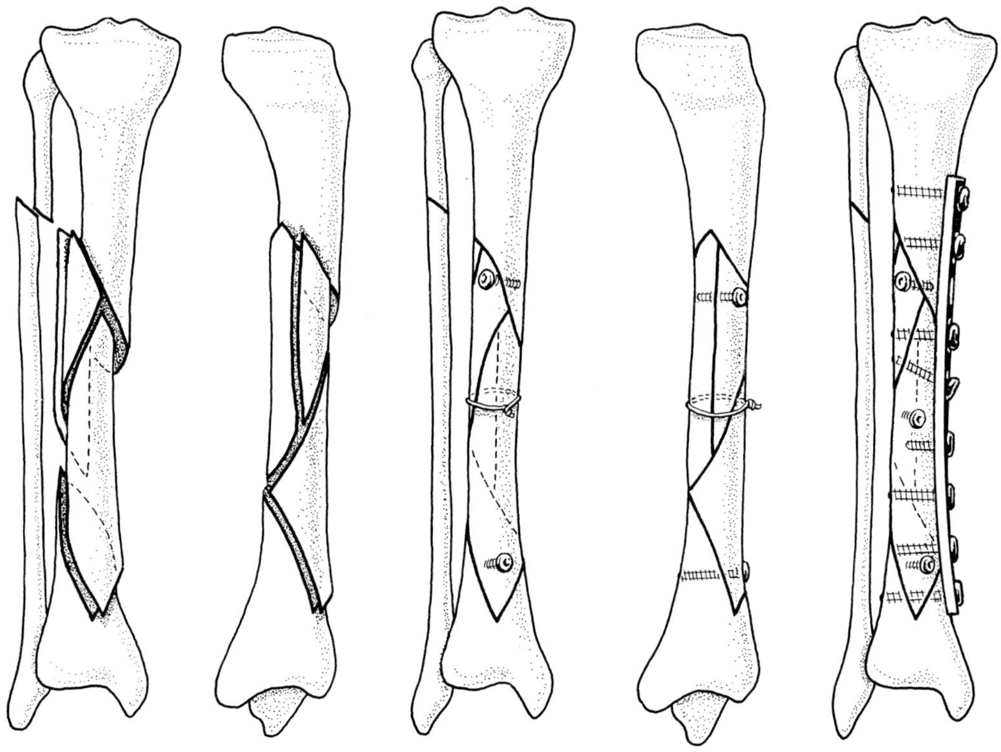

a b c d e

Stückfrakturen

Man spricht von Stückfrakturen, wenn eines oder mehrere Fragmente die ganze Knochenzirkumferenz beinhalten.

Zugang: Lange, gerade Inzision, nur selten zwei separate Inzisionen.
Osteosynthese: Gute Indikation für Verschraubung und Neutralisation durch Spann-Gleitloch (DC)-Platte, da beide Frakturen in geeigneter Weise unabhängig voneinander axial komprimiert werden können. Die ausgelösten Stückfragmente sind genau einzupassen, aber möglichst wenig zu denudieren. Außerhalb der Frakturzone nur sehr wenige Schrauben verwenden.

Der Marknagel – eventuell in Verbindung mit Halbrohrplatten zur Rotationsstabilisierung an den Tibiakanten – stellt ebenfalls eine gute Lösung dar: Cave aufbohren, da Stückfragmente aus Weichteilverbindung gerissen werden können.

Kurze Trümmerbrüche im Schaftbereich

Umschriebene Trümmerzonen des Tibiaschaftes können die Rekonstruktion der Kortikalis sehr erschweren. Behandlung *bei schlechten Weichteilen* mit Fixateurs externes und primärer oder sekundärer Spongiosaplastik. *Bei guten Hautverhältnissen* Anwendung von zwei Halbrohrplatten auf der ventralen resp. medio-dorsalen Tibiakante mit Auffüllen des Defektes durch autologe Spongiosa. *Inzision:* Mitte der medialen Tibiafläche (s. Abb. 219c2).

Abb. 230 *Stückbrüche der Tibia („fractures à deux ou trois étages")*

a, b Frakturtypus und Versorgung mit medial liegender Platte sowie plattenunabhängigen Zugschrauben in den hauptsächlichen Frakturflächen bei guten Weichteilen

c, d Vorgehen bei offener Fraktur oder bei kompromittierten medialen Weichteilen: Plattenlage lateral

e, f Verwendung eines Marknagels zur Aufreihung der Fragmente (ohne Aufbohrung!) und zusätzliche Rotationsstabilisierung durch eine schmale Platte (evtl. Halbrohrplatte)

Abb. 231 *Kurze Trümmerfrakturen des Tibiaschaftes*

a, b Fragmente, deren anatomische Lage noch erkennbar ist, werden nie geopfert! Dagegen sind kleine, avaskuläre Kortikalistrümmer mit Vorteil durch autoplastische Spongiosa zu ersetzen. In einem solchen Falle empfiehlt sich die Überbrückung der Frakturzone mit Doppelplatten – entweder zwei Halbrohrplatten auf der vorderen resp. medialen Tibiakante oder einer schmalen Spann-Gleitloch (DC)-Platte in Verbindung mit einer Halbrohrplatte

c Halbrohrplatten mit kurzen Schrauben an Tibiakanten

230

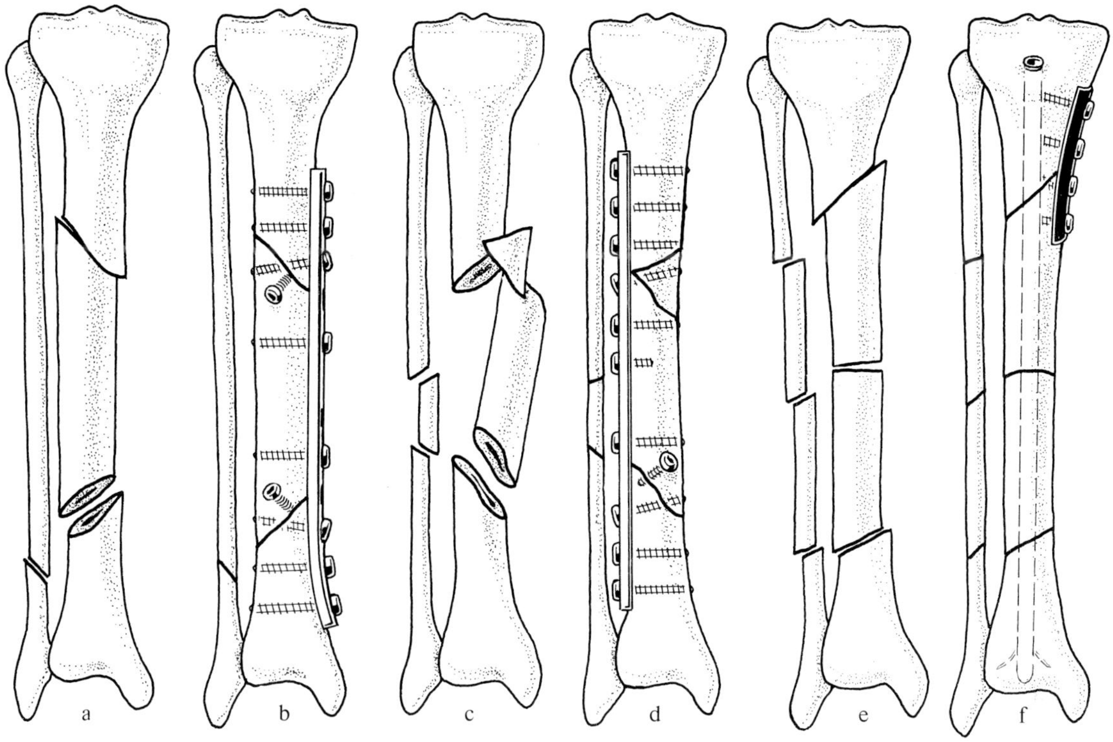

231

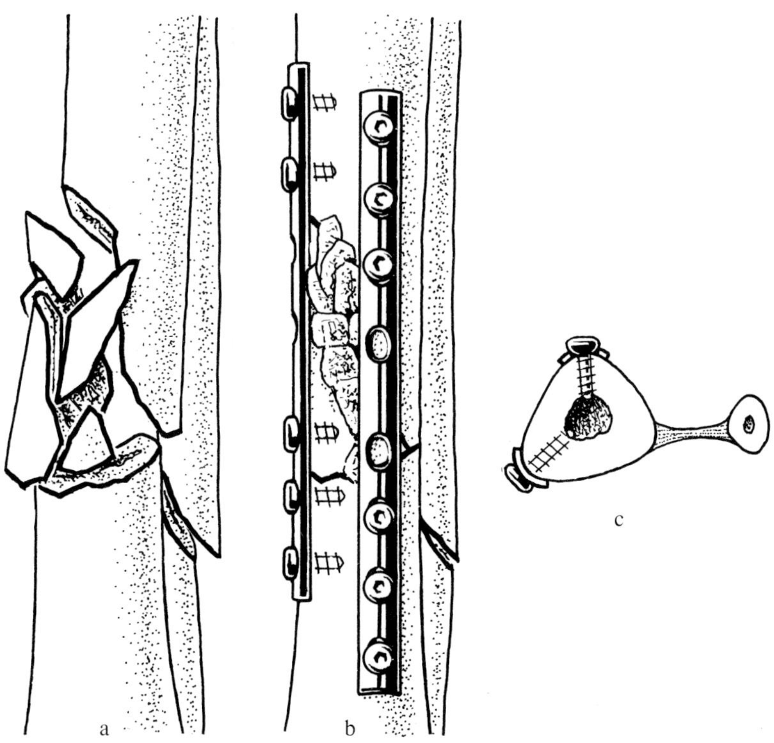

Torsionsbrüche des distalen Tibiadrittels ohne Gelenkbeteiligung

Lange Torsionsfrakturen können durch reine Verschraubung ausreichend fixiert werden, vor allem bei „vernünftigen“ Patienten ohne Übergewicht. Drehkeilfrakturen benötigen eine Verschraubung in Kombination mit einer Neutralisationsplatte. Diese soll der distalen medialen Tibiafläche genau anliegen. Sie muß also sowohl die notwendige Verbiegung als auch die erforderliche Verwindung erfahren.

Verwendet man die Biegepresse, so gibt man mit dieser Presse die nötige Biegung, und mit dem Schränkeisen die erforderliche Verwindung. Bei Gebrauch der Biegezange läßt sich sowohl die Biegung wie die Verwindung gleichzeitig erreichen, indem man die Biegezange in einem Winkel von 45° zur Platte ansetzt, und zwar von vorne proximal nach hinten distal (s. Abb. 233).

Bei Verwendung der Spann-Gleitloch-Platte (DCP) kann die erwünschte axiale Kompression nach anatomischem Anmodellieren durch eine Schraube in Spannstellung hinzugefügt werden (Abb. 232). Verwendet man eine Rundlochplatte, so wird ihre Biegung so gewählt, daß sie in der Mitte 1 bis höchstens 2 mm absteht. Bringt man hernach die Plattenschrauben von der Plattenperipherie zum Plattenzentrum ein, so resultiert eine axiale Kompression (s. Abb. 40c).

Abb. 232 *Distale Tibiafraktur ohne Gelenkbeteiligung*. Schraubenosteosynthese mit anatomisch genau angepaßter abgebogener und verwundener Spann-Gleitloch-Platte (DCP). Die erwünschte axiale Kompression wird durch Einbringen einer Schraube in Spannstellung erreicht

Abb. 233 Durch Verwendung der Biegezange kann die schmale Platte gleichzeitig abgebogen und verwunden werden, wodurch sie sich genau dem distalen Tibiaende anpaßt

232

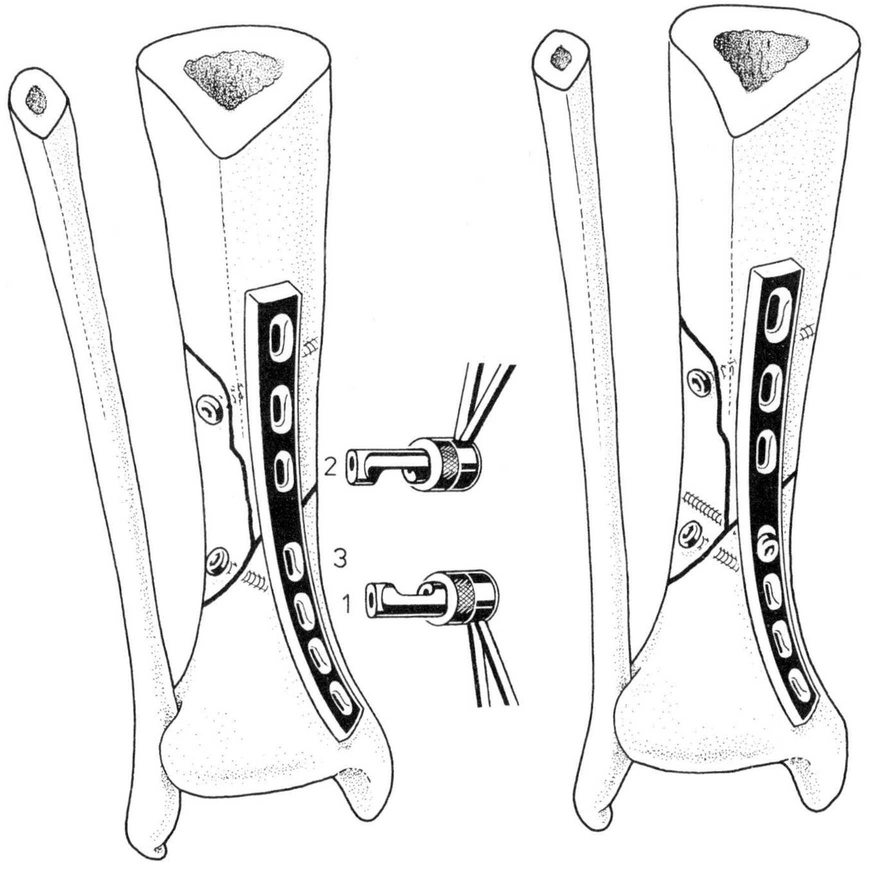

233

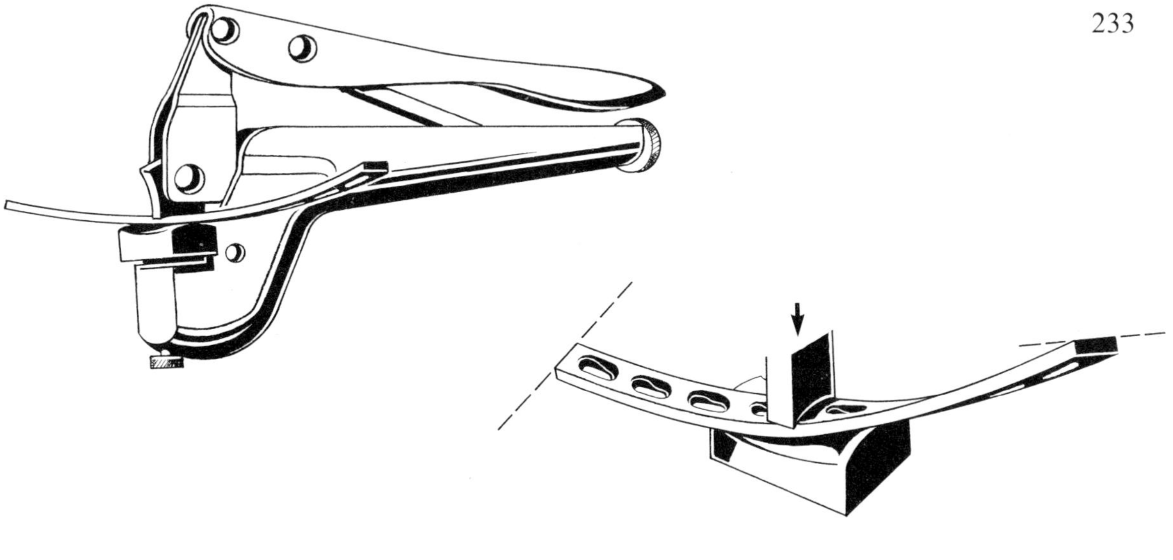

Distale Brüche mit Gelenkbeteiligung: Pilonfrakturen

Zugang: Doppelinzision mit möglichst breiter vorderer Hautbrücke (7 cm an der engsten Stelle!). Medial liegt der Schnitt unmittelbar lateral der ventralen Tibiakante und biegt am Innenknöchel nach hinten medial. Lateral liegt die Inzision unmittelbar hinter der Fibulakante.

Einteilung der Pilonfrakturen s. Abb. 235.

Nachbehandlung: Frühe Bewegung, späte Belastung! Die Trümmerfraktur der Gelenkoberfläche soll sich möglichst optimal konsolidieren können unter fester Verbindung der Knorpelfragmente. Während dreier Monate darf Belastung deshalb nur graduell erhöht werden. Postoperativ für die ersten Tage U-Schiene in Rechtwinkelstellung mit Üben der aktiven Dorsalflexion. Für die lange Entlastungszeit Gehapparat mit Übertragen des Gewichtes auf Tibiakondylen (Cave: venöse Stauung, deshalb graduelles Antrainieren mit Gehapparat!).

Abb. 234 *Zugang für die distale Gelenkfraktur (Pilonfraktur).* Doppelinzision einerseits medial der Tibialis-anticus-Sehne, andererseits unmittelbar hinter der größten Prominenz der Fibula. Man trachte, die Hautbrücke möglichst breit zu halten

Abb. 235 *Frakturtypen am distalen Gelenkende*

I Spaltbruch ohne wesentliche Verwerfung

II Spaltbruch mit wesentlicher Gelenkinkongruenz

III Impressionsbruch mit Dislokation von gelenktragenden Spongiosafragmenten

234

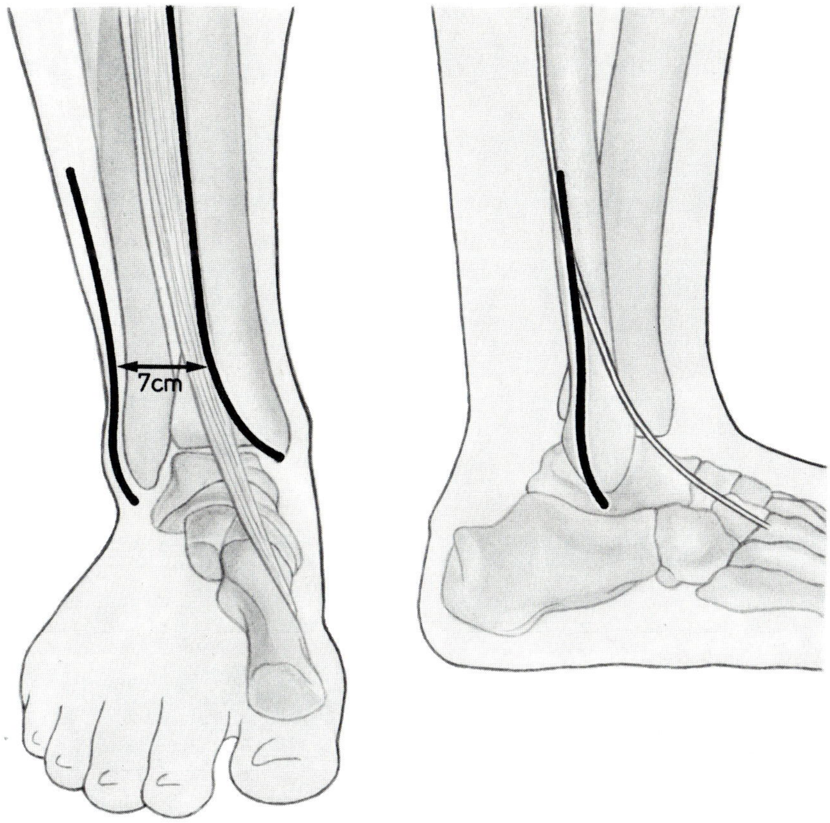

235

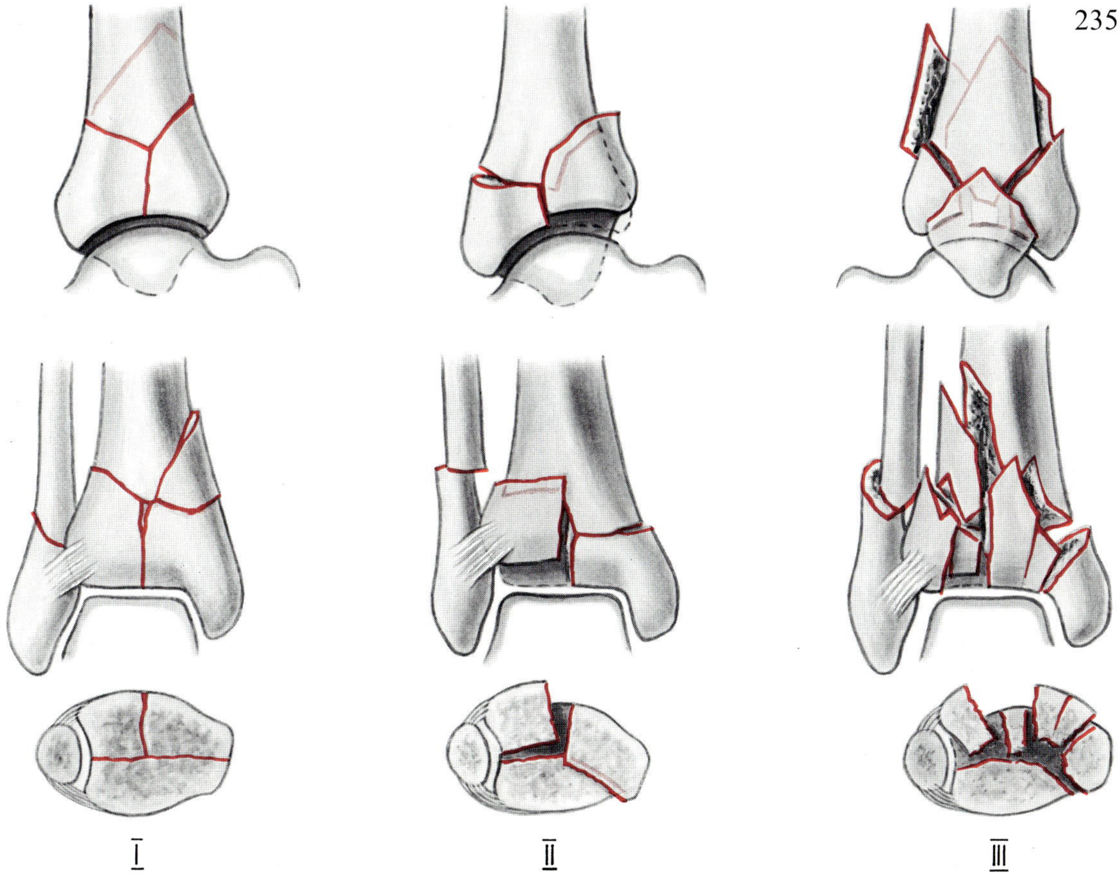

Taktik der Osteosynthese der Pilonfraktur

Voroperation: Gewinnung autologer Spongiosa (s.S. 138).

1. Operationsschritt: Fibularekonstruktion. In 80% der Fälle ist die stabile Osteosynthese mit Drittelrohrplatte möglich. Dadurch ergibt sich in den meisten Fällen eine weitgehende Aufrichtung des distalen Tibiaendes. In etwa 20% der Fälle ist primäre Fibularekonstruktion nicht möglich (ausgesprochene Trümmerfraktur) oder nicht hilfreich (hohe Fibulafraktur bei Syndesmosen- und Membranzerreißung). Die Operation ist dann mit der Rekonstruktion der Tibia zu beginnen, wobei meist ein Hauptfragment die richtige Tibialänge zu rekonstruieren erlaubt.

2. Operationsschritt: Rekonstruktion der Gelenkfläche. Talusoberfläche als „Schablone" verwenden zum Auflegen gelenktragender Spongiosafragmente. Provisorische Fixation mit zwei bis drei Spickdrähten sowie bei Bedarf mit zwei bis drei Schrauben von medial oder dann von lateral durch das Tubercule de Chaput.

3. Operationsschritt: Autologe Spongiosaplastik (zur Verkürzung der Blutleere Zeit in Voroperation gewonnen!).

4. Operationsschritt: Mediale oder ventrale Abstützplatte (T-Platte, Kleeblatt-Platte oder Löffel-Platte).

Je nach Zugänglichkeit des Knochendefektes erfolgt das Einbringen der Spongiosa vor oder nach Anlegen der Abstützplatte. Bei völliger Gelenkzerstörung an Talus und distaler Tibia ist unter Umständen die primäre Arthrodese zu erwägen (Abb. 272).

Abb. 236 *Die vier Schritte der (Tibia)rekonstruktion*

a Frakturtypus (III)

b Erster Schritt: *Fibularekonstruktion*

c Zweiter Schritt: *Rekonstruktion der Gelenkfläche,* provisorische Retention mit Spickdrähten

d Dritter und vierter Schritt: *Auffüllen des Spongiosadefektes* mit Spongiosa und *Abstützung medial oder ventral* zur Verhinderung sekundärer Varusdeformität. Die Reihenfolge dieser Schritte ergibt sich aus der lokalen Situation.

Abb. 237 *Löffel-Platte zur ventralen Abstützung.* Anstelle der medialen T-Platte resp. Kleeblatt-Platte kann die Abstützung von ventral zweckmäßiger sein. Die Spongiosaplastik wird zwischen dem meist vorhandenen, großen hinteren Gelenkfragment und der ausgesplitterten vorderen Kortikalis „sandwichartig" eingepreßt und damit das distale Tibiaende solid rekonstruiert

Abb. 238 *Gehapparat.* Ein in 4 Größen erhältlicher vorfabrizierter Gehapparat erlaubt es, das Prinzip der frühen Bewegung, aber späten Belastung so zu verwirklichen, daß der Patient nach einiger Übung ohne Stöcke umhergehen kann. Das Gewicht wird auf die Tibiakondylen und auf die Patella übertragen und der Fuß ist durch eine Feder gehalten, so daß an sich die Belastung der Tibia minimal ist. Der Gehapparat sollte ohne die notwendige Angewöhnung nicht stundenlang getragen werden, da er am Anfang meist den venösen Rückfluß etwas behindert

236

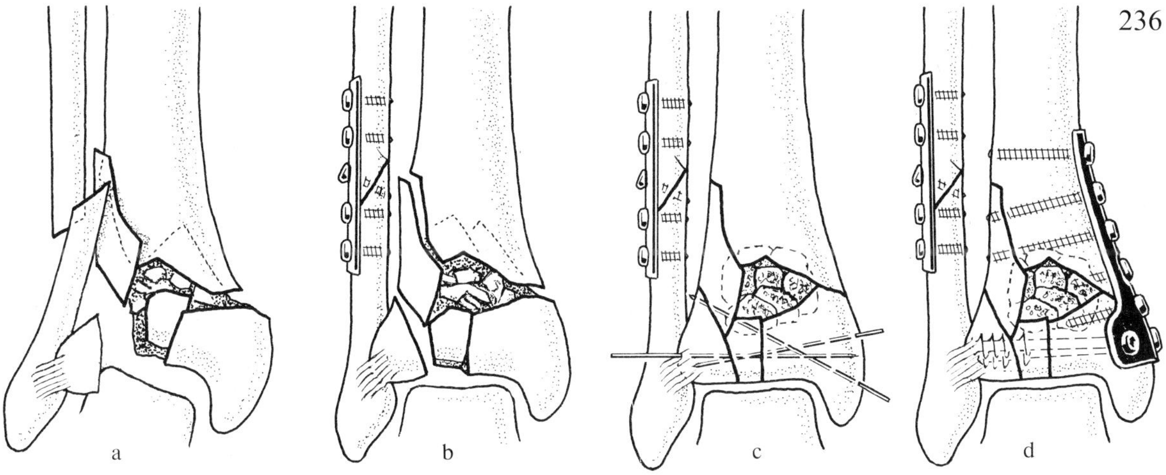

237

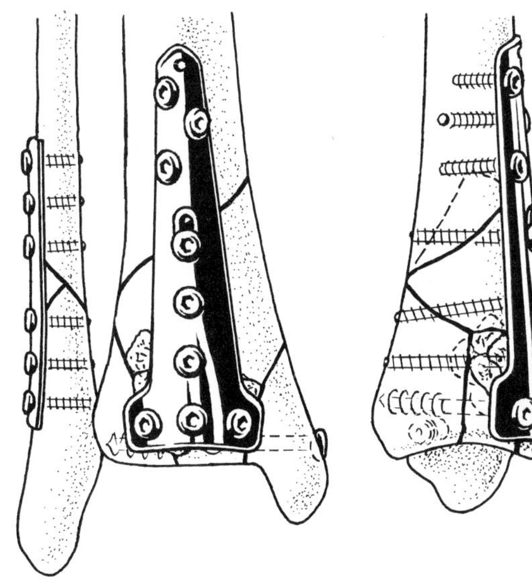

238

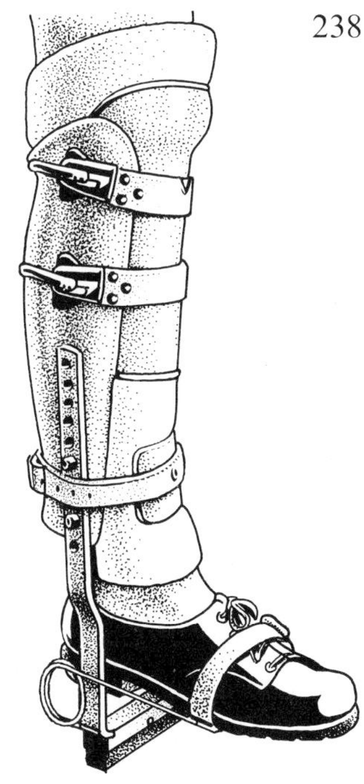

1.10 Malleolarfrakturen

1. Die meisten Malleolarfrakturen sind indirekte Gelenkbrüche als Folge von Subluxationen bis Luxationen der Talusrolle aus der Knöchelgabel. Bestimmte Frakturen sind stets mit bestimmten Bandverletzungen verbunden. Reine Bandrupturen sind als Äquivalente von Ausrißfrakturen der betreffenden Bänderansätze aufzufassen.

2. Die anatomische Wiederherstellung der Malleolengabel (Gabelschluß) ist Bedingung für die einwandfreie Führung der Talusrolle.

3. Der Gabelschluß hängt ab:

a) Von der richtigen Länge der Fibula und der exakten Lage des Außenknöchels in der Incisura fibularis tibiae (Abb. 241).

b) Von der Suffizienz der tibio-fibularen Bandverbindung, die aus drei Elementen besteht: vorderem Syndesmosenband, hinterem Syndesmosenband und Membrana interossea (Abb. 239). Die Wiederherstellung der Fibula mit ihrer straff elastischen Verbindung zur Tibia (Fibula-Syndesmosen-Komplex) hat aus gelenkmechanischen Gründen Priorität vor dem Innenknöchel. Schon minimale Dislokationen des Außenknöchels führen zu Inkongruenzen zwischen Talusrolle und Knöchelgabel und damit zu sekundärer Arthrose.

4. Die Diagnose einer Knöchelverletzung erfordert die Erkennung aller Frakturen und der dazugehörigen Bandschäden. Aus der Höhe der Fibulafraktur läßt sich die Läsion der tibio-fibularen Bandverbindung ableiten. Bei Querfraktur auf oberer Sprunggelenkhöhe oder distal davon sind die tibio-fibularen Bandverbindungen (vorderes und hinteres Syndesmosenband, Membrana interossea) intakt. Liegt ein Fibuladrehbruch auf oberer Sprunggelenkhöhe vor, sind die tibio-fibularen Bandverbindungen teilweise mitverletzt. Liegt dagegen die Fibulafraktur höher als das OSG, so sind die tibio-fibularen Bandverbindungen immer verletzt (Bandruptur oder Ausrißfraktur der Bandansätze), und die Gabel ist insuffizient. Je nach Höhe der Fibulafraktur lassen sich somit die Knöchelbrüche in drei Gruppen einteilen: Typus A, B und C. Technische Röntgendiagnostik s.S. 286.

5. Zusätzlich zu den Knöchel- und Bandläsionen gibt es noch Abscherfrakturen im medialen oder lateralen Kantenbereich der Talusrolle. Es sind Knorpel/Knochenfragmente oder reine Knorpelschuppen („flake fractures"). Je nachdem kann man sie schon röntgenologisch oder erst peroperativ erkennen.

6. In sehr vielen Fällen kann der einwandfreie Gabelschluß nur durch operative Maßnahmen sichergestellt werden. Darum ist in diesen Fällen die operative Indikation gegeben, wenn keine Gegenindikation allgemeiner (arterieller Schaden, usw.) oder für notfallmäßiges Vorgehen lokaler Art (Blasenbildung) vorliegt.

Nachbehandlung

Wie alle Osteosynthesen, werden auch operierte Knöchelbrüche mit einer Redon-Drainage für 24–48 Std versehen.

Zur Vermeidung einer Spitzfußstellung wird noch in Narkose der Fuß mit einer doppelten Gipsschiene in Rechtwinkelstellung gehalten. (Abb. 102). Darin wird nach Möglichkeit die Fuß- und Zehenmuskulatur nicht nur isometrisch geübt, sondern der Fuß wird aktiv möglichst dorsal flektiert. Die Gipsschiene wird entfernt, sobald Spontan- und Bewegungsschmerzen verschwunden sind, je nach Schweregrad der Verletzung nach 4–10 Tagen.

Nach Entfernung der Gipsschiene Fortsetzung der aktiven Übungsbehandlung bis zur Wiedererlangung einer möglichst vollständigen Gelenkbeweglichkeit und Beginn der Gehübungen mit Teilbelastung je nach Schweregrad der Verletzung und Stabilität der Osteosynthese. Beim Typus C ist meistens nach 1 Woche ein Gehgipsverband während 4–5 Wochen angezeigt. Bei den Typen A und B wird im allgemeinen keine feste äußere Fixation benötigt. Volle Belastung nach einem Monat.

In der Regel sind die Knöchelbrüche einschließlich Bandrupturen 10–12 Wochen nach dem Unfall geheilt und funktionell normalisiert.

Im spongiösem Bereich kann die Metallentfernung nach dem 4. Monat jederzeit erfolgen.

Zwei Gruppen von Bändern sind zu unterscheiden:

A. Die tibio-fibulare Bandverbindung zur Gewährleistung eines straffelastischen Gabelschlusses:

a) Auf Höhe des oberen Sprunggelenkes (Articulatio tibiofibularis distalis). Das weniger starke ventrale Syndesmosenband verbindet das Tuberculum tibiale anterius (Tubercule de Chaput) mit der Fibula.

b) Das kräftige Syndesmosenband zwischen Fibula und Tibia im Bereich des Volkmann-Dreiecks.

c) Proximal der Articulatio tibiofibularis distalis: Die Membrana interossea.

B. Die Kollateralbänder zur Führung der Talusrolle:

a) Laterales Knöchelband: 3zipflig (Ligg. fibulotalare anterius, fibulocalcaneare und fibulotalare posterius).

b) Mediales Knöchelband: Das 2schichtige und 3zipflige Lig. deltoideum.

Im Hinblick auf die besondere Form der Talusrolle (vorn etwas breiter als hinten) führt der Außenknöchel bei Dorsal- und Plantarflexion geringfügige Rotationsbewegungen aus, so daß bei jeder Stellung der Talusrolle der Gabelschluß gewährleistet ist.

Ferner ist auf einen weiteren gelenkmechanisch wichtigen Punkt hinzuweisen: Beim Auftreten mit der Ferse innerhalb des Gehablaufes hat der Außenknöchel-Bandkomplex ungefähr $^1/_4$ des Gelenkdruckes als Scherkraft aufzufangen.

Abb. 239 *Anatomie der tibio-fibularen Bandverbindungen von ventral [a] und von dorsal [b] her.* Ventrales Syndesmosenband = Lig. tibiofibulare anterius. Dorsales Syndesmosenband = Lig. tibiofibulare posterius. Die Membrana interossea

Abb. 240 *Die Kollateralbänder zur Führung der Talusrolle.* Die drei Anteile des äußeren Knöchelbandes (a). Die drei Zipfel des inneren Knöchelbandes (b)

Abb. 241 *Schnitt durch die Syndesmose.* Die Fibula paßt genau in die Incisura fibularis tibiae und wird durch beide Syndesmosebänder straff-elastisch an Ort und Stelle gehalten. Der hinteren Syndesmose angelagert ist das Sehnenfach der Peronaeussehnen

239

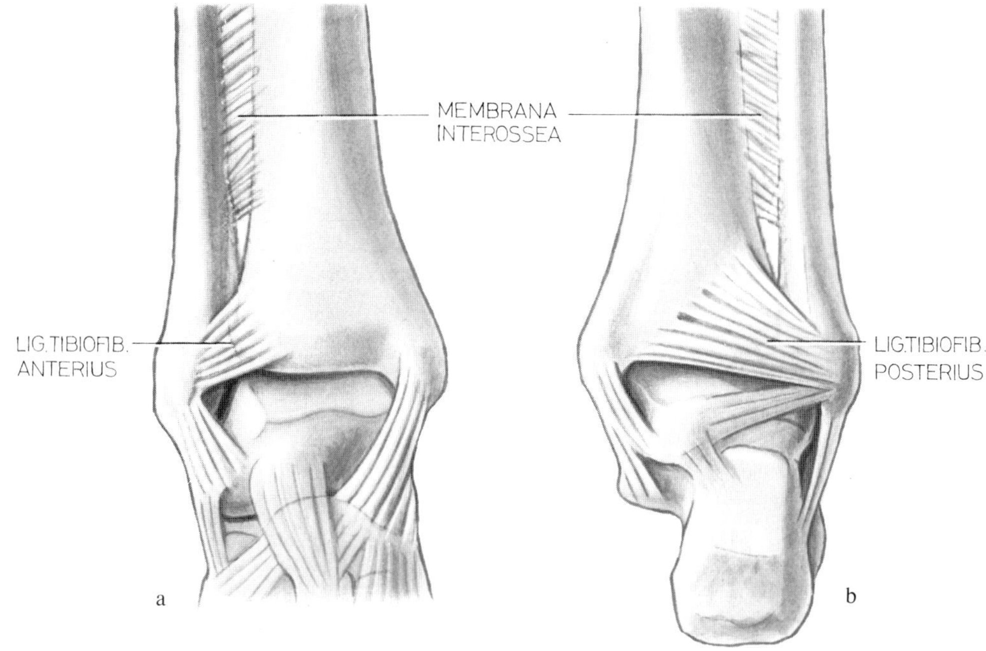
MEMBRANA
INTEROSSEA
LIG.TIBIOFIB.
ANTERIUS
LIG.TIBIOFIB.
POSTERIUS
a
b

240

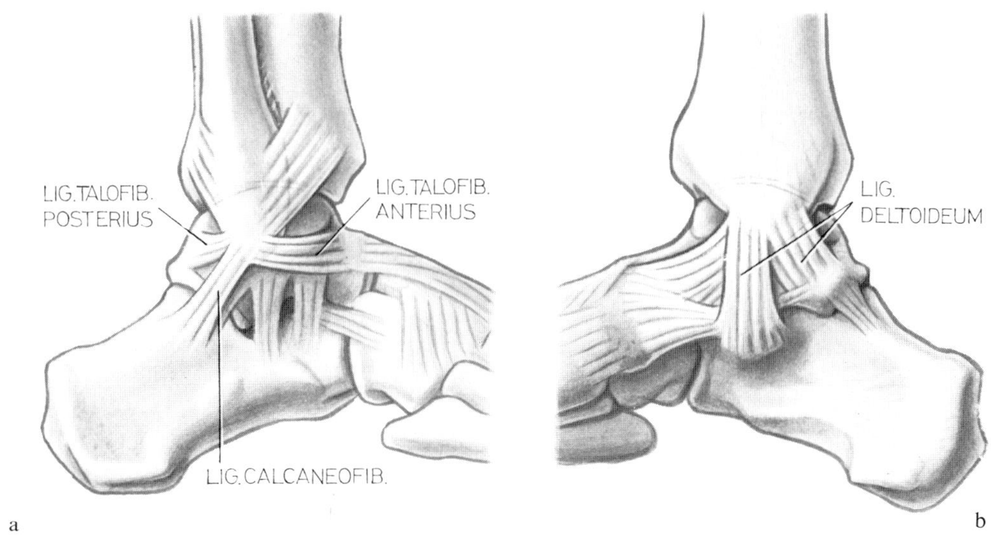
LIG.TALOFIB.
POSTERIUS
LIG.TALOFIB.
ANTERIUS
LIG.CALCANEOFIB.
LIG.
DELTOIDEUM
a
b

241

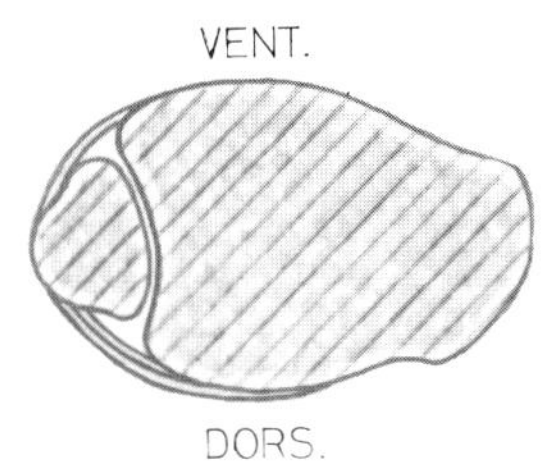
VENT.
DORS.

Technik der Röntgendiagnostik der Malleolarverletzungen

Die röntgenologische Diagnose erfordert ein a.-p.- und ein seitliches Röntgenbild, genau auf das obere Sprunggelenk zentriert. Für die a.-p.-Aufnahme muß der Unterschenkel um 15–25° nach innen rotiert werden, damit die transmalleoläre Achse parallel zur Röntgenplatte zu liegen kommt (Abb. 242a). Bei Verdacht auf Läsion des Tuberculum tibiale anterius (Tubercule de Tillaux-Chaput) ist eine Schrägaufnahme von 45° Außenrotation durchzuführen. Mit gehaltenen Aufnahmen in a.-p.- und seitlichem Strahlengang lassen sich die Bandläsionen objektivieren (Abb. 243b). Bei isolierter Ruptur des Lig. fibulotalare anterius kommt es auf der gehaltenen a.p.-Aufnahme in Supination noch nicht zur Kippung der Talusrolle, jedoch zum Klaffen des Gelenkspaltes zwischen Fibula und Talusrolle. Erst wenn auch die übrigen Bänder am Außenknöchel gerissen sind, kippt die Talusrolle im Sinne der Supination. Eine versteckte Insuffizienz des Bandapparates kann durch die gehaltene seitliche Aufnahme mit dem Apparat von NOESBERGER (Abb. 242c) durch Verschieben der Talusrolle nach ventral aufgedeckt werden.

Bei allen gehaltenen Aufnahmen sind stets Vergleichsbilder mit der Gegenseite notwendig. Bei vermutlich isolierter Schrägfraktur des Fibulaschaftes handelt es sich fast immer um eine Malleolarfraktur vom Typus C, und in solchen Fällen muß durch gezielte Aufnahme des oberen Sprunggelenkes die zugehörige Verletzung im Gabelbereich „gesucht“ werden. Bei entsprechendem Verdacht im Gabelbereich muß durch eine Ganzaufnahme des Unterschenkels die entsprechende Fibulaschaftfraktur, die bis zum Fibulaköpfchen hinaufreichen kann, dargestellt werden.

Abb. 242 *Röntgentechnik*

a Oberes Sprunggelenk a.-p.: Fuß um 20° innenrotiert, damit die transmalleoläre Achse parallel zur Röntgenplatte zu liegen kommt

b Gehaltene Aufnahme a.-p. in Supinationsstellung der Ferse zur Darstellung einer Kippung der Talusrolle in der Gabel (laterale Bandinsuffizienz ab 4° gesichert). Stets Vergleich mit gesunder Seite

c Apparat von NOESBERGER zur Darstellung einer Subluxation der Talusrolle nach ventral. Zeichen einer Insuffizienz des Lig. fibulotalare anterius. Fuß wird um 20° innenrotiert. Ein Gurt preßt den Unterschenkel nach dorsal

Abb. 243 *Beurteilung der Röntgenbilder*

a Gelenkschluß im Röntgenbild bei Innenrotation des Fußes um 20°: Der Gelenkspalt ist überall von gleicher Breite. Die subchondralen Knochenschichten in der Talusrolle und in der Knöchelgabel verlaufen parallel. Die entsprechende Röntgenlinie verläuft von der Tibia zur Fibula über eine Lücke, zeigt jedoch keinerlei Stufenbildung

a′ Auch die kleinste Verkürzung des Außenknöchels läßt sich im Röntgenbild an einer Stufenbildung im lateralen Abschnitt der subchondralen Knochenlinie erkennen

b Gehaltene Aufnahme des oberen Sprunggelenkes in der a.-p.-Richtung. Kippung der Talusrolle um 10°: Ligg. fibulocalcaneare und fibulotalare anterius sind verletzt

c Gehaltene Aufnahme seitlich ohne Subluxation mit dem Apparat von NOESBERGER

c′ Subluxation der Talusrolle um 6 mm: Messung zwischen Tangente zur Talusrolle und tiefstem Punkt der tibialen Gelenkfläche. Ein Unterschied von 3 mm und mehr gegenüber der Gelenkspaltbreite auf dem Seitenbild (nicht gehaltene Aufnahme) ist für die Läsion des Lig. fibulotalare anterius pathognomonisch

242

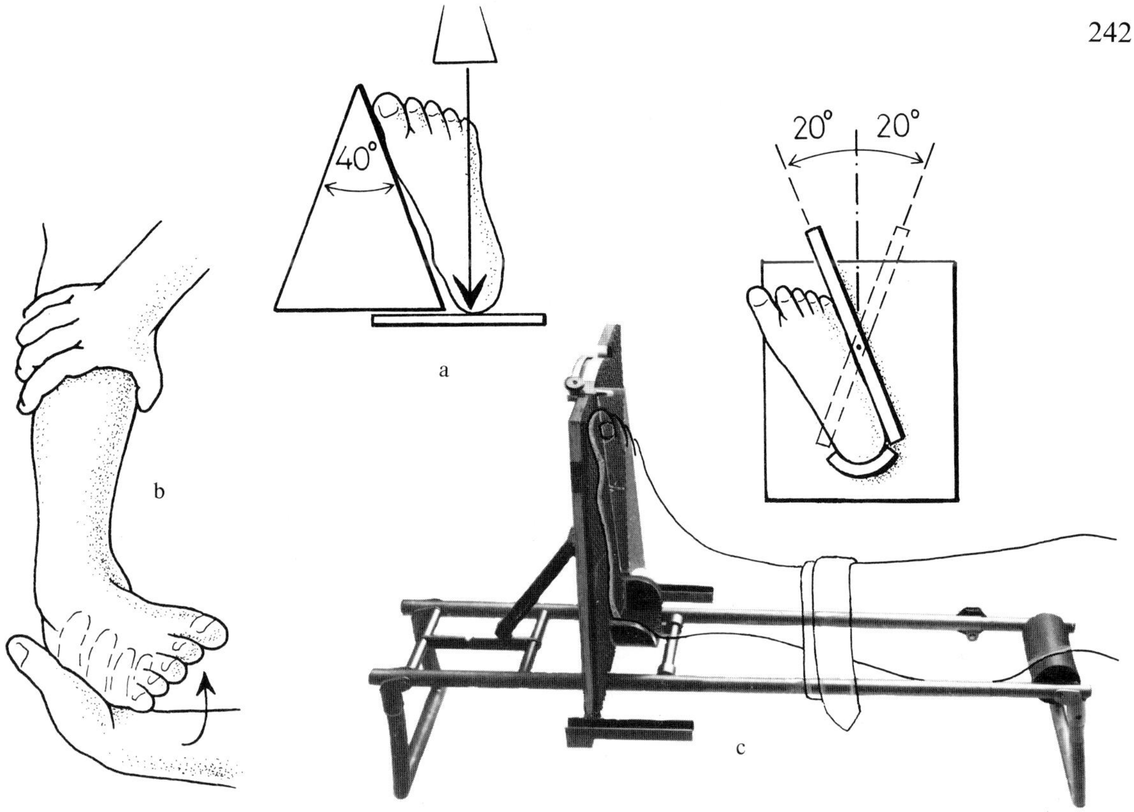

243

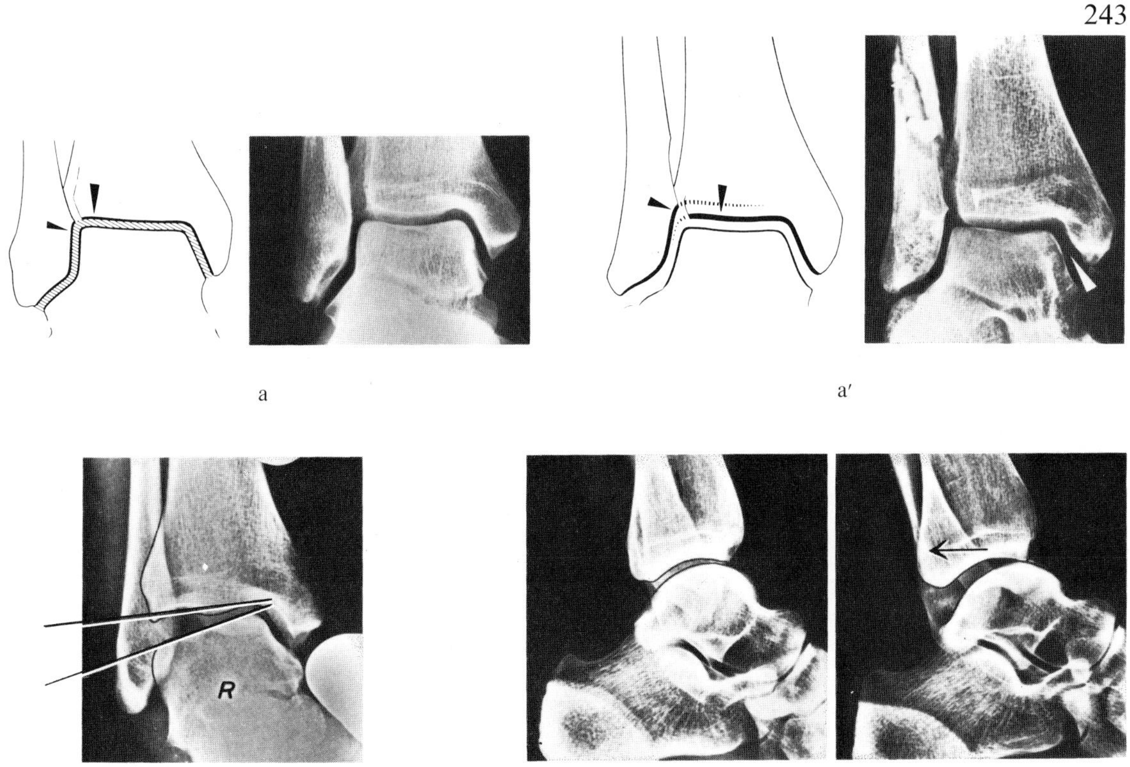

Klassifizierung der Malleolarfrakturen nach WEBER

Je höher die Fibulafraktur, desto ausgedehnter die Schädigung der tibio-fibularen Bandverbindungen und desto größer die Gefahr einer Gabelinsuffizienz. Je nach Höhe der Fibulafraktur lassen sich 3 Grundtypen unterscheiden:

A

Fibula: Quere Abrißfraktur auf Höhe des Sprunggelenks oder distal davon. Als Äquivalent Ruptur der fibularen Seitenbänder.

Innenknöchel: Intakt oder Abscherfraktur mit mehr horizontaler bis vertikaler Frakturebene, nicht selten mit ganz umschriebenen Impressionen an der Tibiakante.

Dorsale Tibiakante: Meistens intakt. Selten *medial* liegendes Fragment in Verbindung mit Innenknöchelfraktur.

Tibio-fibulare Bandverbindungen: Stets intakt.

B

Fibula: Spiralfraktur auf Höhe der Syndesmose. Fraktur glatt oder mit Trümmerbildung verbunden, je nach Gewalteinwirkung.

Innenknöchel: Intakt oder quere Abrißfraktur mit kleinem bis größerem Fragment. Als Äquivalent Ruptur des Ligamentum deltoideum.

Dorsale Tibiakante: Intakt oder *laterales* Fragment (=Abrißfraktur der hinteren Syndesmose, sog. Volkmannsches Dreieck).

Tibio-fibulare Bandverbindungen: Membrana interossea in der Regel intakt. Dorsale Syndesmose intakt oder infolge Abrißfraktur an der hinteren Tibiakante insuffizient. Ventrale Syndesmose bei weit distal ansetzender Spiralfraktur der Fibula intakt; teilweise oder ganz durchgerissen bei Spiralbruch, der auf Höhe des Gelenkspaltes beginnt. Als Äquivalent kleine Abrißfrakturen am tibialen oder fibularen Bandansatz.

C

Fibula: Fraktur oberhalb der Syndesmose bis hinauf zum Fibulaköpfchen. Als seltenes Äquivalent Luxation in der proximalen Articulatio tibiofibularis.

Innenknöchel: Quere Abrißfraktur oder äquivalente Ruptur des Ligamentum deltoideum.

Dorsale Tibiakante: Häufig laterales Abrißfragment der hinteren Syndesmose (wie B).

Tibio-fibulare Bandverbindungen: Immer unterbrochen: Zerreißung der Membrana interossea vom Sprunggelenk bis zur Fibulafraktur oder noch weiter nach proximal. Ligamentäre Rupturen oder Abrißfrakturen der Syndesmosenbänder.

Vom Typus A zu den Typen B und C nehmen die Bandschäden und damit der Schweregrad der Malleolarfrakturen zu.

Abb. 244 Die drei Typen der Malleolarfrakturen

244

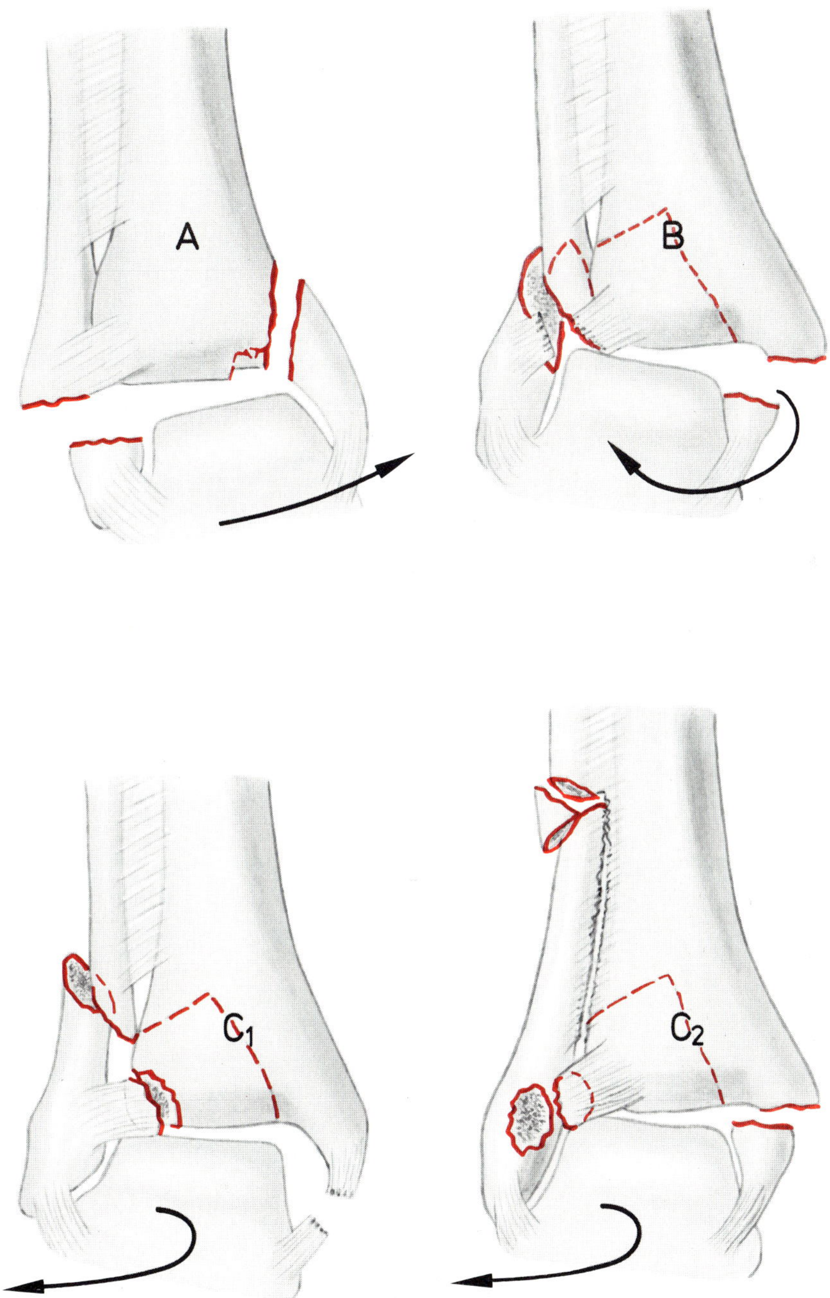

Taktik der Operation

Die Wiederherstellung der Fibula hat Priorität (s.S. 282). Es empfiehlt sich daher, mit der Operation hier bzw. am Außenknöchel zu beginnen. Dann erfolgt die Versorgung am Innenknöchel. Gelegentlich ist die exakte Reposition an der Fibula durch Weichteilinterpositionen (Band, Flexor hallucis longus, Periost) am medialen Knöchel behindert. In diesen Fällen muß vor Abschluß der Operation an der Fibula der Malleolus internus freigelegt werden. „Flake fractures" der Talusrolle werden entfernt.

Nach jeder exakten Reposition ist eine provisorische Fixation nötig: Am Außenknöchel mit Repositionszange mit Spitze oder mit selbstzentrierender Knochenhaltezange, am Innenknöchel je nach Größe der Fragmente Repositionszange mit Spitze oder mit Spickdrähten. Dann wird die definitive Fixation mit Drittelrohrplatte oder Schrauben ausgeführt und die provisorische Festhaltung wieder entfernt.

Zeitpunkt der Operation

Der günstigste Zeitpunkt für die Operation liegt innerhalb der 6–8-Stundengrenze, solange nur Hämatomschwellung und noch kein eigentliches Ödem und keine Spannungsblasen vorliegen.

Bei Spannungsblasen und starker Schwellung muß nach vorgängiger Reposition und Retention in gepolstertem Gipsverband mit der Operation 4–6 Tage lang gewartet werden, bis unter gleichzeitiger Hochlagerung die Weichteile abgeschwollen sind.

Abb. 245 *Schnittführung für Malleolarfrakturen*

a Freilegen des Malleolus externus und der vorderen Syndesmose. Der Hautschnitt verläuft ungefähr parallel zum N. fibularis superficialis und darf diesen nicht verletzen. Die vordere Syndesmose und die vordere Fibulakante werden erst nach Spaltung des Lig. cruciforme sichtbar. Eine Osteosynthese des Malleolus externus ist somit bei geringer Denudierung der Fibulaspitze möglich. Im allgemeinen ziehen wir die ventral- bzw. dorsal-konvexe Schnittführung vor, während gewisse Kliniken den Schnitt a′ direkt über dem Malleolus lateralis verwenden

b Standardschnittführung für die Versorgung des Malleolus internus. Nach Inzision der Gelenkkapsel kann die exakte Adaptation der Frakturflächen beurteilt werden, besonders ventral im Innern des Gelenkes

c Schnitt zur gleichzeitigen Darstellung des Malleolus internus und eines großen Volkmannschen Dreiecks

d Schnitt zur Osteosynthese der Fibula und eines Volkmannschen Dreiecks von dorsal. Patient in Seitenlage oder Bauchlage

245

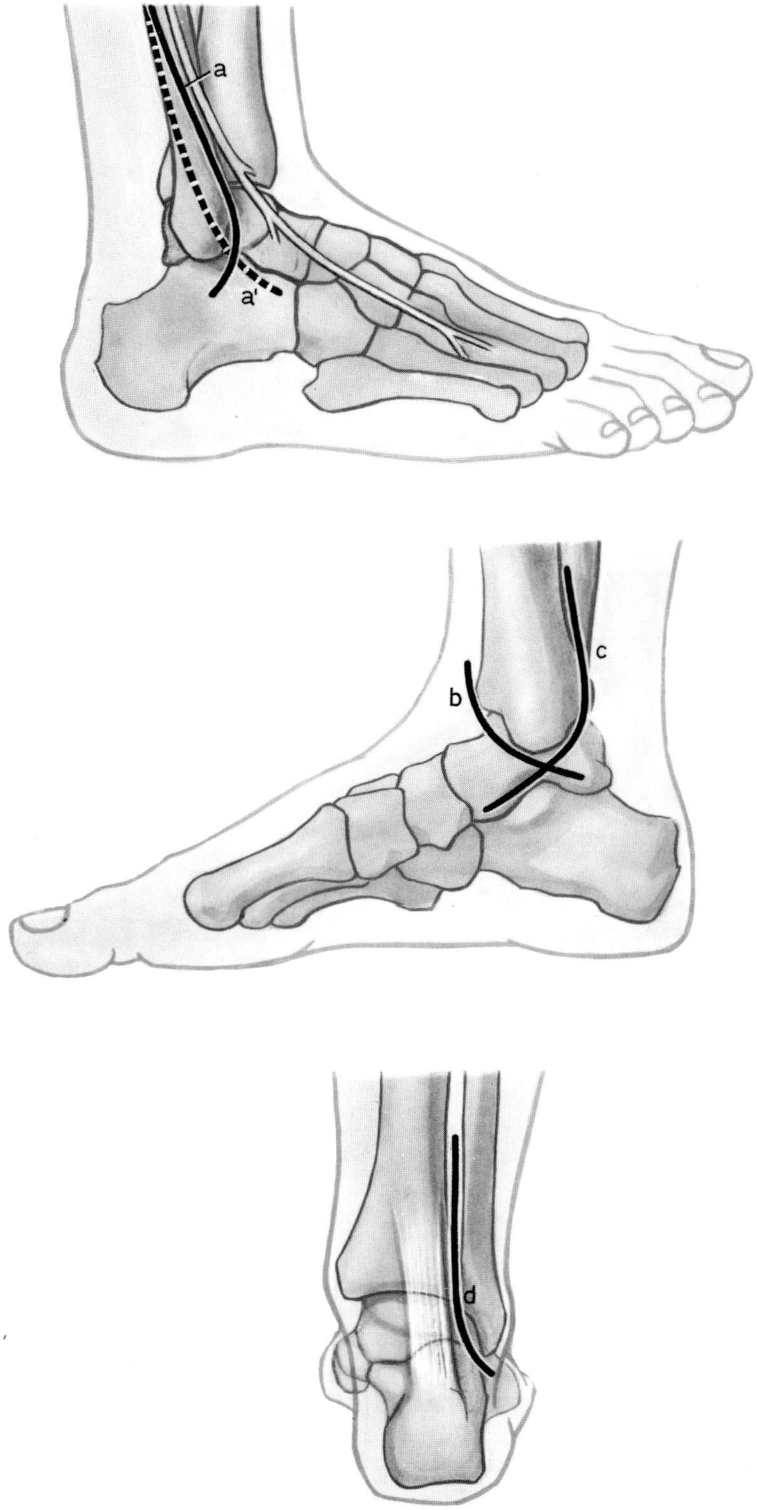

1.10.1 Malleolarfrakturen Typus A

Typus A stellt den einfachsten Fall für die operative Behandlung dar. Bei Vorliegen einer Fibulafraktur wird diese nach Abb. 246b versorgt. Sodann wird der abgebrochene Innenknöchel freigelegt: eingeschobenes Periost wird zurückgeschlagen, so daß man den Frakturrand überblicken kann. Die vordere Kapsel ist immer aufgerissen, was eine gute Übersicht auf den intraartikulären Anteil der Fraktur ergibt. Kleine Knochensplitterchen an der vorderen Tibiakante werden entfernt, größere Splitter sind einzupassen. Temporäre Fixation mit zwei Spickdrähten, definitive Fixation nach dem Prinzip der interfragmentären Kompression (Abb. 246d). Die Kapsel braucht nicht genäht zu werden.

Ein seltenes mediales Fragment an der hinteren Tibiakante erfordert exakte Reposition und Fixation von medial-dorsal her (Abb. 246f).

Abb. 246 *Typus A*

a Durchtrennte fibuläre Bänder und Kapsel werden in einer Schicht genäht

b Ein größeres queres Abrißfragment des Außenknöchels wird mit einer in 2 Ebenen schrägen Malleolarschraube (von lateral-ventral nach medial-dorsal) fixiert, deren Gewinde in der Gegenkortikalis oberhalb der Syndesmose faßt

c Ein kleines queres Abrißfragment der Fibulaspitze wird mit zwei dünnen Spickdrähten reponiert gehalten und mit einer feinen Drahtschlinge nach dem Zuggurtungsprinzip gegen die Fibula komprimiert

d Ein großes Abscherfragment des Malleolus medialis wird mit Zugschrauben, hier mit einer Malleolar- und einer kleinen Spongiosaschraube angepreßt

e Ein kleineres Abscherfragment des Malleolus medialis wird mit einer Malleolarschraube und einem Spickdraht oder mit kleinen Spongiosaschrauben fixiert

f Hintere Tibiakantenfragmente beim Typus A liegen immer gegen den Malleolus medialis hin und sind selten. Sie sind deshalb von medial und dorsal her leicht darzustellen und direkt zu verschrauben. Je nach Größe des Kantenfragmentes Verschraubung mit Malleolar- oder kleiner Spongiosaschraube

A 246

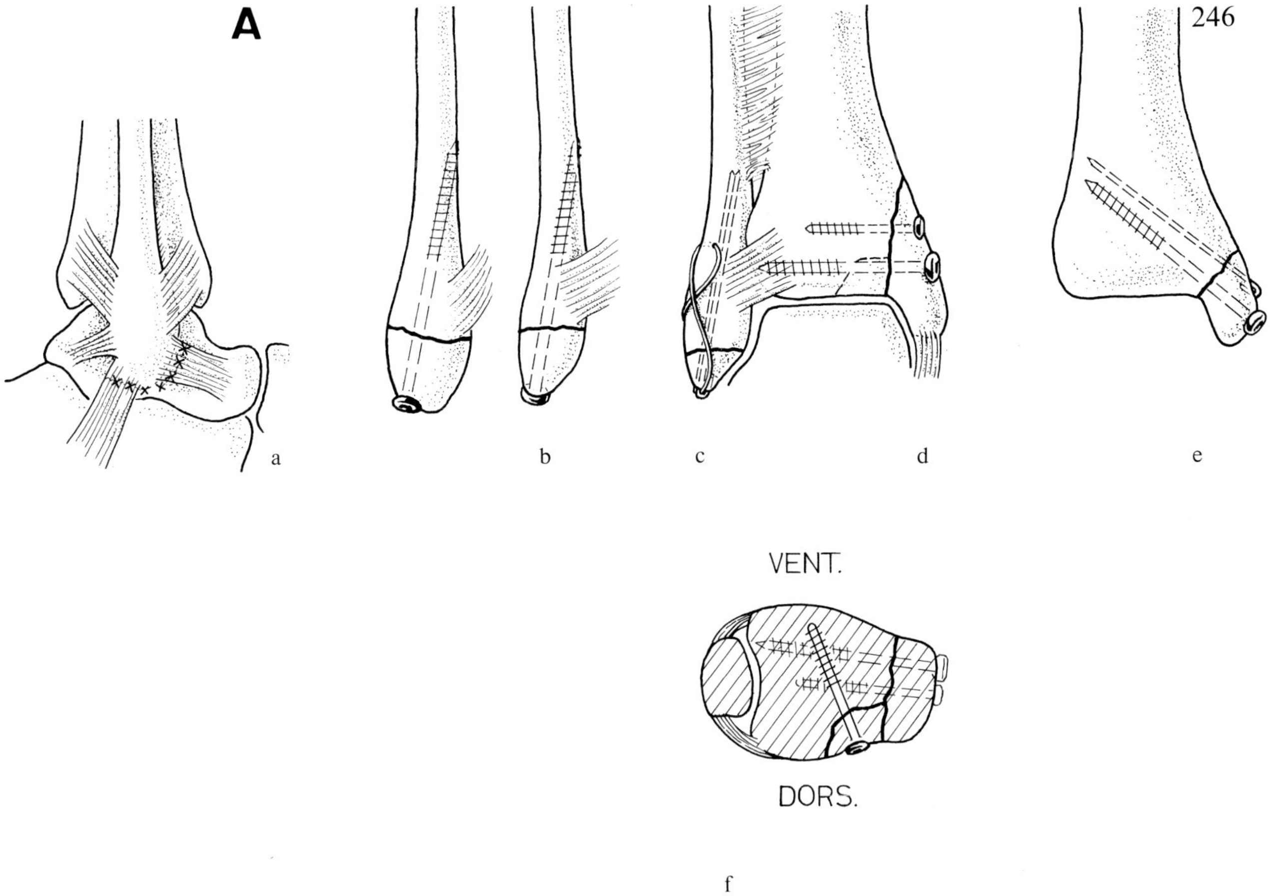

1.10.2 Malleolarfrakturen Typus B

Zuerst wird der Außenknöchel freigelgt. Die vordere Kapsel ist zerrissen. Durch vorsichtige Außenrotation gewinnt man Einblick auf die Talusrolle. Mögliche „flake fractures“ werden entfernt. Die Dislokationen des abgebrochenen Malleolus externus umfassen Verkürzung, Verschiebung nach dorsal, nach lateral und Rotation. Die Reposition muß anatomisch sein (Prüfung an der dorsalen Fibulakante), am besten mit Hilfe einer Repositionszange mit Spitze, die gleichzeitig zur provisorischen Fixation dient. Weiteres Vorgehen s. Abb. 247.

Quere Abrißfrakturen des Malleolus internus werden je nach Fragmentgröße durch Zuggurtungsdraht oder Zugschraube fixiert. Bandrupturen auf der Medialseite brauchen nicht in allen Fällen genäht zu werden. Bei tadellosem Gabelschluß (kein Verdacht auf Interposition, fehlende mediale Instabilität) kann darauf verzichtet werden. Allfällige Bandnaht s.Abb. 247b.

Dorso-laterale Tibiafragmente werden durch exakte Reposition des Außenknöchels dank Zug des hinteren Syndesmosenbandes weitgehend reponiert (Abb. 247a). Schuppenförmige Abrißfragmente oder Gelenkfragmente, die im seitlichen Röntgenbild kleiner sind als $^1/_5$ des sagittalen Gelenkdurchmessers, brauchen nicht operativ fixiert zu werden. Größere Fragmente erfordern stufenlose Reposition. Das noch etwas abstehende Fragment wird von medial und hinten her mit der Spitze eines schlanken Instruments nach distal reponiert und angedrückt. Provisorische Fixation mit einem von ventral medial eingebohrten Spickdraht und Röntgenkontrolle im seitlichen Strahlengang. Definitive Fixation mit einer Spongiosa-Zugschraube, die von ventral nach dorsal eingesetzt wird, u.U. durch zusätzliche kleine Inzision ventral proximal des Sprunggelenkes.

Abb. 247 *Typus B.* Typische Versorgung einer B-Fraktur:

a Kurze Spiralfraktur am Außenknöchel mit kleiner Kortikalis-Zugschraube (∅ 2, 7 oder 3, 5) fixiert und Sicherung durch Drittelrohrplatte als Neutralisationsplatte. Naht des vorderen Syndesmosenbandes

b Ein zerrissenes Ligament am Innenknöchel wird genäht, sofern eine Revision wegen Interposition notwendig ist (Schnittführung Abb. 245b)

c Ein großes dorso-laterales Kantendreieck an der Tibia wird nach exakter Reposition mit einer Spongiosa-Zugschraube von ventral nach dorsal versorgt

a′, a″, a‴ Varianten der Versorgung des Außenknöchels bei anderer Frakturkonstellation

b′, b″ Varianten der Innenknöchelversorgung

c′, c″, c‴ Zugschraubenfixation des Volkmannschen Dreiecks. Ansicht von der Seite, von hinten und Horizontalschnitt

247

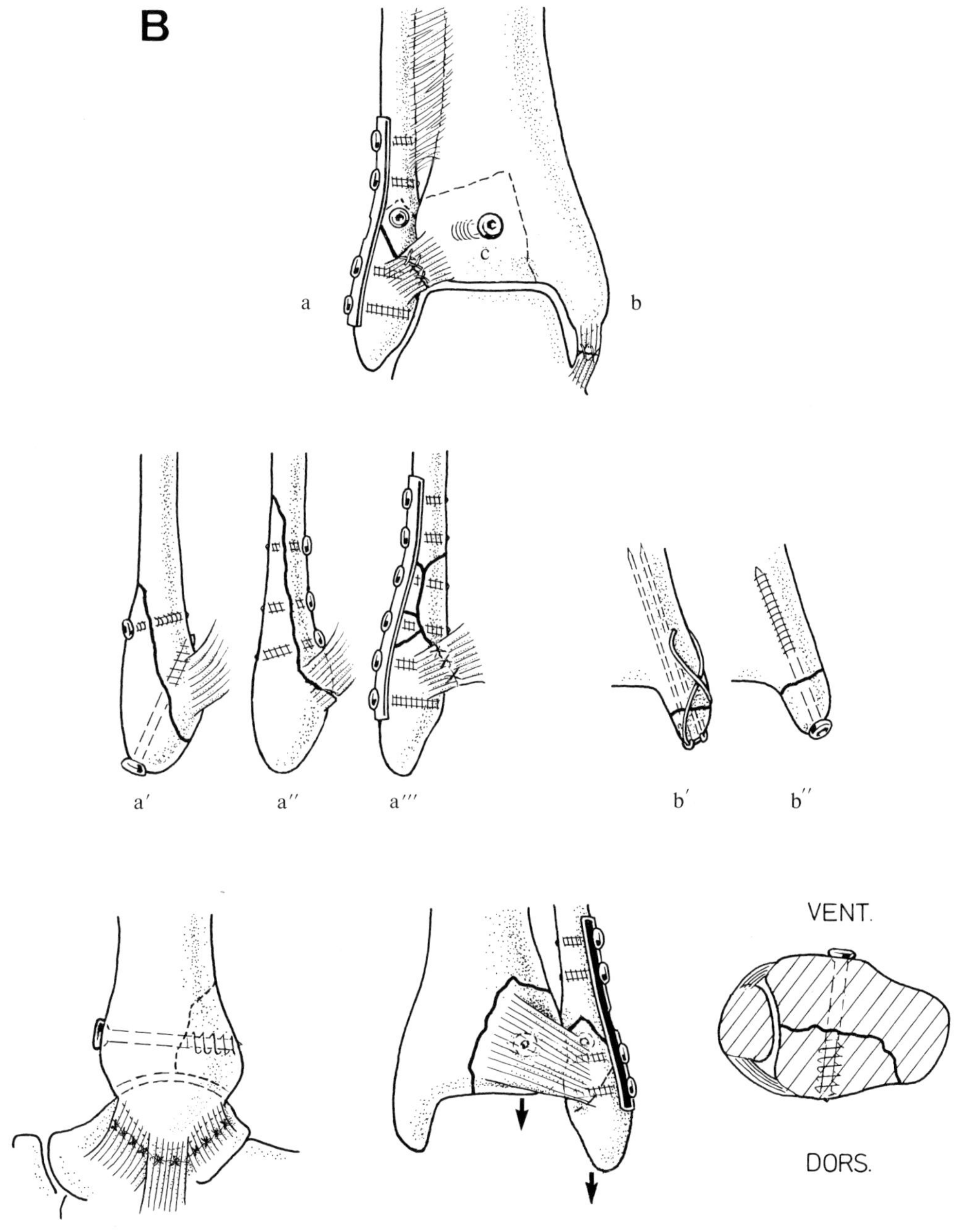

1.10.3 Malleolarfrakturen Typus C

Die Operation beginnt mit der Freilegung des Fibulaschaftbruches. Bei Trümmerbrüchen kann der exakte Längenausgleich Schwierigkeiten bereiten. Stabilisierung mit Drittelrohrplatte und Zugschrauben. Dann wird die vordere Syndesmose freigelegt: Ausrißfragmente an der Tibia (Tubercule de Tillaux-Chaput) oder an der Fibula werden verschraubt, und eine reine Zerreißung wird genäht. Der subkapitale Fibulabruch braucht in der Regel nicht direkt angegangen zu werden (Cave: N. peronaeus!). Bei Verkürzung wird am Außenknöchel mittels Haken oder Zange ein ruckartiger Zug nach distal ausgeübt, um die Fibula in die Incisura fibularis tibiae zu reponieren. Röntgenkontrolle des Verlaufs der subchondralen Knochenschicht zwischen Tibia und Fibula (s. Abb. 243a′).

Ob eine zusätzliche fibulo-tibiale Transfixation erforderlich ist, hängt von der Syndesmosenstabilität (Prüfung mit einem Haken – s. Abb. 248a), vom Zustand der Membrane interossea, von der Versorgung der Fibula und den Syndesmosen-Aus- und -Einrissen ab. Bei Instabilität wird 2–3 cm proximal des oberen Sprunggelenkes eine 4,5-Kortikalisschraube als Stellschraube zwischen Fibula und lateraler Tibiakortikalis eingebracht. Lage der Schraube: Schräg von dorsal nach ventral in einem Winkel von 25–30° zur Frontalebene und parallel zum oberen Sprunggelenk. In der Tibia genügt die Fixation in der anliegenden Kortikalis. Das Schraubengewinde wird sowohl in der Fibula als auch in der Tibia geschnitten, weil keine Kompressionswirkung ausgeübt werden darf.

Die Transfixation der Syndesmose ist wegen Aufhebung des physiologischen Gabelspieles und der Gefahr der Verknöcherung abzulehnen (Abb. 248e).

Versorgung des Malleolus internus wie bei Typus B.

Abb. 248 *Typus C*

a Die exakt reponierte Fibulaschaftfraktur wird mit einer Drittelrohrplatte stabilisiert. Die zerrissene ventrale Syndesmose wird genäht. Prüfung der Gabelstabilität mit Hilfe eines kleinen Hakens. Ein kleineres Abrißfragment des Malleolus medialis wird mit Spickdrähten und Drahtschlinge fixiert

b Plattenosteosynthese der Fibulafraktur in Schaftmitte. Die ventrale Syndesmose ist an der vorderen Fibulakante abgerissen, das Abrißfragment ist mit einer kleinen Spongiosaschraube oder einer transossären Drahtnaht fixiert, je nach Fragmentgröße (u.U. Interposition). Naht des zerrissenen Lig. deltoideum. Ein großes dorso-laterales Tibiakantenfragment ist nach exakter Reposition mit einer Spongiosaschraube fixiert, was für die Gabelstabilität genügt

c Die subkapitale Fibulaschaftfraktur ist oft nicht verkürzt und braucht nicht freigelegt zu werden. Zur Beurteilung allfälliger Verkürzung ist es wichtig, die subchondrale fibulo-tibiale Gelenklinie im a.-p.-Bild sorgfältig zu kontrollieren und gegebenenfalls die Fibula um die erforderlichen Millimeter nach unten zu ziehen. Ein kleineres tibiales Abrißfragment der vorderen Syndesmose (Tubercule de Tillaux-Chaput: tuberculum tibiale anterius) wird verschraubt. Da die Membrana interossea nahezu in ihrer ganzen Ausdehnung gerissen ist, genügt die Verschraubung des relativ kleinen vorderen Syndesmosenfragmentes nicht, um die hochgradige Gabelinstabilität zu festigen. Zusätzliche Transfixation mit Stellschraube ist notwendig. Kompression der queren Abrißfraktur am Innenknöchel mit Malleolarschraube

d Normaler Gabelschluß ist gewährleistet nach anatomischer Rekonstruktion und exakter Einpassung der Fibula in die Incisura fibularis tibiae. Andernfalls verbleibt eine Gabeldiastase mit entsprechender Valgusfehlstellung der Talusrolle (s. auch Abb. 241 und 243). Selbst kleinste Unstimmigkeiten führen zu einer posttraumatischen Valgusarthrose

248

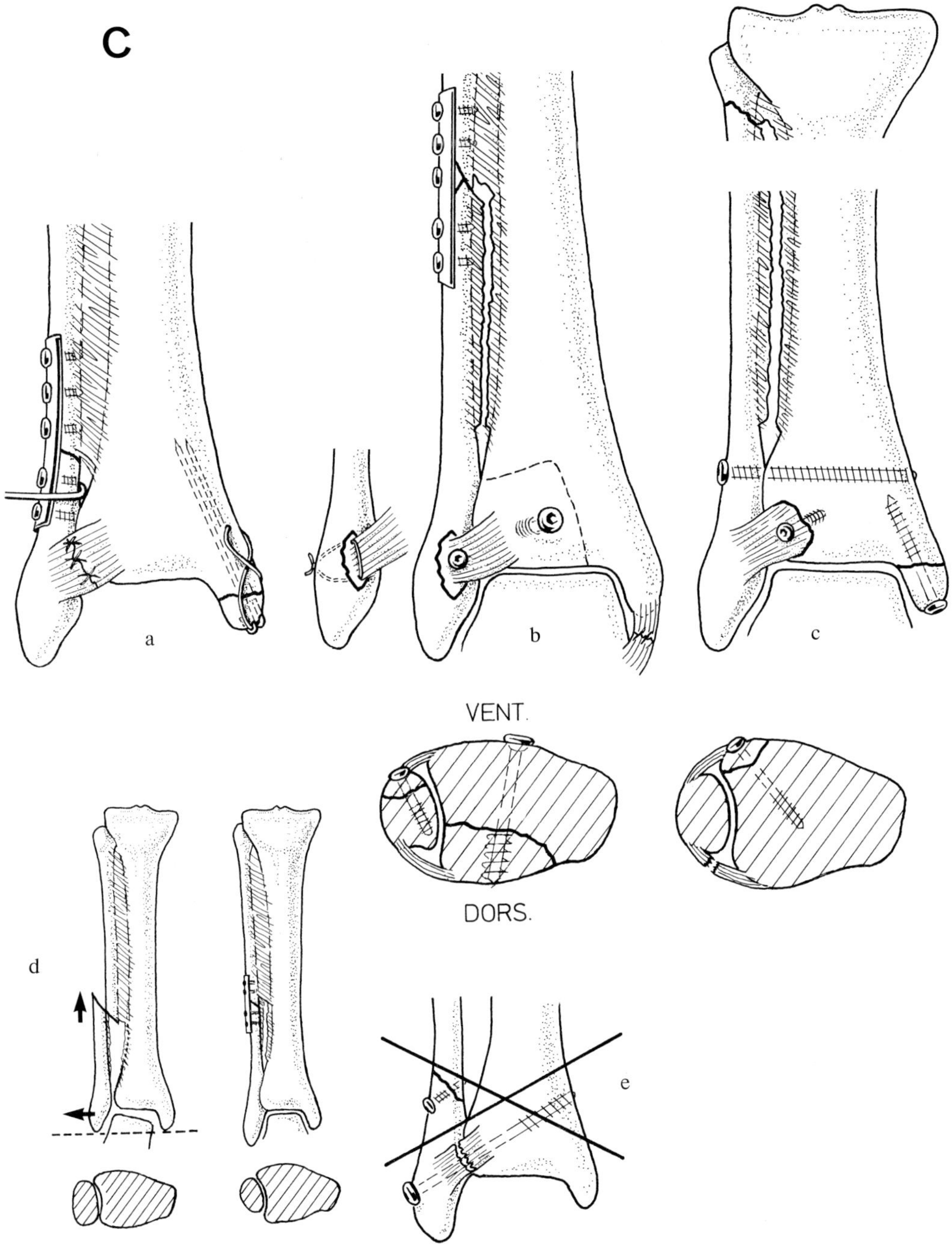

Abb. 249 *Luxationsfraktur mit Aufsplitterung einer osteoporotischen Fibula (MS 1836).* Stabilisierung des äußeren Knöchels mit der Drittelrohrplatte. Fixation des abgerissenen Syndesmosenbandansatzes am Malleolus externus mit einer 4,0-Spongiosaschraube. Osteosynthese des Malleolus internus mit einer Malleolar- und einer 4,0-Spongiosaschraube (Typus B)

Abb. 250 *MS 1899.* Stabilisierung der Torsionsfraktur des Malleolus externus mit zwei kleinen Kortikalisschrauben. Naht des ventralen tibio-fibularen Bandes (Typus B). Fixation des Volkmannschen Dreiecks mit einer Spongiosaschraube von ventral nach dorsal

Abb. 251 *Ähnlicher Fall wie Abb. 250.* Das Besondere liegt in der Bildung eines mächtigen dorso-medialen Tibiafragmentes. Durch Zug am dorsalen Syndesmosenband wird das äußere Knöchelfragment nach medial gekippt. Fixation des Außenknöchels mit zwei 3,5-Kortikalis-Zugschrauben, am dorso-medialen Tibiafragment mit einer Spongiosaschraube, einer Malleolarschraube und einer 3,5-Kortikalis-Zugschraube

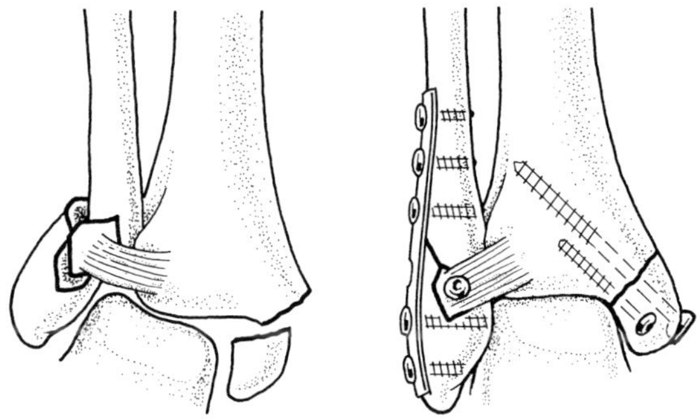

249

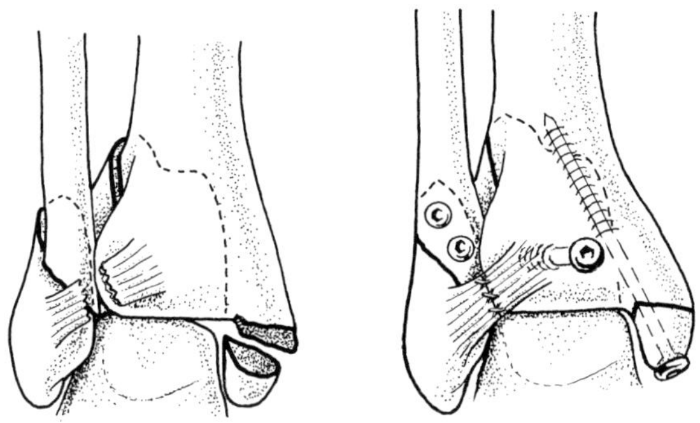

250

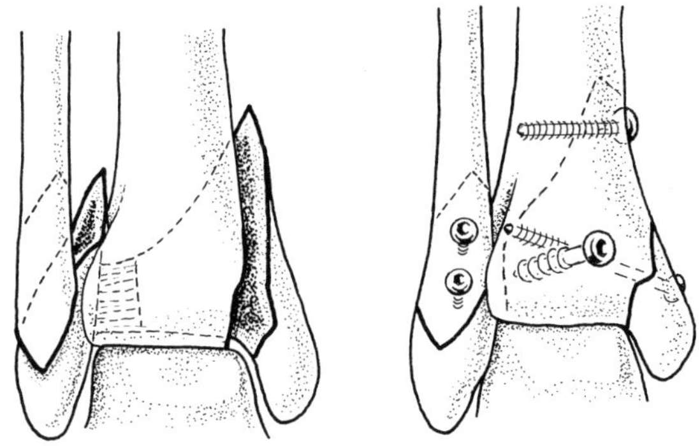

251

1.11 Fußfrakturen

Nicht dislozierte Talushalsfrakturen werden meist konservativ mit entlastendem Gehgipsverband nach Abschwellung der Weichteile behandelt. Irreponible Talusfrakturen werden dagegen operativ reponiert und mit ein bis zwei 4,0-Spongiosaschrauben stabilisiert.

Die Therapie der Kalkaneusfraktur besteht meist in Hochlagerung und soforteinsetzender funktioneller Therapie. Frakturen der großen Tuberositas werden mittels zweier kurzer lateraler und dorsaler Hautschnitte mit Spongiosaschrauben fixiert. Bei Sustentakulumabrissen oder jugendlichen Patienten hat sich die einfache oder auch die doppelte H-Platte (wie an der Halswirbelsäule) mit gleichzeitiger Spongiosaplastik bewährt. Dieselbe Platte hat sich bei Arthrodese des Talonavikulargelenks bei einer Zertrümmerungsfraktur des Navikulare ebenfalls durchgesetzt.

Im Vorfußbereich sind stabile Verfahren praktisch nur am 1. und 5. Strahl erforderlich (s. Abb. 255c).

Abb. 252 *Irreponible Talusfrakturen* mit einer oder zwei 4,0-Spongiosaschrauben stabilisiert

Abb. 253 *Aufklappbruch des Tubercalcanei* mit zwei Spongiosaschrauben fixiert

Abb. 254 *Kalkaneusstauchung und Sustentaculum-tali-Fraktur.* Fixation mit H-Platte. Zusätzliche Spongiosaplastik. Bei einer Einstauchung der dorsalen Gelenkfläche muß eine doppelte H-Platte verwendet werden

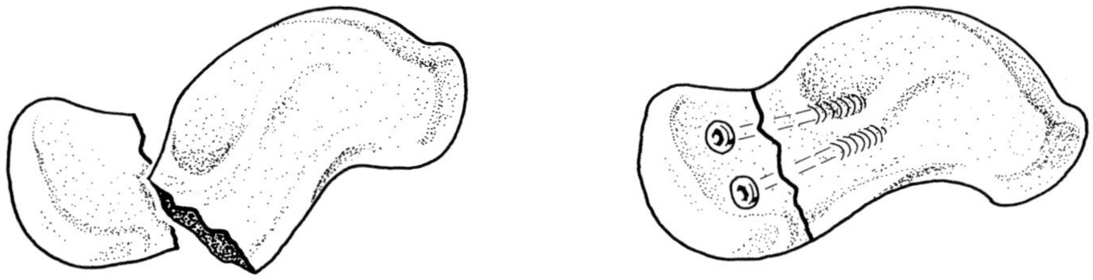
252

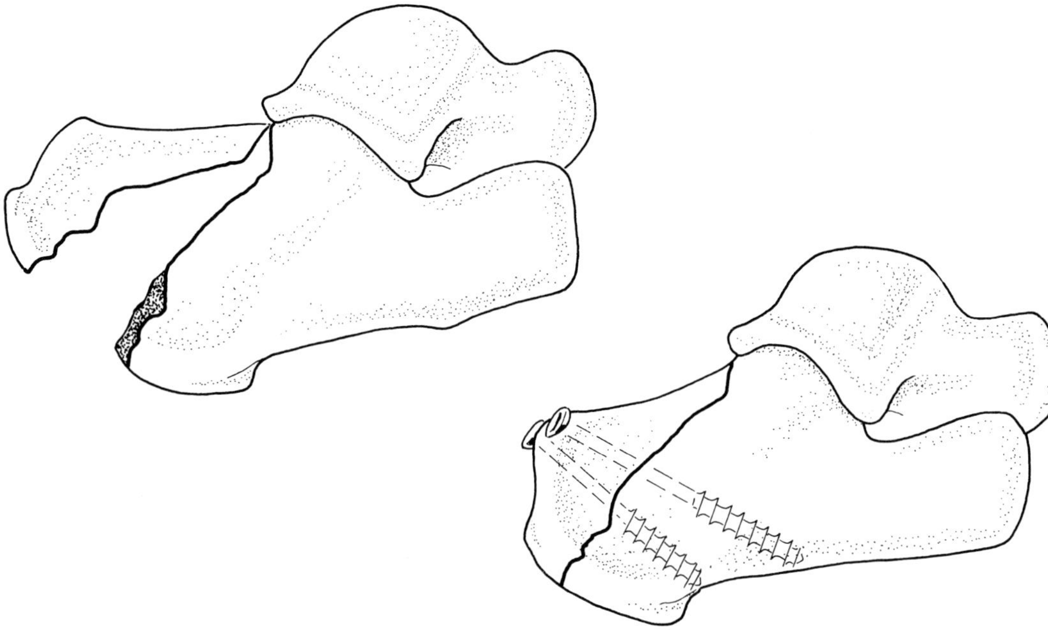
253

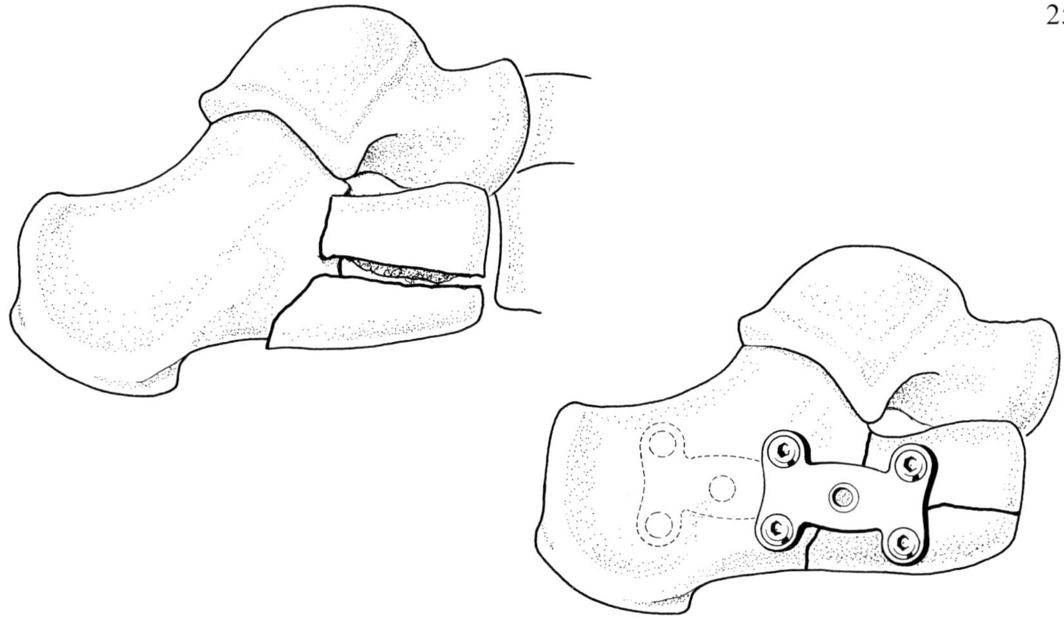
254

Abb. 255 *Typische Osteosynthesen im Vorfußbereich*

a Schnittführung: Der Längsschnitt über den 3. Strahl gibt einen einwandfreien Überblick über Metatarsalia II, III und IV. Für Metatarsalia I und V werden die Schnitte zwischen Planta pedis und normaler Haut des Dorsum gewählt

b Stabilisierung dislozierter Frakturen der Basis von Metatarsale V (Ansatz des M. peronaeus brevis) mit Hilfe einer kleinen Spongiosaschraube (große Fragmente) oder einer kleinen Drahtzuggurtung (kleine Fragmente

c Typische Osteosynthesen am Vorfuß:

1 Mobile Schaft- und subkapitale Frakturen von M V, mit T-Plättchen versorgt.

2 Querfrakturen mittelständiger Metatarsalia werden mit axialen Kirschner-Spickdrähten stabilisiert.

3 Schaftfrakturen der breiten Diaphyse von M I werden mit einer Drittelrohrplatte versorgt. Diese ist so weit als möglich plantar anzulegen (Zuggurtungseffekt).

4 Mobile Querfrakturen der Großzehengrundphalanx werden mit Plättchen (L oder T) stabilisiert.

5 Stauchungsfraktur der Basis von M I, versorgt durch Verschraubung und T-Plättchen

255

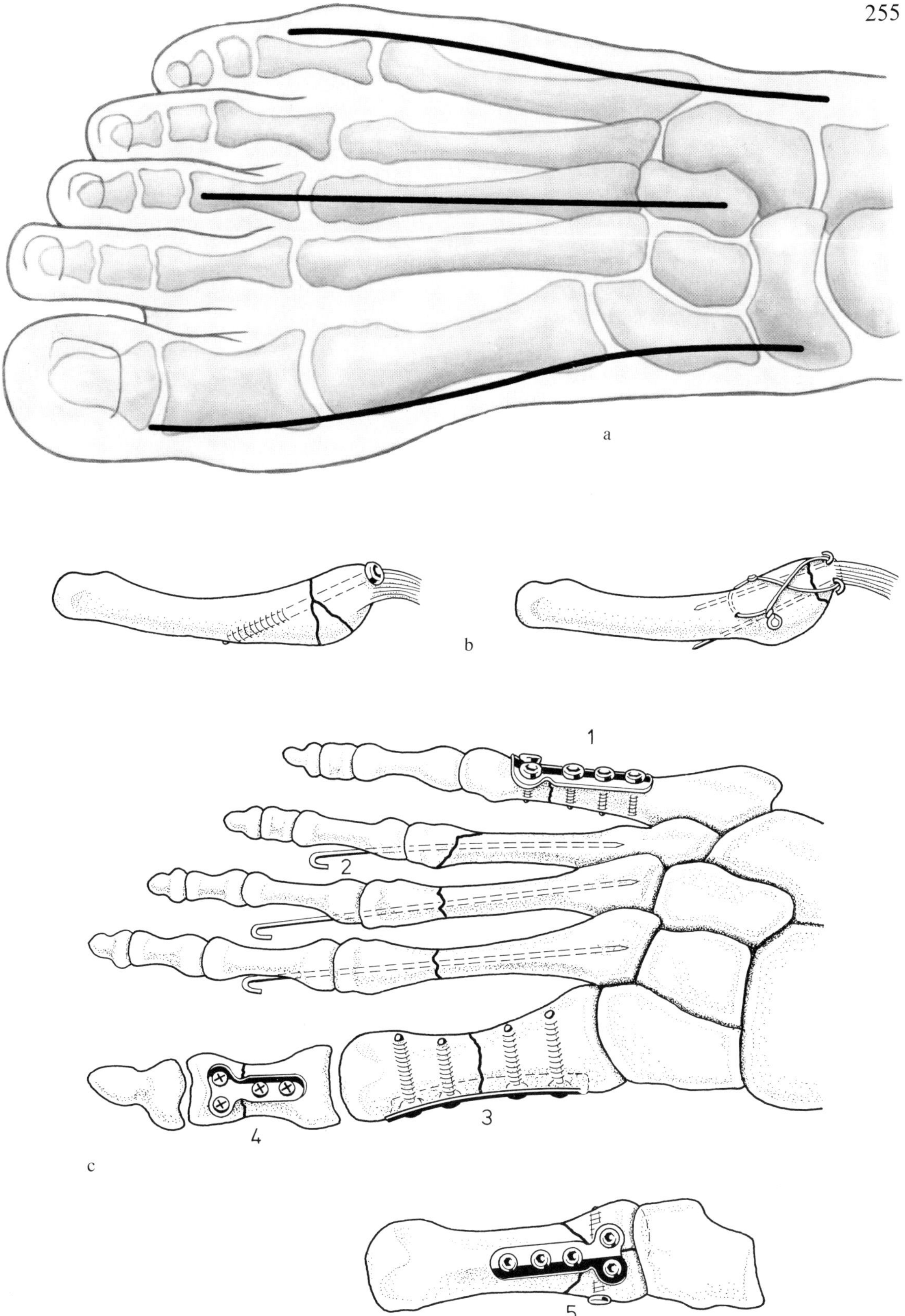

1.12 Wirbelsäulenfrakturen

Ohne auf die Problematik der Wirbelsäulenfrakturen einzugehen, soll vermerkt werden, daß stabile Frakturen keine Gipsfixation und sofortige funktionelle Nachbehandlung erfordern, es sei denn, daß hochgradige Fehlstellungen vorliegen. Die Osteosynthese der Wirbelsäule kommt in weniger als 10% der Wirbelsäulenverletzungen in Frage. Sie ist besonders deshalb schwierig, weil Unvorsichtigkeiten bei der Lagerung und technische Fehler lebenslängliche neurologische Störungen zur Folge haben können.

Instabile Frakturen mit Verletzung der dorsalen Strukturen (Processus spinosus bzw. Lig. interspinale, Bögen, Processus articulares) mit und ohne neurologische Symptome sollten zur Vereinfachung der Nachbehandlung stabilisiert werden.

An der Halswirbelsäule verwenden wir die kurze oder lange H-Platte (Orozco, Senegas, Cabot) von ventral her nach Ausräumung der Bandscheibe und Ersetzung derselben durch einen Knochenspan. Der Eingriff von ventral sollte erst dann zur Ausführung kommen, wenn präoperativ durch Zug (Selzerklammer) reponiert worden ist.

An der BWS und besonders an der LWS hat sich das an sich schwierige Verfahren von Roy-Camille von dorsal her bewährt. Dabei verwenden wir die Spann-Gleitloch-Platte, wobei die senkrechten Löcher unterhalb der kleinen Wirbelgelenke vorerst nur bis 2–3 mm mit dem 2,0 mm-Bohrer gebohrt werden. In diese Löcher werden 2,0 mm dicke Kirschnerdrähte gesetzt und die Wirbelsäulenfraktur durch dorsalen und seitlichen Druck reponiert. Liegen die Kirschnerdrähte parallel zueinander, werden die Drähte auf einer Seite mit einem Metallring markiert und ein seitliches Röntgenbild gemacht. Erst wenn die Richtung der Löcher gesichert ist und nachdem die gewählte Spann-Gleitloch-Platte – über die Kirschnerdrähte geschoben – zeigt, welche Löcher verwendet werden müssen, werden dic Löcher mit dem 3,2 mm-Bohrer durch die Bogenwurzel gebohrt. Der ventrale Defekt wird zwischen Th6 und L1 durch seitlichen Zugang und Costotransversektomie, zwischen L2 und L5 durch einen ventralen Zugang mit einer autologen Spanplastik überbrückt.

Eine gleichzeitige dorsale Spanarthrodese kann ohne weiteres an der Basis der Dornfortsätze und über die Bögen erfolgen. Im übrigen verweisen wir auf die entsprechende Literatur.

Abb. 256 *H-Platten* kurz und lang

Abb. 257 *Osteosynthese der Halswirbelsäule* von ventral mit der H-Platte

Abb. 258 *Osteosynthese der oberen LWS* mit der Spann-Gleitloch-Platte. Die Schrauben sind in den Bogenwurzeln verankert

256

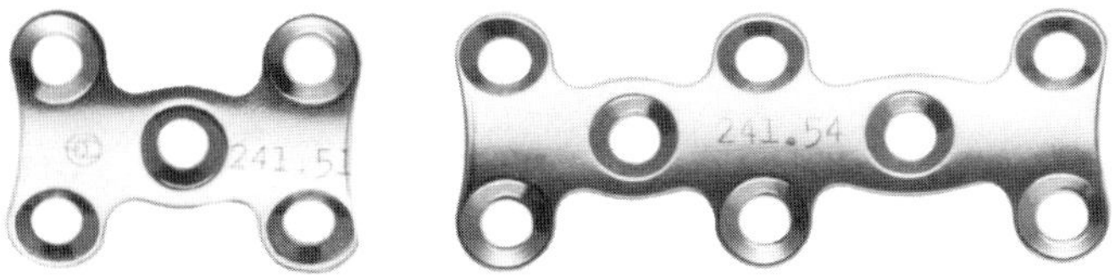

257

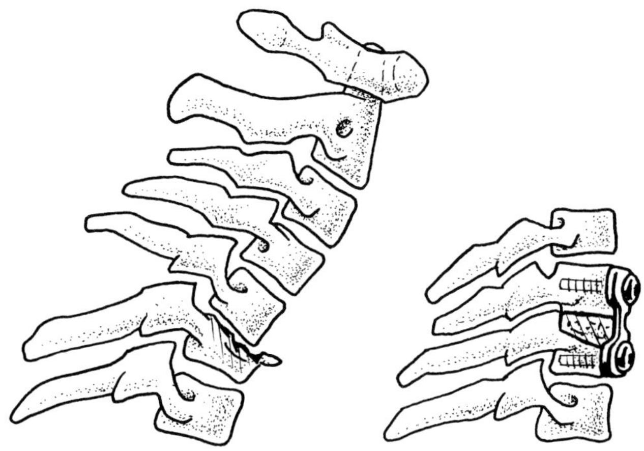

258

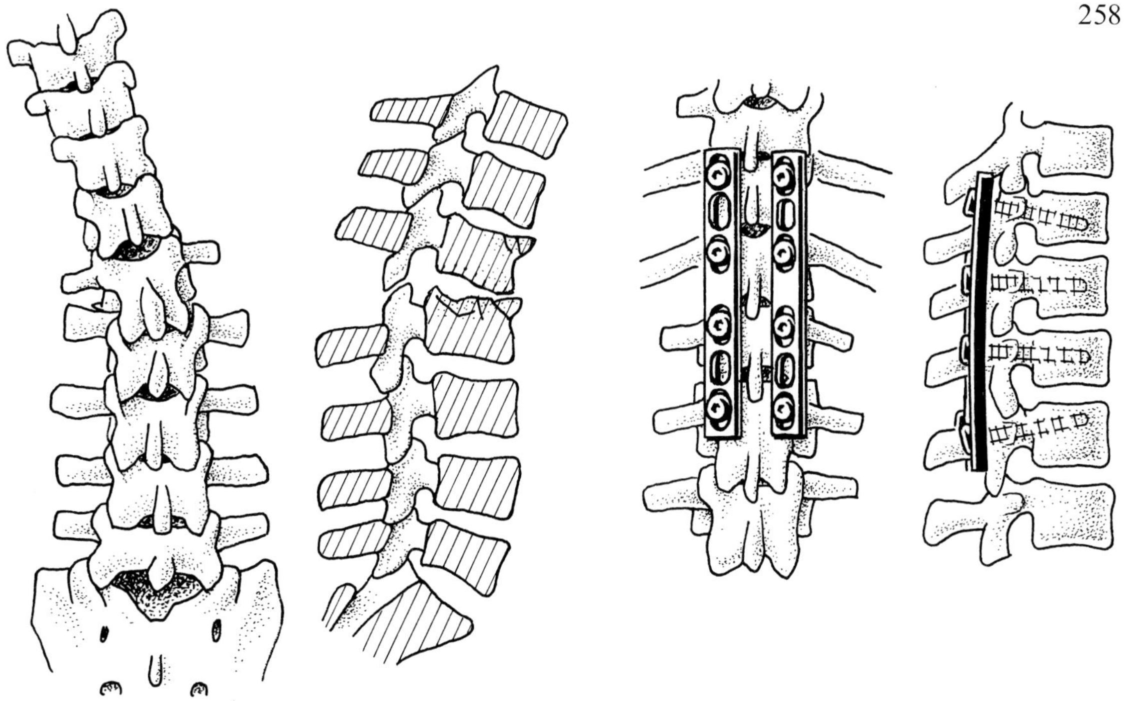

2 Offene Frakturen beim Erwachsenen

Oberstes Behandlungsprinzip ist die Verhütung der Infektion resp. Osteitis. Dabei sind zwei Maßnahmen besonders wichtig:

1. Das Débridement
2. Die Stabilisierung der Fragmente entweder mit Osteosynthese oder mit dem äußeren Festhalter.

Pathogene Keime erreichen erst nach einer Latenzperiode von 6–8 Stunden genügende Keimzahl und Virulenz. Kommt der Patient nach diesem Zeitpunkt zur Behandlung, so bleibt oft nur noch die Fixation mit äußeren Festhaltern resp. die Extension mit Steinmann-Nägeln als Behandlungsmethoden, die die Infektionsgefahr nicht vergrößern. Ist die Behandlung innerhalb der 8-Std-Grenze möglich, so können gute Voraussetzungen für eine per primam-Heilung von Weichteilen und Knochen geschaffen werden, sofern die systematische Infektionsprophylaxe die folgenden wesentlichen Punkte beachtet:

1. Vermeidung einer zusätzlichen Wundkontamination: Beim Krankenhauseintritt sind nur ein Drittel der offenen Frakturen mit Krankheitserregern kontaminiert. Eine Sekundärinfektion mit Spitalkeimen zwischen Spitaleintritt und Operation kann durch sachgemäße Asepsis vermieden werden. Ein Verband sollte belassen werden, bis er in Anwesenheit des verantwortlichen Chirurgen unter aseptischen Kautelen entfernt werden kann (Handschuhe und Mundschutz als Minimum — kein Entfernen des Verbandes zum Röntgen). Die Operationsvorbereitung der Haut geschieht erst, wenn alles zur Operation vorbereitet und der Patient im Operationssaal ist. Kommt ein Patient ohne Verband ins Spital, so wird seine Wunde sofort steril verbunden.

2. Débridement: Die ausgiebige und sofortige Exzision devitalisierter Weichteile entzieht den Bakterien den Nährboden. Débridement bedeutet Exzision des avaskulären kontusionierten Fettgewebes und der nekrotischen Muskelfasern; diese zeigen keine Kapillarblutung, reagieren nicht auf Druck und weisen zyanotische Farben auf. Nervenenden sind einfach zu adaptieren. Größere Gefäße werden wenn immer möglich genäht, Defekte mit Transplantaten bedeckt resp. überbrückt. Faszien, besonders über M. tibialis anterior, sind quer zu inzidieren. Hautränder werden nicht oder nur sehr sparsam exzidiert. Bei *Ablederung* ist das nekrotische Fettgewebe zu entfernen und die Haut ist in freie Hauttransplantate zu verwandeln.

3. Stabilisisierung der Fraktur: Nach den Erfahrungen der AO stellt die Stabilisierung der Fragmente nach erfolgtem Débridement der Wunde die beste Prophylaxe des Infektes dar. Deshalb werden offene Frakturen in der 6–8-Std-Grenze, sofern keine allgemeine Gegenindikation besteht, entweder durch Osteosynthese (Abb. 268), durch äußere Festhalter (Abb. 263) oder durch eine Kombination beider Methoden (Abb. 264) stabilisiert.

Die Frühosteosynthese bei der offenen Fraktur ist äußerst sparsam in zusätzlichen Denudieren des Knochens und verwendet dasjenige Minimum an Osteosynthesematerial, das mit interfragmentärer Stabilisierung noch vereinbar ist. Implantate sind nicht unter gefährdete Hautbezirke einzubringen oder unbedeckt zu lassen. Bei Knochendefekt empfiehlt sich meist eine sofortige autologe Spongiosaplastik.

4. Spannungsfreie Hautnaht bzw. sekundärer Wundverschluß: Die sekundären Hautrandnekrosen und die daraus erwachsenden Infekte können nur vermieden werden, wenn die Haut nicht unter Spannung genäht wird.

Wunden werden prinzipiell offen gelassen, sobald der Hautverschluß die geringste Spannung hervorruft. Der sekundäre Wundverschluß erfolgt nach 5–8 Tagen, doch ist er meist nicht notwendig und es genügt, die Wundränder mit Steristrip zu approximieren. Einfache Durchspießungen eines Knochens von innen nach außen werden weder exzidiert noch vernäht, sofern sie nicht in den Zugang zum Knochen eingeschlossen werden können.

Ist einmal eine Wundrandnekrose aufgetreten, so ist sie trocken zu halten und so lange zu belassen, bis unter dem Schorf die Sekundärheilung durch Granulation und Epithelisierung eintritt. Es ist wichtig, Sekretretentionen unter der Hautnekrose zu vermeiden.

5. Zurückhaltung in der funktionellen Nachbehandlung: Schon wegen der Minimalosteosynthese wird öfters als bei operativ versorgten, geschlossenen Frakturen postoperativ eine Gipsschiene angelegt. Zudem soll die primäre postoperative Mobilisation mit etwas mehr Zurückhaltung erfolgen. Mit aktiven Muskelübungen wird aber schon 24–48 Std nach der Operation begonnen.

6. Antibiotikaprophylaxe: Sie hat wenig zur Lösung des Problems beigetragen, da sie grundsätzlich zu spät einsetzt, um wirklich prophylaktisch wirken zu können (s. allgemeine Behandlungsrichtlinien). Bei offenen Frakturen, deren Wunden ausgiebig débridiert und offen gelassen sind, überwiegen vermutlich die Nachteile einer grundsätzlichen Antibiotikabehandlung deren Vorteile. Peinlich genaues Débridement und häufige Wundspülung während der Operation sind die wirksamsten Maßnahmen zur Infektionsverhütung.

Einteilung

Offene Fraktur 1. Grades: Durchspießung der Haut durch spitze Knochenfragmente von innen nach außen. Diese Frakturen sind grundsätzlich wie geschlossene Frakturen zu beurteilen und zu behandeln. Wird die Osteosynthese gewählt, so besteht eine Möglichkeit darin, die Inzision möglichst weit entfernt von der Durchspießung zu legen. Die Hautdurchspießung bleibt ohne Exzision einfach offen. Befindet sich die Durchspießungswunde an einem möglichen Zugangsort zum Knochen, so wird sie unter sparsamer Exzision in den Zugang eingeschlossen. Wie bei jeder Osteosynthese sollte kein Implantat unter einer Hautnaht liegen.

Offene Fraktur 2. Grades: Hautdurchtrennung und Quetschung von außen nach innen mit mäßiger Schädigung von Haut, Subkutangewebe und Muskulatur. Nach dem Débridement wird die Fraktur stabilisiert.

Offene Fraktur 3. Grades: Gewalteinwirkung von außen mit ausgedehnter Haut-, Subkutan- und Muskelnekrose sowie öfters auch Begleitverletzungen von Nerven und Arterien. (Schuß- und Explosionsverletzungen, schwere Verkehrsunfälle mit Weichteilschäden, usw.) Die Stabilisierung der Fraktur erfolgt in den meisten Fällen mit dem „Fixateur externe“ allein oder in Kombination mit Zugschrauben, wobei der äußere

Festhalter ohne zusätzliche Denudierung die Aufgabe der Neutralisationsplatte erfüllt (Abb. 264). Gelegentlich lassen sich Platten verwenden, sofern sie mit vitalem Gewebe bedeckt werden können (Abb. 262). Ausnahmsweise wird der dünne Marknagel ohne Ausbohren der Markhöhle gewählt.

Bei prekärer Hautzirkulation wird postoperativ die Extremität in Schwebelage gebracht, d.h. an Steinmann-Nägeln aufgehängt; bei Unterschenkelverletzungen 3. Grades wird z.B. je ein Steinmann-Nagel im Kalkaneus und in der Tuberositas tibiae eingedreht und die Extremität über Rollen aufgehängt.

Bemerkung: Reosteosynthese. Die Empfehlung der sog. Minimalosteosynthese führt oft dazu, daß 6–8 Wochen nachher eine übungs- und belastungsstabile Osteosynthese angefügt werden muß, insbesondere bei Marknagelung ohne Aufbohrung. Diese sekundäre Osteosynthese ist oft mit einer autologen Spongiosaplastik entweder aus dem Becken oder aus dem Trochanter major zu kombinieren.

„Fixateurs externes" oder äußere Festhalter. Anwendung bei offenen Tibiafrakturen 3. Grades

Die Technik der Einstellung der richtigen Rotation des Unterschenkels wurde im Allgemeinen Teil, S. 128, eingehend erklärt.

Abb. 259 *Anwendung des äußeren Festhalters und Einstellung der richtigen Rotation* (Text s. Abb. 91)

Abb. 260 *Korrektur von Fehlstellungen in der Frontalebene.* Besteht am Ende des Eingriffes eine Achsenfehlstellung in der Frontalebene, so können die proximalen schwenkbaren Doppelbacken nach Lösen der Schraube ohne weiteres gekippt werden. Einfache feste Backen können auch durch einfache bewegliche Backen ersetzt werden

Abb. 261 *Korrektur von Fehlstellungen in der Sagittalebene.* Die langen Rohre werden durch vier kurze Rohre ersetzt (a). Zwei Scharnierstücke mit vollständig aufgedrehten Schrauben werden über die Rohrenden gebracht. Sobald die einwandfreie Reposition in der Sagittalebene gelungen ist, werden alle Schrauben wieder angezogen

259

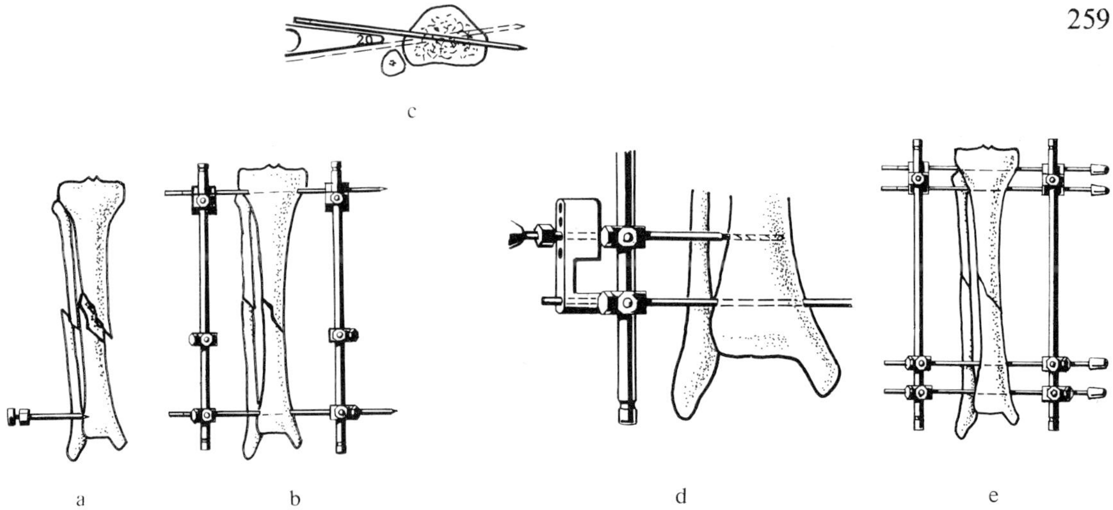

260

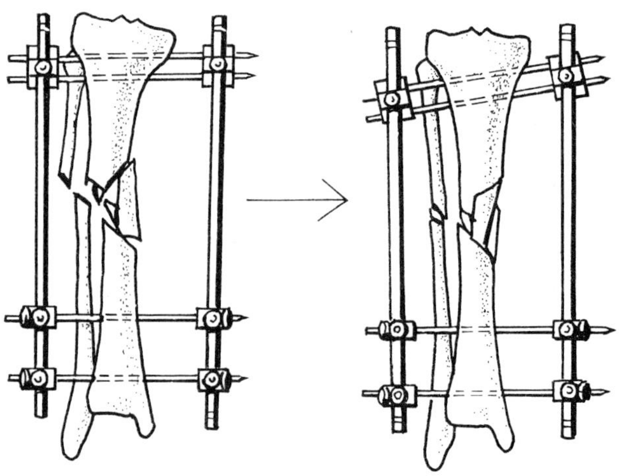

261

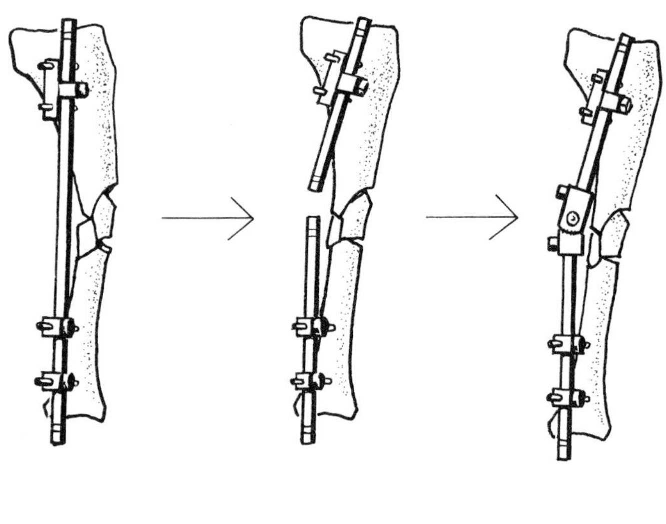

Lagerung einer mit „Fixateurs externes" stabilisierten offenen Tibiafraktur 3. Grades

---

Abb. 262 *Aufhängevorrichtung.* Fixation mit schmaler Platte dorsal und kurzen Schrauben sowie Steinmann-Nägeln und Rahmen mit Rollen und Aufhängevorrichtung. Die zwei Steinmann-Nägel in der Mitte liegen nicht im Knochen, sondern über dem Bein und dienen nur zur zusätzlichen Verstrebung der Einrichtung
a Distanzhalter für Extensionsschnur, *b* Aufhängerondelle

Abb. 263 *Dreieckverstrebung nach* HIERHOLZER *zur Erhöhung der Stabilität der äußeren Spanner.* Zusätzlich zum Standardrahmen wurden zwei Schanzsche Schrauben senkrecht eingeführt und mit dem Rohrfesthalter stabil verbunden. Zusätzlich ist am Rohrfesthalter eine Platte zur Stützung des Fußes in Rechtwinkelstellung angebracht worden. Die Ferse liegt frei. Der kleine Bügel schützt die Zehen vor Kontakt mit den Bettüchern

262

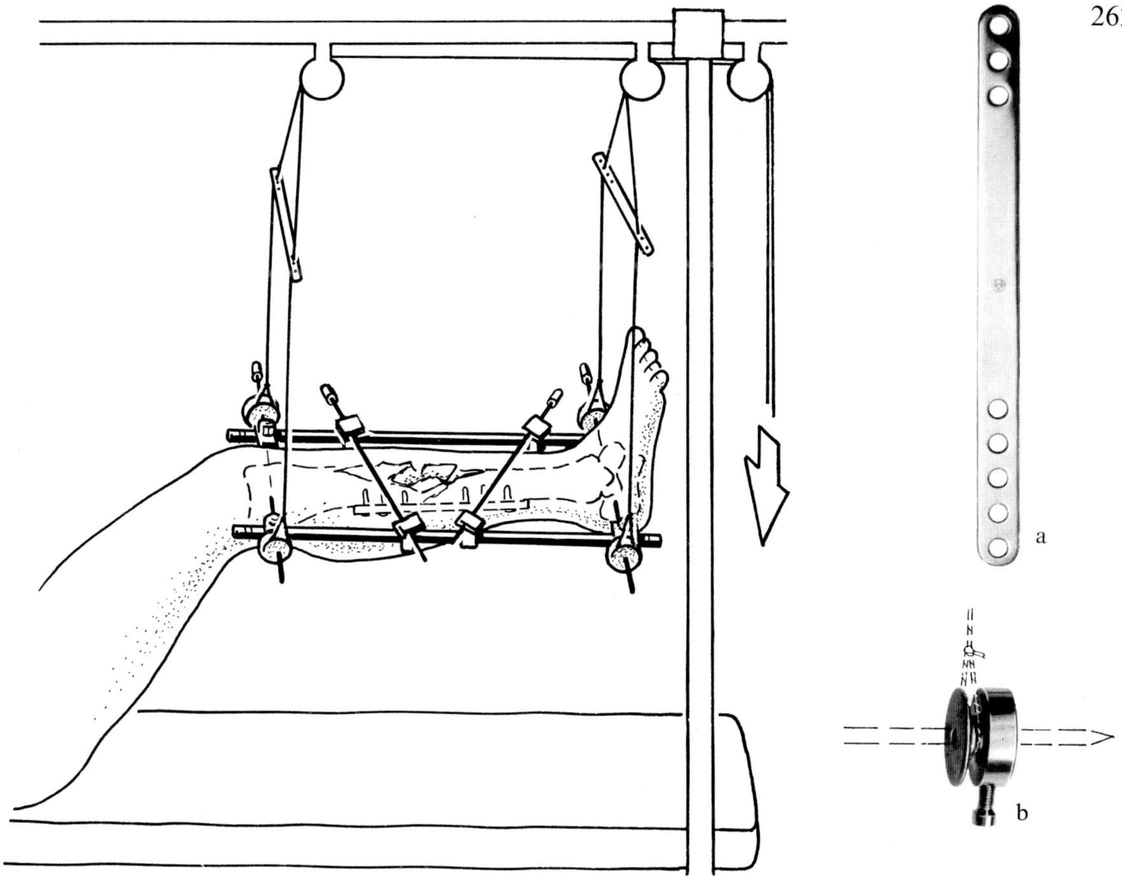

263

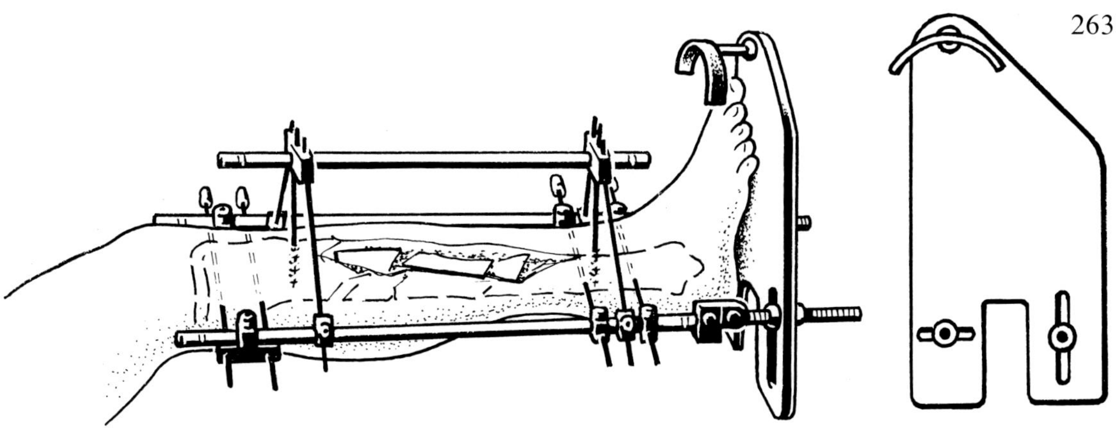

Abb. 264 *Einfache Bruchflächen.* Adaptation der schrägen Bruchflächen mit zwei kleinen Zugschrauben. Fixation der Tibia mit je zwei Steinmann-Nägeln im proximalen und distalen Abschnitt und Fixateur externe

Abb. 265 *Leichte Knochenzersplitterung.* Versorgung mit einem dünnen Marknagel und Oberschenkelgipsverband

Abb. 266 *Bruch in der Schaftmitte offen, proximale Bruchlinien im Tibiakopfbereich geschlossen. Ausgedehnte Hautkontusion medial.* Versorgung des proximalen Bruches mit einer Halbrohrplatte und einer Zuggurtungsdrahtschlinge, danach Einschlagen eines 9 mm-Marknagels ohne Aufbohrung der Markhöhle. Schraube im proximalen Nagelloch

264

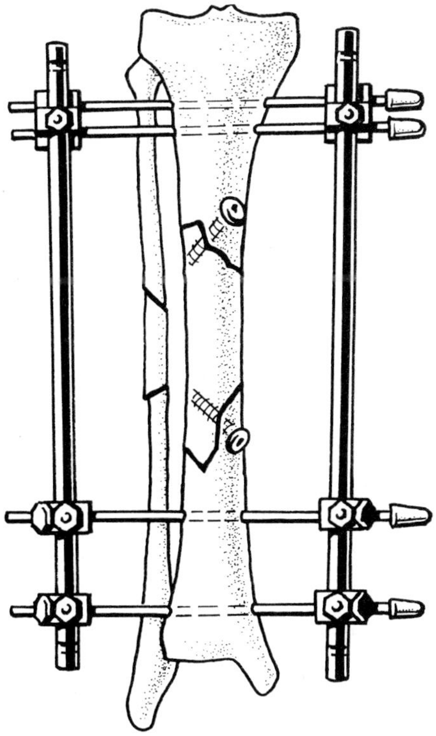

265

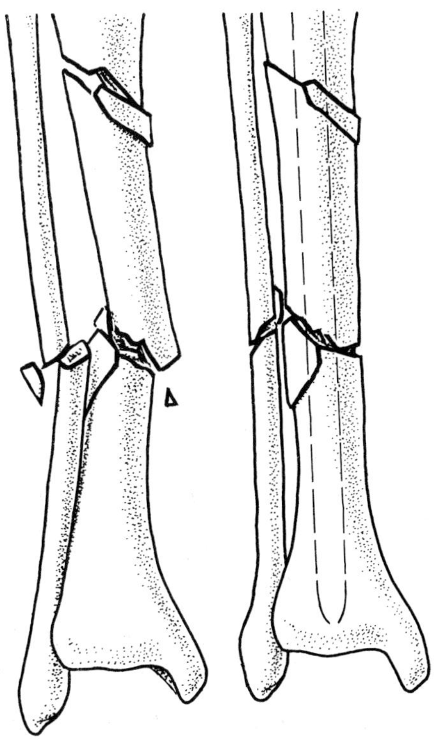

266

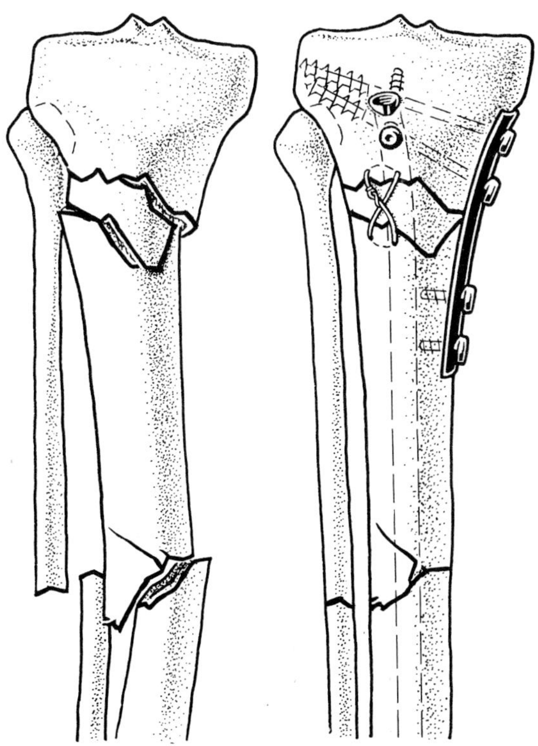

Abb. 267 *Dorsaler breiter Entlastungsschnitt, direkt in der Mitte der Wade mit gleichzeitiger kreuzförmiger Eröffnung der Faszie.* Keine Thierschung. (Keine Hauttransplantation.) Offene Nachbehandlung dieser Wunde mit einer fetthaltigen Gaze. Nach einer Woche können die Wundränder mit durchsichtigem Heftpflaster zusammengezogen werden. Trotzdem offene Wundbehandlung auf Frakturhöhe

Abb. 268 *Mediale Tibiaseite kontusioniert.* Fixation mit zwei Zugschrauben von ventro-lateral nach dorso-medial. Dann Anlegen einer Neutralisationsplatte auf der lateralen Seite der Tibia unter vitalem Gewebe

Abb. 269 *Versorgung mit einer dorsalen Platte.* Alle Implantate unter vitalem Gewebe. Keine Schraubenspitze an der Luft

267

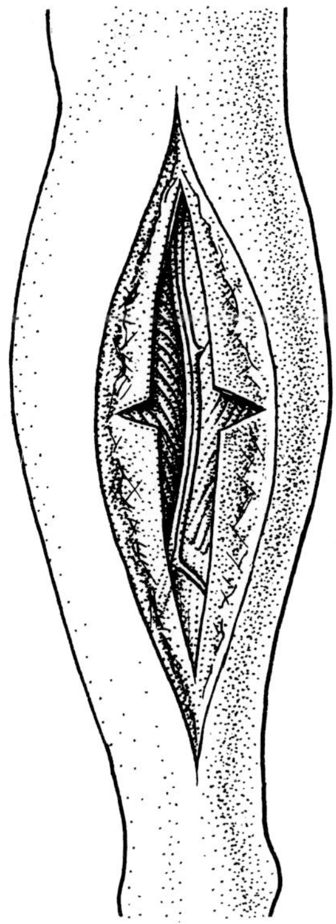

268

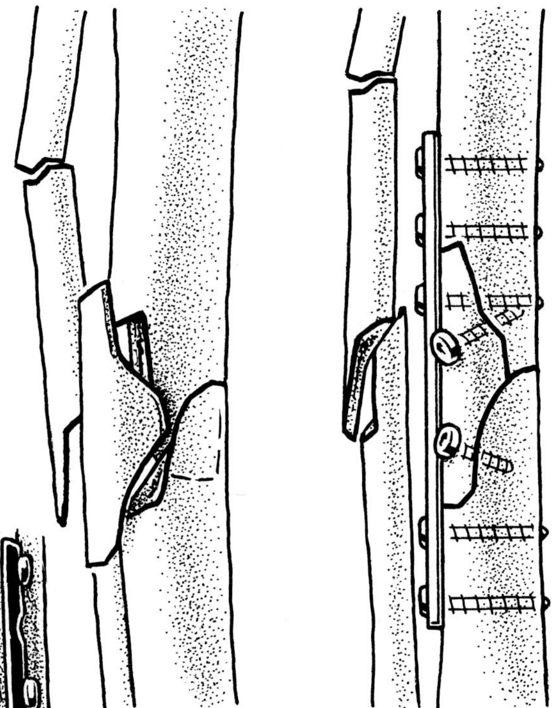

269

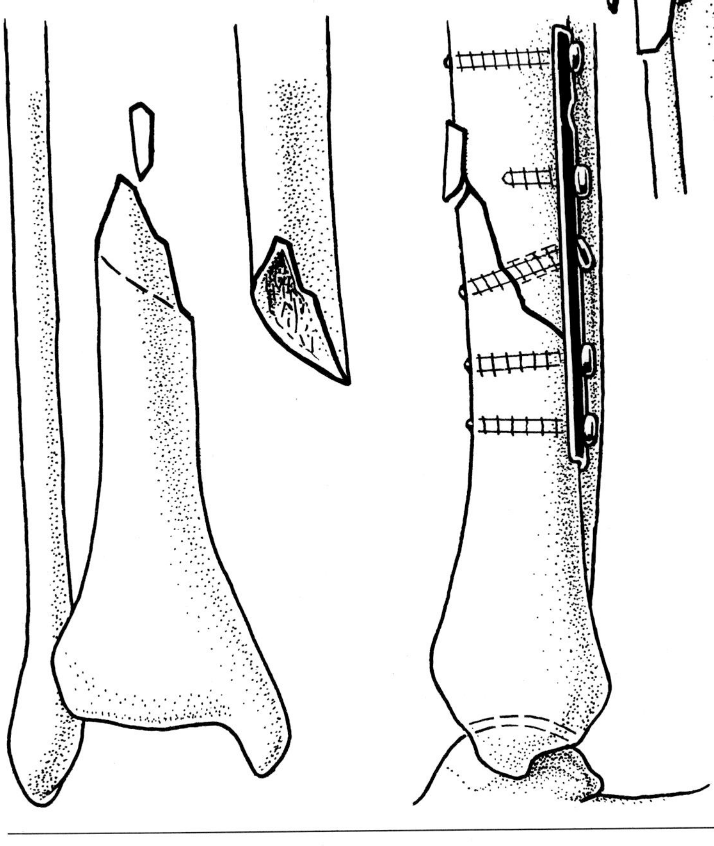

Abb. 270 *Luxationsfraktur der Kondylen.* Exzision der zertrümmerten Patella und der nekrotischen Weichteile. Minimale Osteosynthese der Femurkondylen, Restitutio ad integrum. Die Erwerbsminderung beträgt bei Patellaexstirpation 10%

Abb. 271 *Offene Malleolarluxationsfraktur.* Stabilisierung mit minimaler Osteosynthese, Markdrahtung an der Fibula, Verschraubung des großen dorsalen Volkmannschen Dreiecks mit einer ventro-dorsalen Schraube, Verschraubung des Malleolus tibialis mit einer Schraube und zusätzliche Fixation mit einem Kirschnerdraht. Doppelte Gipsschiene während einer Woche

Abb. 272 *Distale Luxationsfraktur der Tibia mit Impression der Talusrolle.* Primäre Arthrodese nach Osteosynthese der Fibula und der Tibia. Anbringen von zwei Steinmann-Nägeln beiderseits des oberen Sprunggelenkes und Verbindung derselben mit einer Spannvorrichtung wie auf Abb. 341

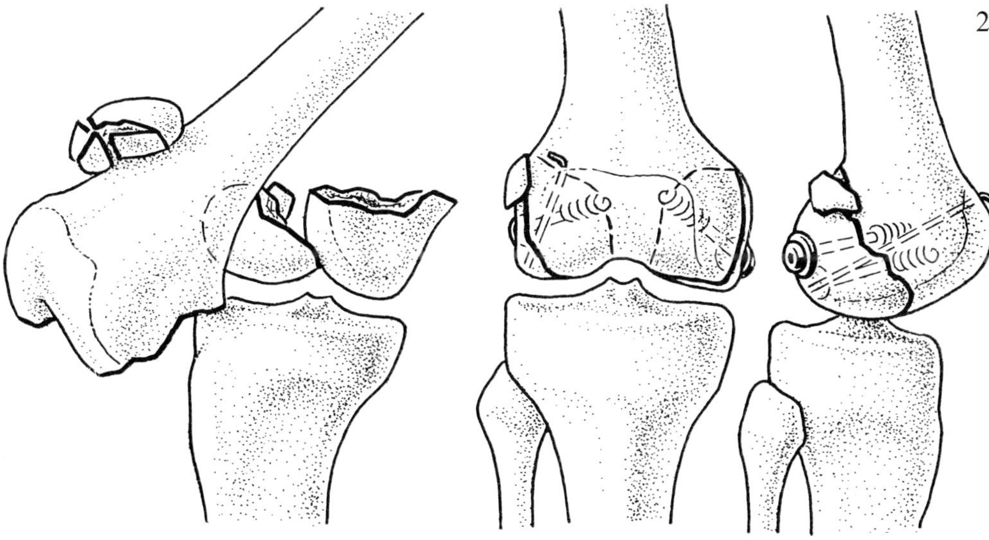
270

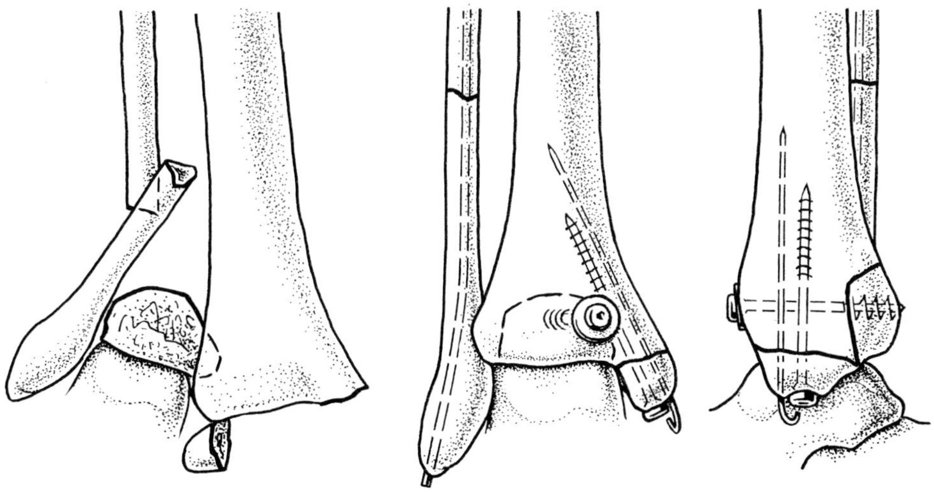
271

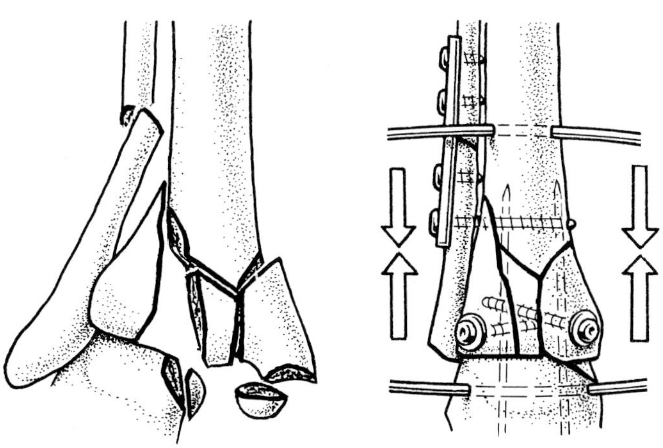
272

3 Frakturen beim Kind

Die Behandlung der Kinderfrakturen unterscheidet sich grundsätzlich von der Behandlung der Frakturen beim Erwachsenen, denn nur in wenigen Fällen ist eine Operation gerechtfertigt.

Schaftfrakturen werden prinzipiell geschlossen behandelt. Nicht nur konsolidieren diese Frakturen rasch, Fehlstellungen ad axim, ad latus und ad longitudinem korrigieren sich von selbst durch Wiederaufrichtung der Epiphysenfuge und vermehrtes Längenwachstum. Rotationsfehler bleiben bestehen. Mit dem Weberschen Extensionstisch läßt sich ein Rotationsfehler auch nach Oberschenkelfrakturen vermeiden. Nur bei über 12jährigen Kindern sind bei Oberschenkelschaftfrakturen gewisse Ausnahmen zur konservativen Therapie gerechtfertigt. Eine Platte kann angezeigt sein.

Gelenknahe Frakturen bei Kindern sind Frakturen, die die Epiphysenfuge tangieren. Entweder kreuzt die Bruchlinie die gesamte Wachstumsfuge, was zu einer Teilverknöcherung der Epiphysenlinie und entsprechend exzentrischem Wachstum führen kann, oder die Frakturlinie verläuft durch die Mineralisationszone, ohne den germinativen oder den Knorpelsäulenbereich zu berühren. Sind sowohl Gelenkflächen, Epiphysenspongiosa als auch Wachstumsfuge imprimiert, kann nicht mit einer Erholung gerechnet werden. Bei drohender Wachstumsstörung ist die exakte Reposition und die Fixation anzustreben. Deshalb werden *epiphysäre Frakturen* meist operiert, jedoch nicht reine Epiphysenlösungen mit oder ohne metaphysäre Frakturkomponente. Die offene Reposition und Fixation von Epiphysenfrakturen erscheint auch deshalb indiziert, weil die exakte Reposition und die Wiederherstellung von kongruenten Gelenkflächen durch konservative Maßnahmen oft nicht gewährleistet ist.

Am distalen Humerus ist die Lage der Epiphysenfuge gegenüber der Humerusachse zu kontrollieren; weil es sich hier nicht um eine belastete Extremität handelt, bleibt die einmal entstandene Fehlstellung bestehen (Abb. 277).

Osteosynthesemittel

Bei Kindern hat sich die Spickung mit Kirschnerdrähten als zuverlässig erwiesen, weil die harte, dichte, gleichmäßig strukturierte Spongiosa einen guten Halt der Drähte gewährleistet. Nach einer einwandfreien Reposition kommt es zur raschen Verknöcherung, so daß die Spickdrähte nach 2–3 Wochen wieder entfernt werden können. Die Epiphysenfugen können mit parallelen Spickdrähten durchbohrt werden, was einen weiteren Vorteil dieser Methode bedeutet. Meist bleiben die abgebogenen Drahtenden außerhalb der Haut, dadurch wird die Entfernung beim ersten Gipswechsel nach 2–3 Wochen erleichtert. Nur in wenigen Fällen (Abb. 289 und 290) sind kleine Spongiosaschrauben vorzuziehen. Als Nachteil ist die später notwendige Operation zur Entfernung des Osteosynthesematerials zu erwähnen. Bei Schenkelhalsfrakturen verbietet die Härte der Spongiosa die Anwendung eines Nagels; eine oder zwei Spongiosaschrauben gewährleisten einen einwandfreien Halt.

3.1 Epiphysenfugenfrakturen

Je nachdem, ob die Epiphysenfuge allein verletzt ist oder mit einer metaphysären oder epiphysären Fraktur kombiniert ist, ist die Prognose und somit die Therapie der Epiphysenfugenfraktur grundverschieden.

Die Einteilung erfolgt in 3 Gruppen nach anatomo-pathologischen (epiphysäre Fraktur, reine Lyse, metaphysäre Fraktur), prognostischen und therapeutischen Gesichtspunkten

A Die Bruchlinie verläuft weder durch die Epiphyse noch durch den Wachstumsbereich der Epiphysenfuge (germinative Zone und Knorpelsäulenzone intakt). Eine Wachstumsstörung ist bei sachgemäßer Reposition kaum zu befürchten.

B die Bruchlinie verläuft durch die Epiphyse und den Wachstumsbereich der Fuge. Eine exakte Reposition ist unerläßlich, sonst ist ein Teilverschluß der Fuge und ein exzentrisches Wachstum zu erwarten.

C Epiphyse und Epiphysenfugen sind eingestaucht. Der Wachstumsbereich ist schwer geschädigt. Die Erholung ist praktisch ausgeschlossen. Die Folgen sind mit oder ohne Therapie dieselben: Teilverschluß der Epiphysenfuge und exzentrisches Wachstum.

Abb. 273 *Einteilung der Gelenk- und gelenknahen kindlichen Frakturen, die die Epiphysenfuge einbeziehen, in 3 Hauptgruppen (*M.E. Müller*)*

A Die *Bruchlinie verläuft durch die verkalkte Matrix der Epiphysenfuge*. Sie tangiert den eigentlichen Wachstumsbereich somit nicht (germinative Zone, Knorpelsäulen). Das Wachstum bleibt trotz ungenauer Reposition unbeeinflußt. Eine anfängliche leichte Fehlstellung ad axim wird sich durch Wiederaufrichten der Epiphysenfuge wieder auskorrigieren

A1 (Salter I) Einfache Epiphysenlösung. Tritt besonders gehäuft bei der Geburt oder vor Wachstumsabschluß auf

A2 (Salter II, Aitken I) Teillösung der Epiphysenfuge mit metaphysärer Fraktur kombiniert (70% der Fugenverletzungen)

B Der *Bruch kreuzt die gesamte Epiphysenfuge*. Bei ungenügender Adaptation verknöchert die Epiphysenfuge auf einer mehr oder weniger langen Distanz. Ein exzentrisches Wachstum ist die Folge

B1 (Salter III, Aitken II) Teillösung der Epiphysenfuge und epiphysäre Fraktur. Exakte Reposition unter Sicht und Fixation der Epiphysenfraktur durch Schrauben notwendig. Meist Operation erforderlich. Keine Schraube darf die Epiphysenfuge kreuzen

B2 (Salter IV, Aitken III) Epiphysäre-metaphysäre Fraktur (sog. Meißelfraktur). Nach exakter Reposition unter Sicht genügt wegen der Länge der Bruchflächen die einfache Spickung mit 2–3 Kirschnerdrähten während 3 Wochen

B3 (M.E. Müller) Ausrißfraktur des proximalen Ansatzes des medialen Knieseitenbandes mitsamt Absprengung des periepiphysären Ringes. Exakte Reposition und Fixation sind notwendig. Trotzdem kann nicht immer eine Teilverknöcherung der Fuge verhindert werden

B4 (Rang) Epiphysärer Ring wurde z.B. durch Rasenmäher verletzt. Es kommt oft zu einer Verknöcherung wegen Teilverlust des periepiphysären Ringes

C (Salter V) *Einstauchung von Gelenkflächen und Epiphyse* mit Zerstörung der germinativen Zone der Epiphysenfuge. Die Verknöcherung der Epiphysenfuge mit nachfolgendem exzentrischem Wachstum ist die Regel. Nur bei einer starken posttraumatischen Verbreiterung der Epiphyse lohnt es sich, die Gelenkflächen möglichst zu adaptieren und mit einer Zugschraube die Epiphyse wieder normal breit zu gestalten. Nachträgliche Operationen zur Korrektur des einseitigen Wachstums werden später trotzdem erforderlich sein. Im vorliegenden Beispiel Einstauchung der distalen medialen Tibiafläche durch den Talus nach Supinationstrauma

273

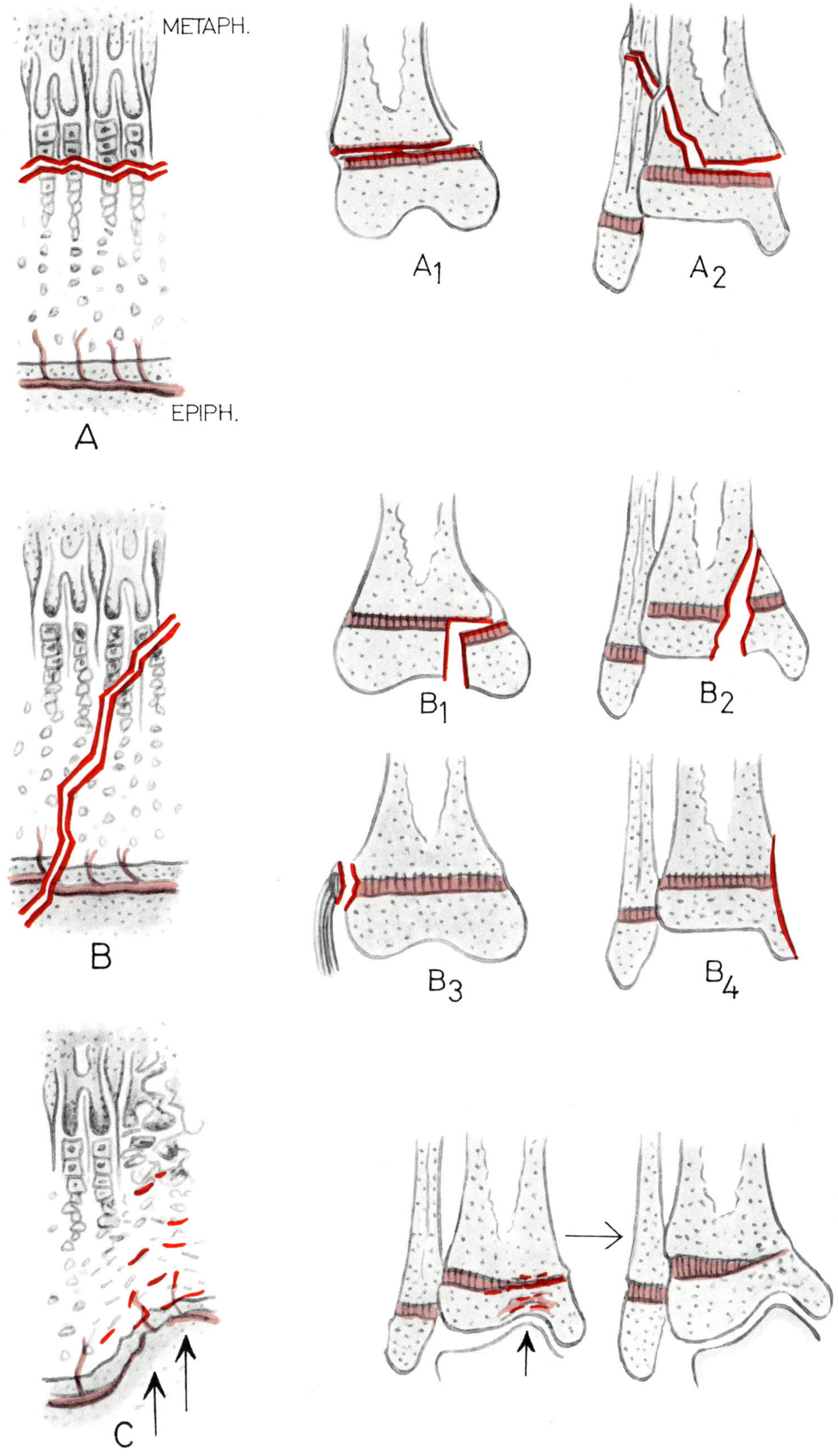

3.2 Humerusfrakturen

Frakturen am proximalen Humerus und im Bereich des Humerusschaftes lassen sich fast immer entweder konservativ im Desault-Verband oder mit einer korrekten vertikalen Extension während 2–3 Wochen behandeln. Die Extension über eine Kortikalisschraube am Olekranon (Abb. 278) verursacht weniger Komplikationen (Infektionen, Ulnarisparese, usw.) als eine Kirschnerdrahtextension. Ausnahmsweise wird eine irreponible subkapitale Fraktur (Interposition langer Bicepssehne) bzw. eine Epiphysenlösung vor Wachstumsabschluß offen reponiert und für 2–3 Wochen mit Kirschnerdrähten transfixiert.

Die *suprakondylären Frakturen* werden vorwiegend konservativ entweder nach Blount (Reposition in Narkose und Fixation in Armschlinge mit Ellbogen um 140° flektiert) oder mit einer Extension durch das Olekranon (Abb. 278) behandelt. Bei irreponiblen Frakturen oder bei gleichzeitiger Gefäß- oder Nervenläsion drängt sich die Freilegung auf. Meist genügt die Transfixation des distalen Fragmentes durch zwei Kirschnerdrähte.

Die Frakturen des *Capitulum humeri* und des *Epicondylus medialis* werden prinzipiell offen reponiert und für 2–3 Wochen mit ein bis zwei Kirschnerdrähten fixiert. Es muß besonders auf den korrekten Winkel der Epiphysenfuge des Capitulum humeri zum Humerusschaft von 70–75° (Abb. 277) geachtet werden. Ansonsten Gefahr eines Cubitus valgus mit oder ohne Ulnarisparese oder ausnahmsweise eines Cubitus varus.

Abb. 274 *Epicondylus medialis*, gespickt

Abb. 275 *Capitulum humeri*, gespickt. Exakte Reposition unerläßlich

Abb. 276 *Suprakondyläre Fraktur* (nur wenn Reposition nach Blount erfolglos): Stabile Fixation mit zwei gekreuzten Spickdrähten, die nach 2–3 Wochen entfernt werden

Abb. 277 Bei jeder *suprakondylären Fraktur* soll die Epiphysenfuge des Capitulum humeri mit der Humerusachse einen Winkel von 70–75° ergeben, sonst kommt es zu einem Cubitus valgus bzw. varus

Abb. 278 *Vertikale Extension nach* Baumann mit Hilfe einer AO-Kortikalisschraube, die im Olekranon eingeführt wird. Sie gewährleistet eine zuverlässige Extension des Humerus und hat weder eine Infektion noch eine spätere Nervenläsion zur Folge. Eventuell zusätzlicher axialer Zug am pronierten Vorderarm. Lange-Züge!

274

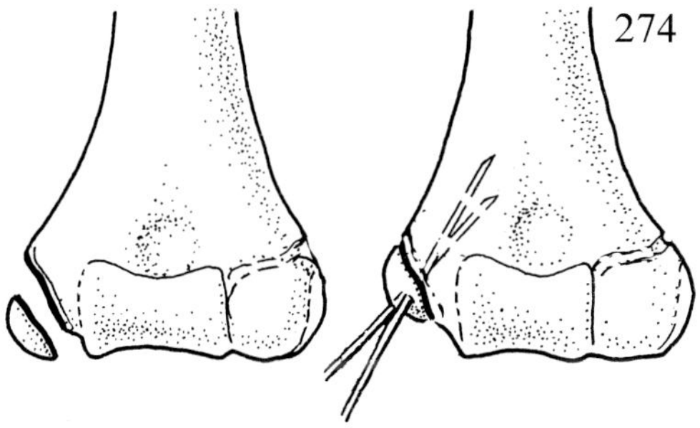

275

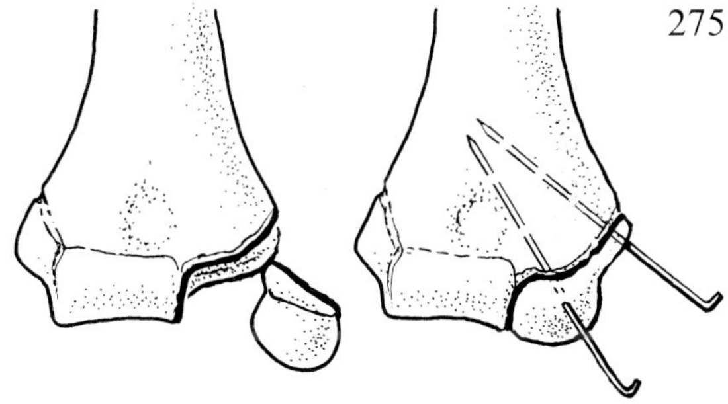

276

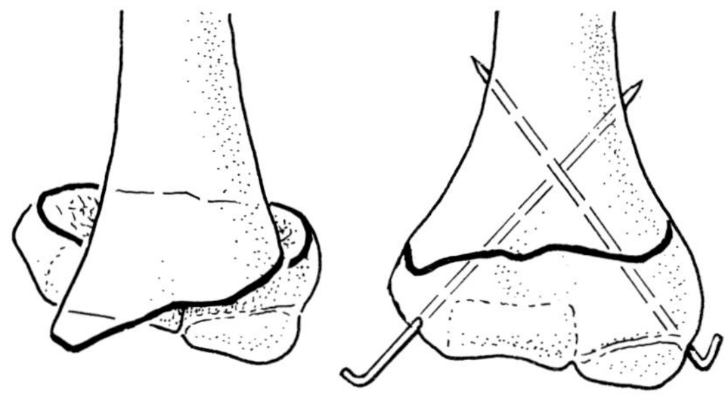

277

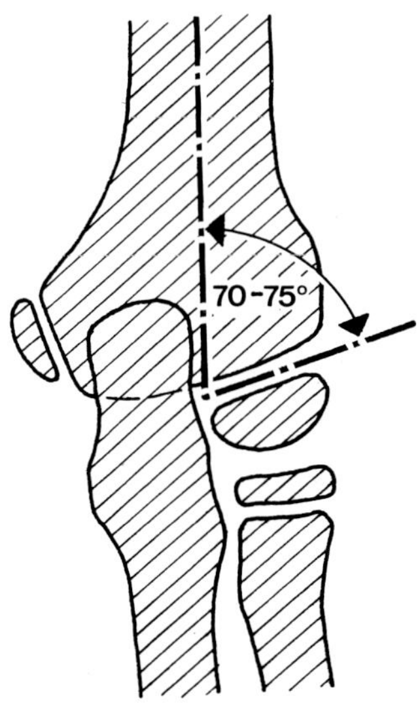

278

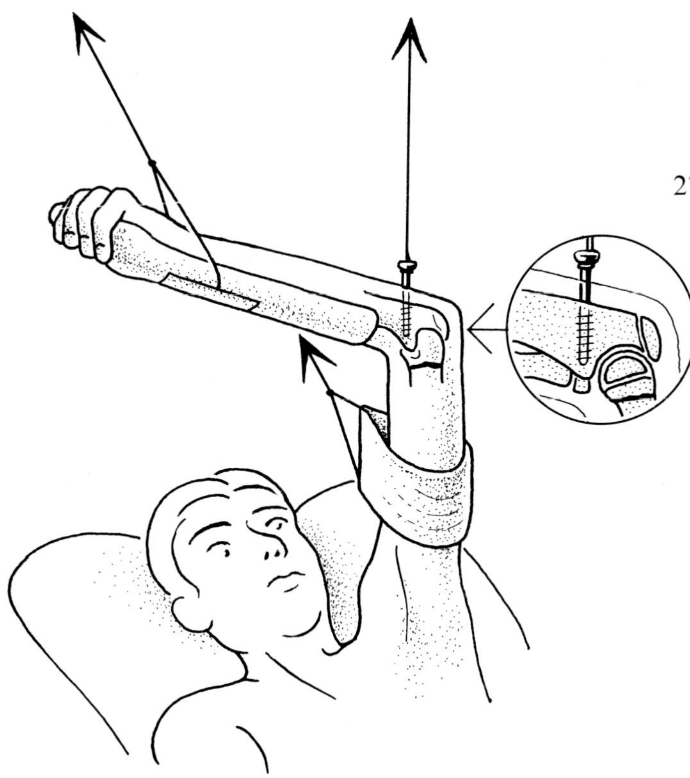

3.3 Vorderarmfrakturen

Die *Vorderarmbrüche* lassen sich fast immer konservativ behandeln. Wegen des z.T. intakten Periostes und des daraus erwachsenden Scharniermechanismus ist zunächst zur Reposition eine Verstärkung der pathologischen Stellung nötig. Lediglich bei den *Radiusköpfchenfrakturen* ist zur Vermeidung einer Gelenkinkongruenz offene Reposition und u.U. transhumerale Spickung mit einem Kirschnerdraht für drei Wochen unter gleichzeitiger Gipsruhigstellung erforderlich. Bei der *Monteggiafraktur* ist die Rekonstruktion des evtl. zerrissenen Lig. anulare nur auf operativem Wege möglich.

Bemerkung: Die einzigen Fugen, bei denen die Gefäße in der Synovia reflecta die Wachstumsfuge kreuzen, sind am Schenkelkopf und proximalem Radius (wegen der Articulatio radioulnaris und des intraartikulären Lig. anulare). Bei Fugenlösung kann es somit leicht zu einer Radiuskopfnekrose kommen.

Abb. 279 *Vorderarmschaftfrakturen*

a Periost auf einer Seite stets intakt, Fraktur eingekeilt, unter Zug nicht reponierbar

b Wiederholung der Stellung unmittelbar nach dem Unfall. Ein leichter Daumendruck genügt, um die dorsalen Kortikales genau aufeinander zu bringen

c Unter Zug exakte Reposition unter Benützung des noch intakten Periostschlauches als Scharnier. Eingipsen in Volarflexion, das intakte Periost wirkt als Zuggurtung

Abb. 280 *Epiphysenlösung am Radiusköpfchen.* Nur bei spontanem Abrutsch nach Versuch einer konservativen Reposition: Einfache direkte Spickung für 2–3 Wochen nach Kontrolle des Lig. anulare

Abb. 281 *Fraktur der proximalen Ulna.* Stabilisierung mit einem einzigen Kirschnerdraht

Abb. 282 *Instabile Lösung der distalen Radiusepiphyse vor Wachstumsabschluß.* Einfache Spickung

279

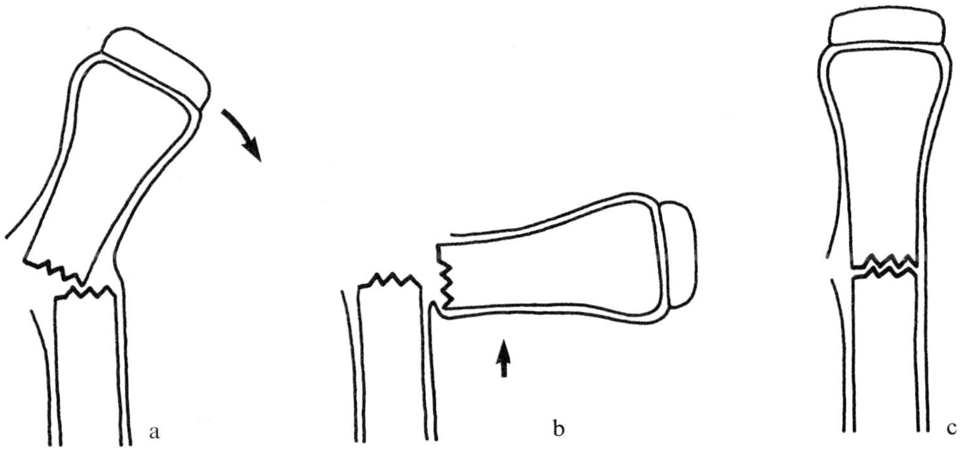

280

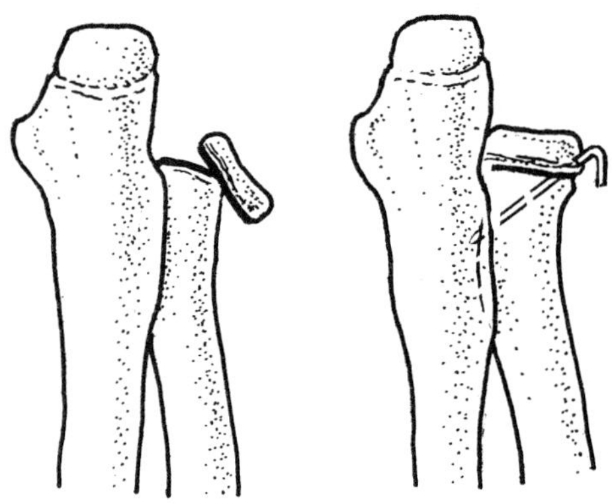

281

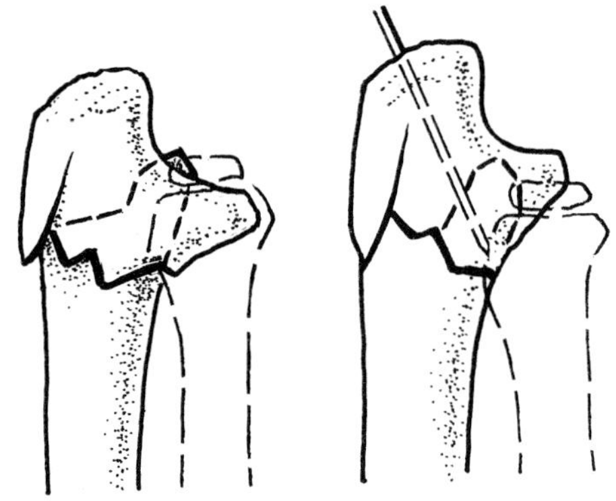

282

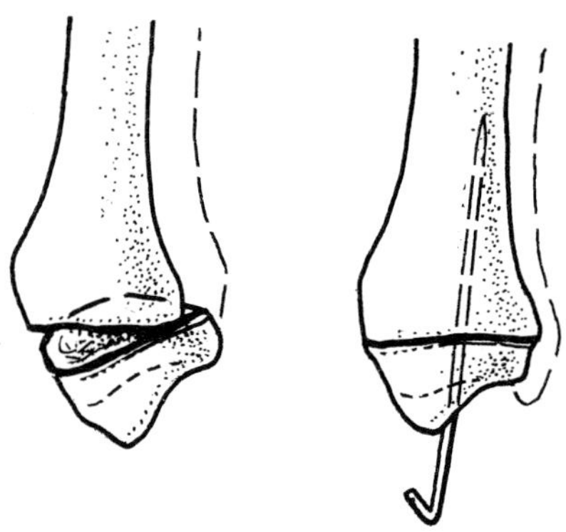

3.4 Oberschenkelfrakturen

Die lateralen *Schenkelhalsfrakturen* und die seltenen medialen Abscherfrakturen beim Kinde stellen eine absolute Indikation zur offenen exakten Reposition dar. Die stabile Osteosynthese erfolgt durch eine oder mehrere Spongiosaschrauben, wobei eine Epiphysenfugenverletzung vermieden werden soll. Ein Nagel würde wegen der Dichte und Härte der Spongiosa die Fragmente während des Eingriffes auseinandertreiben und die Blutversorgung des Schenkelkopfes gefährden.

Unmittelbar nach der Fraktur sind die Gefäße meist intakt. Bei Fehlstellung der Fragmente ist eine baldige Gefäßthrombose zu befürchten, so daß der Eingriff möglichst notfallmäßig erfolgen sollte.

Technik: Zugang zur Gelenkkapsel zwischen kleinen Glutäen und Tensor faciae latae. Kapseleröffnung und Darstellung der Fraktur mit drei kleinen Knochenhebeln, beiderseits des Schenkelhalses und über dem ventralen Pfannenrand eingehakt. Entkeilung und Reposition unter Sicht. Temporäre Fixation mit Kirschnerdrähten und Kontrolle der Reposition in Flexion und Rotation auf Höhe des Kalkar. Verschraubung meist mit zwei Zugschrauben (Malleolarschrauben genügen) unter Vermeidung der Wachstumsfuge.

Bei den Femurschaftfrakturen führt die konservative Therapie mit gebeugtem Knie und Hüftgelenk im Weber-Extensionsapparat, der die exakte Einstellung der Rotation erlaubt, meist zum Ziel (Abb. 285).

Abb. 283 *Mediale Schenkelhals-Abscherfraktur.* Stabilisierung mit einer T-Platte, die lediglich als Unterlagsscheibe für die Zugschrauben dient. Die Gewinde tangieren die Epiphysenfuge nicht

Abb. 284 Typische *laterale Schenkelhalsfraktur beim Kind.* Fixation bei einem 11jährigen Kinde mit zwei Spongiosaschrauben mit langem Gewinde (Malleolarschrauben hätten auch verwendet werden können und wären einfacher zu entfernen gewesen)

Abb. 285 *Extension einer Oberschenkelfraktur beim Kind mit dem „Weberbock".* Rechtwinkellagerung von Hüfte und Kniegelenk mit Spreizung der Oberschenkel um 20° wie bei einer Antetorsionsaufnahme. Aufhängung der gesunden Extremität mit einer Heftpflasterextension, der verletzten Seite mit einem parallel zum Kniegelenk eingeführten suprakondylären Steinmann-Nagel mit Gewinde. Extension durch Becken und Oberkörper des Kindes. Fehlerhaft wäre eine Kirschnerdrahtextension (Infektionsgefahr) sowie das Anbringen von Rollen und Gewichten

Abb. 286 *Irreponible suprakondyläre Femurfraktur.* Stabilisierung mit je zwei Kirschnerdrähten von beiden Seiten

Abb. 287 *Distale epiphysäre-metaphysäre Femurfraktur. Epiphysenfuge verletzt. Typ B2.* Nach exakter Reposition Stabilisierung mit zwei Kirschnerdrähten, die aus der Haut ragen

283

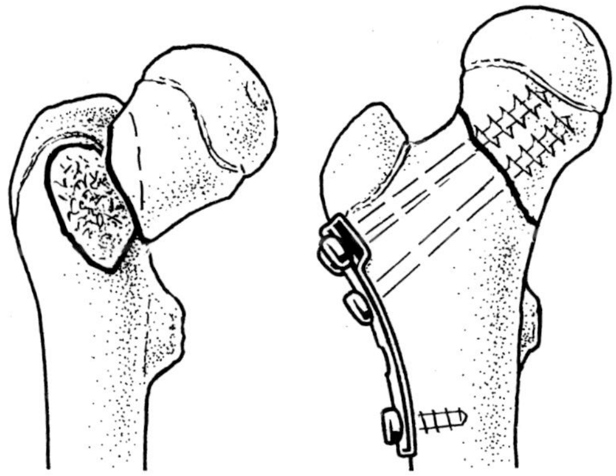

284

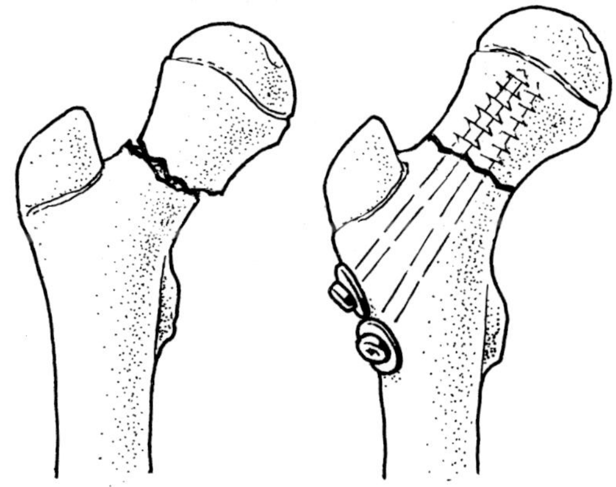

285

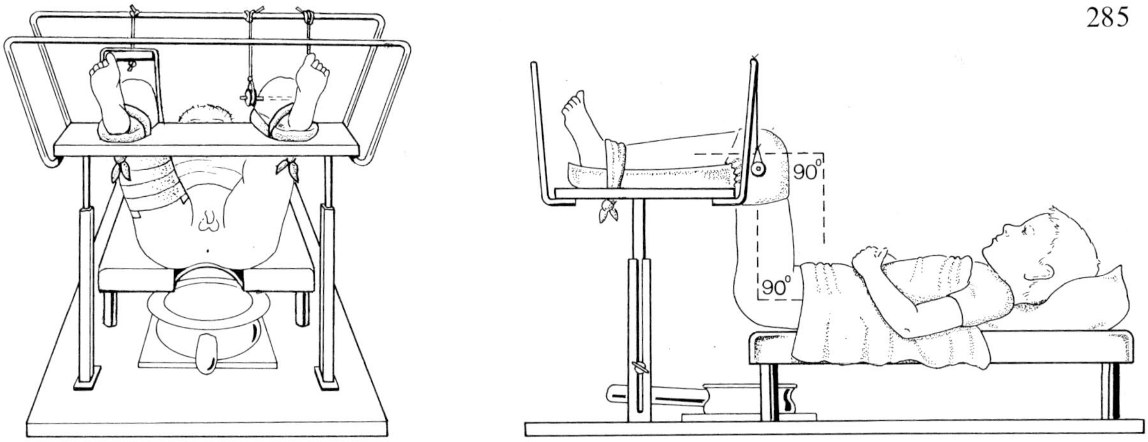

286

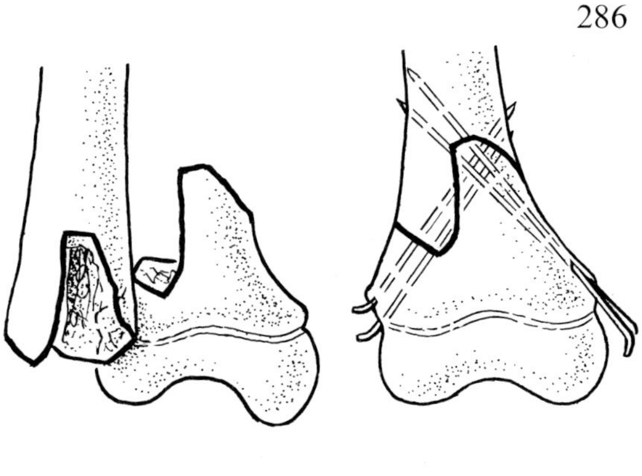

287

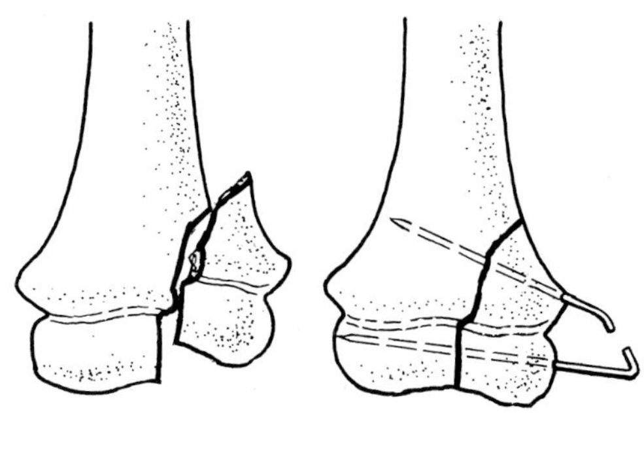

3.5 Tibiafrakturen

Bei Ausriß der Eminentia intercondylica müssen wir operativ vorgehen, sonst erfolgt die Heilung mit Streckhemmung. Entweder wird die Fixation mit einer Drahtschlinge oder noch zuverlässiger mit Hilfe einer kleinen Spongiosaschraube vorgenommen, die wenn irgendwie möglich nicht durch die Epiphysenfuge geführt wird.

Technik der Operation: Vor der Reposition Einführen eines 1,6 mm dicken Kirschnerdrahtes durch die Tuberositas tibiae bis zur Fraktur. Reposition, Durchbohren der Epiphyse und des Fragmentes mit dem 2,0 mm-Bohrer und Fixation mit der gewählten 4,0-Spongiosaschraube, deren Gewinde evtl. mit einer Schneidezange verkürzt worden ist. Bei einwandfreier Fixation Entfernung des Kirschnerdrahtes. Danach Fixation des Beines in Flexion von 30–40° während 5 Wochen. Entfernung der Schraube nach 3–6 Monaten.

Tibiaschaftfrakturen werden prinzipiell konservativ behandelt. Nur bei nahezu verschlossener Epiphysenfuge, d.h. nach dem 12. Lebensjahr, kann einmal die einfache Verschraubung einer Schrägfraktur zur Korrektur der Varusfehlstellung bei intakter Fibula indiziert sein.

Abb. 288 *Abriß der Eminentia intercondylica.* Stabilisierung mit einer kleinen epiphysären Spongiosaschraube

Abb. 289 *Epiphysäre Fraktur des Tibiakopfes.* Exakt reponiert und fixiert mit zwei Zugschrauben

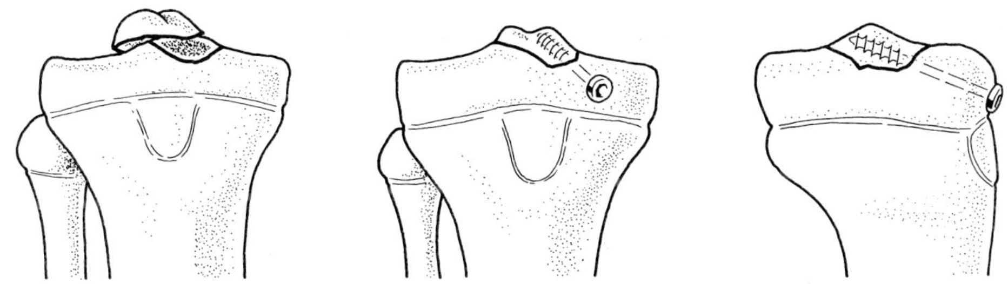

288

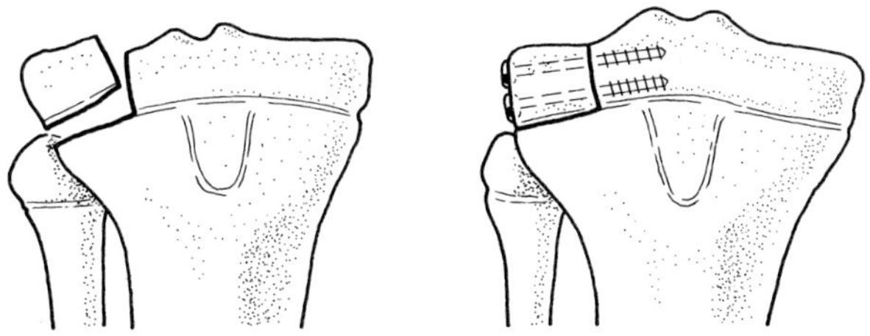

289

3.6 Malleolarfrakturen

Die operative Versorgung wird meist nur dann durchgeführt, wenn eine Epiphysenlösung mit Gabelsprengung besteht oder wenn die Fraktur die Epiphysenfuge durchkreuzt. Fixation entweder mit einer kleinen Spongiosaschraube, die jegliche Kallusbildung verhindert, seltener durch Spickdrähte allein.

Abb. 290 *Epiphysenfraktur mit Kreuzung der Epiphysenfuge = Typ B1.* Nach exakter Reposition Fixation mit Hilfe von zwei 4,0-Spongiosaschrauben. 13jähriger Junge

Abb. 291 *Fraktur des Tubercule de Chaput. Typ B2.* Fixation mit Spickdrähten, eventuell mit kleinen Spongiosaschrauben. 14jähriges Mädchen

Abb. 292 *Fraktur des Malleolus tibialis quer durch die Epiphysenfuge. Typ B2.* Nach exakter Reposition Fixation mit zwei Kirschnerdrähten

Abb. 293 *Luxationsfraktur beider Malleolen. Typ B1.* Fixation durch Spickung des Malleolus fibularis und Verschraubung der Tibiaepiphyse bei einem 14jährigen Mädchen. Einwandfreie Reposition und entsprechendes Ergebnis. Entfernung der Spickdrähte nach 2 Wochen

290

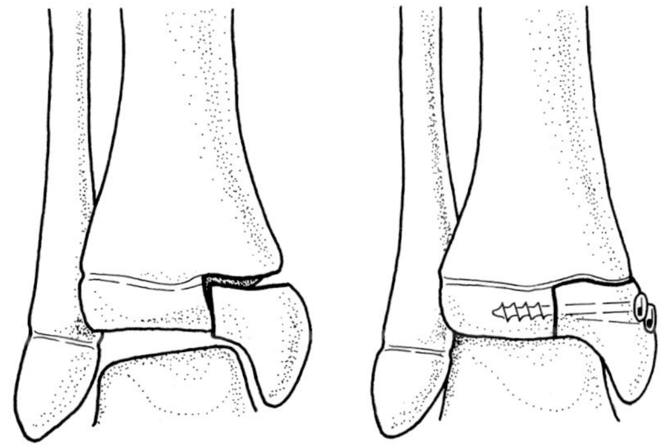

291

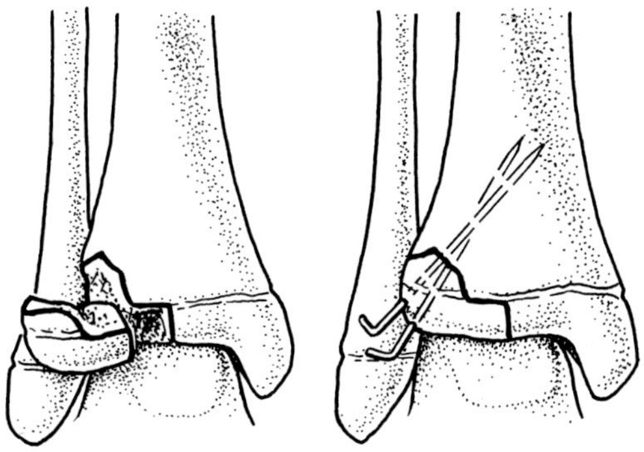

292

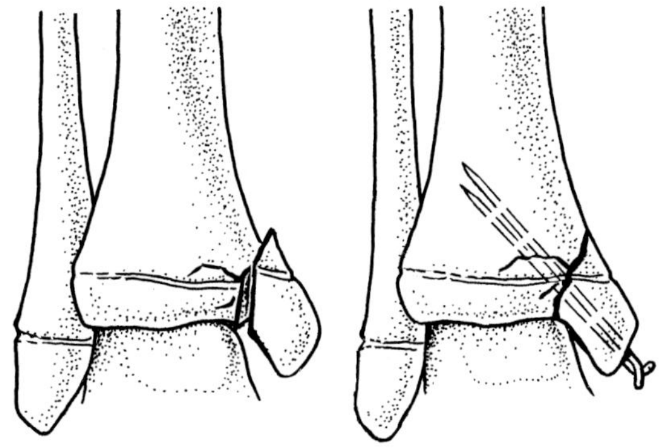

293

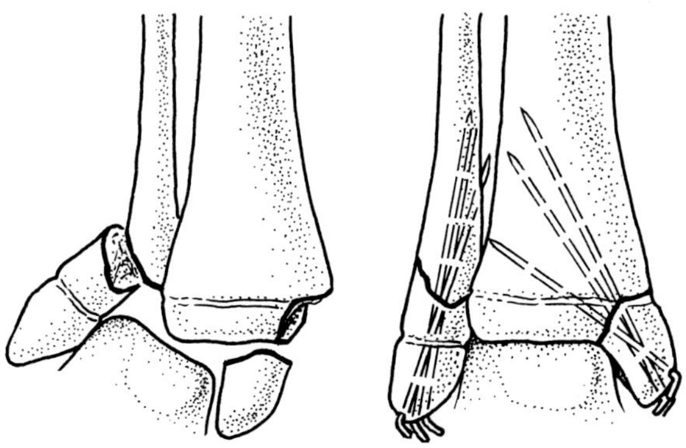

ANHANG

Wiederherstellungschirurgie am Knochen

M.E. MÜLLER

Einleitung

Die stabile Osteosynthese hat sich nicht nur zur Behandlung frischer Frakturen bewährt, sondern auch zur Pseudarthrosesanierung und hat bei Achsenkorrekturen und Arthrodesen einen festen Platz erobert. Die moderne Wiederherstellungschirurgie am Knochen, wie sie von der AO empfohlen wird, zielt vor allem auf eine stabile Osteosynthese mit nachfolgender *frühzeitig aktiver, schmerzfreier Bewegungstherapie*. Sie ist aber ebensosehr charakterisiert durch eine präoperative exakte Planung aller Achsenkorrekturen und -verschiebungen und durch die Anfertigung einer entsprechenden präoperativen Zeichnung sowie durch die zuverlässige Einhaltung des Operationsplanes *ohne peroperative Röntgenkontrolle*.

In diesem Anhang sollen die Techniken aufgeführt werden, die sich in unserem Kreise im Laufe der letzten 20 Jahre bewährt haben. Es soll besonderes Gewicht auf die *Dekortikation* nach JUDET (Abb. 296), die bei Korrektureingriffen die Verknöcherung beschleunigt, und auf die *autologe kortikospongiöse Spanverpflanzung* (Abb. 295) zur Überbrückung von Defekten oder devitalisierten Knochenbereichen gelegt werden.

1 Verzögerte Heilungen

Wenn eine Fraktur nach 4 Monaten nicht verknöchert ist, spricht man von *verzögerter Heilung*.

Die *nicht infektbedingte verzögerte Heilung* einer Fraktur, die nach anatomischer Reposition der Fragmente stabil fixiert und funktionell nachbehandelt wurde, stellt meist kein schwieriges therapeutisches Problem dar. Wenn trotz Entlastung und Ruhigstellung während weiterer 3–4 Wochen die Fraktur nicht fest wird, muß meistens reoperiert werden.

Bei Schaftfrakturen an der *unteren Extremität* werden Marknägel oder Schrauben und Platte entfernt, der Markraum beim Femur wird bis zu einem Durchmesser von 13–16 mm, bei der Tibia bis zu 12–14 mm aufgebohrt und ein entsprechender Marknagel eingeschlagen (S. 116). Lediglich bei ausgedehnter Nekrose der Knochenfragmente oder bei ungenügender medialer Abstützung kann eine zusätzliche autologe Spongiosaplastik indiziert sein. Meistens brauchen die Patienten nur wenige Tage hospitalisiert zu werden. Bei gelenknahen Brüchen an der unteren Extremität ist meist die Osteosynthese von Anfang an instabil oder die Reposition ungenügend gewesen. Eine stabile Reosteosynthese sowie eine kortikospongiöse Plastik drängt sich dann auf.

An der *oberen Extremität* kann sich das Problem etwas schwieriger gestalten, besonders dann, wenn die Fraktur anfänglich mit einer Platte versorgt wurde. Kommt es in solchen Fällen nicht zu einer raschen Konsolidierung, dann deshalb, weil die Osteosynthese ungenügend war oder die Fragmente mehr oder weniger avaskulär sind. Daher müssen wir eine locker gewordene Platte entfernen, eine Dekortikation (Abb. 297b) durchführen und nach einer autoplastischen Spananlage eine längere Druckplatte zur Fixation verwenden, wobei die neuen Löcher oft senkrecht zu den früheren zu bohren sind. An der oberen Extremität soll man jedoch erst bei eindeutig unstabiler Osteosynthese wieder eingreifen. Solange die Schrauben fest sitzen und die Patienten bei Ruhe beschwerdefrei sind, kann ein bis drei Monate gewartet werden. Meistens kommt es unter Schonung der Extremität trotz Teilnekrose eines Knochenfragmentes zum ossären Durchbau.

Bei verzögerter Heilung mit *Implantatbruch* ist vor allem die biomechanische Konstellation zu sanieren, damit das Implantat nicht wieder zyklisch beansprucht wird. In allen Fällen ist nach Erzielen einer stabilen Osteosynthese auf die mediale Abstützung besonders zu achten. Fast immer sind Dekortikation und autologe mediale Spananlagerung angezeigt (Abb. 111b).

2 Pseudarthrosen

Einleitung

Als Pseudarthrosen bezeichnen wir nicht nur die relativ seltenen, voll ausgebildeten Falschgelenke nach Fraktur mit Abdeckelung der Markhöhle, knorpeligem Überzug, Gelenkkapsel und Bildung von Synovialflüssigkeit, sondern *alle innerhalb von 8 Monaten nicht geheilten Knochenbrüche*. Diese Definition entspricht dem englischen Wort „non-union".

Wir unterteilen die *Pseudarthrosen* in nicht infizierte, früher einmal infizierte und infizierte Pseudarthrosen.

Nicht infizierte Pseudarthrosen

Bei den nicht infizierten Pseudarthrosen unterscheiden wir:

Die hypertrophen, reaktiven, vitalen Pseudarthrosen, die über 90% der Pseudarthrosen nach konservativer Behandlung ausmachen. Diese zeigen auf dem Röntgenbild eine Knochenreaktion mit mehr oder weniger aufgetriebenen Knochenenden (sog. elefantenfuß- bzw. pferdefußartig), die sklerosiert aussehen. Diese röntgenologische Sklerose spricht nicht für toten Knochen, sondern stellt eine überschüssige Knochenanlagerung mit gut durchbluteten Knochenenden dar. Das interponierte Knorpel- oder Bindegewebe verknöchert rasch bei absoluter Ruhigstellung durch chondrale oder desmale Ossifikation. Deshalb sind diese Pseudarthrosen nicht anzufrischen, und eine Spananlagerung erübrigt sich. Nach Erzielung einer stabilen Osteosynthese mit einem Marknagel oder einer, gelegentlich zwei Kompressionsplatten heilen diese Pseudarthrosen meist innerhalb weniger Wochen.

Eine Ausnahme bildet die hypertrophe, reaktive Schenkelhalspseudarthrose, die durch Änderung der mechanischen Konstellation mit einer Umlagerungsosteotomie rasch zur Heilung kommt (Abb. 316).

Die atrophen, reaktionslosen, oft avitalen Pseudarthrosen, die röntgenologisch keine Reaktion der Knochenenden aufweisen. Sie sind in prognostischer und therapeutischer Hinsicht auf gleiche Stufe wie die osteoporotischen, reaktionslosen, schlaffen, sog. *oligotrophen* Pseudarthrosen von WEBER und ČECH zu setzen. Atrophische oder oligotrophe Schaftpseudarthrosen benötigen zur raschen Heilung neben einer stabilen Osteosynthese (Marknagel oder Kompressionsplatte) eine ausgedehnte Dekortikation und eine autologe Spananlagerung. Seit der Verbreitung der Osteosynthese ist diese Gruppe von Pseudarthrosen deutlich im Steigen begriffen.

Bemerkungen: Epi- und metaphysäre reaktionslose Pseudarthrosen sind meist Zeichen einer Nekrose der Fragmentenden und finden sich hauptsächlich bei Schenkelhalspseudarthrosen mit nekrotischem Kopffragment.

Angeborene Tibiapseudarthrosen benötigen zur Heilung einen Kortikalisspan aus der gesunden Gegenseite (Abb. 301d).

Früher infizierte, nachträglich geschlossene Pseudarthrosen

Wir unterscheiden zwischen *Kontaktpseudarthrosen* und *Defektpseudarthrosen.* Wenn ein breiter Kontakt zwischen den Fragmenten besteht, wird die Pseudarthrose z.B.

an der Tibia mit einer Kompressionsplatte, ohne Verwendung der mittleren vier bis fünf Löcher, oder mit vier bis sechs Steinmann-Nägeln und zwei äußeren Spannern unter hohen Druck gesetzt. Zudem ist möglichst außerhalb des früher infizierten Bereiches eine Dekortikation und eine Spananlagerung erforderlich. Bei den Defektpseudarthrosen ohne erkennbare Sequester können an der oberen Extremität eine, an der unteren Extremität zwei Halbrohrplatten den Defekt überbrücken (Abb. 306). Zwischen diese Platten werden autologe, reine Spongiosaspäne (Abb. 98) nach Anfrischung der Knochenenden angelegt. Um das Aufflackern einer Infektion möglichst zu vermeiden, wird mit einer allgemeinen Antibiotikaprophylaxe (s.S. 144) 48 Std vor dem Eingriff begonnen.

Infizierte, fistelnde Pseudarthrose

Bei diesen bestehen zwei wesentliche Probleme: der *knöcherne Durchbau der Pseudarthrose* und die *Sanierung der Infektion*. Das Schicksal der Pseudarthrose hängt einerseits von der Stabilität der Fixation, andererseits vom Infekt ab. Der Infekt wird durch Fremdkörper, z.B. Implantat oder avitaler Knochen, der entweder frei als Sequester oder mit dem gesunden Knochen fest verbunden sein kann, seltener durch eine ungenügende Hautbedeckung unterhalten.

Der *knöcherne Durchbau der Pseudarthrose gilt in der AO als erstes Ziel.* Nach der Konsolidierung heilt der Infekt meist durch Sequesterentfernung und Spongiosaplastik oder nach einem infizierten Marknagel durch erneutes Aufweiten der Markhöhle um 2 mm. Eine zusätzliche Hauttransplantation ist in den wenigsten Fällen angezeigt.

Vor jedem Eingriff werden vorerst die Keime typisiert und während 1–2 Wochen Eiterung und bakterielle Virulenz möglichst herabgesetzt durch Hochlagerung und Neomycin/Bacitracin-Instillationen oder bei ausgedehnten Weichteilnekrosen durch Avitracidkompressen bzw. offene Dakinspülung. Lage, Anzahl und Größe der Sequester werden auf Röntgenaufnahmen, evtl. Tomogrammen, gesucht und diagnostiziert. 48 Std vor dem Eingriff wird mit der parenteralen Antibiotikatherapie begonnen.

Metallimplantate werden so lange belassen, als sie die stabile Fixation der Fragmente gewährleisten.

Bei *noch stabilen Verhältnissen* begnügt man sich mit der Entfernung der Hauptsequester, einer ausgedehnten dorsalen autologen Spongiosaplastik und einer Dekortikation. Sobald die Knochenbrücke genügend stark erscheint, können Implantate und weitere Knochensequester entfernt werden.

Bei *nicht mehr stabilen Osteosynthesen* exzidieren wir die nekrotischen Gewebeanteile (Weichteile und Knochen) bis ins Gesunde, entfernen die noch liegenden Implantate, stabilisieren die Fragmente mit einer erneuten Osteosynthese und legen eine Spüldrainage mit Antibiotika (z.B. Neomycin/Bacitracin-Lösung) während 5–8 Tagen an. Am Unterschenkel haben sich zwei Methoden der Stabilisation bewährt. Die Tibia kann ober- und unterhalb der Pseudarthrose mit je zwei bis drei Steinmann-Nägeln, die mit einem „Fixateur externe" verbunden werden, transfixiert werden. Zusätzlich ist eine breite Dekortikation und eine autoplastische Spananlagerung notwendig. Bei intakter bzw. verheilter Fibula ist es möglich, eine Spongiosabrücke zwischen Fibula und proximalem sowie distalem Tibiafragment zu legen, wobei die Wahl, ob die Spongiosaplastik ventral oder dorsal angelegt werden soll, erleichtert wird, wenn zuerst mittels Angiographie die Intaktheit der Gefäße ventral und dorsal der Membrana interossea festgestellt wird. Am Femur sind oft zwei bis drei mediale Spongiosaanlagerungen und Platten-Reosteosynthesen notwendig, bis eine feste mediale Brücke entsteht. Nach infizierter Marknagelung sind manchmal gleichzeitige Umnagelung (Abb. 307a) und autologe Spongiosaplastik indiziert. Oft gelingt es dadurch, die Pseudarthrose auf Anhieb zu sanieren.

Nach stabil fixierter Pseudarthrose ist kein Gipsverband notwendig, jedoch ist der Lagerung und Fixation der Gelenke in Funktionsstellung (z.B. mit einer auf dem „Fixateur externe" montierten Fußplatte) besondere Beachtung zu schenken. Bei infizierten Pseudarthrosen ist bei Verwendung von „Fixateurs externes" eine Aufhängung des Beines (Abb. 263) für die Pflege günstig.

2.1 Nicht infizierte Pseudarthrosen

Prinzip der Behandlung

a) *Die hypertrophen, reaktiven, „elefantenfuß- bzw. pferdefußartigen" Pseudarthrosen heilen rasch und zuverlässig nach stabiler Fixation (Marknagelung, Kompressionsplatte) ohne Exzision des interponierten Gewebes, ohne Spananlagerung und ohne postoperative Ruhigstellung.*

Wenn erhebliche Achsenfehlstellungen durch Osteotomie bzw. Sprengung der Pseudarthrose korrigiert werden müssen, fördert eine zusätzliche *Dekortikation* den knöchernen Durchbau des Pseudarthrosespaltes. Bei einer gleichzeitigen Verlängerung siehe Technik der Verlängerungsosteotomie (Abb. 326).

b) *Die atrophen und oligotrophen, reaktionslosen Pseudarthrosen benötigen zusätzlich zur stabilen Osteosynthese eine ausgedehnte Dekortikation der noch vitalen Fragmentanteile und eine autologe kortikospongiöse Spananlagerung.*

Die Stabilisierung an der unteren Extremität wird mit dem Marknagel nach Ausbohren der Markhöhle, an der oberen Extremität mit der Druckplatte vorgenommen. Dann folgen die Dekortikation auf $^1/_2$–$^2/_3$ des Knochenumfanges bis weit in den gesunden Knochen und die autologe Spongiosaplastik.

Bemerkung: Ist eine Spananlagerung notwendig, so befürworten wir die *kortikospongiöse autologe Spongiosaplastik.* Die Knochenspäne werden ventral aus der Innenseite des Os ilium oder dorsal aus der Außenseite des Os ilium entnommen. Aus dem Trochantermassiv oder dem Tibiakopf können reine spongiöse Späne, z.B. zur Sanierung von Defekten bei infizierten Pseudarthrosen genommen werden.

Abb. 294 *Die zwei Arten der nicht infizierten Schaftpseudarthrose*

a Hypertrophe, reaktive, gut vaskularisierte Form (a′ elefantenfuß-, a″ pferdefußartige)

b Reaktionslose Form mit wenig vaskularisierten bzw. nekrotischen Fragmentenden

Abb. 295 *Spanentnahme auf der Innenseite des Os ilium.* Schnitt 1–2 cm medial oder lateral der Crista iliaca ventralis. Abheben des M. iliacus, der mit Hilfe von zwei kleinen Knochenhebeln beiseitegehalten wird. Mit dem Hohlmeißel werden 6–10 cm lange Späne aus der Tabula interna entnommen (a). Diese Späne werden so zerhackt, daß sie ungefähr 5–6 mm breit und 15 mm lang werden (b).
Will man reine Spongiosaspäne entnehmen, so wird mit dem Flachmeißel vorerst nur die mediale Kortikalis abgespalten. Danach kann die Spongiosa mit dem Hohlmeißel ausgeräumt werden (c)

Abb. 296 *Dekortikation nach* JUDET *(Weichteil-Knochenspäne).* Sobald nach dem Hautschnitt Knochenkontakt besteht, werden die Weichteile mit einem Meißel so zur Seite geschoben, daß die äußere Knochenschicht an den Weichteilen haftet und weiter ernährt bleibt. Die Dekortikation wird möglichst $^1/_2$ bis $^3/_4$ des Knochenumfanges betragen und eine Mindestausdehnung von 8–10 cm haben.
Diese beweglichen lebenden Weichteil-Knochenspäne ossifizieren rasch und ergeben einen kräftigen Fixationskallus, sowohl bei nichtinfizierten als auch bei infizierten Pseudarthrosen.
Bei einer Defektpseudarthrose wird eine Dekortikation beider Fragmentenden durchgeführt, und in die vorbereiteten Taschen legt man Spongiosaspäne ein, die die Überbrückung des Defektes besorgen sollen (Abb. 306a).
Weitere Indikationen sind Korrekturosteotomien durch den Frakturkallus (Abb. 323)

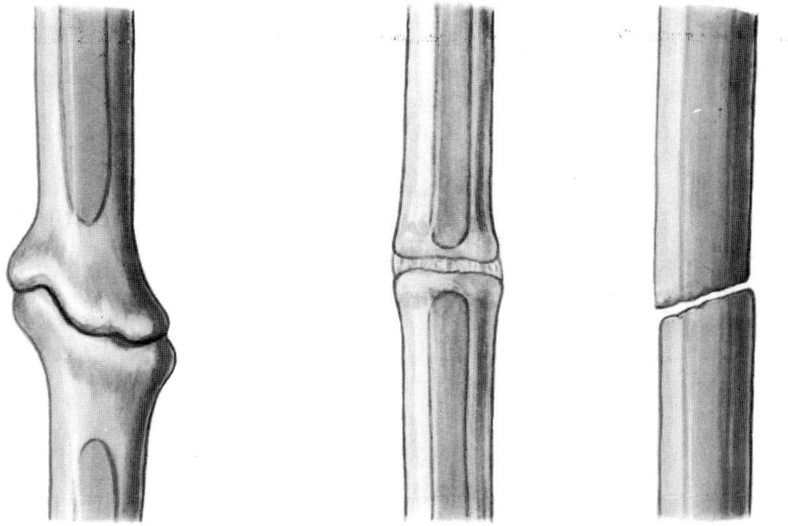

a′ a″ b

294

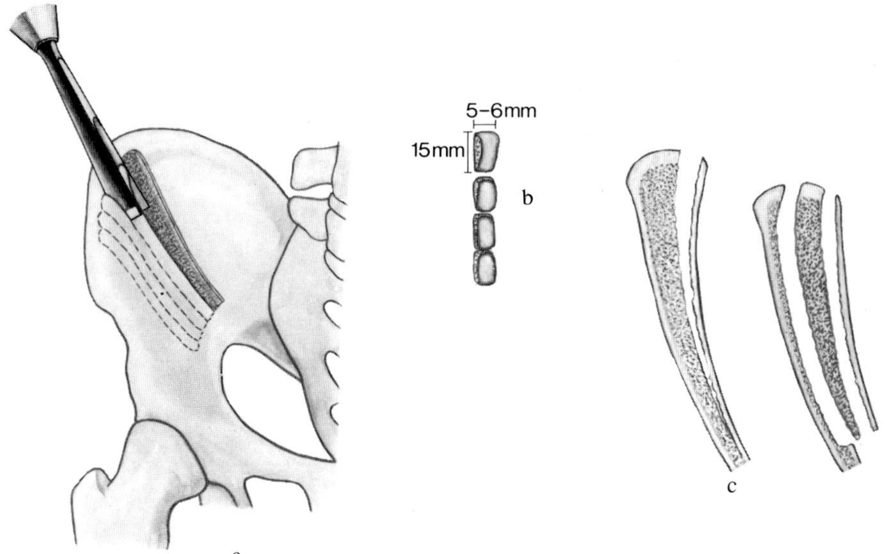

a c

295

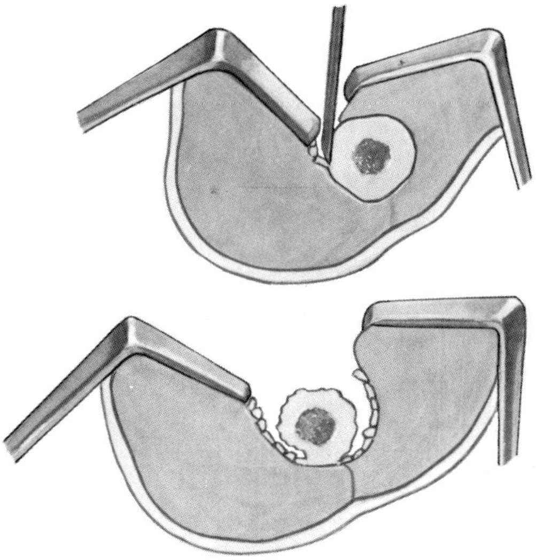

296

2.1.1 Pseudarthrosen an der oberen Extremität

Schaftknochen

Die Kompressionsplatte gilt an der oberen Extremität als Methode der Wahl. Die Platten müssen jeweils nach der mechanischen Konstellation vorgebogen werden, und fast immer ist eine Dekortikation, bei Defekt medial eine Spongiosaplastik (besonders am Humerus) notwendig. Bei starker Osteoporose kann zur Schraubenverankerung sogar einmal ein Kortikalisspan wie bei der angeborenen Tibiapseudarthrose Verwendung finden.

Abb. 297 *Schaftpseudarthrosen an der oberen Extremität*

a An der *Klavikula* führen wir die stabile Osteosynthese mit einer kleinen 6–7 Loch Spann-Gleitloch-Platte (DCP) durch. Meistens sind eine breite Anfrischung beider Fragmente sowie eine autologe Spongiosaspananlagerung notwendig. Die anatomische Länge der Klavikula soll wiederhergestellt werden

b Am *Humerus* ist eine breite 6- bis 8-Loch-Platte lateral zu verwenden, denn die Schrauben müssen einen genügenden Halt in mindestens sechs Kortikales beidseits der Pseudarthrose finden. Wir wählen die breite Platte, nicht so sehr wegen ihrer erhöhten Festigkeit, als wegen der versetzten Löcher. Am Humerus ist öfters als anderswo eine reaktionslose Pseudarthrose vorhanden, und bei einer reaktiven Pseudarthrose ist das proximale Fragment oft stark atrophisch. Eine Dekortikation und eine Spananlagerung scheinen uns zur Förderung einer möglichst raschen Ossifikation fast immer notwendig zu sein.
Bemerkung: Bei steifem Ellbogen oder auch bei nicht einwandfreier Fixation wird zur Herabsetzung der Schraubenbeanspruchung während 4–6 Wochen eine doppelte U-Schiene anmodelliert

c *Vorderarm:* Hier verwenden wir eine 6-Loch-Zuggurtungsplatte, und zwar an der Ulna meistens eine schmale Platte, am Radius eine Halbrohr- oder eine 3,5-Spann-Gleitloch-Platte (DCP)

297

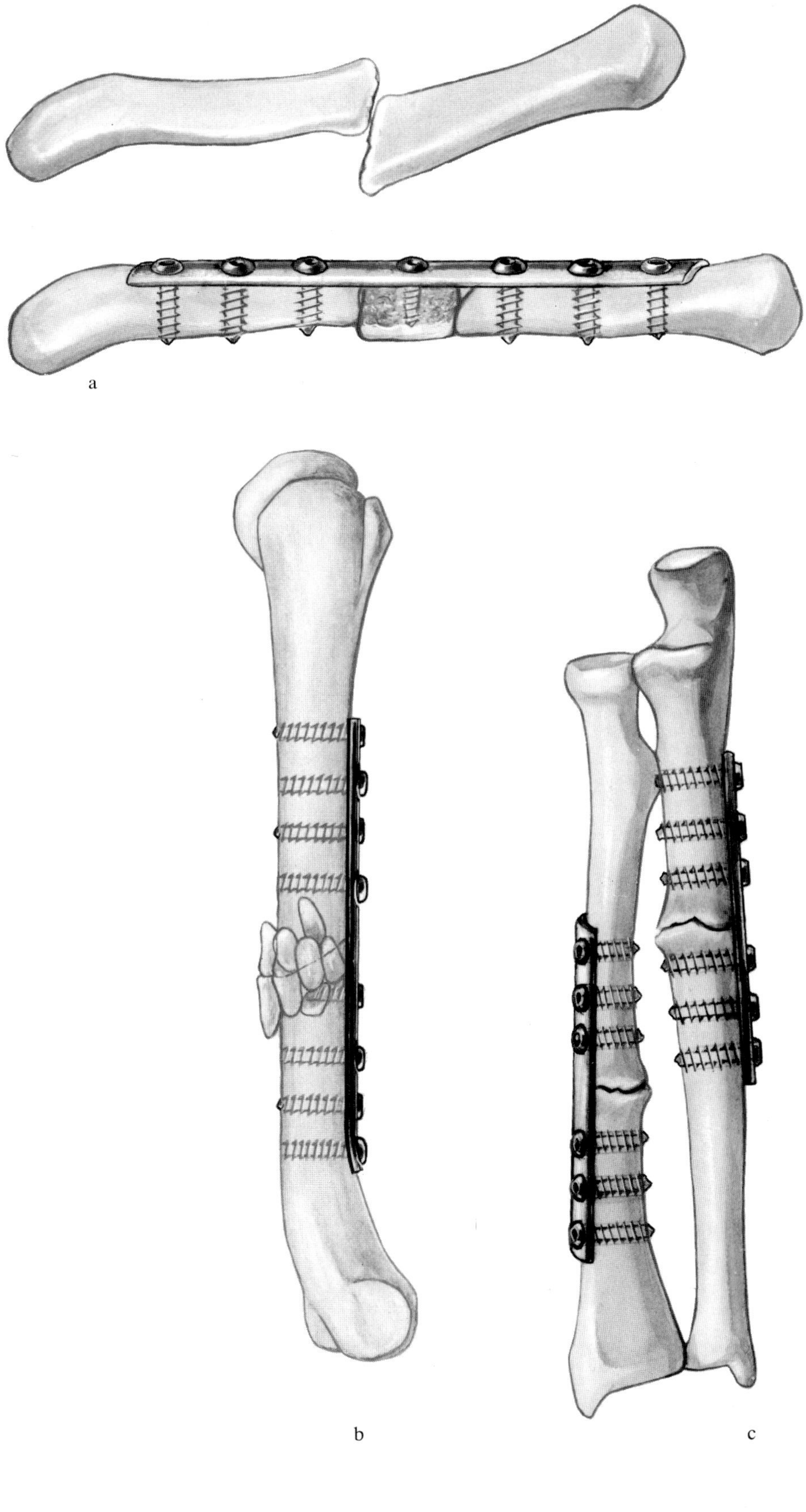

Metaphyse

Bei metaphysären Pseudarthrosen sind zur Erzielung einer stabilen Osteosynthese T- und Winkelplatten oder zwei Platten zu verwenden.

Abb. 298 *Metaphysäre Pseudarthrose an der oberen Extremität*

a Subkapitale Humeruspseudarthrose mit T-Platte saniert

b Suprakondyläre schräge Pseudarthrose. Diese Pseudarthrose wird mit einer Zugschraube gekreuzt

c Y-Pseudarthrose mit Spongiosaspänen und zwei schmalen Platten versorgt. Der N. ulnaris wird nach vorn verlagert

d T-Plättchen im Fingerbereich zur Behandlung einer metaphysären Pseudarthrose der Grundphalanx

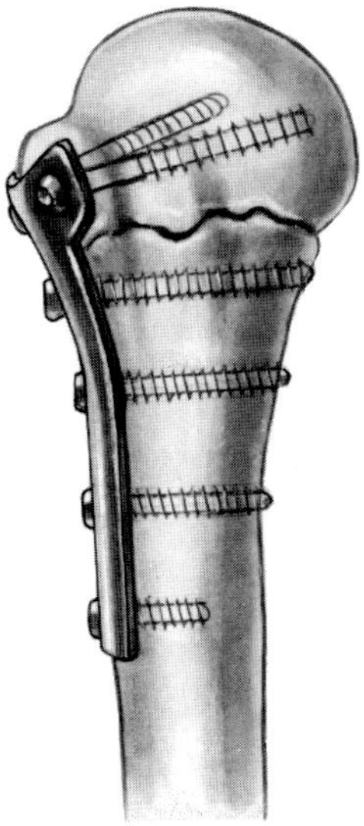

a

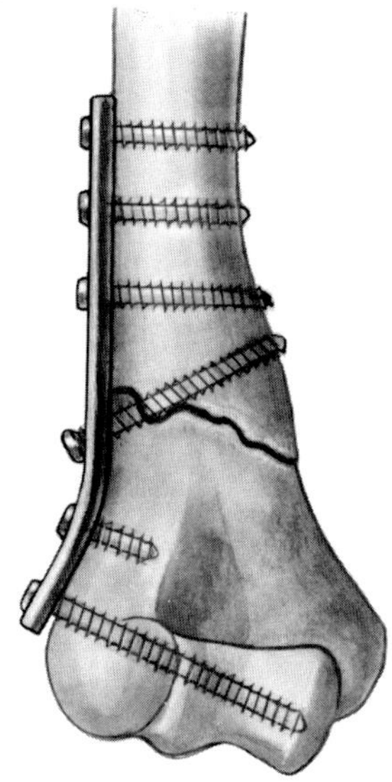

b

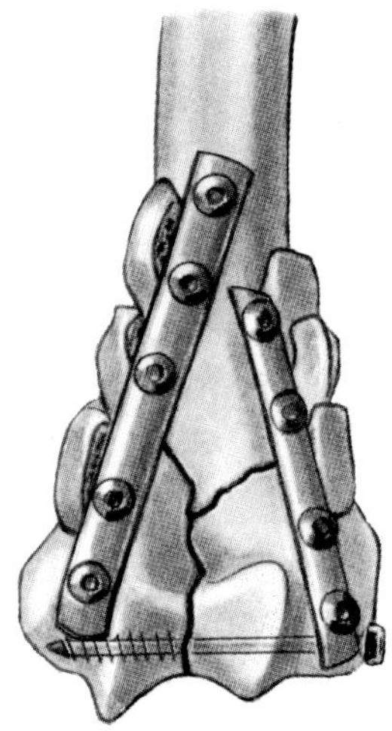

c

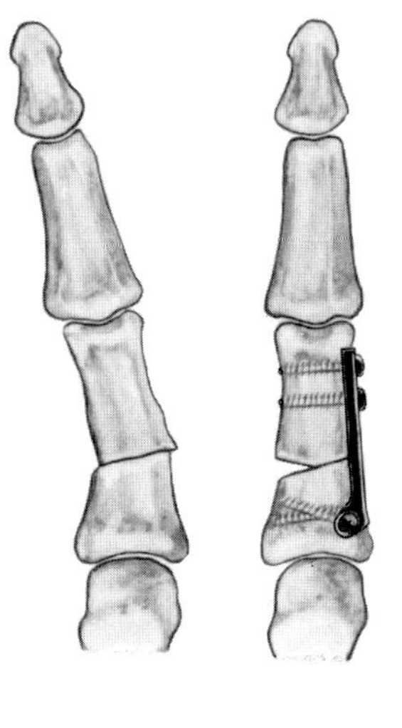

d

2.1.2 Pseudarthrosen an der unteren Extremität

Schaftknochen ohne erhebliche Fehlstellung

Die Marknagelung ist indiziert. Eine sklerotische Abdeckelung der Markhöhle wird vor Einbringen des Bohrdornes mit dem Handbohrer (Abb. 300) durchbohrt oder mit der Bohrmaschine mit langer, flexibler Welle über einem kurzen gekrümmten, 150 mm langen Marknagel eröffnet.

Ausnahmsweise muß eine Femurpseudarthrose nach ausgedehnter Dekortikation gesprengt bzw. osteotomiert werden: In einem solchen Fall wird nach Abwinkelung oder Verschiebung beider Fragmente um Schaftbreite vorerst mit dem 4,5 mm-Standardbohrer, dann mit dem Handbohrer bis 9 mm aufgebohrt. Eine gleichzeitige Verlängerung wird in Anlehnung an S. 372 ausgeführt.

Umnagelung: Meist wird 2–3 mm über den früheren Nageldurchmesser hinaus aufgebohrt, wobei für den Femur 15 mm, für die Tibia 13 mm als Minimum gelten. Zudem muß der Halt gewährleistet sein, was in seltenen Fällen im proximalen Femurbereich eine Ausbohrung bis 18 mm und mehr verlangt. Der neue Nagel muß die Wandung einer „Nagelkammer" im distalen Femurende stets um mindestens 1 cm durchbrechen.

Ausnahme: Liegt die Bruchfläche bei liegendem Marknagel zu weit proximal, so wird der neue Marknagel auch nach zusätzlicher Einführung einer Schraube in die Nagelöse keine genügende Rotationsstabilität gewährleisten. Dann ist eine laterale Platte nach Dekortikation und ausgedehnte Spongiosaplastik im Markkanal und rings um den Knochen angezeigt.

Abb. 299 Die beste Indikation für die Marknagelung bilden die Pseudarthrosen im mittleren Femur- und Tibiadrittel

Abb. 300 *Eröffnung der abgedeckten Markhöhle*

a mit dem 6 mm dicken Hand-Markraumbohrer

b mit der Bohrmaschine mit langer, flexibler Welle durch einen gekrümmten 10 mm-Marknagel eingeführt. Die Markhöhle wird vorerst im proximalen Fragment bis 11 mm eröffnet und der krumme Marknagel eingeschlagen. Durch den Marknagel, dessen Lage evtl. mit Röntgenbildern kontrolliert werden muß, ist die Aufbohrung der Abdeckelung meist problemlos

299

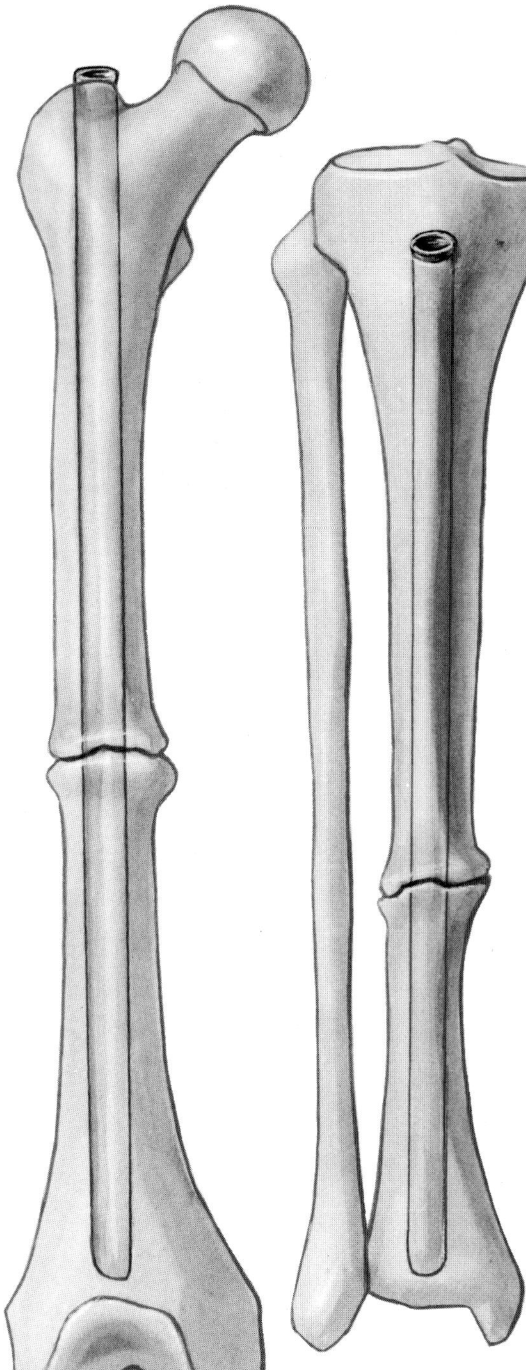

300

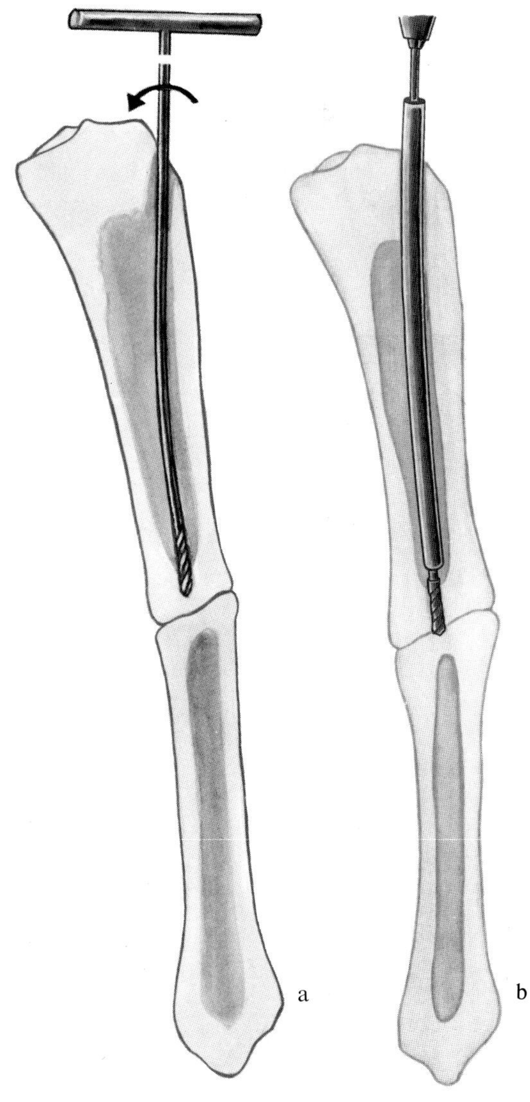

Schaftknochen mit erheblicher Fehlstellung

Behandlung mit der Zuggurtungsplatte: Damit eine Platte den Zuggurtungseffekt voll entwickeln kann, wird sie auf der Konvexseite (=Zugseite) des Knochens angelegt, also lateral bei einer Varusfehlstellung, medial bei einer Valgusfehlstellung, dorsal bei einem Rekurvatum, ventral bei einem Antekurvatum. Bei überschüssiger Knochenbildung wird dort, wo die Platte liegen soll, der Knochen geglättet.

Fibulaosteotomie: Sie ist nur dann erforderlich, wenn eine erhebliche Fehlstellung der Fibula vorliegt. Sonst wird die Tibia durch Korrektur der Verbiegung trotz Spannung der Platte dermaßen verlängert, daß nach dem Eingriff die Fibulaosteotomie klaffen würde.

Abb. 301 *Zuggurtungsplatte stets auf der Zugseite oder Konvexseite*

a Im allgemeinen besteht eine Varusfehlstellung, die Platte wird lateral angelegt

b Bei den seltenen Tibiapseudarthrosen in Valgusfehlstellung wird die Zuggurtungsplatte medial angelegt, selbstverständlich ohne Fibulaosteotomie bei verlängerter Fibula. Ist die Fibula jedoch verkürzt geheilt, ist eine Osteotomie indiziert

c Muß lediglich ein Rekurvatum korrigiert werden, wird die Platte dorsal angelegt (Schnittführung s. Abb. 219c3)

d Bei einer kongenitalen Tibiapseudarthrose mit Antekurvatum wird nach M.E. Müller die Rohrplatte auf der Tibiakante nach Anlegung des dorsalen, auf der gesunden Seite entnommenen Tibiaspanes fixiert

Abb. 302 *Zuggurtungsplatte bei erheblicher Varusfehlstellung.* Fixation der Platte mit vier Schrauben, meist im distalen Bereich. Der Plattenspanner muß dem Knochen oft mit einer langen Kortikalisschraube nach und nach genähert werden (a). Die unter hohem Zug lateral gesetzte Platte korrigiert die Fehlstellung und preßt die Fragmentenden auf der Zugseite aufeinander (b). Eine Fibulaosteotomie ist nur bei erheblicher Fehlstellung der Fibula notwendig

Abb. 303 *Fibulaosteotomie.* Das Schema zeigt, daß die Tibia durch die Korrektur der mehr oder weniger ausgeprägten Fehlstellung verlängert wird, und zwar stärker, als die Kompression den Knochen verkürzt

301

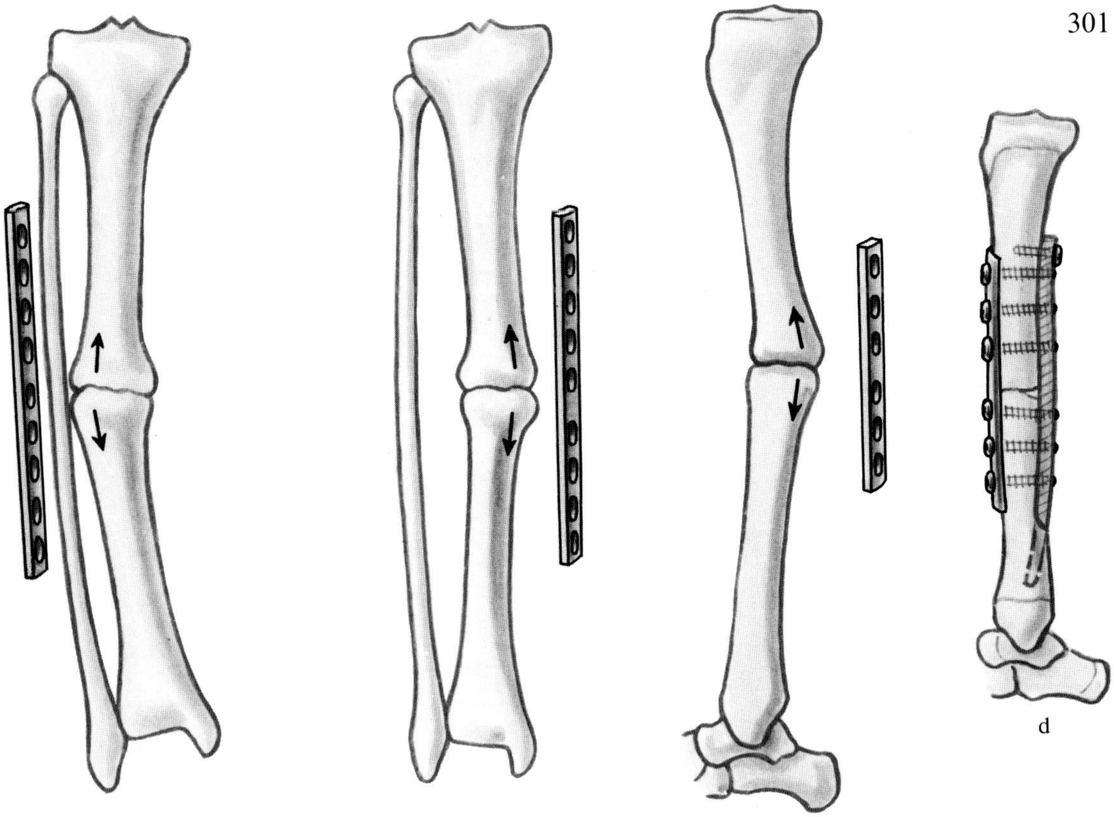

a b c d

302

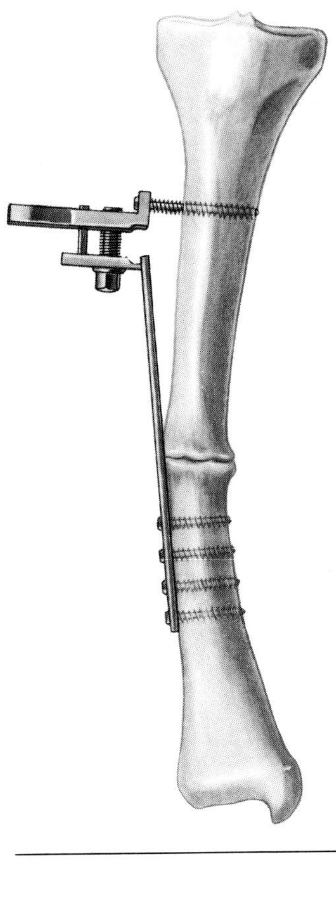

303

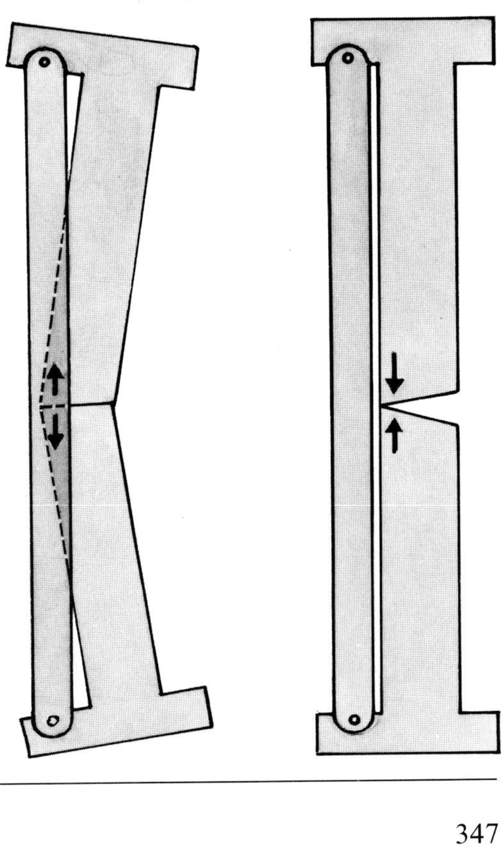

Metaphysäre Pseudarthrosen an der unteren Extremität

Behandlung mit Winkelplatten oder Doppelplatten.
Ausnahme Malleolarpseudarthrose.
Schenkelhalspseudarthrose s.S. 360.

Abb. 304 *Metaphysäre Pseudarthrose an der unteren Extremität*

a Intertrochantere Pseudarthrosen werden mit der Hakenplatte saniert

b Suprakondyläre Pseudarthrosen werden mit Kondylenplatten stabilisiert. Bei Defekt medial ist eine mediale Spananlagerung nach Dekortikation empfehlenswert

c Bei doppelter Pseudarthrose beiderseits vom Kniegelenk sind, falls das Knie zerstört ist, zwei rechtwinklig gestellte, lange Druckplatten angezeigt. Dabei wird das Kniegelenk in seiner physiologischen Stellung versteift (s.S. 390)

d Tibiakopfpseudarthrose mit T-Platte medial und Halbrohrplatte ventral versorgt

e Bei der Malleolus-tibialis-Pseudarthrose ist in Anbetracht der hochgradigen Osteoporose eine Kompression mit der Zugschraube kaum möglich. Deshalb wird hier wie bei allen Pseudarthrosen mit einem kurzen Fragment zusätzlich ein kleiner Span in eine die Pseudarthrose kreuzende Rinne eingeschlagen

304

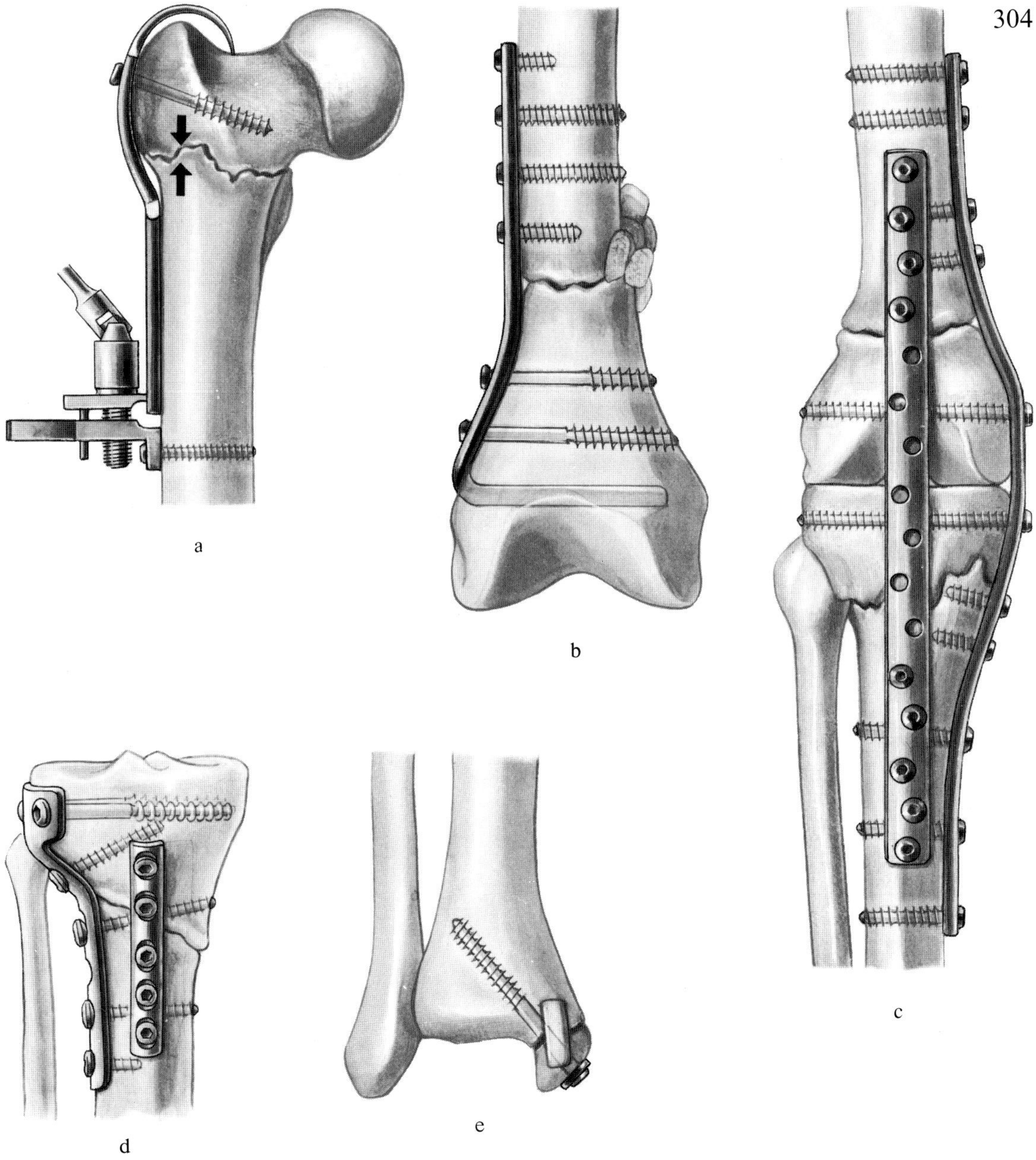

2.2 Früher infizierte, z.Z. geschlossene Pseudarthrosen und Defektpseudarthrosen

Auch nach Jahren muß man nach erneutem Eingriff mit dem Wiederaufflackern der Infektion rechnen. Entweder besteht ein breiter Kontakt zwischen den Fragmentflächen, oder der Knochendefekt ist mehr oder weniger ausgedehnt.

Prinzip ist die Kombination der stabilen Osteosynthese mit der Dekortikation der Fragmentenden. Bei einem Defekt wird zusätzlich noch eine autologe Spanplastik erforderlich sein.

Abb. 305 *Früher infizierte Pseudarthrose mit breitem Kontakt zwischen den Fragmentenden*

a Bei breitem Kontakt der Fragmentenden und Varusfehlstellung werden die Fragmente mit einer sehr langen, 11- bis 16-Loch-Platte lateral fixiert, wobei in der Mitte, d.h. in der Nähe des früher infizierten Herdes, keine Schrauben gesetzt werden. Weder die Pseudarthrose noch ihre Umgebung wird durch den Eingriff tangiert

b Bei einem kleinen Tibiadefekt mit erhöhtem Infektionsrisiko werden nach distaler Osteotomie der Fibula (niemals auf Pseudarthrosehöhe) „Fixateurs externes" verwendet. Fixation mit der Dreieckverstrebung ist noch zuverlässiger (s. Abb. 263)

Abb. 306 *Defektpseudarthrose*

a Am Oberarm genügen zunächst eine breite Dekortikation und eine autologe Spananlagerung. Nur bei persistierender Pseudarthrose müßte später eine Zuggurtungsplatte angelegt werden

b Am Unterarm ist eine lange Halbrohrplatte proximal und distal bei Supinationsstellung der Hand anzuschrauben. In der Rinne der Platte werden kleine autologe Spongiosaspäne eingelegt. Meist ist dann eine zusätzliche Gipsfixation notwendig, weil die Rotationsstabilität trotz intaktem Radius bzw. intakter Ulna selten genügt

c An der unteren Extremität verwenden wir zwei fast gegenüberstehende speziell lange Halbrohrplatten, die auch dann belassen werden, wenn ein Infekt aufflackert. Die dazwischengelagerten Spongiosaspäne erlauben meistens eine Heilung des Knochens. Beispiel am Femur. Dasselbe gilt für die Tibia, besonders bei intakter Fibula

305

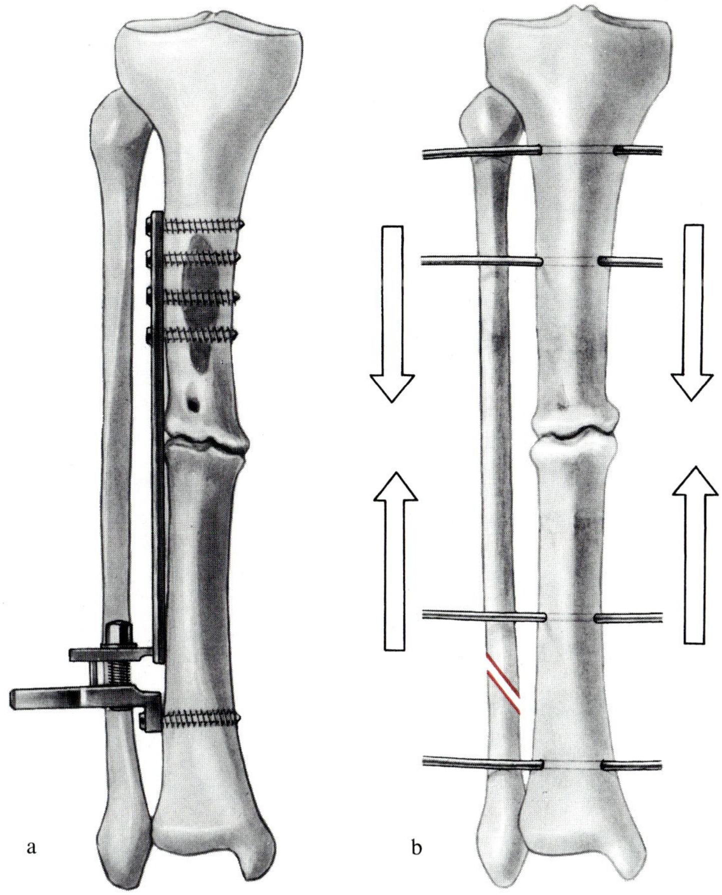

306

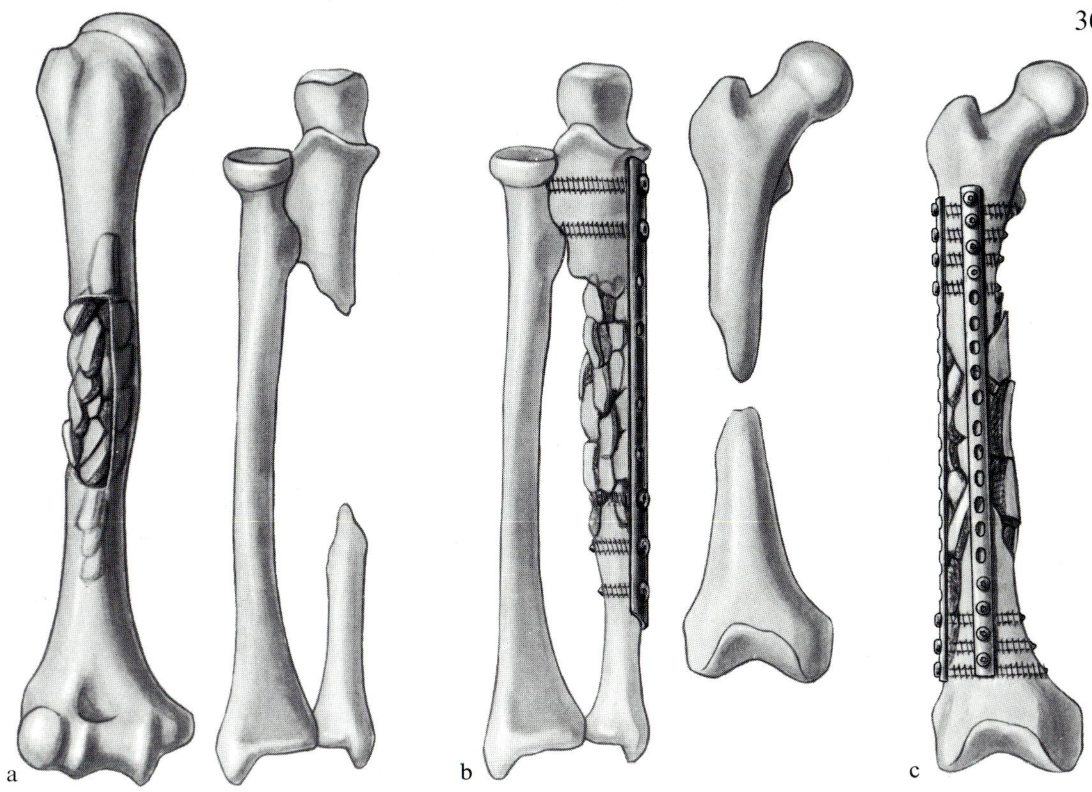

2.3 Infizierte Pseudarthrosen

Prinzip: Liegendes Implantat so lange belassen, als es die Fraktur bzw. die Pseudarthrose stabil fixiert. Ansonsten ist eine erneute stabile Osteosynthese notwendig. Behandlungsprinzipien s.S. 336.

Infizierte Femurpseudarthrosen

Die große Schwierigkeit liegt in der Verkürzungstendenz des Oberschenkelknochens und in der Unmöglichkeit, wie am Unterschenkel einen zweiten Knochen zur Ruhigstellung zu gebrauchen. Deshalb muß entweder eine schon bestehende Osteosynthese belassen oder sie muß zusätzlich zur Dekortikation und medialen Spongiosaanlagerung angelegt werden. Zwar unterhält das Implantat die Infektion, doch bis zur notwendigen Entfernung des Implantates kommt es meist zur Verknöcherung der Pseudarthrose. Auch der Verlängerungsapparat kann bei infizierten Femurpseudarthrosen wertvolle Dienste leisten.

Abb. 307 *Infizierte Femurpseudarthrosen*

a Bei einer großen *distalen Nagelkammer,* in der sich der Nagel bewegt, wird dieser bei einwandfreier Fixation proximal um 2–3 cm weiter eingeschlagen. Eventuell autologe reine Spongiosaplastik bei lokalem Defekt

b *Pseudarthrose subtrochanter.* Wir empfehlen die Einsetzung einer Kondylenplatte mit Kompression der Pseudarthrose und einer dorso-medialen Spongiosaanlagerung. Die Fistel bleibt so lange offen, bis die Platte entfernt wird; im Laufe von wenigen Monaten ist jedoch die Pseudarthrose meist konsolidiert, und das Implantat kann wieder entfernt werden

c In der *Mitte des Schaftes* ist es möglich, die Pseudarthrose mit dem Verlängerungsapparat von WAGNER (Abb. 325) unter Druck zu setzen. Zusätzliche mediale Spongiosaanlagerung

d Bei einer *distalen Femurpseudarthrose* können beiderseits der Pseudarthrose je zwei Steinmann-Nägel eingedreht und diese mit Hilfe von zwei äußeren Spannern so fixiert werden, daß die Pseudarthrose unter Druck gesetzt wird

e Bei einer *infizierten distalen Femurpseudarthrose* mit teilversteiftem Kniegelenk kann sich nach lateraler Spongiosaplastik und Anlegen eines Gipsverbandes mit lateraler Abwinkelung von 60° eine laterale Knochenbrücke bilden. Es genügt dann, 6–7 Wochen später das Bein wieder geradezurichten, um eine starke interfragmentäre Kompression zu bewirken, so daß die Pseudarthrose rasch abheilt. Die primäre Knochenbrücke dient als Zuggurtung!

307

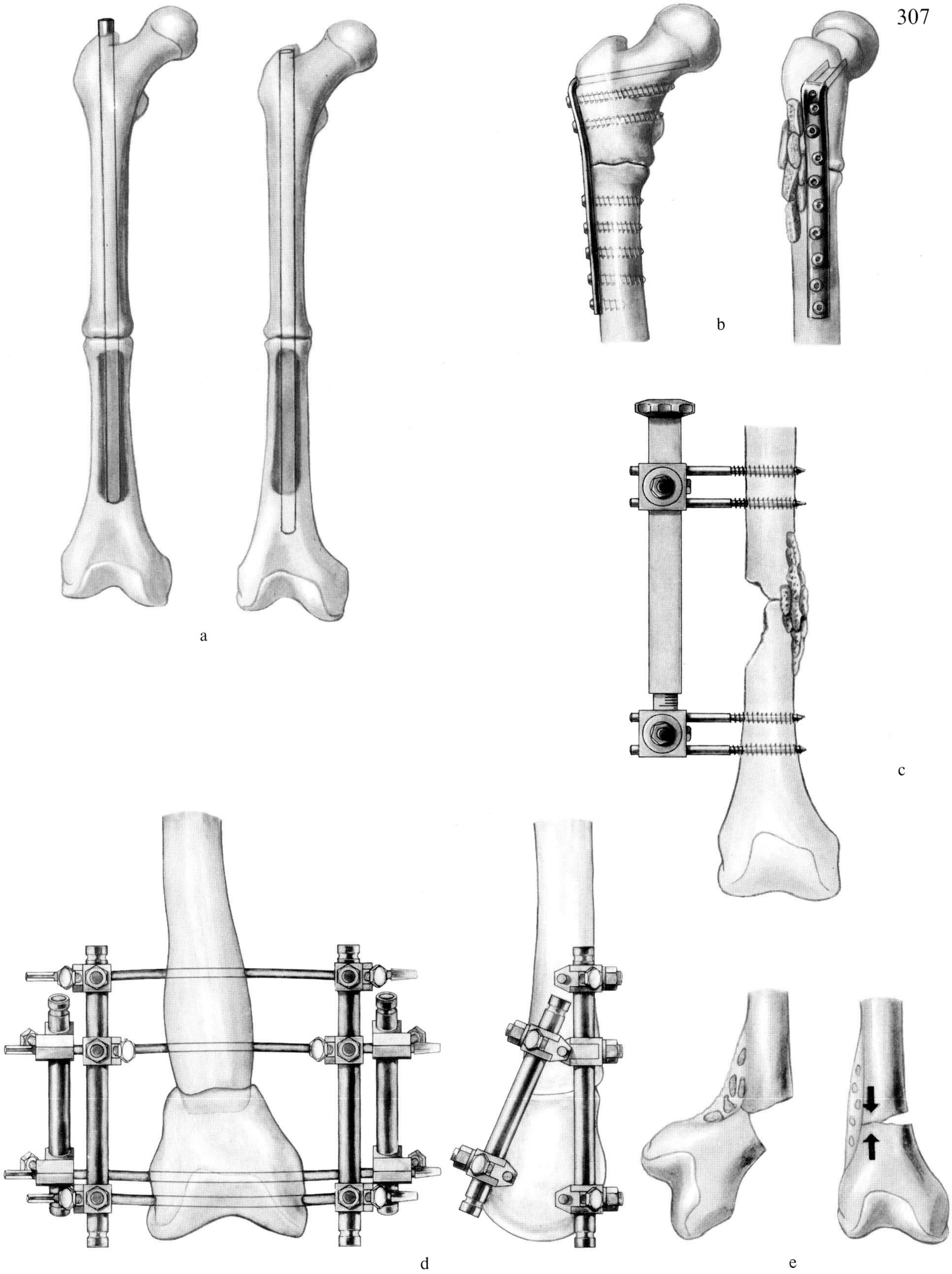

Infizierte Tibiapseudarthrosen

Der knöcherne Durchbau wird nach Entfernung des Sequesters durch die Kombination stabiler Fixation und Dekortikation meist erreicht. Bei Defekt ist eine zusätzliche reine Spongiosaplastik notwendig. Je nach Fall kann eine genügende Stabilisierung nur durch eine mehr oder weniger ausgedehnte tibio-fibulare Synostose erzielt werden. Diese Synostose bleibt ein zuverlässiger Ausweg, besonders bei weitgehend versteiftem oberem Sprunggelenk.

Abb. 308 *Infizierte Tibiapseudarthrosen*

a Ist die Pseudarthrose durch einen Marknagel noch einigermaßen fixiert, so sind dorsale Dekortikation und autologe Spongiosaspäne durch dorso-medialen Zugang angezeigt. Bei Instabilität vorerst weitere Ausbohrung und Umnagelung

b Bei gutem Kontakt der Fragmentenden Exzision der Sequester, dorso-laterale Dekortikation und Fixation unter Druck mit vier Steinmann-Nägeln und zwei äußeren Spannern. Erhöhung der Stabilität durch Dreieckverstrebung (Abb. 263)

c Tibio-fibulare Synostose bei intakter Fibula, medialer Fistel und ausgedehntem Knochenkontakt: Anfrischung von Tibia und Fibula von lateral her und breite autologe Spongiosaplastik

d Tibio-fibulare Synostose bei noch infizierter breiter Defektpseudarthrose: Spongiosaplastik möglichst proximal unter Schonung der A. tibialis anterior und möglichst distal

e Distale Pseudarthrose mit Defekt: Nur die tibio-fibulare Synostose gewährleistet eine einwandfreie Ruhigstellung des kurzen distalen Fragmentes

f Fibula und Tibia auf gleicher Höhe pseudarthrotisch ohne genügenden Kontakt: Vorerst Fixation mit vier Steinmann-Nägeln und äußeren Spannern. Sobald sich der Infekt beruhigt hat, wird eine dorso-laterale Dekortikation und eine zusätzliche Spongiosaplastik durchgeführt

Abb. 309 *Behandlung der Osteitis nach Ausheilung der Pseudarthrose*

a Ausmuldung einer Osteitis am Femur. Sie muß lang sein und wird so ausgemeißelt, daß die Markhöhle breit eröffnet ist, der Knochen überall blutet und ein gesunder Muskel in die Mulde eingelegt werden kann. Spüldrainage während 5–8 Tagen

b Nach radikaler Sequestrotomie vorerst Zusammenziehen der Wundränder mit Klebestreifen, die täglich erneuert werden

c Danach ist oft eine zweite Sequestrotomie und Einlagerung von autologer Spongiosa notwendig. Primärer Hautverschluß bei Einlegen einiger Entlastungsnähte (Dermalon 0), die spätestens nach 48 Std, d.h. nach dem Nachlassen der Hautspannung, wieder entfernt werden. Hautnaht nach DONATI-ALLGÖWER.

308

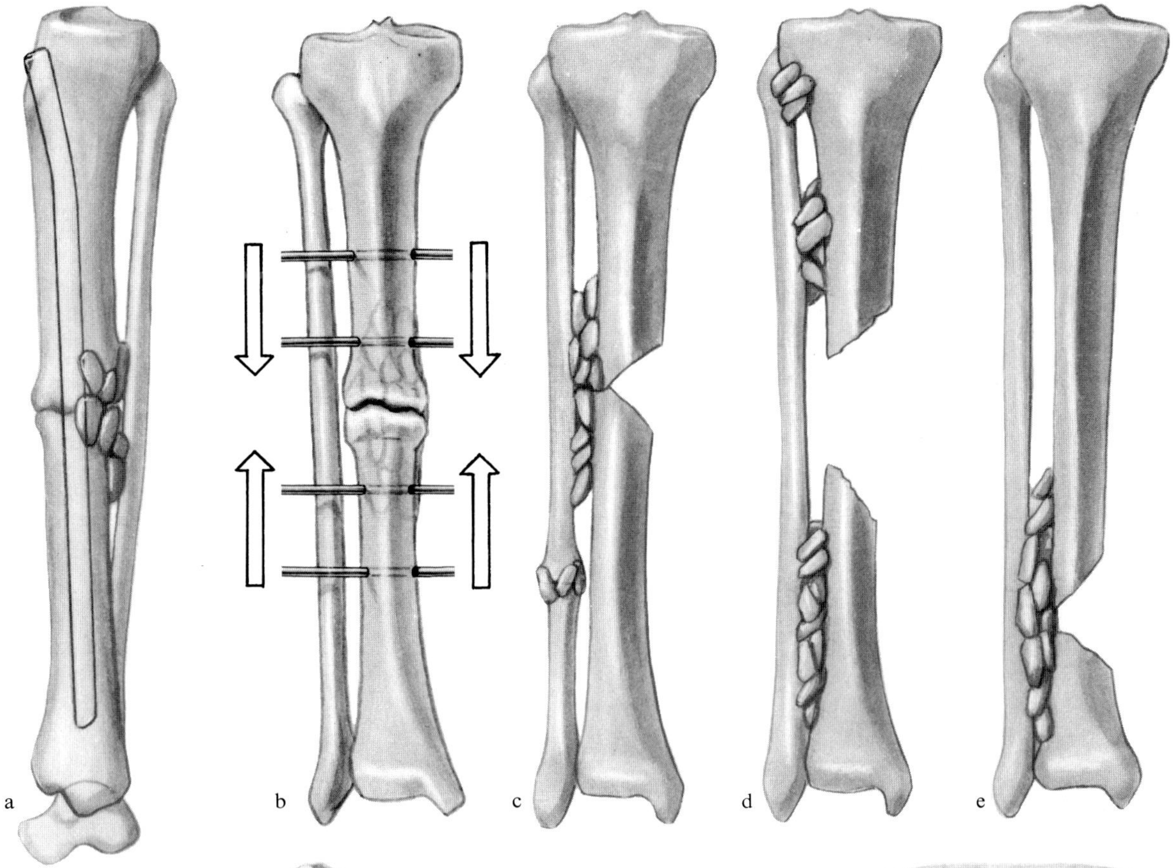

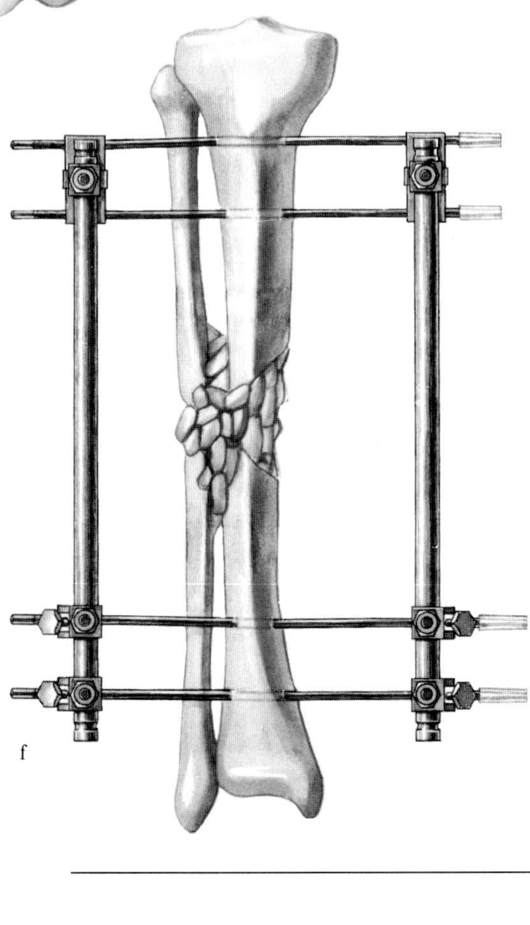

309

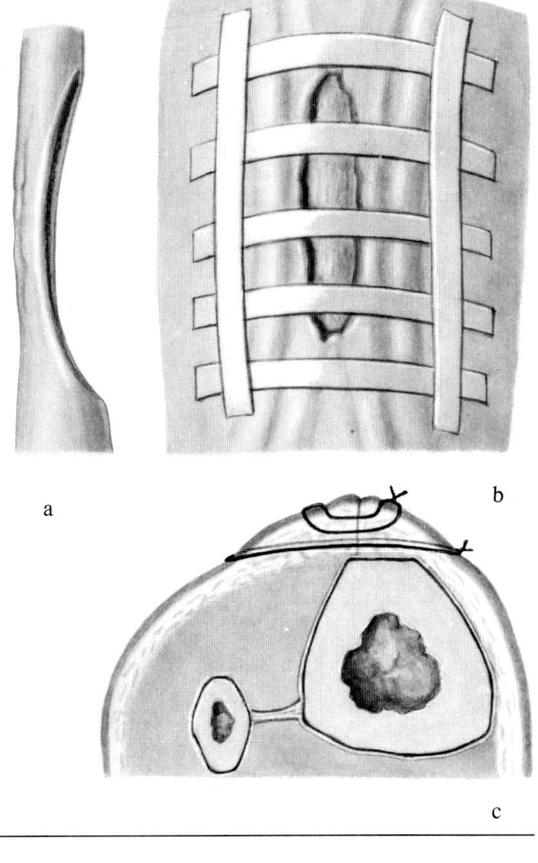

3 Osteotomien

Unter Osteotomie verstehen wir eine Knochendurchtrennung, die zur Achsenkorrektur bzw. zur Verkürzung oder Verlängerung eines Knochens ausgeführt wird. Damit die Osteotomie in der erwünschten neuen Stellung ohne Gefahr einer Verschiebung ausheilen kann, fixieren wir die Knochenfragmente mit einer *stabilen Osteosynthese*. Seltener kommt der *intramedulläre Kraftträger* zur Anwendung, um so häufiger aber die *axiale Kompression* mit Platte oder „fixateurs externes". Die wesentlichen Vorteile der stabilen Osteosynthese sind der Wegfall der postoperativen Gipsfixation und die frühzeitige Mobilisierbarkeit der Gelenke. Meistens können die Patienten nach wenigen Tagen unter Teilbelastung schon wieder umhergehen.

Die Osteotomien werden meist im *metaphysären Bereich* durchgeführt, denn im Schaftbereich ist mit einer verhältnismäßig langen Konsolidierungszeit zu rechnen. Dagegen stellt die rasche Verknöcherung der unter Druck gesetzten spongiösen Flächen kein schwieriges biologisches Problem dar. Vor einer Osteotomie durch einen diaphysären Kallus wird stets eine ausgedehnte Dekortikation durchgeführt. Nach Verlängerungsosteotomien wird der Defekt mit einer autologen Spanplastik überbrückt.

Eine Osteotomie ermöglicht *sechs Korrekturen:* Valgus/Varus, Beugung/Streckung, Außen-/Innenrotation, Verlängerung/Verkürzung, Verschiebung nach medial/lateral, Verschiebung nach ventral/dorsal.

Vor der Operation muß *nach genauer Diagnose aller vorliegenden Fehlstellungen* und *Festlegung der notwendigen Korrekturen* ein genauer *Operationsplan* mit Zeichnungen angefertigt werden, wobei Röntgenbilder der gesunden Seite als Grundlage dienen.

Der Anfänger hat hauptsächlich bei der Diagnose von *Rotationsfehlstellungen* Schwierigkeiten. Am Oberschenkel behilft man sich mit einer Aufnahme nach DUNN-RIPPSTEIN-MÜLLER, am Unterschenkel ist man meist auf die klinische Beobachtung der Lage der Patella im Stehen und der Fußachse im Sitzen angewiesen. Eine seitliche Verschiebung wird zu oft vernachlässigt. Dabei kann eine Verschiebung nach lateral von 5 mm im Bereich der Tibia die Belastung der Talusrolle um mehr als die Hälfte reduzieren. Vor jeder Osteotomie sind möglichst *lange Röntgenaufnahmen* in zwei Ebenen erforderlich.

In *technischer Hinsicht* werden wir nach dem Hautschnitt je zwei senkrecht zueinander liegende Kirschnerdrähte beiderseits der gewählten Osteotomiestelle eindrehen, um jederzeit die erfolgten Korrekturen kontrollieren zu können. Während zwei Kirschnerdrähte meist parallel liegen, bilden die anderen zwei den notwendigen Korrekturwinkel in der Hauptkorrekturebene. Am Tibiakopf oder im Pilonbereich werden die ventralen Kirschnerdrähte parallel liegen, weil die Ante- bzw. Retrokurvation meist nicht oder nur wenig korrigiert werden muß. Die seitlichen Kirschnerdrähte dagegen werden den erwünschten Korrekturwinkel in der Frontalebene aufweisen.

3.1 Osteotomien an der oberen Extremität

Die Osteotomie führen wir mit der Oszillationssäge durch. Das Sägeblatt wird mit kalter physiologischer Kochsalzlösung gekühlt.

Bei jeder Osteotomie im Schaftbereich wird der knöcherne Durchbau durch eine ausgedehnte Dekortikation angeregt.

Abb. 310 *Subkapitale Humerusosteotomie* bei subkapitaler Fraktur mit Fehlstellung und schmerzhafter Einschränkung der Adduktion. Fixation mit der T-Platte

Abb. 311 *Eine Fehlstellung im Bereich des Ellenbogens* ist meistens die Folge einer in ungünstiger Stellung fixierten suprakondylären Humerusfraktur bei Jugendlichen. Eine Valgusfehlstellung sollte schon vor dem Auftreten von Ulnarisbeschwerden operativ korrigiert werden.
Schnitt dorsal (Abb. 123) mit Ulnarisverlagerung und Fixation mit abgebogener, schmaler Platte. Es soll besonders darauf geachtet werden, daß keine Schraube die Fossa olecrani durchkreuzt, was zu einer Streckhemmung führen würde

Abb. 312 *Radiuskürzung bei Kienböckscher Erkrankung*. Bei der Malazie des Mondbeines haben sich zwei Methoden bewährt. Die Verkürzung des Radius und die Verlängerungsosteotomie der Ulna.
Es scheint, daß durch das Vorstehen des Ulnaköpfchens das Lunatum entlastet wird. Jedenfalls ist die postoperative Besserung der subjektiven Beschwerden und auch des objektiven Befundes oft erstaunlich. Weil die Verlängerungsosteotomie der Ulna nur langsam verknöchert, ziehen wir die Radiusverkürzung vor. Verwendung einer schmalen 5-Loch-Spann-Gleitloch (DC)-Platte nach Exzision eines 3–4 mm breiten Knochensegmentes am Radius. Schräge Osteotomie, Verschraubung, Neutralisationsplatte

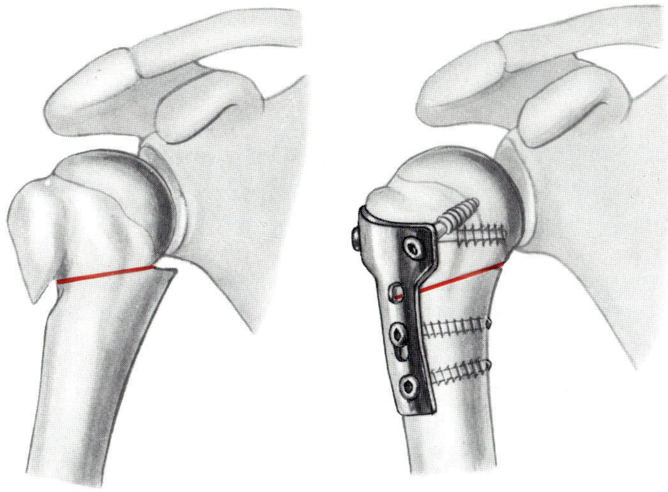

310

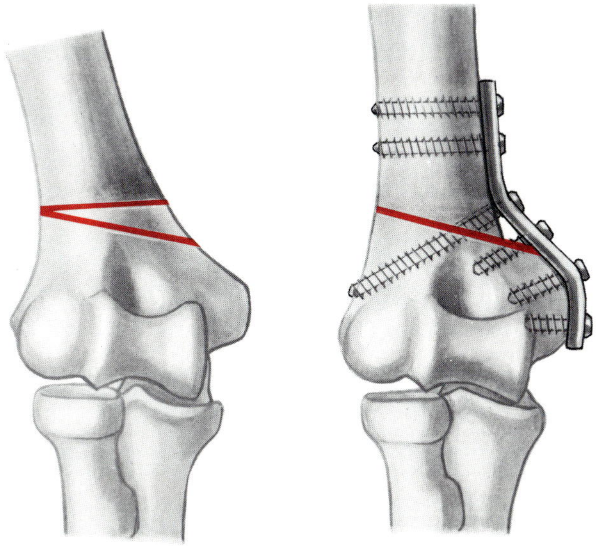

311

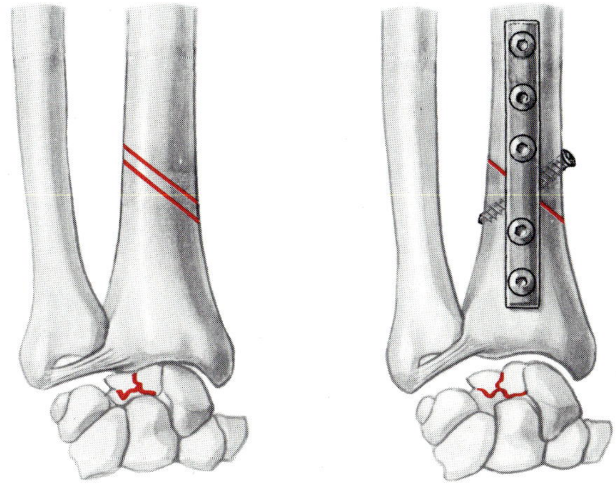

312

3.2 Osteotomien an der unteren Extremität

3.2.1 Intertrochantere Osteotomien

Die häufigste intertrochantere Osteotomie nach posttraumatischen Zuständen ist die Umlagerungsosteotomie, die gelegentlich nach einer frischen Schenkelhalsfraktur (Abb. 178b), meistens aber bei Schenkelhalspseudarthrose mit noch vitalem Schenkelkopf angezeigt ist.

Die Umlagerungsosteotomie bei Schenkelhalspseudarthrosen

Bei über siebzigjährigen Patienten oder bei solchen in schlechtem Allgemeinzustand stehen die Vorteile der Totalprothese außer Diskussion. Bei jüngeren Patienten ist die Umlagerungsosteotomie von PAUWELS angezeigt.

Bei über Dreißigjährigen ist die Sanierung der Pseudarthrose nur bei einem vitalen Schenkelkopf erfolgversprechend. Nur bei Kindern und jüngeren Patienten ist die Umlagerungsosteotomie auch bei nekrotischem Schenkelkopf zu empfehlen. Eine Nekrose des Schenkelkopfes ist unwahrscheinlich, wenn eine reaktive Sklerose der Pseudarthrosefläche am Schenkelkopf erkennbar ist oder nach acht Monaten nicht die geringste Abflachung des Kopfes entstanden ist.

Um die Pseudarthrose zu stabilisieren, muß der Pseudarthrosespalt durch eine *Umlagerungsosteotomie* senkrecht zu den einwirkenden Druckkräften gebracht werden (PAUWELS). Danach verknöchert die Pseudarthrose erstaunlich rasch.

Die Lage der Fragmente zueinander läßt sich am besten auf zwei orthograden Röntgenaufnahmen des Schenkelhalses erkennen. Für die a.-p.-Aufnahme muß die untere Extremität um 20° nach innen rotiert werden; für die axiale orthograde Aufnahme s. unten.

Abb. 313 Zur Ausrechnung des Umlagerungswinkels muß die *Richtung der resultierenden Druckkraft (R)* am Hüftgelenk bekannt sein. Diese hängt bei negativem Trendelenburg-Duchenne-Zeichen hauptsächlich von der Richtung der Abduktorenmuskeln ab. Sie mißt nach PAUWELS mit der Körpervertikalen (V) 16°, mit der Schaftachse 25°. Die Schaftachse (A) bildet ihrerseits einen Winkel von 9° mit der Vertikalen (V). Eine Pseudarthrose liegt unter Druck, wenn sie einen Winkel von 30° oder weniger mit der Senkrechten (S) zur Schaftachse bildet. Würde, wie hier, eine Frakturlinie einen Winkel von 75° mit der Senkrechten (S) bilden, so würde der Winkel zwischen ihr und der Senkrechten zu R 50° (= Umlagerungswinkel) betragen

Abb. 314 Axiale *orthograde Aufnahme*: Patient in Rückenlage oder bei Kontrakturen in leichter Seitenlage, Hüfte und Kniegelenk um 90° gebeugt; wenn der Schenkelhalsneigungswinkel 115° beträgt, wird der Oberschenkel um 25° von der Vertikalen abduziert.

a Ansicht von vorn

b Ansicht von der Seite

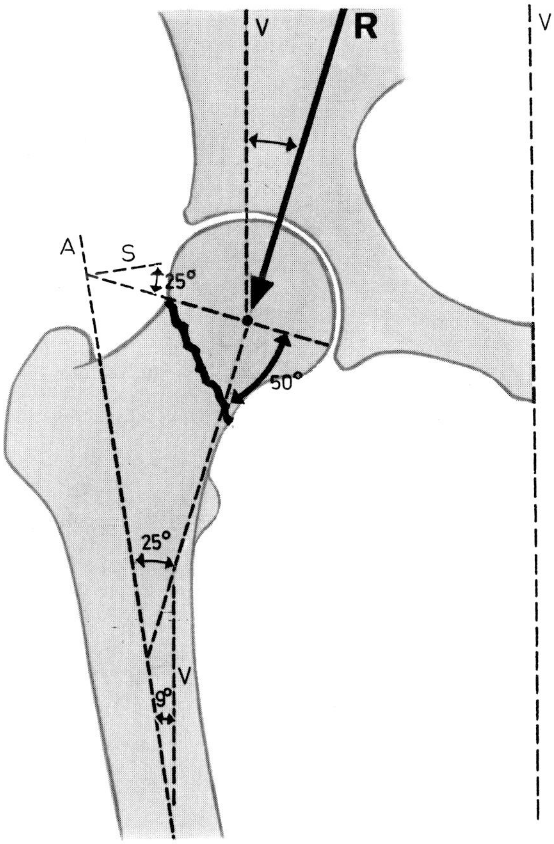

313

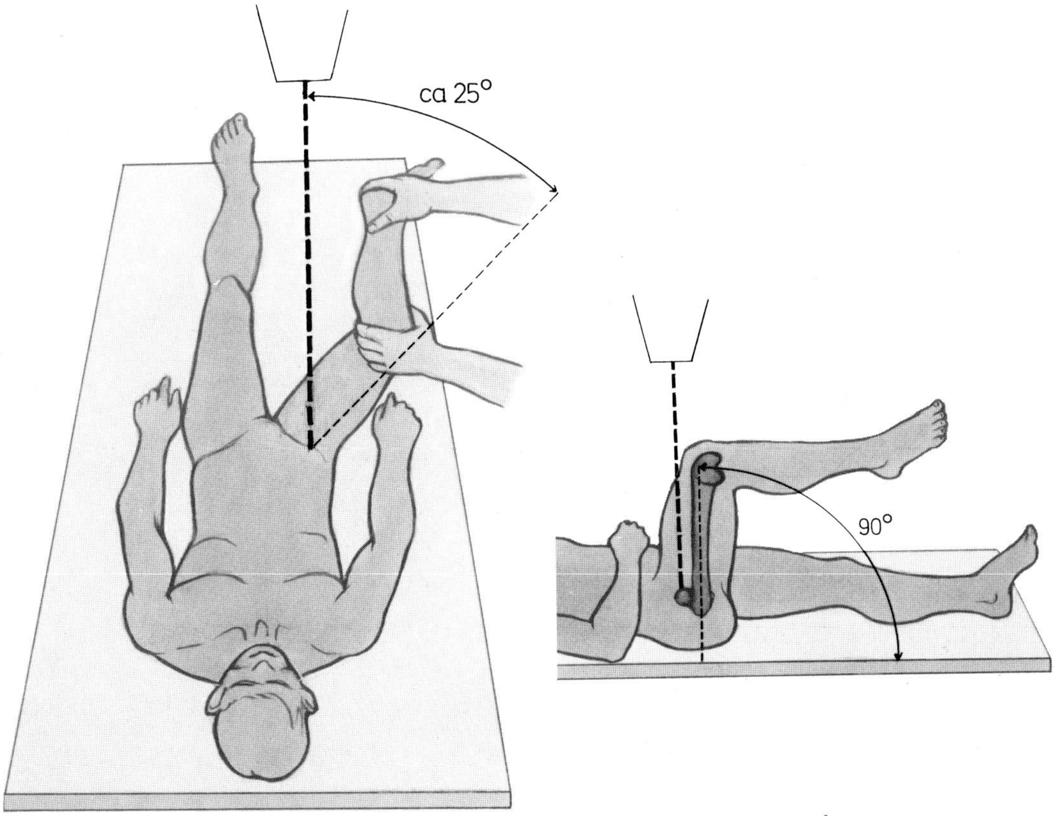

314

a

b

Umlagerungsosteotomie bei Schenkelhalspseudarthrose
Vorbereitung

Abb. 315 *Präoperative Zeichnung.* Auf eine Umrißzeichnung der orthograden a.-p.-Aufnahme werden der Reihe nach eingezeichnet:

a Schaftachse und Senkrechte dazu

b Pseudarthroseebene und Pseudarthrosewinkel zwischen der Senkrechten zur Schaftachse und Pseudarthroselinie (hier 75°); erwünschten Umlagerungswinkel festlegen (hier 50°)

c eine Senkrechte zur Schaftachse, die den Calcar femoris medial trifft

d die Länge des Abrutsches des Kopfes nach kaudal. Sie kann entweder kranial oder kaudal vom Schenkelhals gemessen werden. Diese Distanz wird auf der Linie c medial eingetragen, und zwar von der medialen Begrenzung des Femurknochens nach lateral (d′)

e von diesem Punkt aus wird ein Winkel von 30° (120°-Platte bis Winkel 90° ergibt 30°) ausgemessen und nach kaudal die Linie e gezogen

f von demselben Punkt aus wird noch die Linie f entsprechend dem festgelegten Umlagerungswinkel minus 30° kranial eingezeichnet (Umlagerungswinkel hier 50° = 30 + 20°)

g die Lage des richtunggebenden Kirschnerdrahtes möglichst kranial, parallel zu f

h das Plattensitzinstrument parallel zu f und g, wobei die Spitze der Klinge möglichst weit in der kaudalen Kopfhälfte liegt. Gleichzeitig muß darauf geachtet werden, daß die Brücke zwischen Plattensitzinstrument und der Linie f mindestens 15 mm beträgt

i Errechnung des Winkels zwischen Plattensitzinstrument und Oberschenkelschaft (60° + Umlagerungswinkel = 110°). (Dadurch ist der zu exzidierende Keil von 50° mit lateraler Basis erkennbar)

k Kontrolle mit der Schablone einer 120°-Platte, deren Klinge parallel zum Plattensitzinstrument gelegt wird. Der Winkel zwischen Femurschaft und Schaft der Platte muß dem Umlagerungswinkel von hier 50° entsprechen

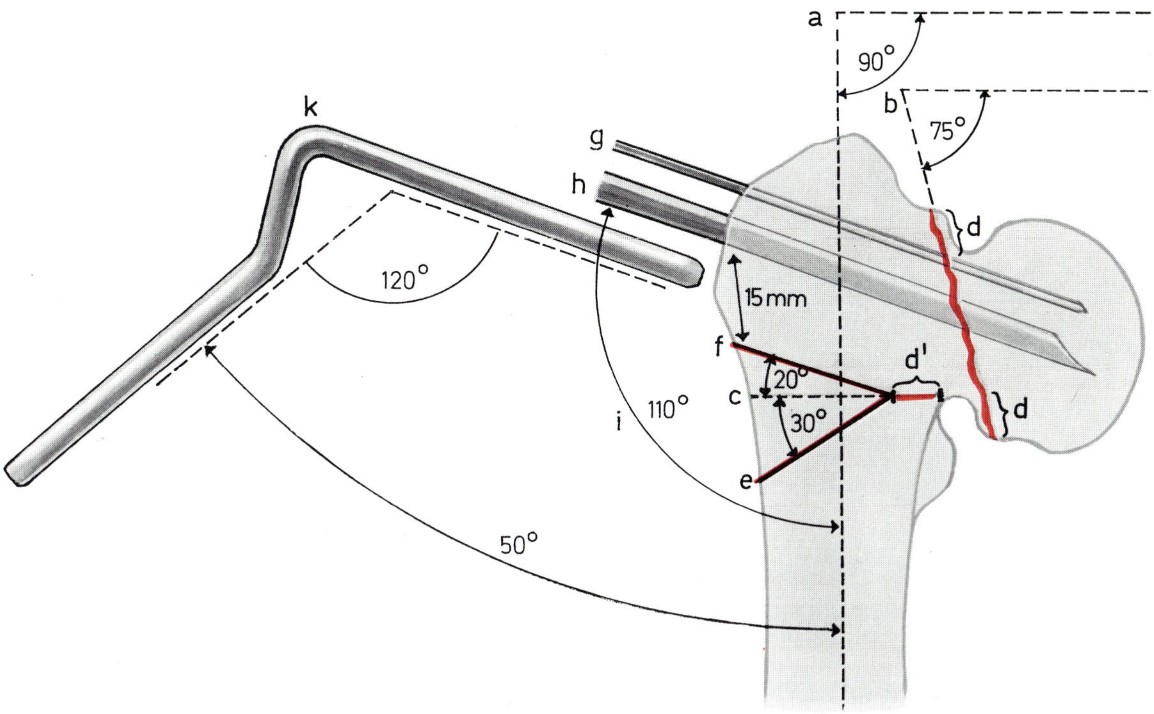
a
90°
b
75°
k
g
h
d
120°
15mm
f
20°
c
d'
110°
i
30°
d
e
50°

Umlagerungsosteotomie bei Schenkelhalspseudarthrosen

Abb. 316 *Operationstechnik* (gleiche Buchstaben wie auf Zeichnung Abb. 315)

1 Nach Einsetzen des Kirschnerdrahtes (g) und des Plattensitzinstrumentes (h). Seine Führungsplatte ist auf 110° eingestellt. Heraussägen des Keiles (l) mit lateraler Basis von 50°

2 Herausschlagen des Plattensitzinstrumentes und Einschlagen der gewählten 120°-Platte. Eventuelle Röntgenkontrolle zur Beurteilung, ob die Klinge der Platte die richtige Länge hat. Jetzt erst wird senkrecht zum Schaft (d′) das Femur medial durchtrennt

3 Abduktion des Beines, bis die Osteotomieflächen aufeinanderliegen. Verschraubung der Platte am Femur, vorerst mit zwei Schrauben bei leicht vermehrter Abduktion. Diese ist erwünscht, um die Osteotomieflächen unter Druck zu bringen

4 Knochenspäne werden noch medial zwischen Pseudarthrose und Femurschaftkonsole eingelegt. Die Pseudarthrose liegt jetzt senkrecht zur resultierenden Druckkraft (R)

5 Beträgt die laterale Brücke weniger als die erforderlichen 15 mm, so wird zusätzlich ein Zuggurtungsdraht um den Ansatz der Hüftabduktoren gelegt

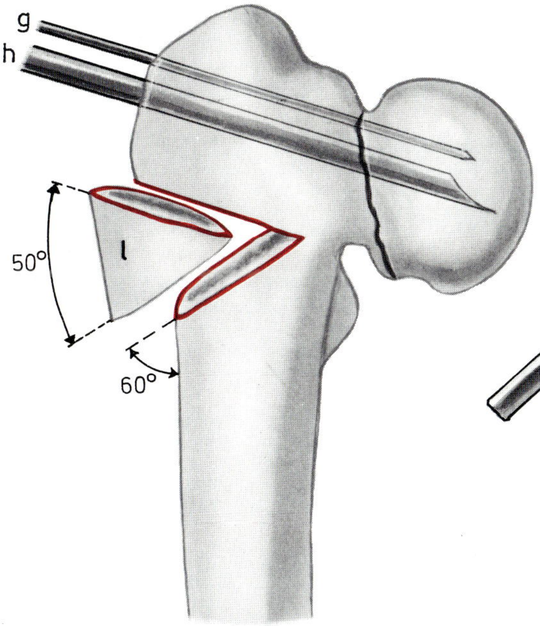

1

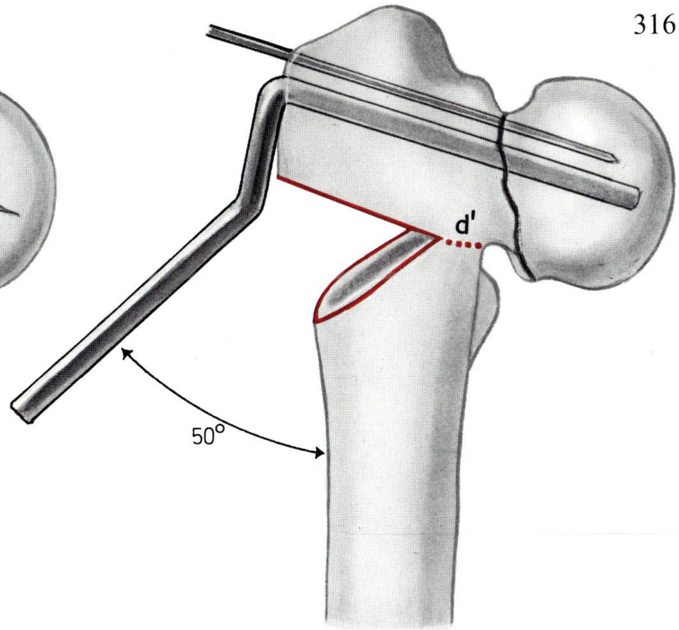

2

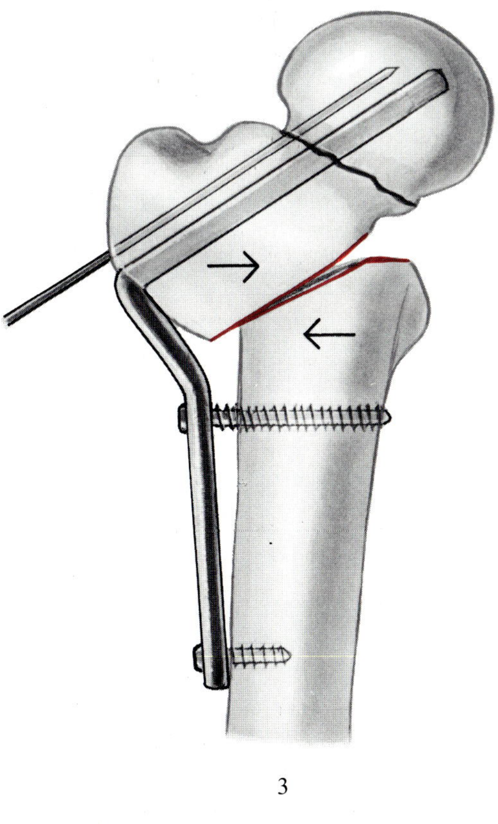

3

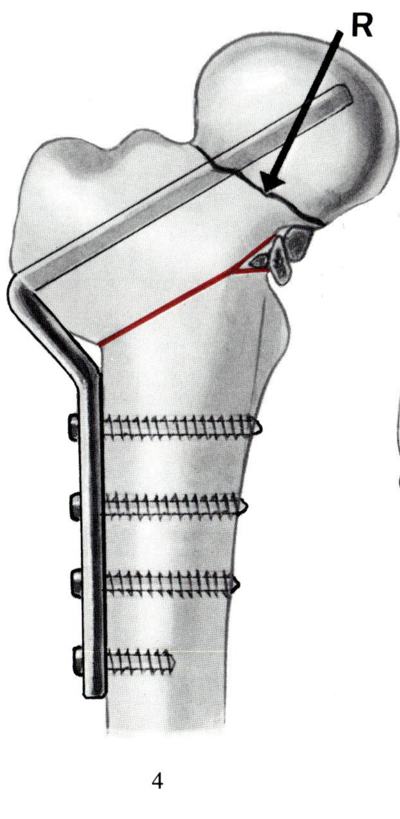

4

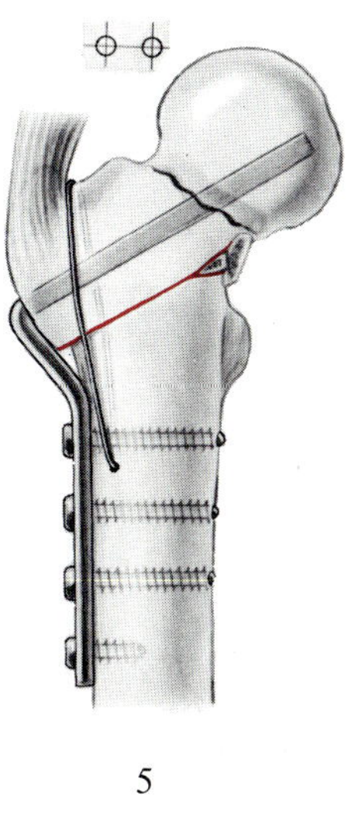

5

Varisationsosteotomie

Intertrochantere Osteotomien werden öfters zur Korrektur einer Varus- oder einer Valgusfehlstellung des Schenkelhalses durchgeführt. Die Technik der intertrochanteren Varisationsosteotomie soll im einzelnen besprochen werden.

Abb. 317 *Technik*

1 Lateraler Haut- und Faszienschnitt von der Trochanter-major-Spitze 20 cm nach distal. Eingehen hinter dem M. vastus lateralis, der nach vorne medial abgeschoben wird. Einsetzen von je einem Knochenhebel am Calcar femoris und am Schenkelhals unmittelbar medial von der Trochanter-major-Spitze. Breite Eröffnung der Gelenkkapsel und Revision des Gelenkes. Ein Kirschnerdraht (a), über den Schenkelhals gelegt, dessen Spitze im Rand der Kopfkalotte eingestoßen wird, ergibt die Richtung des *Schenkelhalses*. Der zweite Kirschnerdraht (b) wird parallel zur oberen Kante der Dreieckzielplatte mit dem 60°-Winkel (c) (Abb. 62) in den großen Rollhügel eingeschlagen. Dieser zweite Kirschnerdraht ist ebenfalls parallel zur Vorderseite des Schenkelhalses, die durch den ersten Kirschnerdraht (a) markiert worden ist. Er bestimmt somit die Klingenrichtung. Der Kirschnerdraht a kann entfernt werden

2 $^1/_2$ cm distal der geplanten Osteotomiestelle wird senkrecht zur Oberschenkelachse ein 2 mm-Bohrloch gebohrt und ein Kirschnerdraht eingestoßen

3 Ca. 2 cm kranial von der geplanten Osteotomie wird mit dem Meißel die Eintrittstelle für das Plattensitzinstrument (e) möglichst ventral angelegt. Das Plattensitzinstrument wird parallel zum zweiten Kirschnerdraht in die Mitte des Schenkelhalses 4,5 cm tief eingeschlagen. Die Lasche seiner Führungsplatte (f) bildet mit dem Oberschenkelschaft einen Winkel, welcher der gewünschten Flexion bzw. Extension entspricht.

4 Senkrecht zum Schaft wird mit der Oszillationssäge (g) der Knochen unter Schutz eines breiten dorsalen Knochenhebels durchtrennt. Das Sägeblatt wird mit kalter Kochsalzlösung berieselt

5 Kippung des proximalen Fragmentes durch Heben des Plattensitzinstrumentes. Von der Mitte der Osteotomie aus kann durch eine zweite Osteotomie parallel zum Plattensitzinstrument ein kleiner Knochenkeil (h) mit medialer Basis entfernt werden

6 Herausschlagen des Plattensitzinstrumentes. In genau derselben Richtung Einschlagen der Klinge der gewählten Rechtwinkelplatte

7 Eine Knochenhaltezange fixiert die Platte am Femurschaft. Kontrolle der Rotation des Beines in Streck- und Rechtwinkelstellung. Bohren des Spannloches 2 cm distal von der Platte entfernt. Fixation des Plattenspanners und Anziehen der Spannschraube, vorerst mit dem Kardanschlüssel, später mit dem Gabelschlüssel. Wenn die Rotation einwandfrei erscheint, Verschraubung der Platte und Entfernung des Plattenspanners

8 Schlußergebnis. Die letzte Schraube ist kurz, damit die Knochenelastizität nicht abrupt geändert wird

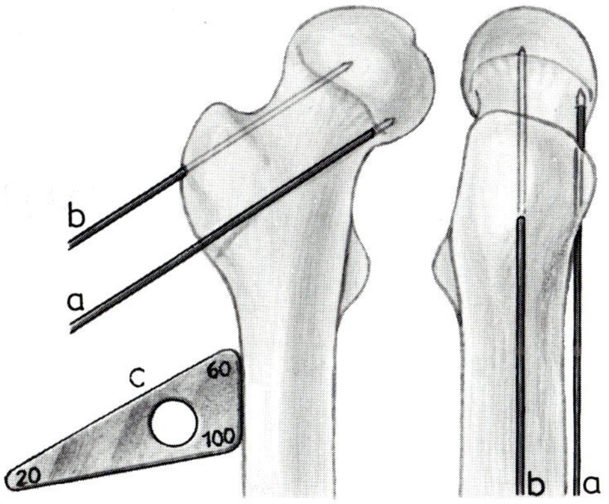

1

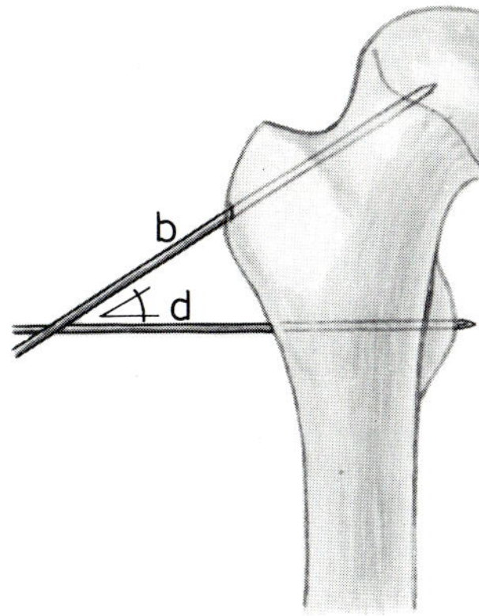

2

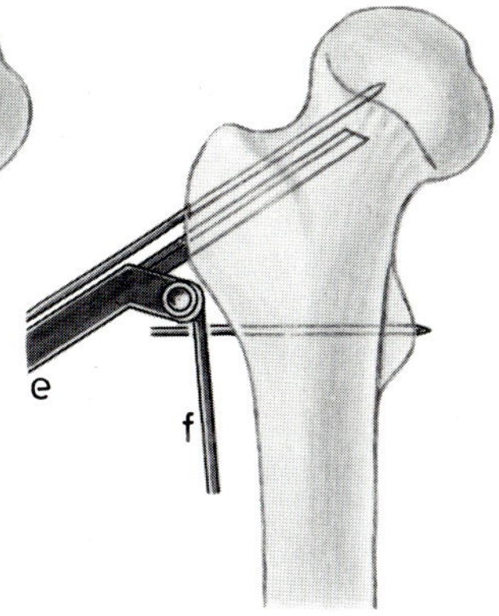

3

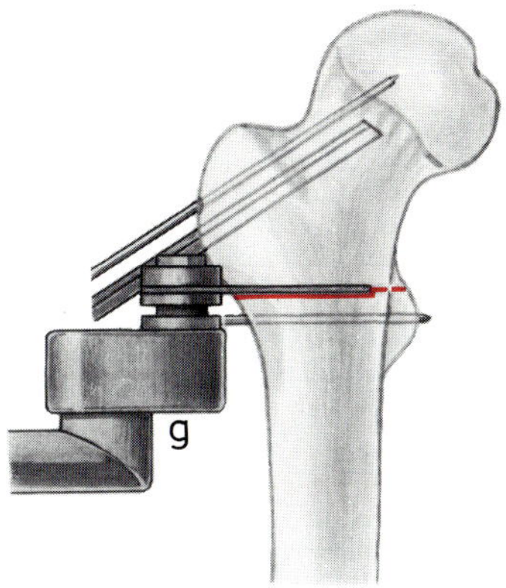

4

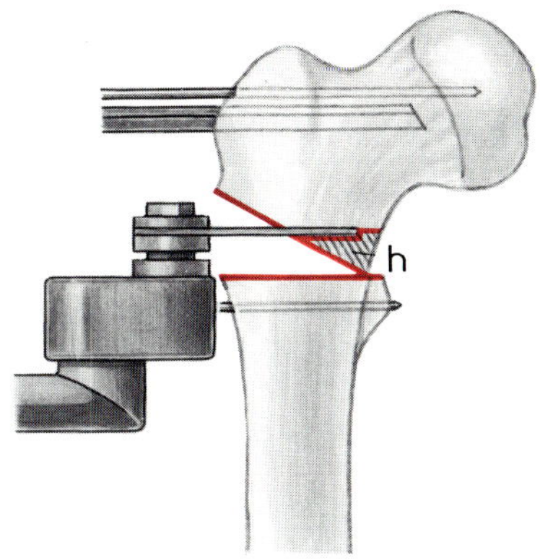

5

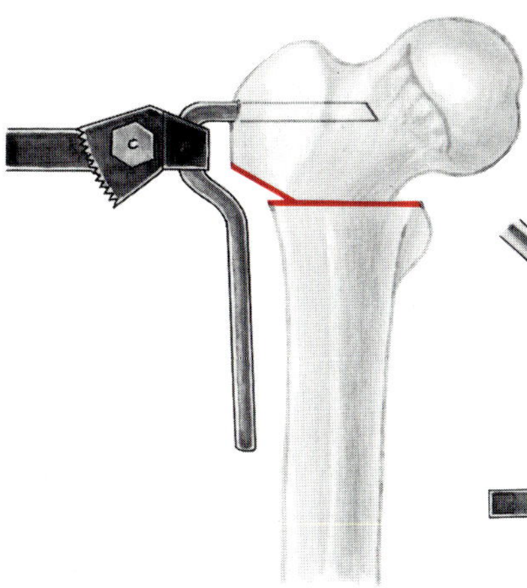

6

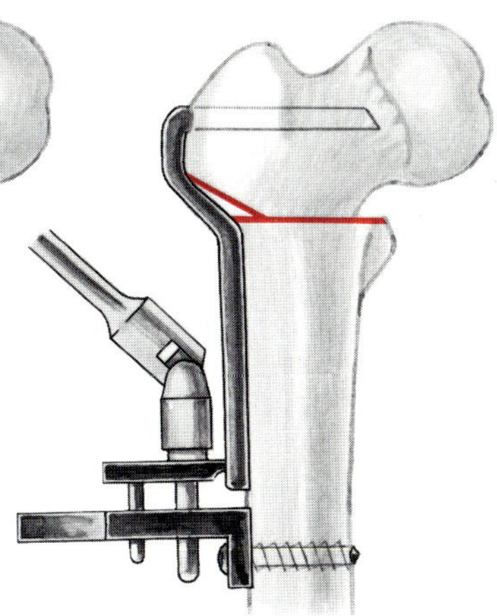

7

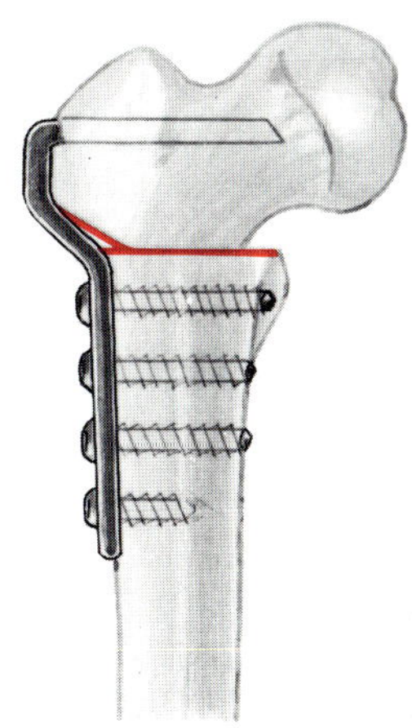

8

Abb. 318 *Varisationsosteotomie von 30° mit gleichzeitiger Versetzung des Trochanter major nach distal und Verkürzung des Schenkelhalses*

Abb. 319 *Varisations- und Derotationsosteotomie beim Kind.* Verwendung der Kinder- oder Kleinkinder-Rechtwinkelplatte. Durch Markierung mit zwei zusätzlichen Kirschnerdrähten wird die Rotationskorrektur exakt bestimmt

Abb. 320 *Technik einer Valgisationsosteotomie von 20°.* Fixation mit der Rechtwinkelplatte

318

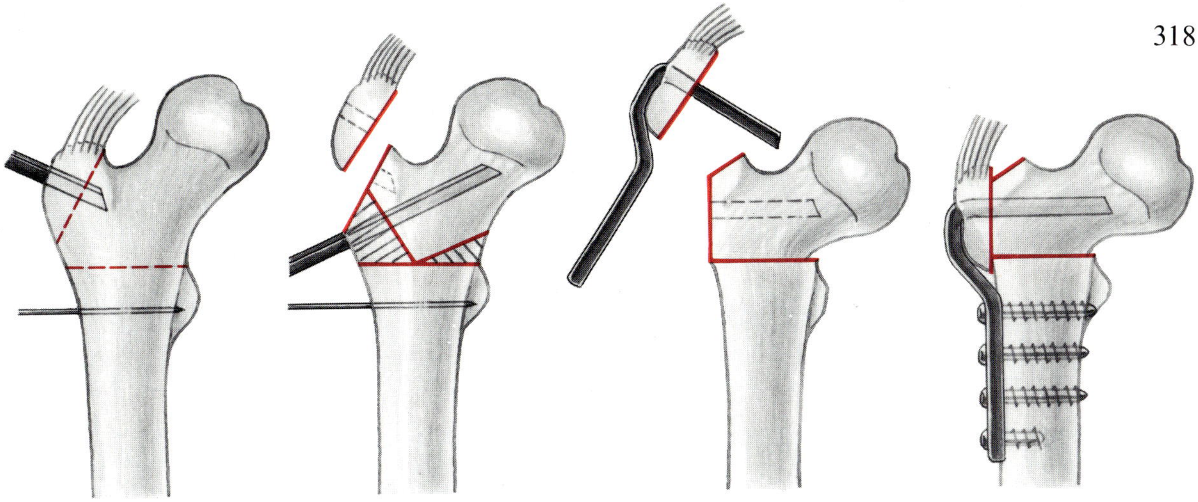

319

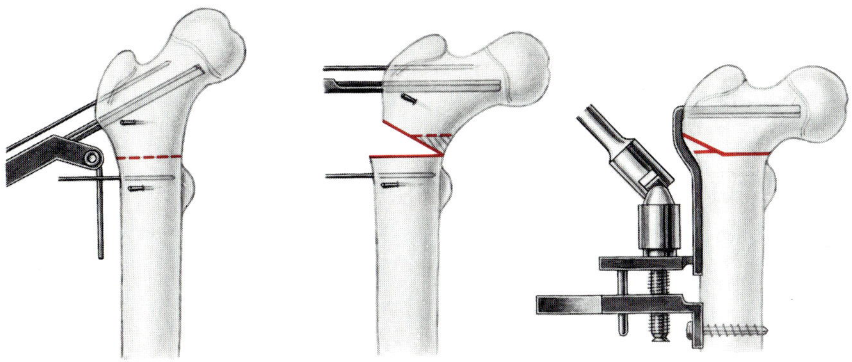

320

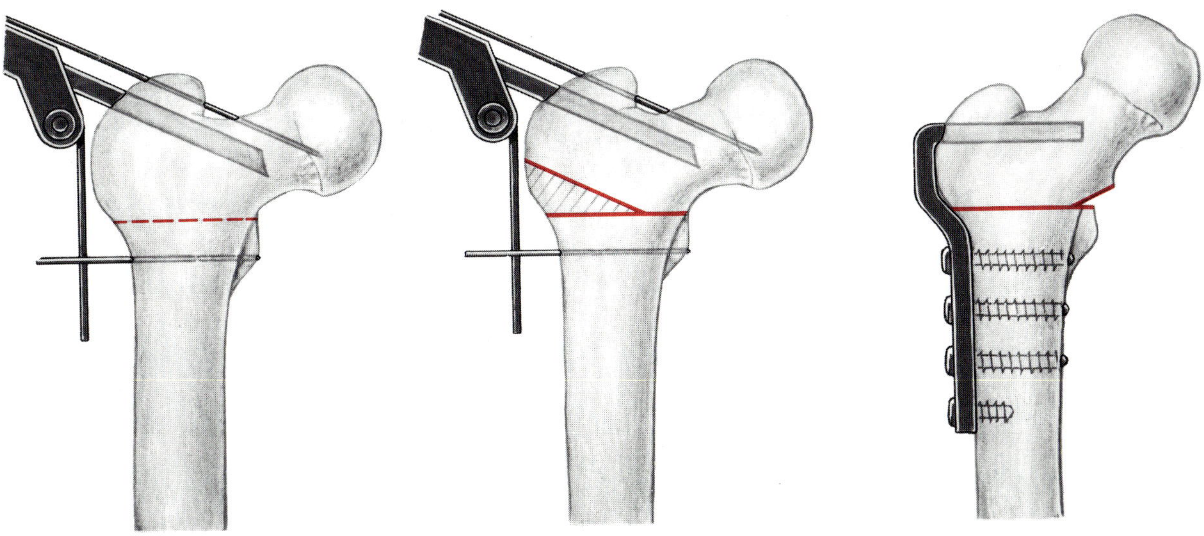

Verkürzungsosteotomie

Verkürzungsausgleiche zwischen 2 und 3 cm werden in der Intertrochantergegend, über 3 cm in der Schaftmitte, durchgeführt.

Abb. 321 *Technik der intertrochanteren Verkürzungsosteotomie*

1 Freilegen der Intertrochantergegend, Einschlagen von drei Kirschnerdrähten, rechtwinklig zum Schaft. Der Kirschnerdraht a liegt im Trochanter major und gibt die Richtung des Schenkelhalses an, die übrigen zwei Kirschnerdrähte (b und c) weisen einen Winkel von 45° mit der Frontalebene auf, etwas ventral. Messung der Distanz zwischen b und c. Zielplatte, die uns erlaubt, mit Sicherheit den kranialen Kirschnerdraht senkrecht zum Schaft einzuschlagen (d)

2 Einschlagen des Plattensitzinstrumentes senkrecht zum Schaft. Mit der Oszillationssäge kann das Femur auf die erwünschte Länge verkürzt werden, wobei der kleine Rollhügel am proximalen Fragment fixiert bleibt und das distale Fragment leicht konisch gemeißelt wird

3 Einschlagen der Rechtwinkelplatte nach Entfernen des Plattensitzinstrumentes. Wenn die Fragmente aufeinander passen und die Kirschnerdrähte b und c parallel liegen, Anbringen des Plattenspanners

4 Sobald die Einstauchung eine stabile Fixation ergibt und die erwünschte Verkürzung erreicht worden ist, wird die Platte am Schaft verschraubt

Abb. 322 *Verkürzungsosteotomie von über 3 cm im Femurschaft.* Vorerst wird in der Mitte des Schaftes lateral (auf $^1/_2$ des Knochenumfanges) ein Knochenstück schräg ausgesägt, dessen Länge der erwünschten Verkürzung entspricht.
Einstoßen des Führungsdornes und Aufbohren der Markhöhle bis 13–15 mm und Einschlagen des entsprechenden Marknagels bis nah an die proximale Osteotomiefläche.
Beendigung der Osteotomie. Das Knochenstück wird medial herausgestoßen und die genau parallel liegenden Knochenflächen aufeinander gebracht. Einschlagen des Marknagels.
Manchmal muß bei erheblicher Verkürzung eine 4-Loch-Druckplatte dorso-lateral angebracht werden.
Bei Verkürzung über 8 cm besteht die Gefahr einer Arterienabknickung

321

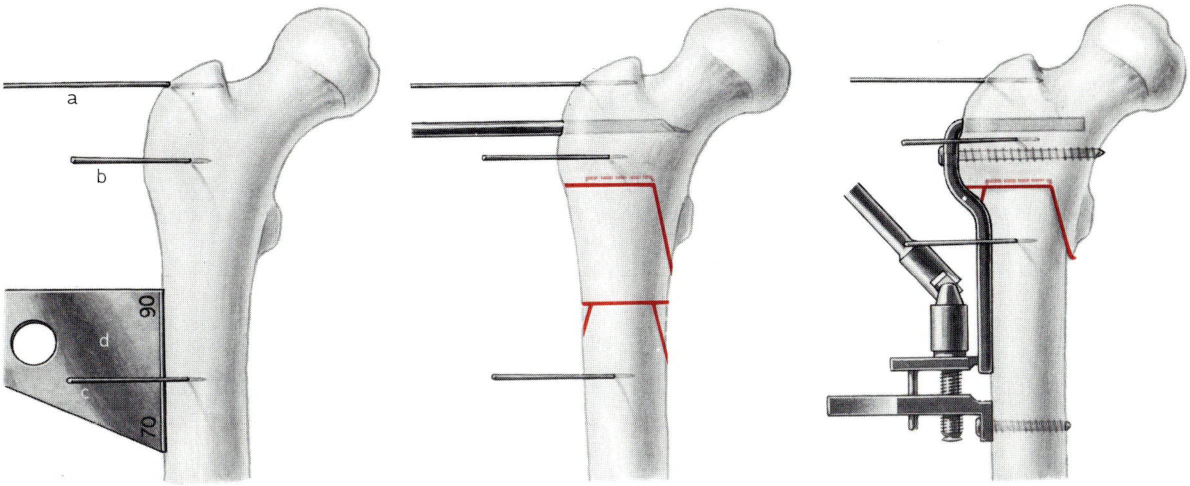

1 2 3

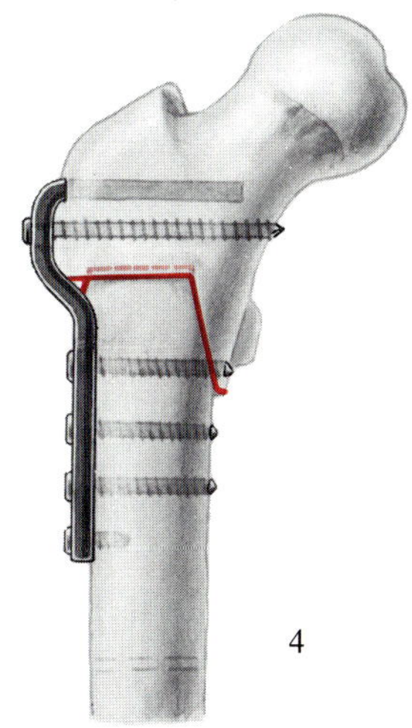

4

322

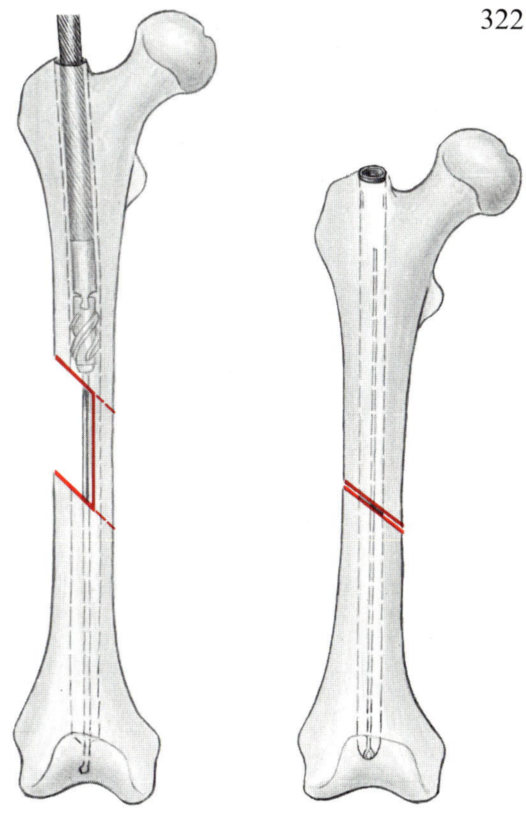

3.2.2 Femurschaftosteotomien

Femurosteotomie durch Frakturkallus

Eine unter Verkürzung geheilte Femurfraktur kann nach dorsaler Dekortikation meist bis zu 3 cm komplikationslos korrigiert werden. Bei Verkürzungsbeträgen über 3 cm ist die kontinuierliche Distraktion mit dem Verlängerungsapparat von WAGNER empfehlenswert, wobei die Verlängerung 1,5 mm pro Tag beträgt. Nach Erreichen des erwünschten Verlängerungsbetrages wird eine Osteosynthese durchgeführt. Die Verlängerung durch kontinuierliche Distraktion erfolgt somit zweizeitig.

Abb. 323 *Einfache Abduktionsosteotomie am Femur* durch den Kallus. Ausgedehnte mediale Dekortikation, dann quere Osteotomie, gegebenenfalls Spananlagerung im Defekt. Im proximalen und distalen Femurbereich verwenden wir oft die Kondylenplatte, im mittleren Drittel häufiger den Marknagel

Abb. 324 *Verlängerungsosteotomie am Femur nach erheblicher Verkürzung mit mächtigem Kallus*

a Wohl wäre die quere Osteotomie durch den Kallus (gestrichelte Linie), wie sie von CHARNLEY empfohlen wird, das einfachste und sicherste Verfahren. Wir versuchen jedoch durch eine treppenförmige Osteotomie die Verkürzung um 2–4 cm weitgehend auszugleichen. Zuerst führen wir eine dorsale Dekortikation auf einer Distanz von 10–14 cm durch

b Das Aufeinanderbringen der Fragmente erfolgt mit dem Distraktor

c Auch wenn die Osteotomieflächen spontan unter sehr hohem Druck stehen, soll die Zuggurtungsplatte vorgespannt werden. Eine autologe Spongiosaanlagerung ist bei Substanzverlust notwendig

d Die Fixation kann ebenfalls durch Einsetzen eines Femurmarknagels nach Ausbohren der Markhöhle erreicht werden. Zur Stabilisierung der Rotation ist aber lateral eine zusätzliche Fixation mit einer Rohrplatte dann vorzunehmen, wenn die Rotationsstabilität nicht ausreichend erscheint

323

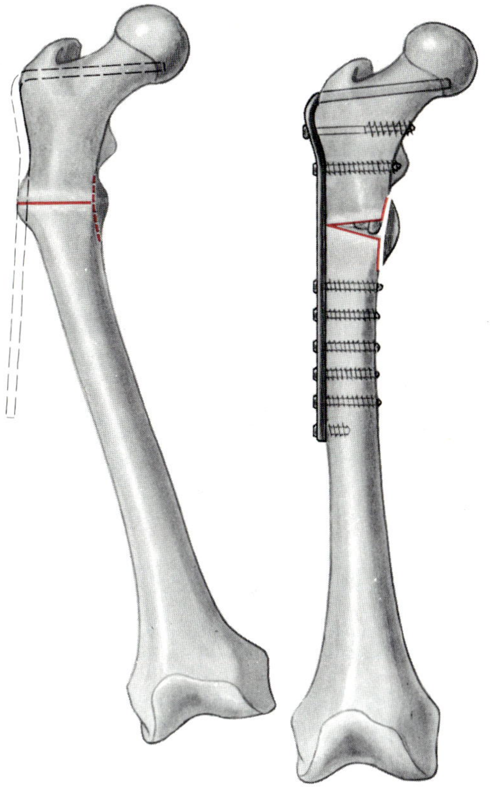

324

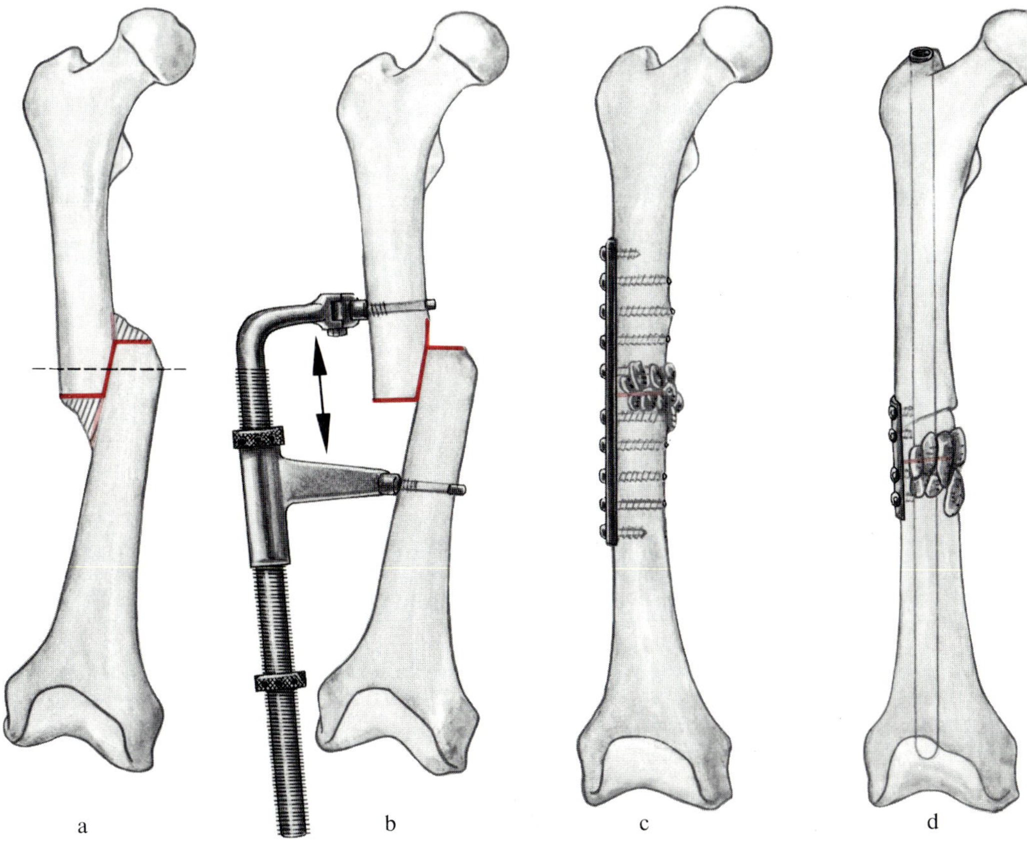

a b c d

Femurverlängerung mit dem Wagner-Apparat

Technik: Beim ersten Eingriff, der in Rückenlage des Patienten ausgeführt wird, werden von lateral her durch Stichinzisionen je zwei Schanzsche Schrauben mit Bohrbüchse und Bohrlehre in die distale und proximale Femurmetaphyse parallel zueinander und parallel zur Kniegelenkachse eingesetzt. Dann wird der Verlängerungsapparat von WAGNER an den Schanzschen Schrauben befestigt und unter Distraktionsspannung gesetzt. In Beugung und Innenrotation der Hüfte bei gebeugtem Kniegelenk wird am Oberschenkel vier Querfinger hinter dem Verlängerungsapparat ein posterolateraler Hautlängsschnitt angelegt und zwischen M. vastus lateralis und M. biceps femoris wird der Femurschaft dargestellt. In der Mitte zwischen den Schanzschen Schrauben wird die Femurdiaphyse in der Regel quer durchtrennt, bei günstiger Lage kann auch die alte Frakturstelle wieder gelöst werden. Zur Stabilisierung der äußeren Fixation mit dem Verlängerungsapparat ist eine Weichteilgegenspannung erforderlich, die durch Distraktion auf 1–1,5 cm erreicht wird.

Nach Erreichen der erwünschten Verlängerung wird bei Bauchlagerung des Patienten bei liegendem Verlängerungsapparat die Osteosynthese ausgeführt. Durch den posterolateralen Zugang zwischen M. vastus lateralis und M. biceps femoris wird eine Verlängerungsplatte, die der Femurantekurvation entsprechend gebogen ist, an der Hinterfläche des Femur verschraubt. Falls keine ausreichende Kallusbildung vorliegt, wird die Verlängerungsstrecke mit autologer Spongiosa aufgefüllt. Nach Wundverschluß wird der Wagner-Apparat samt den Schanzschen Schrauben entfernt.

Der Verlängerungsapparat von WAGNER kann auch für die Verlängerungsosteomie des Unterschenkels verwendet werden. Hier wird der Apparat an der Medialseite angelegt; zum Schutz der Knöchelgabel ist eine Fixation zwischen Fibula und Tibia mit Stellschrauben erforderlich.

Abb. 325 *Verlängerungsapparat von* WAGNER

a Standardmodell für Femur mit 6,0 mm Schanzschen Schrauben

b Kleines Modell für obere Extremität und Kinderfemora

c Platten zur Femurosteosynthese nach erfolgter Verlängerung

Abb. 326 *Femurverlängerung mit dem Wagner-Apparat*

a 5,5 cm Verlängerung im Laufe von $3^1/_2$ Wochen erzielt (=ca. 2 mm pro Tag)

b Fixation mit der Verlängerungsplatte nach ausgedehnter Spongiosaplastik. Verlängerung um 5 cm! Danach wird der Verlängerungsapparat entfernt

Abb. 327 *Tibiaverlängerung*

a, b Vorerst Einsetzen des distalen Steinmann-Nagels mit Gewinde *durch* Fibula und Tibia. Die drei anderen Nägel werden möglichst parallel mit Bohrlehre und Bohrbüchse proximal und distal im Tibiakopf eingebracht. Hautschnitt seitlich, eine Fingerbreite von der Crista tibiae entfernt (b_2). Dekortikation der Crista tibiae und der Tibia dorso-lateral mitsamt Membrana interossea auf 6–10 cm Distanz je nach Unterschenkellänge. Die Fascia cruris wird an verschiedenen Stellen quer indiziert. Schräge Tibiaosteotomie.
Zweiter Schnitt (b_1) 1–2 fingerbreit dorsal der Fibula (Hautbrücke mindestens 7 cm) und schräge Fibulaosteotomie. Beide Wunden werden offen gelassen. Anbringen des „Fixateur externe"-Rahmen mit zwei äußeren Spindelfesthaltern auf den Nagelenden und Verlängerung von 1,5 mm pro Tag.

c Nach 3–4 Wochen dorsaler, sehr langer Schnitt (b_3). Verlängerung der Tibialis-posterior-Sehne und der Sehne des Extensor hallucis longus sowie Verlängerung der Gastroknemius-Sehnenplatte. Anlegen der Verlängerungsplatte dorsomedial. Kortiko-spongiöse Knochenspäne im Defekt

325

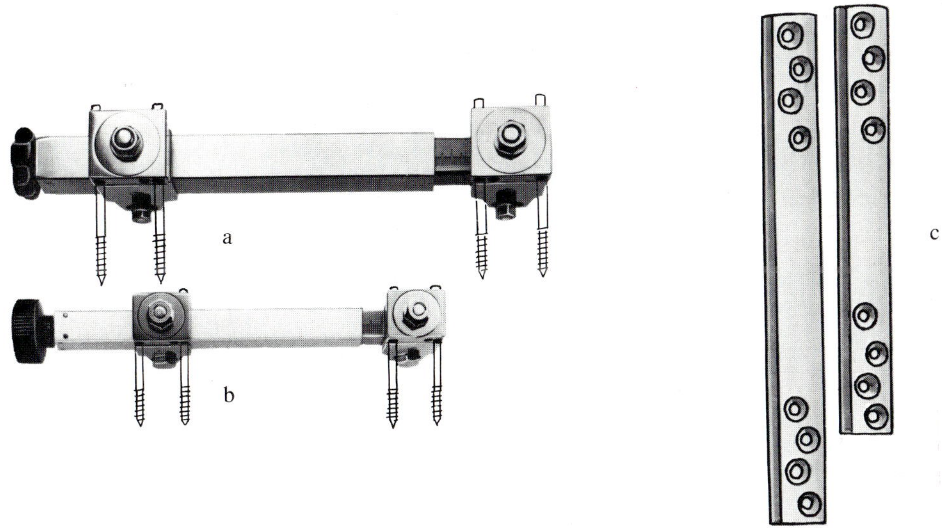

326

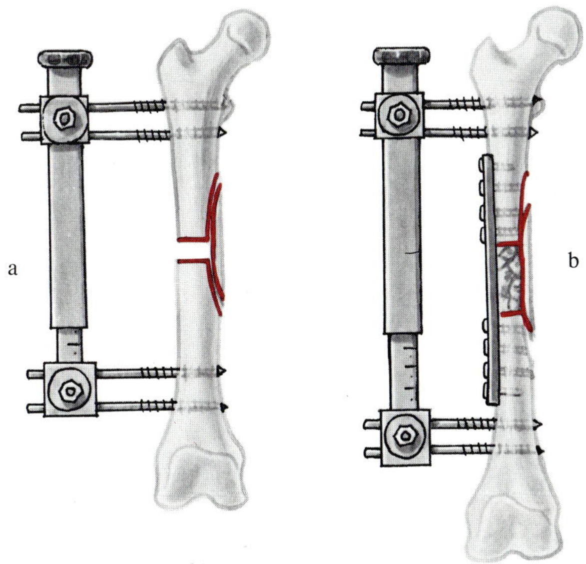

327

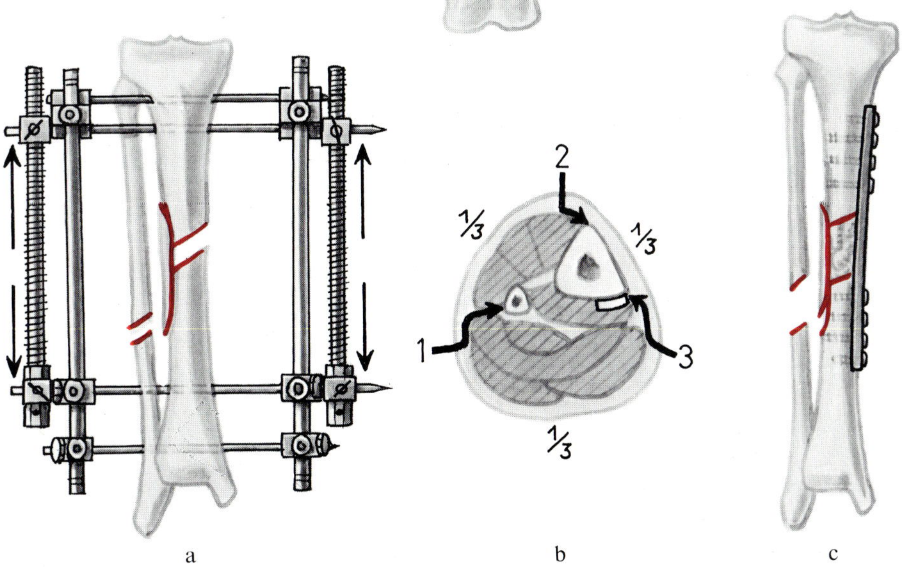

3.2.3 Suprakondyläre Osteotomien

Mit der lateral eingesetzten Kondylenplatte kann nicht nur ein zu starker Varus, sondern ebenfalls ein Valgus korrigiert werden. Bei letzterem erfüllt die Kondylenplatte eine Abstützfunktion. Bei Korrektur eines verstärkten Valgus von medial her wird die Rechtwinkelplatte eingesetzt: Vor der Operation müssen aber die Ausladung und die notwendige Klingenlänge der Platte errechnet werden.

Beim verkürzten Bein, z.B. nach Valgusfehlstellung infolge posttraumatischem lateralem Verschluß der Wachstumsfuge, wird die Osteotomie gespreizt und lateral mit der Kondylenplatte fixiert (Abb. 330b).

Abb. 328 Das Profil des distalen Femurendes zeigt, daß bei einer Valgisationsosteotomie die Kondylenplatte, bei einer Varisationsosteotomie dagegen die Rechtwinkelhüftplatte zur Osteosynthese gewählt werden soll

Abb. 329 *Technik der Valgisationsosteotomie.* Das Kondylenzielgerät (a) wird nach Freilegen der lateralen Kondylenfläche auf dem Schaft appliziert, dann wird mit einer Dreieckzielplatte der Korrekturwinkel festgelegt und entsprechend ein Kirschnerdraht im Femurkondylus eingeschlagen. Normalerweise liegt der Draht parallel zur Kniegelenkfläche. Danach wird das Plattensitzinstrument eingeschlagen und die Osteotomie durchgeführt; das Plattensitzinstrument wird durch die Klinge der Platte ersetzt und der Spanner angebracht. Die erste Spongiosaschraube wird nun eingedreht. Unterdrucksetzung der Osteotomieflächen. Verschrauben der Platte und Entfernen des Plattenspanners. Lagerung des Patienten auf einer Rechtwinkelschiene. Beginn der aktiven Übungen im Kniegelenk am nächsten Tag, Aufstehen am vierten oder fünften Tag

Abb. 330 *Varisationsosteotomie bei Genu valgum*

a Vorerst wird das Zielgerät für Varisationsosteotomie angelegt und mit Hilfe einer Dreieckzielplatte die Richtung der Klinge mittels Kirschnerdraht markiert. Weiteres Vorgehen wie oben, jedoch Verwendung einer Rechtwinkelhüftplatte mit 15–20 mm-Bogen. Eine 60–70 mm lange Kortikalisschraube wird im Plattenbogen eingesetzt

b Varisationsosteotomie mit der Kondylenplatte bei Verkürzung. Eingehen lateral, Einsetzen des Plattensitzinstrumentes parallel zum Kniegelenk. Quere suprakondyläre Osteotomie parallel zum Plattensitz. Aufklappen der Osteotomie und Fixation der Kondylenplatte. Spongiosaausfüllung des Defektes

328

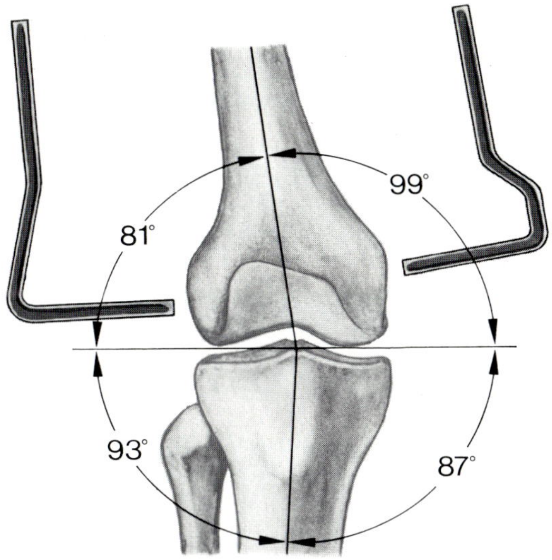

329

a b

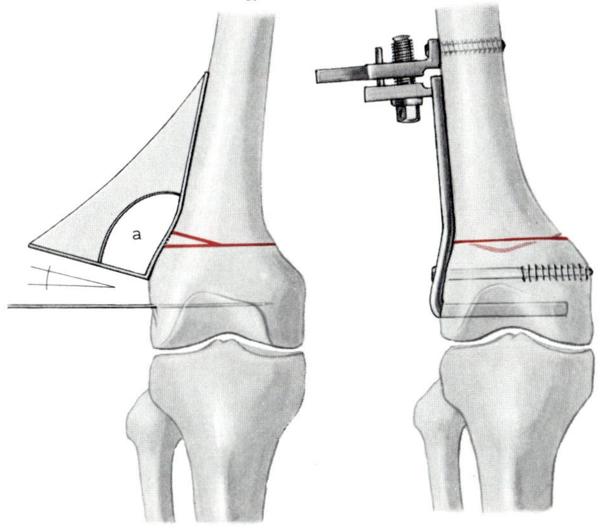

330

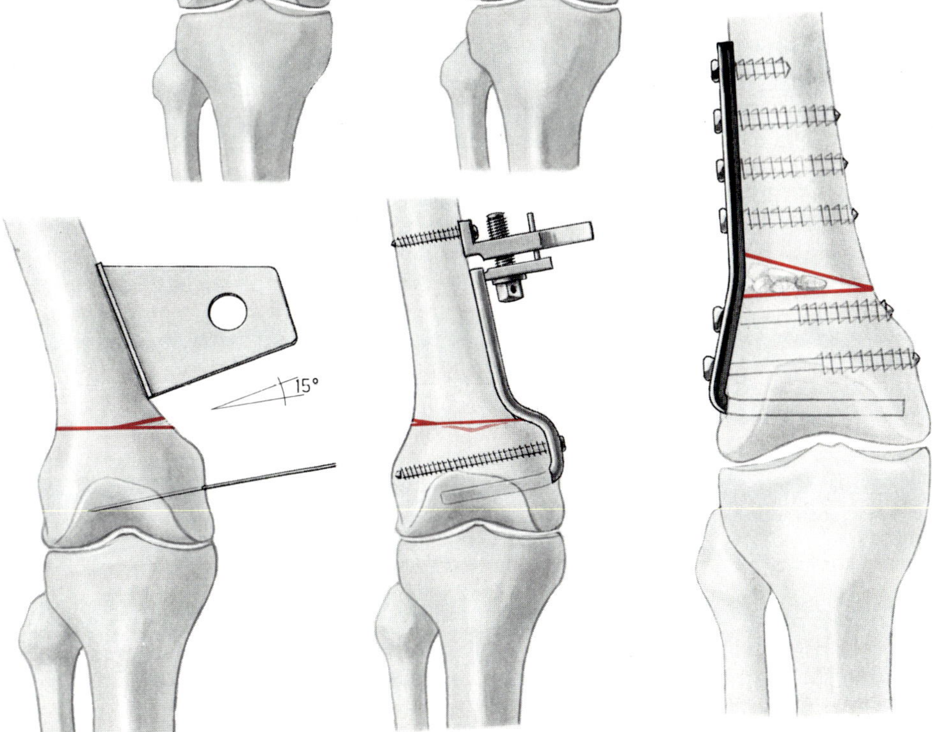

a b

3.2.4 Tibiakopfosteotomien

Die Fixation erfolgt entweder mit zwei Steinmann-Nägeln und äußeren Spannern oder mit einer T-Platte.

Bemerkung: Nach einer Varisationsosteotomie ist die äußere Fixation wegen der für die mediale Applikation der T-Platte notwendigen Ablösung von Muskel- und Seitenbandansätzen vorzuziehen.

Abb. 331 *Tibiakopfosteotomien mit Steinmann-Nägeln und äußeren Spannern fixiert*

1 Nach der Fibulaosteotomie und vorderem Hautschnitt wird ein Steinmann-Nagel a möglichst proximal, 1–2 cm distal vom Kniegelenk, und möglichst parallel dazu eingesetzt. Der Kirschnerdraht b bildet mit dem Steinmann-Nagel a einen Winkel, der dem Korrekturwinkel entspricht. Die Kirschnerdrähte c und d beidseits der vorgesehenen Osteotomielinie liegen senkrecht zum Steinmann-Nagel und werden parallel zueinander eingeschlagen

2 Osteotomie auf Höhe der Tuberositas tibiae nach deren Abheben. Entfernung eines lateralen Keiles bei einer Valgisation, eines medialen Keiles bei einer Varisation

3 Redression des Unterschenkels, bis Steinmann-Nagel und Kirschnerdraht parallel sind. Der Kirschnerdraht wird nun durch einen zweiten Steinmann-Nagel mit einem Durchmesser von 4,5 mm ersetzt

4 Anbringen der Kompression durch zwei äußere Festhalter mit Spannern und Ineinanderstauchung der Knochenflächen. Die Distanz zwischen Steinmann-Nägeln und Osteotomie sollte 1–1,5 cm betragen, da sonst die Fragmente nicht genügend fixiert sind

Abb. 332 *Tibiakopfosteotomie mit T-Platte fixiert.* Valgisationsosteotomie. Nach der Fibulaosteotomie flache Teilosteotomie der Tuberositas tibiae, Einsetzen von vier Markierungs-Kirschnerdrähten wie auf Abb. 331. Einsetzen des Knochenhebels mit breitem Schnabel dorsal an der Tibia. Osteotomie auf Höhe der Tuberositas tibiae, um die abgehobene Tuberositas tibiae als lebenden Span zu gebrauchen. Korrektur der Fehlstellung und Fixation mit einer T-Platte

331

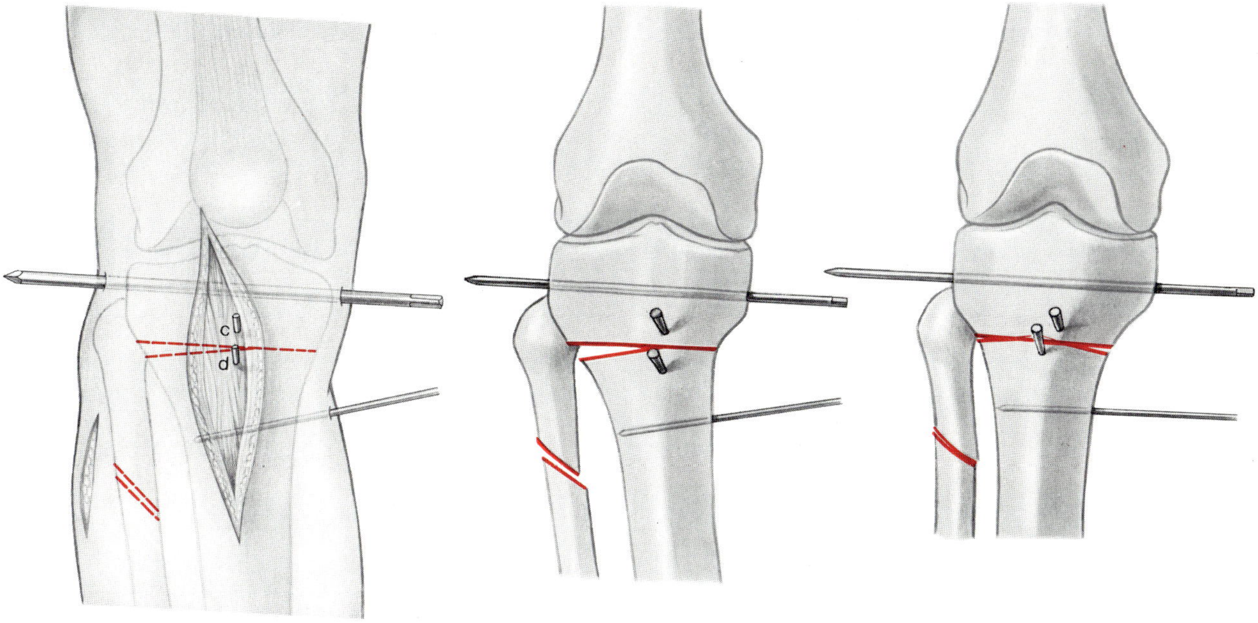

1 2 3

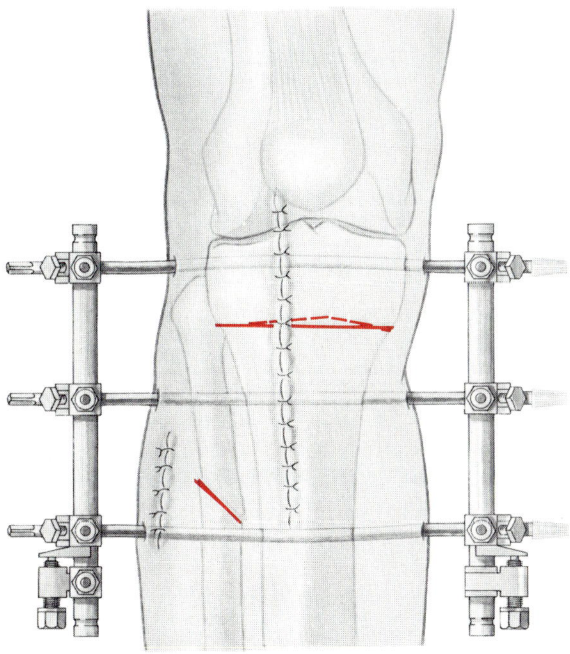

4

332

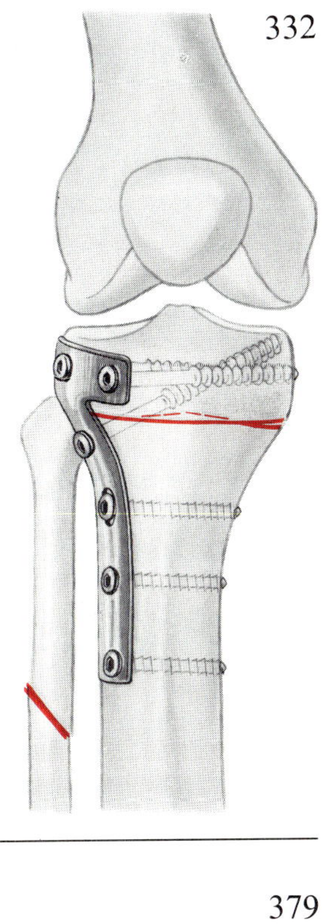

3.2.5 Tibiaschaftosteotomien

Diese Osteotomien sind nur bei einwandfreien Hautverhältnissen empfehlenswert, da es sonst leicht zu einer Nekrose der Wundränder kommen kann. Der laterale Hautschnitt soll gerade und lang sein, die Dekortikation ausgedehnt. Oft werden Hautschnitt und Entlastungsschnitte offen belassen.

Bei Verlängerung ist der Knochendefekt mit einer autologen Spongiosaspanplastik auszufüllen.

Beträgt die notwendige Verlängerung mehr als 1,5 cm, werden 3–4 Steinmann-Nägel quer eingesetzt, und mit Hilfe der äußeren Festhalter und des Distraktionsgerätes wird das Bein um 2 mm pro Tag verlängert. Nach 2–3 Wochen Stabilisierung mit einer Platte, die dorsal oder lateral angelegt wird. Im allgemeinen kann beim Erwachsenen eine Verlängerung von über 3 cm nur mit größter Mühe und erst nach Verlängerung der Mm. tibialis posterior, flexor hallucis longus und gastrocnemius erreicht werden (Abb. 327).

Abb. 333 *Technik der Tibiakorrektur und Verlängerungsosteotomie durch den Kallus*

a Je zwei richtunggebende Kirschnerdrähte werden distal und proximal der Kallusbildung im metaphysären Bereich eingesetzt. Ausgedehnte Dekortikation und schräge Osteotomie durch den Kallus

b Laterale Zuggurtungsplatte bei der valgisierenden Osteotomie, autologe Spongiosaplastik im Defekt

c Wenn die Osteotomie etwas tiefer liegt, kann nach Korrektur der Fehlstellung und Ausbohren der Markhöhle ein entsprechender Marknagel eingeschlagen werden. Fixation der Rotation mit einer Zugschraube oder Platte.
Plattenentfernung nach 1–2 Monaten, sobald eine nachträgliche Rotationsfehlstellung nicht mehr zu befürchten ist

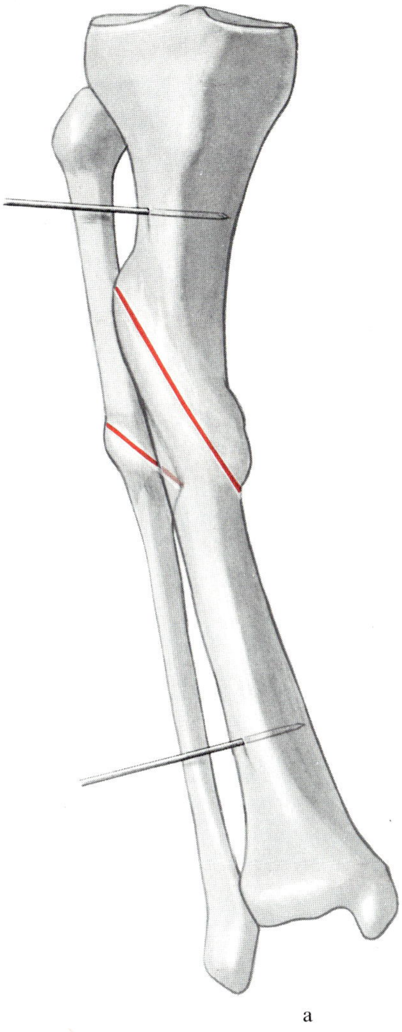

333

a b c

3.2.6 Osteotomien im distalen Unterschenkelbereich

Abb. 334 *Stabile Fixation mit zwei Steinmann-Nägeln und äußeren Spannern*

a Nach der Resektionsosteotomie der Fibula wird ein Steinmann-Nagel parallel zur distalen Tibiagelenkfläche eingesetzt. Oberhalb der vorgesehenen Osteotomielinie wird von medial her ein 3,2 mm dicker Bohrer durch die Tibia eingedreht. Dieser weist einen Winkel mit dem Steinmann-Nagel auf, der dem Korrekturwinkel entspricht. Auf der Crista der Tibia werden beiderseits der Osteotomie zur späteren Feststellung der Rotation und der Kippung noch zwei parallele Kirschnerdrähte eingesetzt

b Osteotomie zwischen den Kirschnerdrähten

c Redression der Fehlstellung

d Der Bohrer wird durch einen Steinmann-Nagel ersetzt und die Osteotomieflächen durch zwei „Fixateurs externes" mit Spannern unter Druck gesetzt

Abb. 335

a Mit zwei Halbrohrplatten fixierte Tibiaosteotomie bei einem Erwachsenen. Größtenteils kurze Schrauben

b Bei Kindern, wo es sich meist um einen frühzeitigen Verschluß einer Epiphysenfuge handelt, werden die Osteotomieflächen nicht ineinandergestaucht, sondern auseinandergeklappt und auf der Seite, die korrigiert werden soll, werden entsprechende Knochenspäne eingesetzt. Fixation mit einem T-Plättchen

334

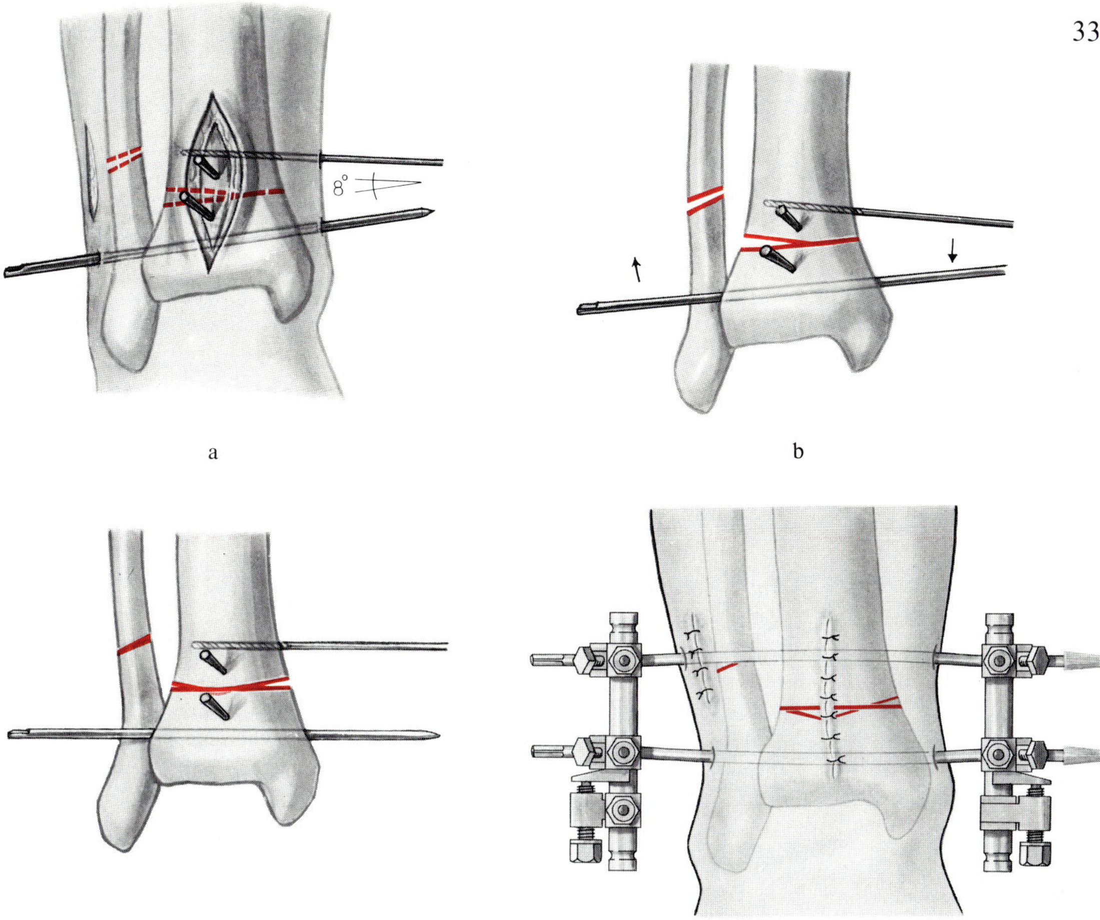

a b

c d

335

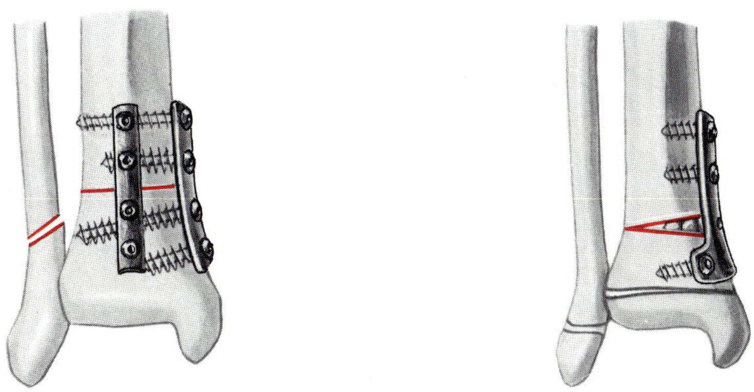

a b

4 Arthrodesen

4.1 Arthrodese des Schultergelenkes

Die Technik der Kompressions-Arthrodese eröffnet dem technisch begabten Knochenchirurgen Möglichkeiten, die noch vor wenigen Jahren unvorstellbar waren. Nach einer Druckarthrodese des Knie- oder Hüftgelenkes können die Patienten schon nach wenigen Tagen ohne Gipsverbände aufstehen und teilbelasten. Nach einer entsprechenden Schulter- oder Handarthrodese kann die operierte Extremität wenige Tage nach der Operation aktiv gebraucht werden.

Abb. 336 Vorerst wird der notwendige Winkel zwischen medialem Skapularand und Oberarm bestimmt. Im allgemeinen sind eine Abduktion von 50°, eine Außenrotation von 10° und eine Projektion nach vorn von 25° als ideale Stellung einer Schulterarthrodese anzusehen. Bei einer Abduktion von 50° bildet der laterale Rand der Scapula mit dem Oberarm einen Winkel von ca. 70°.
Operation in Seitenlage. Der gerade Schnitt führt unmittelbar unterhalb der Spina dorsalis der Skapula bis zum Ansatz des M. deltoideus am Humerus. Freilegen des lateralen Teiles der Crista, Durchtrennen der Akromionspitze 1 cm vor ihrem Ende, zusammen mit dem Ansatz des M. deltoideus. Zurückschieben des Muskels nach distal und lateral. Breite Kapseleröffnung. Anfrischen der Gelenkflächen und der Unterfläche des Akromions. An der Pfanne wird nicht nur der Knochen breit angefrischt, sondern auch der knorpelige Rand abgetragen. Am Schluß werden die Gelenkflächen nach Einstellung des Armes in der günstigsten Stellung aneinander angepaßt.
Bohren des ersten Schraubenloches durch Akromion und Skapulahalses ungefähr 1 cm von der Pfanne entfernt. Dieses Loch ist besonders wichtig, weil die 50–60 mm-Kortikalisschraube (a) hier den Halt der Platte im medialen Bereich gewährleisten soll.
Die 7- bis 8-Loch-Platte wird nun mit Schränkeisen und Biegepresse zurechtgebogen, bis sie das Gelenk überbrücken kann. Einsetzen der zwei medialen Schrauben in die Crista, Adaptation des Oberarmes in der richtigen Stellung, wobei der Humeruskopf oft etwas stärker nach kranial verschoben wird, damit er einen guten Kontakt mit dem angefrischten Akromion aufweist. Danach wird die Platte am Humerus verschraubt. Zusätzlich können beiderseits der Platte zwei Kortikalis-Zugschrauben durch die Gelenkpfanne eingedreht werden, wobei die anfänglich gesetzte Schraube (a) möglichst nicht berührt werden soll.
Eine gerade dorsale 6-Loch-Platte ergibt eine zusätzliche Sicherung, besonders bei osteoporotischem Knochen.
Wegen Bruchgefahr distal der Platte infolge Hebelarmwirkung Spongiosaanlagerung

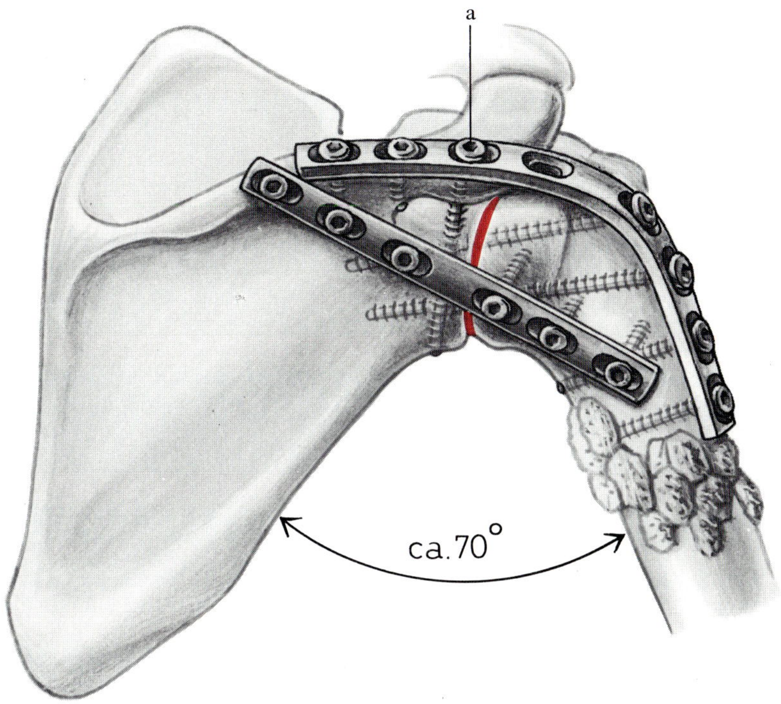

336

4.2 Ellbogen- und Handgelenkarthrodese

Abb. 337 *Arthrodese des Ellenbogengelenkes.* Eine der schwierigsten Arthrodesen, weil eine Zuggurtung infolge der Lage der Nerven und Gefäße nicht möglich ist. Im allgemeinen kombinieren wir eine Kompressionsosteosynthese mit äußeren Spannern und einer axial liegenden Spongiosaschraube. Nach Anfrischen und Anpassen der Gelenkflächen wird vorerst ein dicker Kirschnerdraht durch das Olecranon bis in die Humerusmarkhöhle eingestoßen und der Radiuskopf bis unmittelbar proximal zum Ansatz des Bizepsmuskels reseziert. Danach wird der Steinmann-Nagel an der Basis des Olecranon in der Verlängerung der ventralen Humeruskante eingestoßen. Der Kirschnerdraht wird durch eine möglichst lange Spongiosaschraube, die mit einer Unterlagsscheibe versehen ist, ersetzt, der zweite Steinmann-Nagel eingedreht und die „Fixateurs externes" angesetzt

Abb. 338 *Handgelenkarthrodese.* Nach Anfrischen aller Gelenkflächen wird ein breiter kortiko-spongiöser Span aus der Fossa iliaca im Radius versenkt und über die angefrischten Karpalknochen gelegt. Darüber kommt eine 7- bis 9-Loch-Platte, die so gebogen wurde, daß beide Schenkel je nach Alter des Patienten einen Winkel von 150–170° zueinander bilden. Fixation der drei distalen Schrauben im Metacarpale II und der drei proximalen Schrauben im Radius, wobei eine zusätzliche Kompression mit dem Spannapparat nur dann durchgeführt wird, wenn das distale Ulnaende reseziert worden ist

337

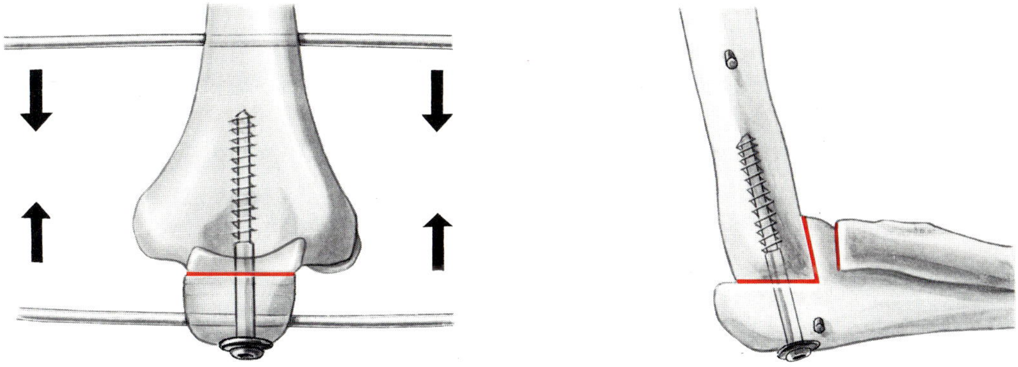

338

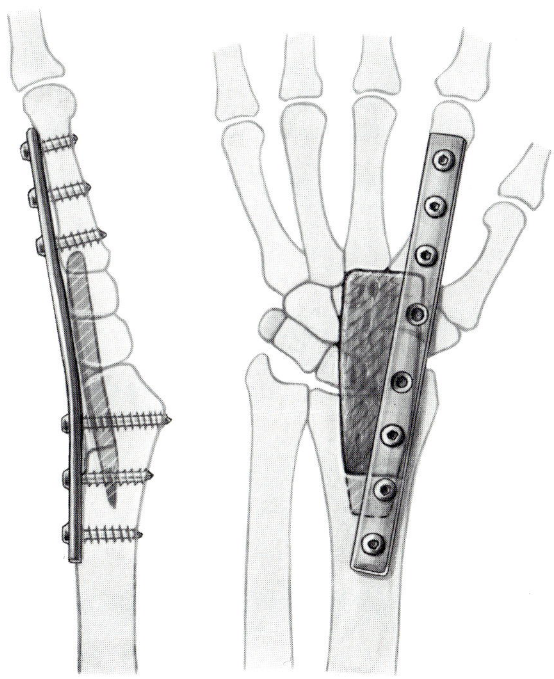

4.3 Hüftarthrodese mit der Kreuzplatte
(R. SCHNEIDER)

Abb. 339 *Technik.* Rückenlage. Abdecken beider Beckenkämme und beider Beine, damit während des Eingriffes der funktionelle Beinlängenunterschied auf Malleolus-internus-Höhe kontrolliert werden kann

a 30 cm langer gerader, lateraler Schnitt

b Oberflächliche Abmeißelung des Ansatzes der kleinen Glutäen vom Trochanter major. Zurückschieben der Glutäalmuskulatur nach kranial, Beckenosteotomie mit Oszillationssäge und Flachmeißeln unter Verwendung von Spreizzangen und Knochenhebeln mit breitem Schnabel, die den N. ischiadicus dorsomedial schützen. Sparsames Anfrischen ohne Luxation. Zwei breite Knochenscheiben werden vom Trochanter major abgesägt.
Die Beckenosteotomie muß genau horizontal oder sogar leicht ansteigend angelegt werden. Ansonsten ist mit einer zunehmenden Abduktionsfehlstellung zu rechnen

c Eingehen hinter dem M. vastus lateralis und Darstellung des Femurschaftes. Einstellen des Beines in einer Adduktion von 10°, neutrale Rotation, Flexion je nach Alter und Lordose von 10–25°. Anprobe der Kreuzplatte. Eventuell muß sie nachmodelliert werden, oder die Osteotomiefläche am Trochanter major muß der Kontur der Platte etwas angeglichen werden

d Fixation der Platte am Becken, vorerst mit einer Schraube, 1 cm weit von der Osteotomiefläche entfernt. Der Spanner wird am Femurschaft angebracht und etwas angezogen

e Die Stellung des Beines wird mit Hilfe eines einfachen Zielgerätes, das genau den rechten Winkel zeigt, sowie durch Vergleich beider Beinlängen kontrolliert. Dabei müssen zwei Kirschnerdrähte in die Spinae iliacae anteriores eingeschlagen und ein Schenkel des Zielgerätes darübergestülpt werden. Das Ende des zweiten Schenkels liegt vorerst 3–4 fingerbreit lateral der Patella; am Schluß des Eingriffes kommt es unmittelbar neben die Patella

f, g Die Platte wird nun proximal mit sechs Schrauben fixiert und die Knochenflächen werden unter Druck gesetzt. Sobald die Stellung einwandfrei ist, wird die Platte am distalen Fragment ebenfalls verschraubt. Ein aus dem Trochanter gewonnener Knochenspan wird zwischen Platte und Schenkelkopf eingebracht. Ein zweiter Span wird in eine Quernute über das Gelenk eingestoßen. Vor der endgültigen Verschraubung Kontrolle der funktionellen Beinlänge, wobei eine Verkürzung von 0,5–1 cm im allgemeinen als ideal anzusehen ist.
Bei zu starker Beinverkürzung wird das gesunde Bein später um 2–3 cm intertrochanter verkürzt

339

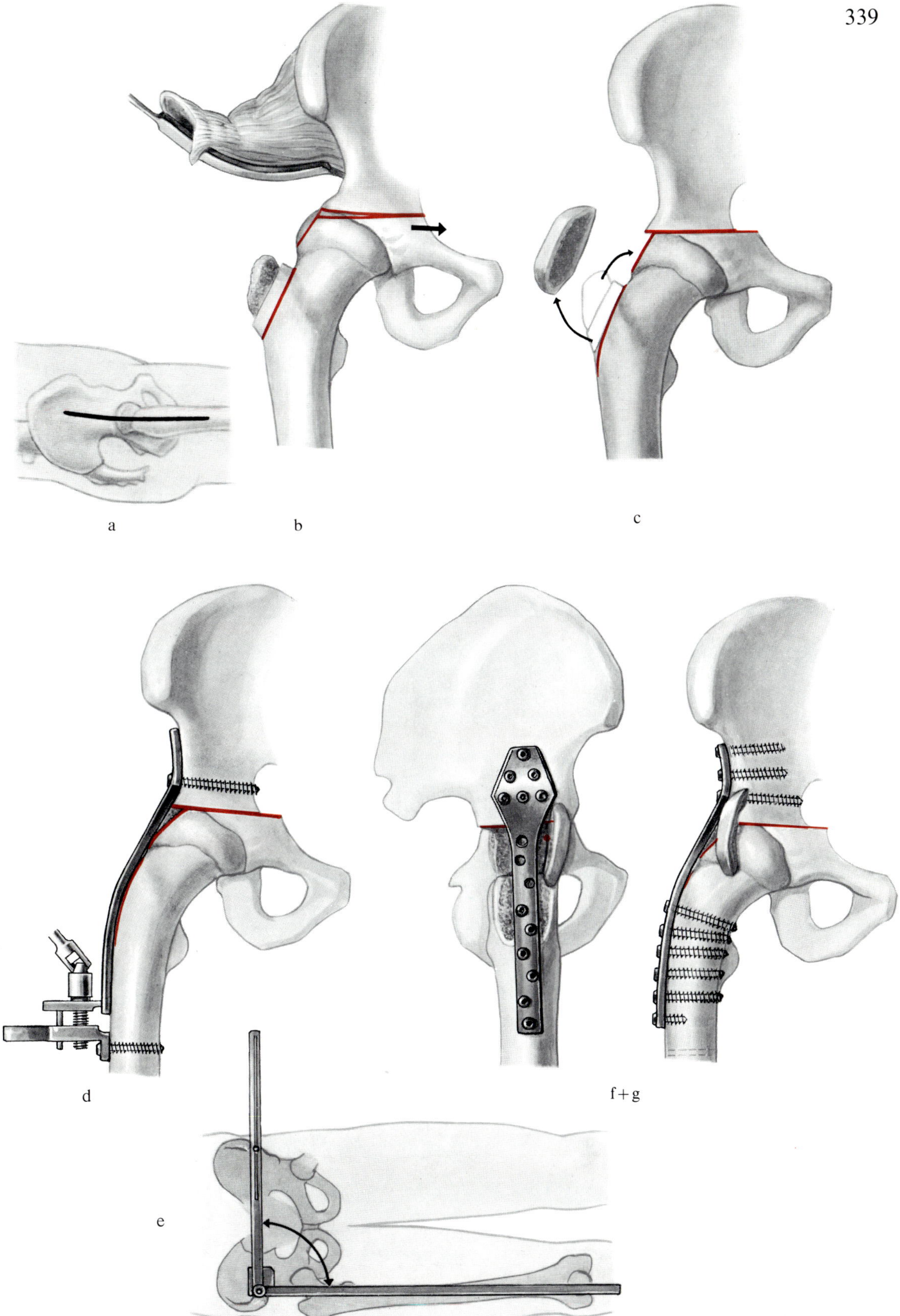

4.4 Arthrodese des Kniegelenkes

Abb. 340 *Technik*

a Längsschnitt in der Mitte der Patella. Mit dem Flachmeißel Präparieren eines möglichst großen Würfels aus der Patella

b Breite Inzision der Gelenkkapsel, bis das Kniegelenk rechtwinklig gebeugt werden kann. Dann wird parallel zur Tibiaachse die Femurkondylenfläche mit der Säge abgetrennt. Die Tibiagelenkfläche wird etwas schräg durchgesägt, damit postoperativ eine leichte Flexion erreicht werden kann

c Kontrolle der Stellung mit einem Faden von der Spina iliaca ventralis zum Kniegelenk und Spatium metatarsale I und II. Der Faden überkreuzt das Kniegelenk in der Mitte

d Flexion und Valgisation sollten je 10° betragen

e Sobald die Stellung kontrolliert ist, werden vier Steinmann-Nägel eingesetzt. Zwei nah an der Arthrodeselinie, möglichst dorsal, die zwei ventralen dagegen ungefähr je 4 cm von der Arthrodese entfernt. Anbringen der Spanner. Kontrolle der Stellung; am Schluß wird der anfangs entnommene Patellawürfel als Brückenspan in eine entsprechende ventrale Nute eingesetzt

340

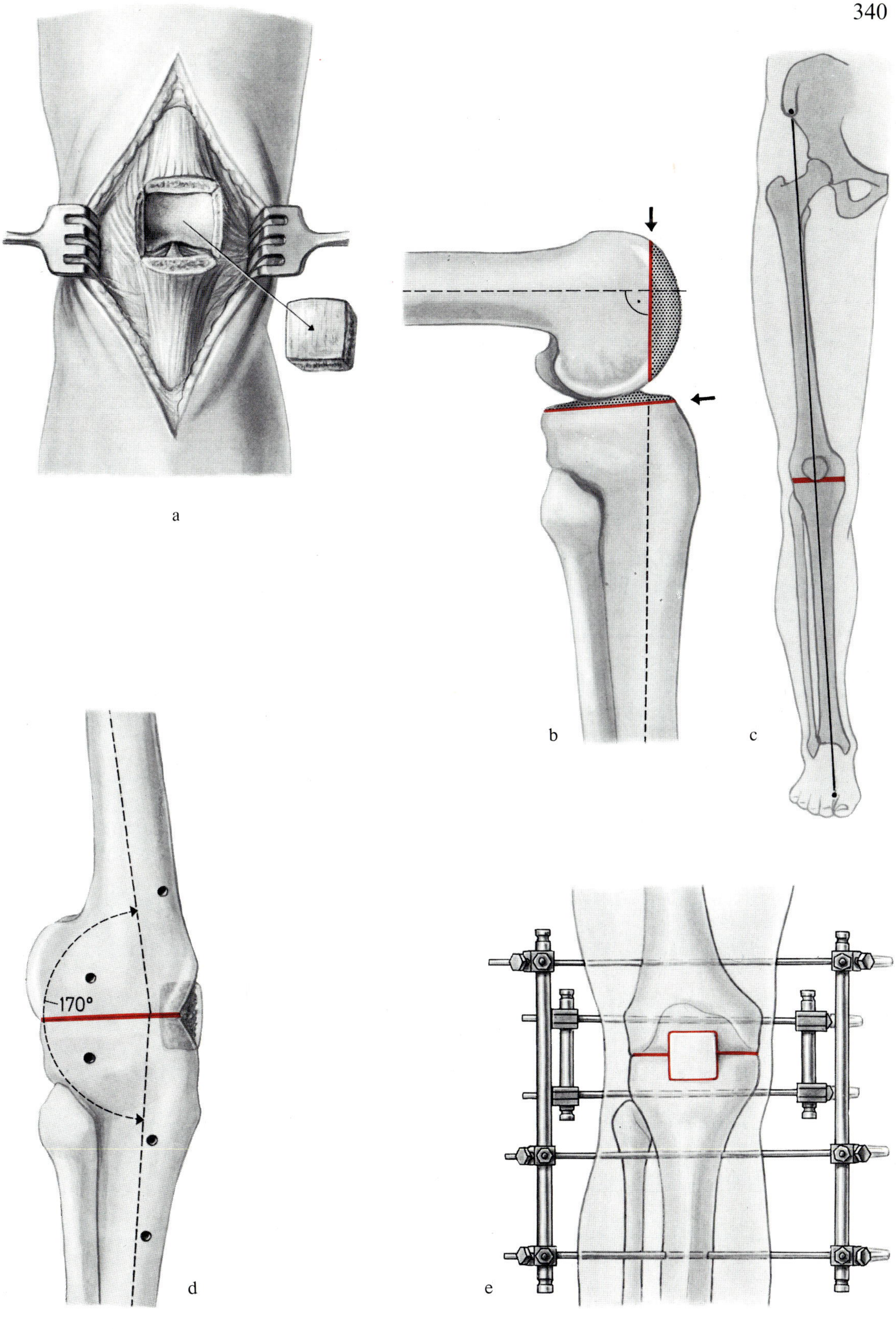

a b c d e

4.5 Arthrodese des oberen Sprunggelenkes

Abb. 341 *Technik mit äußeren Festhaltern*

a Pneumatische Blutleere. Abdeckung möglichst hoch, damit Kniegelenk und Unterschenkel freiliegen. Einsetzen des ersten Steinmann-Nagels 6–7 cm proximal vom oberen Sprunggelenk, von lateral nach medial um 20° nach außen gedreht in bezug auf das Kniegelenk. Normalerweise wird das erste Bohrloch in der Tibia mit Hilfe eines 3,2 mm-Bohrers angelegt. Erst danach wird der Steinmann-Nagel eingestoßen. Lateraler Schnitt, 8 cm lang, über dem Malleolus fibularis, 5 cm langer medialer Schnitt über dem Malleolus tibialis.
Bei günstiger Lage des Fußes — besonders in bezug auf Rotation — sofortiges Einsetzen eines 2,5 mm dicken Kirschnerdrahtes dort, wo später der zweite Steinmann-Nagel im Talushals in der Verlängerungslinie der vorderen Tibiakante parallel zum Steinmann-Nagel eingedreht wird

b Nagel und Kirschnerdraht werden wieder entfernt, damit sie den Chirurgen während der Operation nicht stören. Schräge Fibulaosteotomie 3 cm proximal von der Malleolusspitze. Abmeißelung oder Absägen der distalen Tibiafläche, wobei besonders die dorsale Kante entfernt werden muß. Durch den zweiten Schnitt wird der Malleolus tibialis reseziert und die mediale Tibiakante geglättet

c Das Knie wird rechtwinklig gebeugt, der Fuß der gesunden Seite entsprechend gleich stark nach außen rotiert, wobei durch Einlegen von zwei Kirschnerdrähten die richtige Lage der früheren Bohrkanäle kontrolliert wird. Bei Dorsalflexion des Vorfußes wird bei der Frau die Rechtwinkelstellung des Fußes gegenüber der Tibiaachse empfohlen. Beim Mann ist bei guter Beweglichkeit im Chopartgelenk eine Dorsalflexion von 10° günstiger

d Parallel zur Tibiaosteotomiefläche wird die Talusrolle abgemeißelt

e Einsetzen des proximalen Steinmann-Nagels; nach genauer Kontrolle der Lage des Fußes wird in den vorbereiteten Bohrkanal im Talus der zweite Steinmann-Nagel eingestoßen. Verschiebung des Fußes nach dorsal, was später eine leichtere Abrollung des Fußes zur Folge haben wird.

f Anbringen der „Fixateurs externes“. Die Arthrodese wird unter hohen Druck gesetzt. Kontrolle der Fußstellung und der absoluten Stabilität der Arthrodese. Die angefrischte Malleolus-fibularis-Spitze kann noch über das arthrodesierte Sprunggelenk mit einer kleinen Malleolarschraube fixiert werden

Abb. 342 *Arthrodese mit der Löffelplatte.* Nach Anfrischen der Gelenkflächen und Fixation der Arthrodese mit der Löffelplatte wird je eine Zugschraube durch beide Malleolen in den Talus eingebracht. Der Fuß kann während einer solchen Arthrodese kaum nach dorsal versetzt werden

341

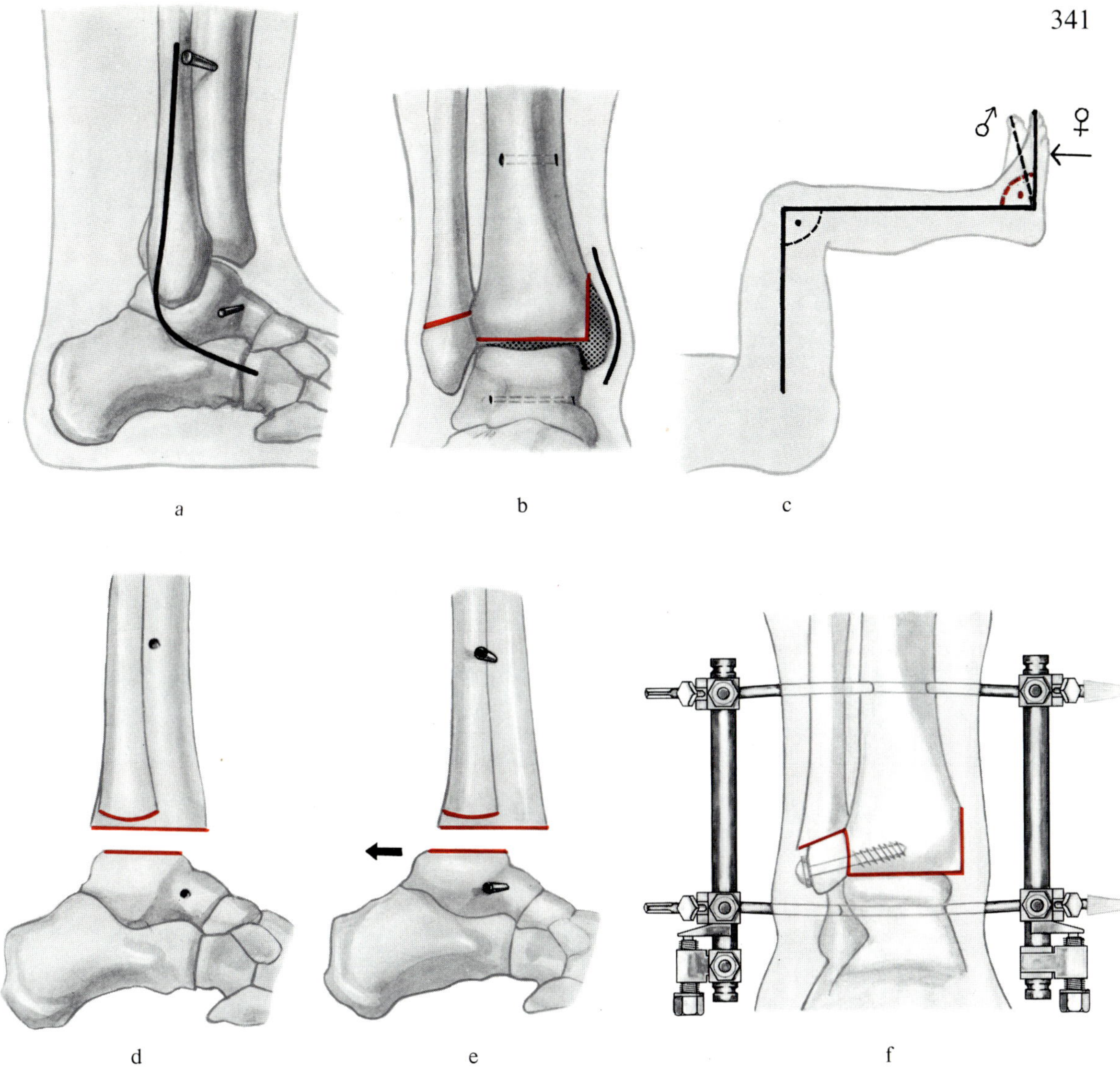

342

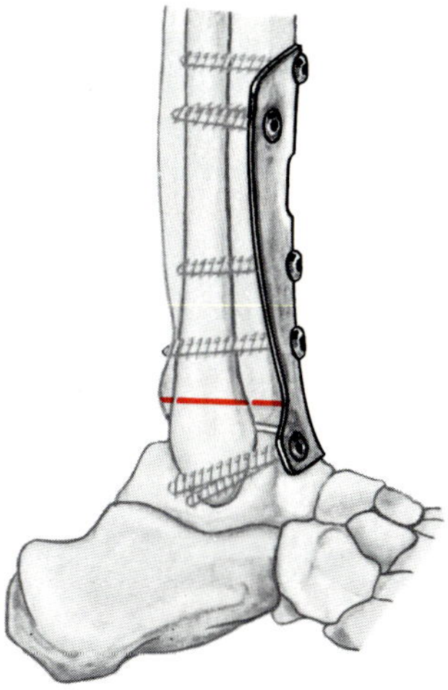

Abb. 343 *Primäre Arthrodese des oberen Sprunggelenkes.* Wenn die Talusrolle bei einem Unfall mit distaler Tibiafraktur weitgehend zerstört ist oder der Pilon nicht rekonstruiert werden kann, muß mit der Notwendigkeit einer späteren Fußarthrodese gerechnet werden. In solchen Fällen empfehlen wir die primäre Arthrodese nach Fixation der verschiedenen Tibiafragmente durch Zugschrauben und Platte. Im allgemeinen werden die Gelenkflächen vor der Osteosynthese angefrischt; am Schluß werden die Steinmann-Nägel und die äußeren Spanner eingesetzt (s. auch Abb. 272)

Abb. 344 *Triple-Arthrodese.* Exzision des ganzen Talus, Anfrischen des Chopart-Gelenkes sowie der distalen Tibiafläche und des Kalkaneus. Die Fragmente werden nun übereinandergebracht und der Talus so angefrischt und anmodelliert, daß er sich genau zwischen den Knochenflächen einpassen läßt. Am Schluß werden Steinmann-Nägel in Tibia und Kalkaneus unter Schonung des tibialen Nerven-Gefäßbündels sowie durch Kuboid und Navikulare gebracht. Fixation mit Hilfe von vier bis sechs äußeren Spannern

Abb. 345 *Arthrodese des Großzehenendgelenkes.* Indiziert sowohl nach einem Unfall im Bereich des Großzehenendgelenkes als auch bei einer Lähmung der langen Extensorsehne

a Zwei Schnitte werden angelegt. Der erste über der Nagelkuppe ist 10–15 mm lang. Der zweite Schnitt liegt in der queren Hautfalte über dem Endgelenk

b Nach Resektion der Gelenkflächen mit einer kleinen Säge wird ein 2 mm-Bohrer durch die Endphalanx geführt

c Der 2 mm-Bohrer wird umgedreht und rückwärtig ohne Motor in den Kanal gestoßen. Dann wird den Fragmenten die ideale Stellung gegeben, die Osteotomieflächen eventuell noch etwas angeglichen und der Kanal im proximalen Fragment gebohrt. Eindrehen einer langen 4,0 Spongiosaschraube

343

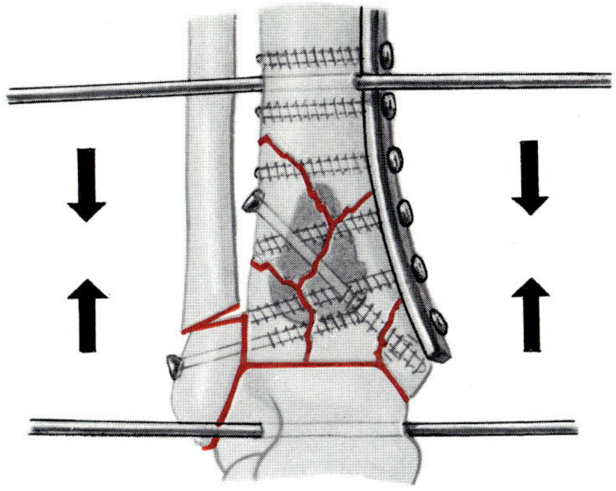

344

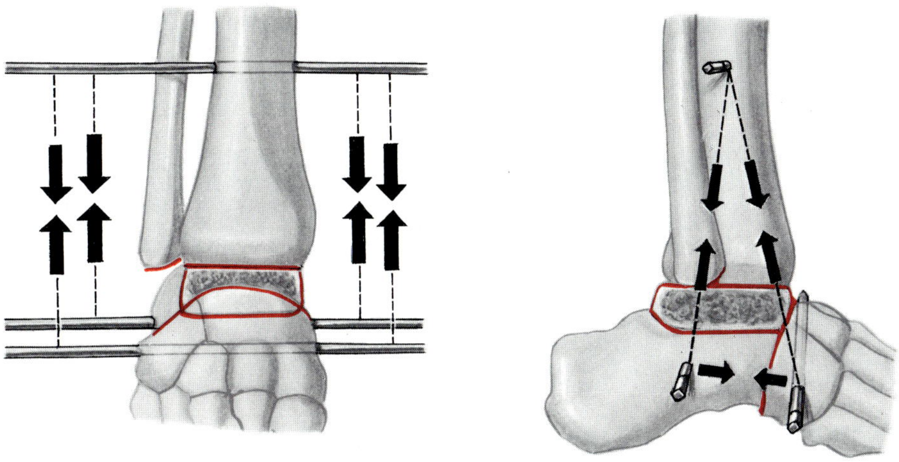

345

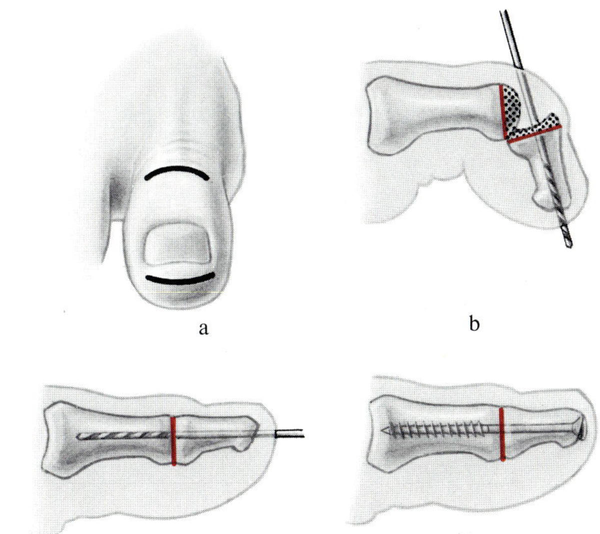

a b

c

Literatur

Allgöwer, M.: Funktionelle Anpassung des Knochens auf physiologische und unphysiologische Beanspruchung. Langenbecks Arch. klin. Chir. **319**, 384–391 (1967)

– A healing of clinical fractures of the tibia and rigid internal fixation. Reprint from "The healing of osseous tissue". Nat. Acad. Sciences – Nat. Res. Council pp. 81–89 (1967)

– Die intraartikulären Frakturen des distalen Unterschenkelendes. Helv. chir. Acta **35**, 556–582 (1968)

– Luxationsfrakturen im Ellbogenbereich. (Auszug aus dem Hauptreferat, vorgetragen an der Deutsch-Oesterreichisch-Schweizerischen Unfalltagung vom 26.–28. 10. 1972 in Bern.). Z. Unfallmed. u. Berufskr. **2**, 71–74 (1973)

– Kinzl, L., Matter, P., Perren, S.M., Rüedi, T.: Die Dynamische Kompressionsplatte DCP. Berlin-Heidelberg-New York: Springer 1973

– Perren, S.M., –, Cordey, J., Russenberger, M.: Developments of compression plate techniques for internal fixation of fractures. Progr. Surg. (Basel) **12**, 152–179 (1973)

– Cueni, Th.A., –: Knochenszintigraphische und röntgenologische Untersuchungen während der Heilung der Talusfraktur. Helv. chir. Acta **41**, 459–468 (1974)

– Rüedi, Th., Kolbow, H., –: Erfahrungen mit der dynamischen Kompressionsplatte (DCP) bei 418 frischen Unterschenkelschaftbrüchen. Arch. orthop. Unfall-Chir. **82**, 247–256 (1975)

– Gruber, U.F., Pestalozzi, A., Rüedi, Th., –: Bilateral fractures of the lower leg due to skiing accidents. Orthop. Clin. N. Am. **7**, No. 1, 215–222 (1976)

– Scharplatz, D., –: Fracture-dislocations of the elbow. Injury **7**, 143–159 (1976)

Bandi, W.: Zur Problematik der Korrektur posttraumatischer Achsenfehlstellungen der kindlichen Tibia. Z. Unfallmed. Berufskr. **4**, 289–294 (1966)

– Indikation und Technik der Osteosynthese am Humerus. Helv. chir. Acta **31**, 89–100 (1964)

– Die gelenknahen Frakturen des Oberarms. Chirurg **40**, 193–198 (1969)

– Die distalen, intraartikulären Schienbeinbrüche des Skifahrers. Actuelle Traumatologie **4**, 1–6 (1974)

– Allgöwer, M.: Zur Therapie der Osteochondritis dissecans. Helv. chir. Acta **26**, 552 (1959)

Blount, W.P.: Knochenbrüche bei Kindern. Stuttgart: Thieme 1957

– Fractures in children. Baltimore: Williams & Wilkins 1955

Böhler, J.: Gelenknahe Frakturen des Unterarmes. Chirug **40**, 198–203 (1969)

Böhler, L.: Die Technik der Knochenbruchbehandlung. Wien: Maudrich 1953, 1954, 1957 und 1963

– Neues zur Behandlung der Fersenbeinbrüche. Langenbecks Arch. klin. Chir. **297**, 698 (1957)

Boyd, H.B., see Crenshaw, A.H.: Campbell's operative orthopaedics. Saint Louis: Mosby 1963

Boitzy, A.: La fracture du col du fémur chez l'enfant et l'adolescent. Paris: Masson 1971

Burke, J.F.: The effective period of preventive antibiotic action in experimental incisions and dermal lesions. Surgery **50**, 161–168 (1961)

– Preoperative antibiotics. Surg. Clin. N. Amer. **43**, 665–676 (1963)

Burri, C., Ecke, H., Kuner, E.H., Pannike, A., Schweiberer, L., Schweikert, C.H., Spier, W., Tscherne, H.: Unfallchirurgie. Heidelberger Taschenbücher. Berlin-Heidelberg-New York: Springer 1974

– (Herausgeber): Posttraumatische Osteitis. Band 18: Aktuelle Probleme in der Chirurgie. Bern-Stuttgart-Wien: Huber 1974

Charnley, J.: Compression arthrodesis. Including central dislocation as a principle in hip surgery. Edinburgh: Livingstone 1953

– The closed treatment of common fractures. Third edit. Edinburgh and London: Livingstone 1961

Danis, R.: Théorie et pratique de l'ostéosynthèse. Paris: Masson 1949

– Le vrai but et les dangers de l'ostéosynthèse. Lyon chir. **51**, 740 (1956)

Dehne, E.: Die Osteosynthese der Unterschenkelbrüche. Arch. orthop. Unfall-Chir. **39**, 328 (1938)

– Treatment of fractures of the tibial shaft. Clin. Orthop. **66**, 159 (1969)

– et al.: The natural history of the fractured tibia. Surg. Clin. N. Amer. **41**, 1495 (1961)

Dunn, D.M.: Anteversion of the neck of the femur. A method of management. J. Bone Jt Surg. B **34**, 181 (1952)

– The treatment of adolescent slipping of the upper femoral epiphysis. J. Bone Jt Surg. B **46**, 621 (1964)

Eggers, G.W.N.: The contact splint. Rep. Biol. Med. **4**, 42 (1946)

– Internal contact splint. J. Bone Jt Surg. A **30**, 40 (1948)

– Schindler, Th.O., Pomerat, Ch.M.: The influence of the contact-compression factor on osteogenesis in surgical fractures. J. Bone Jt Surg. A **31**, 693 (1949)

ENDER, J.: Per- und subtrochantere Oberschenkelbrüche. Probleme beim frischen per- und subtrochanteren Oberschenkelbruch. Hefte Unfallheilk. **106**, 2 (1970)

— SIMON-WEIDNER, R.: Die Fixierung der Trochanterbrüche mit runden elastischen Condylennägeln. Acta chir. Austriaca 1970, **1**, 40–42

GALEAZZI, R.: Über ein besonderes Syndrom bei Verletzungen im Bereich der Unterarmknochen. Arch. Orthop. Unfall-Chir. **35**, 557 (1935)

GALLINARO, P., PERREN, S., CROVA, M., RAHN, B.: La osteosintesi con placca a compressione. Bologna: Aulo Gaggi 1969

— RAHN, B.A., —, BALTENSPERGER, A., PERREN, S.M.: Primary bone healing. An experimental study in the rabbit. J. Bone Jt Surg. **A53**, 783–786 (1971)

— RAHN, B.A., —, SCHENK, R.K., BALTENSPERGER, A., PERREN, S.M.: Compression interfragmentaire et surcharge locale des os. Voir BOITZY, A.: Ostéogénèse et compression. Bern-Wien-Stuttgart: Huber 1972

GANZ, R., ALLGÖWER, M., EHRSAM, R., —, MATTER, P., PERREN, S.M.: Clinical experience with a new compression plate DCP. Acta orthop scand., Suppl. 125 (1969)

— BRENNWALD, J., HUNTER, W., PERREN, S.M.: The recovery of medullary circulation after osteotomy and internal fixation of the rabbit tibia. Europ. Surg. Res. **2**, 106 (1970)

— Isolierte traumatische Knorpelläsion am Kniegelenk. Hefte Unfallheilk. **110**, 146 (1971)

— BRENNWALD, J.: L'ostéosynthèse à compression du tibia du lapin. Etude de la revascularisation du canal médullaire et de la corticale sous fixation stable. In: Périarthrite de l'épaule. Ostéogénèse et compression, Travaux divers. Bern: Hans Huber 1971

MÜLLER, M.E., —: Luxationen und Frakturen: Untere Gliedmassen und Becken. In: REHN, J., Unfallverletzungen bei Kindern. Berlin-Heidelberg-New York: Springer 1974

— FREIBURGHAUS, P.: Operativer Beinlängenausgleich im Bereich der Hüfte. Ther. Umsch. **32**, 329 (1975)

— RIESEN, H.: Primary arthrodesis of ankle and subtalar joints. See: CHAPCHAL, G. (editor): The Arthrodesis. Stuttgart: Thieme 1975

— Ioslierte Knorpelabscherungen am Kniegelenk. Hefte Unfallheilk. **127**, 79 (1976)

STOLTZ, M.R., —: Fracture after arthrodesis of the hip and knee. Clin. Orthop. related Res. **115**, 177 (1976)

HACKETHAL, K.H.: Die Bündelnagelung. Wien: Springer 1961

HARRINGTON, P.R.: Spine instrumentation. Amer. J. Orthop. **8**, 228–231 (1964)

HEIM, U.: Die Technik der operativen Behandlung der Metacarpalfrakturen. Helv. chir. Acta **36**, 619 (1969)

— Behandlung der Frakturen der Metatarsalia und Zehen. Z. Unfallmed. Berufskr. 1970, 305

— PFEIFFER, K.M. und unter Mitarbeit von MEULI, H.CH.: Periphere Osteosynthesen, unter Verwendung des Kleinfragment-Instrumentariums der AO. Berlin-Heidelberg-New York: Springer 1972

— PFEIFFER, K.M.: Small Fragment Set Manual. New York: Springer 1974

— PFEIFFER, K.M.: Ostéosynthèses périphériques. Paris: Masson 1975

— PFEIFFER, K.M.: Osteosintesis periferica. Barcelona: Editorial Cientifico-Médica im Druck

— Indications et techniques de l'ostéosynthèse AO dans le traitement des fractures de la main. Acta orthop. belg. **39**, 957 (1973)

— L'ostéosynthèse rigide dans le traitement des fractures de la base du premier métacarpien. Acta orthop belg. **39**, 1073 (1973)

— PFEIFFER, K.M., MEULI, H.CH.: Resultate von 332 AO-Osteosynthesen des Handskelettes. Handchirurgie **5**, 71 (1973)

— Periphere Osteosynthesen, Indikation und Technik. Zbl. Chir. **99**, 1319 (1974)

HERZOG, K.: Nagelung der Tibiaschaftbrüche mit einem starren Nagel. Dtsch. Z. Chir. **276**, 227 (1953)

— Die Technik der geschlossenen Marknagelung des Oberschenkels mit dem Rohrschlitznagel. Chirurg **31**, 465 (1960)

HIERHOLZER, G.: Arthrodese nach Schienbeinkopfbrüchen. Hefte Unfallheilk. **126**, 283–289 (1976)

HUTZSCHENREUTER, P.: Beschleunigte Einheilung von allogenen Knochentransplantaten durch Präsensibilisierung des Empfängers und stabile Osteosynthese. Langenbecks Arch. Chir. **331**, 321 (1972)

— et al.: Some effects of rigidity of internal fixation on the healing pattern of osteotomies. Injury **1**, No. 1 (1969)

— ALLGÖWER, M., BOREL, J.F., PERREN, S.M.: Second-set reaction favouring incorporation of bone allografts. Experientia (Basel) **29**, 103 (1973)

— CLAES, L.: Struktur und Festigkeit neu aufgebauter Knochenanteile im Corticalisgleitloch bei liegender Zugschraube (histologische und mechanische Befunde). Arch. Orthop. Unfall-Chir. **85**, 161 (1976)

JUDET, R.: Luxation congénitale de la hanche. Fractures du cou-de-pied, rachis cervical. Actualités de chirurgie orthopédique de l'Hôpital Raymond-Poincaré. Paris: Masson 1964

— The use of an artificial femoral head for arthroplasty of the hip joint. J. Bone Jt Surg. B**32**, 166 (1950)

— LETOURNEL, E.: Les fractures du cotyle. Paris: Masson 1974

KROMPECHER, S.: Die Knochenbildung. Jena: Fischer 1937

KÜNTSCHER, G.: Die Marknagelung. Berlin-Göttingen-Heidelberg: Springer 1962

— Praxis der Marknagelung. Stuttgart: Schattauer 1962

— Das Kallus-Problem. Stuttgart: Enke 1970
— Maatz, R.: Technik der Marknagelung. Leipzig: Thieme 1945
Lambotte, A.: Le traitement des fractures. Paris: Masson 1907
— Chirurgie opératoire des fractures. Paris: Masson 1913
Lane, W.A.: The operative treatment of fractures. London: Medical Publishing Co., 1914
Lanz, T., Wachsmuth, W.: Praktische Anatomie. Bd. I, vierter Teil: Bein und Statik. 2. Aufl. Berlin-Heidelberg-New York: Springer 1972
Letournel, E.: Les fractures du cotyle, étude d'une série de 75 cas. J. Chir. (Paris) **82**, 47 (1961)
Matter, P., Brennwald, J., Rüter, A., Perren, S.M.: Die knöcherne Heilung von Schraubenlöchern nach Metallentfernung. Z. Orthop. **110**, 920 (1972)
— Brennwald, J., Perren, S.M.: Biologische Reaktion des Knochens auf Osteosyntheseplatten. Helv. chir. Acta, Suppl. 12 (1974)
— — — : Die Heilung der Knochendefekte nach Entfernung von Osteosyntheseschrauben. Z. Unfallmed. Berufskr. **68**, 104 (1975)
— Skitraumatologie und Unfallprophylaxe. Schweiz. Z. Sozialvers. **20**, H. 1 (1976)
Müller, J., Schenk, R., Willenegger, H.: Experimentelle Untersuchungen über die Entstehung reaktiver Pseudarthrosen am Hunderadius. Helv. chir. Acta **35**, 301–308 (1968)
Schenk, R., —, Willenegger, H.: Experimentell-histologischer Beitrag zur Entstehung und Behandlung von Pseudarthrosen. Hefte Unfallheilk. **94**, 15 (1968)
— Plaass, U., Willenegger, H.: Spätergebnisse nach operativ behandelten Malleolarfrakturen. Helv. chir. Acta **38**, 329–337 (1971)
— Schenk, R.: Zuggurtungsplattenosteosynthese zur Behandlung von Pseudarthrosen der langen Röhrenknochen. Mschr. Unfallheilk. **74**, 253–271 (1971)
Müller, M.E.: Die hüftnahen Femurosteotomien. 1. Aufl. 1957, 2. Aufl. mit Anhang: 12 Hüfteingriffe 1971. Stuttgart: Thieme
Müller, M.E., Debrunner, H.: Sulla diagnosi delle lesioni con sublussazione dell'articolazione tibioastragalica. Reforma méd. **72**, 961 (1958)
— Internal fixation for fresh fractures and for nonunion. Proc. roy. Soc. Med. **56**, 6, 455–460 (1963)
— Allgöwer, M., Willenegger, H.: Technik der operativen Frakturenbehandlung. Berlin-Göttingen-Heidelberg: Springer 1963
— A propos de la guérison per primam des fractures. Rev. Orthop. **50**, 5, 697 (1964)
— Allgöwer, M., Willenegger, H.: Technique of internal fixation of fractures. Berlin-Heidelberg-New York: Springer 1965
— Treatment of Non-Unions by compression. Clin. Orthop. **43**, 83–92 (1966)
— Intertrochanteric osteotomy in arthrosis of the hip joint. Proc. Sect. Meeting ACS in coop. with Germ. Surg. Soc., Munich June 26–29, 1968. Berlin-Heidelberg-New York: Springer 1969
— Compression as an aid in orthopaedic surgery. From "Recent advances in orthopaedics" by Apley, A.G. (editor), pp. 79–89. London: Churchill 1969
— Fractures basses du fémur. Acta orthop. belg. **36**, 566–575 (1970)
— Biomechanische Fehlleistungen. Langenbecks Arch. Chir. **329**, 1144–1151 (1971)
— Femoral shaft surgery. See Hall Int. Inc.: Air instrument surgery, orthopaedics, Volume 2 (1972)
— Intertrochanteric osteotomy in the treatment of the arthritic hip joint. See Tronzo, R.G.: Surgery of the hip joint. Philadelphia: Lea & Febiger 1973
— Schenkelhalsfraktur beim Kind. Orthop. Prax. **2**, 65–67 (1974)
— Ganz, R.: Luxation und Frakturen: Untere Gliedmaßen und Becken. Beitrag zu Rehn, J.: Unfallverletzungen bei Kindern. Prophylaxe, Diagnostik, Therapie, Rehabilitation. Berlin-Heidelberg-New York: Springer 1974
— Schrauben- und Plattenosteosynthese. Beitrag zu Bier, A., Braun, H., Kümmell, H.: Chirurgische Operationslehre. Achte Aufl., herausgeg. von Derra, E., Huber, P., Schmitt, W., Bd. 6: Operationen an Extremitäten, Becken und Haut. Leipzig: Barth 1975
— Intertrochanteric Osteotomies in Adults: Planning and Operating Technique. Chapter 6 in Cruess, R.L., Mitchell, N.S.: Surgical management of degenerative arthritis of the lower limb. Philadelphia: Lea & Febiger 1975
— Zur Einteilung und Reposition der Kinderfrakturen. Unfallheilkunde **80**, 187–190 (1977)
Noesberger, B.: Ein Halteapparat zum differenzierten Nachweis der fibularen Bandläsion. Helv. chir. Acta **43**, 195–203 (1976)
Hackenbruch, W., —: Die Kapselbandläsion am Sprunggelenk. Ther. Umsch. **33**, 1976, Heft 6, 433–439
Orozco, R.: Fractura muy conminuta de cubito y radio, abierta. Rev. Ortop. Traum. (Iberila) Abril 1970
— Osteosintesis en las fracturas de raquis cervical. Rev. Ortop. Traum. (Iberila) Julio 1970
— Llovet Tapies, J.: Osteosintesis en las lesiones traumaticas y degenerativas de la columna cervical. Trauma. cirug. Rehab. **1**, No. 1 (1971)
— Fracturas de la diafisis femoral. Memories de 1er. Congreso nacional de la Asoc. Mex. de Ortop. y Traumat. en Febrero de 1972, p. 96
— Valor de la compresion en cirugia osea, p. 87
— Osteosintesis diafisaria. Técnica AO. Barcelona: Editorial Cientifico-médico 1974
— Hamoui, N.: Tratamiento de las fracturas condileas de femur. La Paz-Madrid Fines de Semanes Traumatologicos 1974
— Vallhonrat, F.: Fracturas conminutas y polifragmentarias de tercio medio de femur. Rev. Ortop. Traum. (Madrid) **19**, 4, 887–894 (1975)

— — —: Resección-reconstrucción del tercio superior de tibia. Rev. Ortop. Traum. **19**, 3, 673–682 (1975)

— El principio de neutralización. Aplicación a las fracturas de tibia. Técnica AO. Tarragona: Ediciones Tarraco 1976

PAUWELS, F.: Der Schenkelhalsbruch, ein mechanisches Problem. Stuttgart: Enke 1935

— Gesammelte Abhandlungen zur funktionellen Anatomie des Bewegungsapparates. Berlin-Heidelberg-New York: Springer 1965

PERREN, S.M.: Naht- und Implantatmaterialien in der Extremitätenchirurgie. Chirurg **46**, 10, S. 447–453 (1975)

— ALLGÖWER, M., EHRSAM, R., GANZ, R., MATTER, P.: Clinical experience with a new compression plate "DCP" Acta orthop. scand., Suppl. **125** (1969)

— HUGGLER, A., RUSSENBERGER, M., ALLGÖWER, M., MATHYS, R., SCHENK, R.K., WILLENEGGER, H., MÜLLER, M.E.: The reaction of cortical bone to compression. Acta orthop scand., Suppl. **125** (1969)

— HUGGLER, A., RUSSENBERGER, M., STRAUMANN, F., MÜLLER, M.E., ALLGÖWER, M.: A method of measuring the change in compression applied to living cortical bone. Acta orthop. scand., Suppl. **125** (1969)

— HUTZSCHENREUTER, P., STEINEMANN, S.: Some effects of rigidity of internal fixation on the healing pattern of osteotomies. Z. Surg. **1**, 77 (1969)

— RUSSENBERGER, M., STEINEMANN, S., MÜLLER, M.E., ALLGÖWER, M.: A dynamic compression plate. Acta orthop scand., Suppl. **125** (1969)

— ALLGÖWER, M.: Biomechanik der Frakturheilung nach Osteosynthese. Nova Acta Leopoldina **44**, 223, 61–84 (1976)

— GANZ, R., RÜTER, A.: Mechanical induction of bone resorption. 4th Int. Osteol. Symp., Prag 1972

— ALLGÖWER, M., CORDEY, J., RUSSENBERGER, M.: Developments of compression plate techniques for internal fixation of fractures. Progr. Surg. (Basel) **12**, 152 (1973)

— GANZ, R., RÜTER, A.: Oberflächliche Knochenresorption um Implantate. Med. Orthop. Tech. **95**, 6 (1975)

— MATTER, P., RÜEDI, T., ALLGÖWER, M.: Biomechanics of fracture healing after internal fixation. Surg. Ann. 361–390 (1975)

POHLER, O., STRAUMANN, F.: Charakteristik der AO-Implantate aus rostfreiem Stahl. AO-Bulletin Sept. 1975

PUDDU, G.C.: Unveröffentlichte Arbeit aus dem Laboratorium für experimentelle Chirurgie, CH-7270 Davos.

RAHN, B.A., PERREN, S.M.: Xylenol orange, a fluorochrome useful in polychrome sequential labeling of calcifying tissues. Stain Technol. **46**, 125 (1971)

— GALLINARO, P., BALTENSPERGER, A., PERREN, S.M.: Primary bone healing. An experimental study in the rabbit. J. Bone Jt Surg. A **53**, 4, 783–786 (1971)

— PERREN, S.M.: Alizarinkomplexon-Fluorochrom zur Markierung von Knochen- und Dentinanbau. Experientia (Basel) **28**, 180 (1972)

RITTMANN, W.W., PUSTERLA, C., MATTER, P.: Früh- und Spätinfektionen bei offenen Frakturen. Helv. chir. Acta **36**, 537–540 (1969)

— MATTER, P., ALLGÖWER, M.: Behandlung offener Frakturen und Infekthäufigkeit. Acta chir. austr. **2**, 18–21 (1970)

— Antibiotika bei der posttraumatischen Osteitis. Beitrag zu BURRI, C., Posttraumatische Osteitis, pp. 98–107, Bern-Stuttgart-Wien: Huber 1973

— MATTER, P., BRENNWALD, J., KAYSER, F.H., PERREN, S.M.: Biologie und Biomechanik infizierter Osteosynthesen. Fortschr. Kiefer- u. Gesichtschir., Vol. XIX, pp. 48–50 (1975)

— PERREN, S.M.: Corticale Knochenheilung nach Osteosynthese und Infektion. Berlin-Heidelberg-New York: Springer 1974

— PERREN, S.M.: Cortical bone healing after internal fixation and infection; biomechanics and biology. Berlin-Heidelberg-New York: Springer 1974

ROY-CAMILLE, R., BARCAT, E., DEMEULENCARE, C., SAILLAUT, G.: Chirurgie par abord postérieur du rachis dorsal et lombaire. Encylcopédie Méd.-Chir. 1–44178

RÜEDI, TH., MATTER, P., ALLGÖWER, M.: Die intraartikulären Frakturen des distalen Unterschenkelendes. Helv. chir. Acta **35**, 5, 556–582 (1968)

— Frakturen des Pilon Tibial: Ergebnisse nach 9 Jahren. Arch. orthop. Unfall-Chir. **76**, 248–254 (1973)

— MOSHFEGH, A., PFEIFFER, K.M., ALLGÖWER, M.: Fresh fractures of the shaft of the humerus. Conservative or operative treatment? Reconstr. Surg. Traumat. **14**, 65–74 (1974)

— ALLGÖWER, M.: Die Frakturheilung nach Osteosynthese im Röntgenbild. Helv. chir. Acta **41**, 213–216 (1974)

— WOLFF, G.: Vermeidung posttraumatischer Komplikationen durch frühe definitive Versorgung von Polytraumatisierten mit Frakturen des Bewegungsapparates. Helv. chir. Acta **42**, 507–512 (1975)

— Titan und Stahl in der Knochenchirurgie. Hefte zur Unfallheilkunde 123. Berlin-Heidelberg-New York: Springer 1975

— KOLBOW, H., ALLGÖWER, M.: Erfahrungen mit der dynamischen Kompressionsplatte (DCP) bei 418 frischen Unterschenkelschaftbrüchen. Arch. orthop. Unfall-Chir. **82**, 247–256 (1975)

— ALLGÖWER, M.: Richtlinien der schweizerischen AO für die Nachbehandlung operativ versorgter Frakturen. AO-Bulletin Frühjahr 1975

— WEBB, J.K., ALLGÖWER, M.: Experience with the dynamic compression plate (DCP) in 418 recent fractures of the tibial shaft. Injury **7**, 4, 252–257 (1976)

STADLER, J., GAUER, E. —: Operativ versorgte Malleolarfrakturen — Ergebnisse nach 3–4 Jahren mit besonderer Berücksichtigung des Talusprofils. Arch. Orthop. Unfall-Chir. **82**, 311–323 (1975)
HELL, K., MÜLLER, C., —: Nachkontrolle von 50 operativ behandelten Tibiakopffrakturen. Helv. chir. Acta **42**, 27–29 (1975)
SARMIENTO, A.: A functional below-the-knee brace for tibial fractures. A report on its use in one hundred thirty-five cases. J. Bone Jt Surg. A **52**, 295 (1970)
— Functional bracing of tibial and femoral shaft fractures. Clin. Orthop. **82**, Jan./Febr. (1972)
Siehe auch: WIEDMER, U., GMÜR, D., STÜHMER, G., DOERIG, M., BIANCHINI, D.: Die Behandlung der Unterschenkelfraktur mit der funktionellen konservativen Methode (DEHNE-SARMIENTO). Unfallheilk. Springer (Druck Sommer 1977)
SIMON-WEIDNER, R.: Die Fixierung trochanterer Brüche mit multiplen elastischen Rundnägeln nach SIMON-WEIDNER, Hefte Unfallheilk. **106**, 60 (1970)
SMITH, R.W.: A treatise on fractures in the vicinity of joints and of certain forms of accidental and congenital dislocations. Dublin: Hodges and Smith (1847)
SMITH-PETERSEN, M.N.: Treatment of fractures of the neck of the femur by internal fixation. Surg. Gynec. Obstet. **64**, 287 (1937)
— Approach to and exposure of the hip joint for mold arthroplasty. J. Bone Jt surg. A **31**, 40 (1949)
— CAVE, E.F., VAN GORDER, G.W.: Intracapsular fractures of the neck of femur. Arch. Surg. **23**, 715 (1931)
SCHATZKER, J.: Compression as an aid in the surgical management of fracture of the tibia. Clin. Orthop. & Related Research 1975
— WADDELL, J., HORNE, G.: The Toronto experience with the supracondylar fractures of the femur. Injury 1975
— SANDERSON, R., MURNAGHAN, P.: The holding power of orthopaedic screws in vivo. Clin. Orthop. & Related Research 1975
— HORNE, G., SUMMER-SMITH, G.: The effect of compression of cortical bone by screw threads and the effect of movement of screws in bone. Clin. Orthop. & Related Research 1975
SCHENK, R.K., MÜLLER, J., WILLENEGGER, H.: Experimentell-histologischer Beitrag zur Entstehung und Behandlung von Pseudarthrosen. Hefte Unfallheilk. **94**, 15–24 (1968); 31. Tagg. Berlin 1967
— WILLENEGGER, H.: Zum histologischen Bild der sogenannten Primärheilung der Knochenkompakta nach experimentellen Osteotomien am Hund. Experientia (Basel) **19**, 593–595 (1963)
— WILLENEGGER, H.: Histologie der primären Knochenheilung. Langenbecks Arch. klin. Chir. **308**, 440–452 (1964)
— WILLENEGGER, H.: Morphological findings in primary fracture healing. Symp. Biol. Hung. **7**, 75–86 (1967)
— Fracture repair—Overview. Ninth European Symp. on Calcified Tissues, Baden near Vienna, 1972, XIII–XXII, Facta-Publication, 1973
SCHNEIDER, R.: Die Marknagelung der Tibia. Helv. chir. Acta **28**, 207 (1961)
— Komplikationen bei der Marknagelung der Tibia. Helv. chir. Acta **30**, fasc. 1–2, 95–97 (1963)
— Mehrjahresresultate eines Kollektivs von 100 intertrochanteren Osteotomien bei Coxarthrose. Helv. chir. Acta **35**, fasc. 1–2, 185–205 (1966)
— Die Gefahren der Osteosynthese. Aktuelle Chirurgie **6**, 2, 89–102 (1971)
— Mechanische Fehlleistungen bei der Druckosteosynthese. Zbl. Chir. **100**, 201–209 (1975)
— Indikation zur konservativen oder operativen Frakturbehandlung. Sonderfall: Der alte Mensch. Langenbecks Arch. Chir. **337** (Kongreßbericht 1974)
SCHWEIBERER, L., HOFMEIER, G.: Die Bündelnagelung bei Unterschenkel- und Oberarmfrakturen. Zbl. Chir. **92**, 48, 2903 (1967)
— Experimentelle Untersuchungen von Knochentransplantaten mit unveränderter und mit denaturierter Knochengrundsubstanz. (Ein Beitrag zur causalen Osteogenese). Hefte Unfallheilk. **103** (1970)
— VAN DE BERG, A., DAMBE, L.T.: Das Verhalten der intraossären Gefäße nach Osteosynthese der frakturierten Tibia des Hundes. Therapiewoche **20**, 1330 (1970)
— Neuere Ergebnisse zur Knochenregeneration und ihre klinische Bedeutung. Langenbecks Arch. Chir. **329** (1971)
— Der heutige Stand der Knochentransplantation. Chirurg **42**, 252 (1971)
— LINDEMANN, M.: Infektion nach Marknagelung. Chirurg **44**, 542 (1973)
— DAMBE, L.T., EITEL, F., KLAPP, F.: Revaskularisation der Tibia nach konservativer und operativer Frakturbehandlung. Hefte Unfallheilk. **119**, 18 (1974)
— Bös, T., POEPLAU, P.: Verzögerte Bruchheilung. Akt. Traumatologie 4, 163 (1974)
HERTEL, P., —: Die Ergebnisse nach operativer Behandlung von 48 frischen Monteggia-Verletzungen. Akt. Traumatologie **4**, 147 (1974)
— KLAPP, F., CHEVALIER, H.: Platten- und Schraubenosteosynthese bei Frakturen und Pseudarthrosen des Ober- und Unterschenkels. Chirurg **46**, 155 (1975)
— Weichteilschaden beim Knochenbruch. Langenbecks Arch. Chir. **339** (1975)
— Bedeutung der autologen Spongiosatransplantation sowie Fragen der Vaskularisation von Transplantaten. In: Callus—Nova acta Leopoldina **223**, 44, 371 (1976)
— HERTEL, P.: Unfallchirurgische Eingriffe im Kindesalter. In: Breitner Operationslehre, Bd. 6. München-Berlin-Wien: Urban & Schwarzenberg 1976
— Theoretisch-experimentelle Grundlagen der autologen Spongiosatransplantation im Infekt. Unfallheilk. **79**, 151 (1976)

EITEL, F., DAMBE, L.T., KLAPP, F. — : Vaskularisation der Diaphyse langer Röhrenknochen unter Cerclagen. Unfallheilk. **79**, 41 (1976)

EITEL, F., KLAPP, F., DAMBE, L.T., — : Revaskularisierung hypertrophischer Pseudarthrosen nach Druckplattenosteosynthese. Chir. Forum 76, Suppl. zu Langenb. Arch. klin. Chir., Berlin-Heidelberg-New York: Springer 1976

KLAPP, F., EITEL, F., DAMBE, L.T., — : Revaskularisation devitalisierter Corticalissegmente unter stabilisierenden Cerclagen. Chir. Forum 76, Suppl. zu Langenb. Arch. klin. Chir., Berlin-Heidelberg-New York: Springer 1976

WAGNER, H.: Die Einbettung von Metallschrauben im Knochen und die Heilungsvorgänge des Knochengewebes unter dem Einfluß der stabilen Osteosynthese. Langenbecks Arch. klin. Chir. **305**, 28 (1963)

— Technik und Indikation der operativen Verkürzung und Verlängerung von Ober- und Unterschenkel. Orthopädie **1**, 59–74 (1972)

WATSON-JONES, R.: Fractures and joint injuries. Edinburgh: Livingstone 1955

WEBER, B.G.: Die Verletzungen des oberen Sprunggelenkes. Aktuelle Probleme in der Chirurgie, Bd. 3. Bern u. Stuttgart: Huber 1966 u. 1972

— Fractures of the femoral shaft in childhood. Injury **1**, 1, July (1969)

SÜSSENBACH, F., — : Epiphysenfugenverletzungen am distalen Unterschenkel. Bern-Stuttgart-Wien: Huber 1970

— Die Verletzungen des oberen Sprunggelenks. Bern-Stuttgart-Wien: Huber 1966 und 1972

— CECH, O.: Pseudarthrosen. Pathophysiologie, Biomechanik, Therapie, Ergebnisse. Bern-Stuttgart-Wien: Huber 1973. English Edition 1976

WELLER, S.: Die Marknagelung von Ober- und Unterschenkelbrüchen. Dtsch. med. Wschr. **16**, 681–684 (1965)

— Grenzen der konservativen und operativen Fraktur-Behandlung. Hefte Unfallheilk. **87**, 138–140 (1966)

— Behandlungsprinzipien von Pseudarthrosen. Chirurg **10**, 445–448 (1967)

— Gedanken zur konservativen und operativen Knochenbruchbehandlung. Mschr. Unfallheilk. **6**, 233–242 (1967)

— Therapeutische Gesichtspunkte und Behandlungsergebnisse bei Mehrfachfrakturen. Langenbecks Arch. klin. Chir. **322**, 1073 (1968)

— Der Oberschenkel-Mehrfragmentenbruch im Schaftbereich. Dtsch. med. Wschr. **13**, 645–652 (1969)

— Allgemeine Indikationsfehler bei der Knochenbruchbehandlung. 87. Tg. Dtsch. Ges. Chir., 1.–4. Apr. 1970, Bd. 327, 813 (1970)

— Zur Behandlung offener Gelenkverletzungen. Therapiewoche **20**, 27, 1320 (1970)

— Für und Wider die Indikation zur Drahtumschlingung bei Schaftbrüchen. Act. Traumatol. **1**, 1, (1971)

— Vermeidung technischer Fehler bei der operativen Behandlung von Frakturen. Chirurg **43**, 100–104 (1972)

— Distale Femurfrakturen im Wachstumsalter. Act. Traumatol. **2**, 2 (1972)

— Komplikationen bei der Marknagelung. Therapiewoche **22**, 47, 4178 (1972)

— Grundsätzliche Fehler und Komplikationsmöglichkeiten der Marknagelung. Chirurg **44**, 533–539 (1973)

— Die Marknagelung von Unterschenkelschaftbrüchen. Heft 117, 98–102, 37. Jahrestag. Dtsch. Ges. Unfallheilk., Berlin 1973 (1974)

— Indikationen zum chirurgischen Eingriff — Wandlungen und Entwicklungen in der Unfallchirgie. Langenbecks Arch. Chir. **337**, 57–63 (1974)

— Die Marknagelung — Gute und relative Indikationen, Ergebnisse. Chirurg **46**, 152–154 (1975)

— Die Indikation zur Versorgung proximaler Femurfrakturen mit elastischen Rundnägeln. Akt. Traumatolog. **6**, 167–170 (1976)

WILLENEGGER, H., GUGGENBÜHL, A.: Zur operativen Behandlung bestimmter Fälle von distalen Radiusfrakturen. Helv. chir. Acta **26**, 81 (1959)

— Die Behandlung der Luxationsfrakturen des oberen Sprunggelenks nach biomechanischen Gesichtspunkten. Helv. chir. Acta **28**, 225 (1961)

SCHENK, R., — : Zum histologischen Bild der sogenannten Primärheilung der Knochenkompakta nach experimentellen Osteotomien am Hund. Experientia (Basel) **19**, 593 (1963)

SCHENK, R., MÜLLER, J. — : Experimentell-histologischer Beitrag zur Entstehung und Behandlung von Pseudarthrosen. Hefte Unfallheilk. **94**, 15 (1968)

RIEDE, U., —, SCHENK, R.: Experimenteller Beitrag zur Erklärung der sekundären Arthrose bei Frakturen des oberen Sprunggelenks. Helv. chir. Acta **36**, 343 (1969)

— Problems and results in the treatment of comminuted fractures of the elbow. Reconstr. Surg. Traumat. **11**, 118 (1969)

— SCHNEIDER, R., BANDI, W.: Irrungen und Wirrungen in der Frakturenbehandlung. Acta Chir. Austriaca **2**, 6 (1970)

— Klinik und Therapie der pyogenen Knocheninfektion. Chirurg **41**, 215 (1970)

— Spätergebnisse nach konservativ und operativ behandelten Malleolarfrakturen. Helv. chir. Acta **38**, 321 (1971)

— PERREN, S.M., SCHENK, R.: Primäre und sekundäre Knochenbruchheilung. Chirurg **42**, 241 (1971)

— BIRCHER, J.: Sudecksche Dystrophie des Fußes. Z. Unfallmed. Berufskrh. **64**, 109 (1971)

RIEDE, U.H., SCHENK, R., — : Gelenkmechanische Untersuchungen zum Problem der posttraumatischen Arthrosen im oberen Sprunggelenk. 1. Die intraartikuläre Modellfraktur. Langenbecks Arch. Chir. **328**, 258 (1971)

— Licht und Schatten über Indikation zur Knochenbruchbehandlung. Mschr. Unfallheilk. **75**, 455 (1972)

— Präliminäre Überbrückungs-Osteosynthese bei der Resektion von Knochentumoren. Helv. chir. Acta **40**, 185 (1973)

TERBRÜGGEN, D., —: Die operative Versorgung des Außenknöchels bei Malleolarfrakturen. Med. Techn. (Berlin) **93**, 80 (1973)

RIEDE, U.N., SCHWEIZER, G., MARTI, J., —: Gelenkmechanische Untersuchungen zum Problem der posttraumatischen Arthrosen im oberen Sprunggelenk. III. Funktionell-morphometrische Analyse des Gelenkknorpels. Langenbecks Arch. Chir. **333**, 91 (1973)

— Therapie der traumatischen Osteomyelitis. Langenbecks Arch. Chir. **334**, 529 (1973)

LEDERMANN, M., BURCKHARDT, A., —: Zur Indikation der Navikulareverschraubung an Hand von Nachkontrollen. Helv. chir. Acta **41**, 239 (1974)

REHN, J., —: Indikationen zur konservativen und operativen Knochenbruchbehandlung. Langenbecks Arch. Chir. **337**, 389 (1974)

— Die überregionale Zusammenarbeit in der klinischen Forschung. (Am Beispiel der Internationalen Arbeitsgemeinschaft für Osteosynthesefragen). Chirurg **45**, 494 (1974)

— Verplattung und Marknagelung bei Femur- und Tibiaschaftfrakturen: Pathophysiologische Grundlagen. Leitthema: Nagelung oder Plattenosteosynthese? Chirurg **46**, 145 (1975)

MEYER, ST., WEILAND, A., —: The treatment of infected non-union of fractures of long bones. J Bone Jt Surg. **57**, 836 (1975)

Sachverzeichnis